经以济世
科技领新

贺教育部

新工文向项目

心圣之光

李政林

教育部哲学社会科学研究重大课题攻关项目

"病有所医"
——目标、路径与战略选择

ACCESSING TO HEALTH CARE FOR ALL:
TARGET, PATHWAY AND STRATEGIES

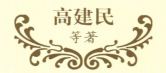

高建民

等著

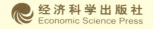

经济科学出版社

Economic Science Press

图书在版编目（CIP）数据

"病有所医"：目标、路径与战略选择/高建民等著.
—北京：经济科学出版社，2014.1
（教育部哲学社会科学研究重大课题攻关项目）
ISBN 978 - 7 - 5141 - 4272 - 3

Ⅰ.①病… Ⅱ.①高… Ⅲ.①医疗保障 - 福利制度 -
研究 - 中国 Ⅳ.①R199.2

中国版本图书馆 CIP 数据核字（2014）第 021537 号

责任编辑：刘　茜　黎子民
责任校对：杨晓莹
责任印制：邱　天

"病有所医"——目标、路径与战略选择
高建民　等著
经济科学出版社出版、发行　新华书店经销
社址：北京市海淀区阜成路甲 28 号　邮编：100142
总编部电话：010 - 88191217　发行部电话：010 - 88191522
网址：www.esp.com.cn
电子邮件：esp@esp.com.cn
天猫网店：经济科学出版社旗舰店
网址：http://jjkxcbs.tmall.com
北京季蜂印刷有限公司印装
787×1092　16 开　36 印张　690000 字
2014 年 5 月第 1 版　2014 年 5 月第 1 次印刷
ISBN 978 - 7 - 5141 - 4272 - 3　定价：90.00 元
（图书出现印装问题，本社负责调换。电话：010 - 88191502）

课题组主要成员

首席专家： 高建民

主要成员： 闫菊娥　颜　虹　朱正威　张思峰

薛秦香　杨晓玮　周忠良　钱玉燕

王小合　范艳存

编审委员会成员

总 序

哲学社会科学是人们认识世界、改造世界的重要工具，是推动历史发展和社会进步的重要力量。哲学社会科学的研究能力和成果，是综合国力的重要组成部分，哲学社会科学的发展水平，体现着一个国家和民族的思维能力、精神状态和文明素质。一个民族要屹立于世界民族之林，不能没有哲学社会科学的熏陶和滋养；一个国家要在国际综合国力竞争中赢得优势，不能没有包括哲学社会科学在内的"软实力"的强大和支撑。

近年来，党和国家高度重视哲学社会科学的繁荣发展。江泽民同志多次强调哲学社会科学在建设中国特色社会主义事业中的重要作用，提出哲学社会科学与自然科学"四个同样重要"、"五个高度重视"、"两个不可替代"等重要思想论断。党的十六大以来，以胡锦涛同志为总书记的党中央始终坚持把哲学社会科学放在十分重要的战略位置，就繁荣发展哲学社会科学做出了一系列重大部署，采取了一系列重大举措。2004年，中共中央下发《关于进一步繁荣发展哲学社会科学的意见》，明确了新世纪繁荣发展哲学社会科学的指导方针、总体目标和主要任务。党的十七大报告明确指出："繁荣发展哲学社会科学，推进学科体系、学术观点、科研方法创新，鼓励哲学社会科学界为党和人民事业发挥思想库作用，推动我国哲学社会科学优秀成果和优秀人才走向世界。"这是党中央在新的历史时期、新的历史阶段为全面建设小康社会，加快推进社会主义现代化建设，实现中华民族伟大复兴提出的重大战略目标和任务，为进一步繁荣发展哲学社会科学指明了方向，提供了根本保证和强大动力。

　　高校是我国哲学社会科学事业的主力军。改革开放以来，在党中央的坚强领导下，高校哲学社会科学抓住前所未有的发展机遇，紧紧围绕党和国家工作大局，坚持正确的政治方向，贯彻"双百"方针，以发展为主题，以改革为动力，以理论创新为主导，以方法创新为突破口，发扬理论联系实际学风，弘扬求真务实精神，立足创新、提高质量，高校哲学社会科学事业实现了跨越式发展，呈现空前繁荣的发展局面。广大高校哲学社会科学工作者以饱满的热情积极参与马克思主义理论研究和建设工程，大力推进具有中国特色、中国风格、中国气派的哲学社会科学学科体系和教材体系建设，为推进马克思主义中国化，推动理论创新，服务党和国家的政策决策，为弘扬优秀传统文化，培育民族精神，为培养社会主义合格建设者和可靠接班人，做出了不可磨灭的重要贡献。

　　自 2003 年始，教育部正式启动了哲学社会科学研究重大课题攻关项目计划。这是教育部促进高校哲学社会科学繁荣发展的一项重大举措，也是教育部实施"高校哲学社会科学繁荣计划"的一项重要内容。重大攻关项目采取招投标的组织方式，按照"公平竞争，择优立项，严格管理，铸造精品"的要求进行，每年评审立项约 40 个项目，每个项目资助 30 万 ~ 80 万元。项目研究实行首席专家负责制，鼓励跨学科、跨学校、跨地区的联合研究，鼓励吸收国内外专家共同参加课题组研究工作。几年来，重大攻关项目以解决国家经济建设和社会发展过程中具有前瞻性、战略性、全局性的重大理论和实际问题为主攻方向，以提升为党和政府咨询决策服务能力和推动哲学社会科学发展为战略目标，集合高校优秀研究团队和顶尖人才，团结协作，联合攻关，产出了一批标志性研究成果，壮大了科研人才队伍，有效提升了高校哲学社会科学整体实力。国务委员刘延东同志为此做出重要批示，指出重大攻关项目有效调动各方面的积极性，产生了一批重要成果，影响广泛，成效显著；要总结经验，再接再厉，紧密服务国家需求，更好地优化资源，突出重点，多出精品，多出人才，为经济社会发展做出新的贡献。这个重要批示，既充分肯定了重大攻关项目取得的优异成绩，又对重大攻关项目提出了明确的指导意见和殷切希望。

　　作为教育部社科研究项目的重中之重，我们始终秉持以管理创新服务学术创新的理念，坚持科学管理、民主管理、依法管理，切实增强服务意识，不断创新管理模式，健全管理制度，加强对重大攻关项目的选题遴选、评审立项、组织开题、中期检查到最终成果鉴定的全过程管理，逐渐探索并形成一套成熟的、符合学术研究规律的管理办法，努力将重大攻关项目打造成学术精品工程。我们将项目最终成果汇编成"教育部哲学社会科学研究重大课题攻关项目成果文库"统一组织出版。经济科学出版社倾全社之力，精心组织编辑力量，努力铸造出版精品。国学大师季羡林先生欣然题词："经时济世　继往开来——贺教育部重大攻关项目成果出版"；欧阳中石先生题写了"教育部哲学社会科学研究重大课题攻关项目"的书名，充分体现了他们对繁荣发展高校哲学社会科学的深切勉励和由衷期望。

　　创新是哲学社会科学研究的灵魂，是推动高校哲学社会科学研究不断深化的不竭动力。我们正处在一个伟大的时代，建设有中国特色的哲学社会科学是历史的呼唤、时代的强音，是推进中国特色社会主义事业的迫切要求。我们要不断增强使命感和责任感，立足新实践，适应新要求，始终坚持以马克思主义为指导，深入贯彻落实科学发展观，以构建具有中国特色社会主义哲学社会科学为己任，振奋精神，开拓进取，以改革创新精神，大力推进高校哲学社会科学繁荣发展，为全面建设小康社会，构建社会主义和谐社会，促进社会主义文化大发展大繁荣贡献更大的力量。

教育部社会科学司

前　言

党的十七大报告指出，必须在经济发展的基础上，更加注重社会建设，着力保障和改善民生，努力使全体人民学有所教、劳有所得、病有所医、老有所养、住有所居，推动建设和谐社会。

"看病难、看病贵"是当前社会反映强烈的热点问题，实际反映的是卫生服务可及性问题。卫生服务可及性反映满足居民基本医疗需求在时间、空间和经济上的难易程度。我国通过建立城镇职工基本医疗保险制度、新型农村合作医疗制度和正在试点的城镇居民基本医疗保险制度，使约 12.67 亿人民有了基本医疗保障，提高了卫生服务可及性。

现阶段我国城乡基本医疗保障制度筹资水平、保障水平差别很大，不同医疗保障制度参保人群卫生服务可及性差异明显。《"病有所医"与中国健康保障系统研究》项目以卫生服务可及性理论为基础，研究"看病难、看病贵"的现状，分析"病有所医"与不同医疗保障制度的关系与特点，参照国际经验和世界医疗保障制度改革趋势，根据我国实际情况，探讨建立中国健康保障体系的目标、模式、实施途径和政策措施，实现全体城乡居民"病有所医"的目标。

本书主要围绕解决"看病难、看病贵"问题展开研究。从讨论"病有所医"现状与问题入手；从理论上分析"病有所医"与卫生服务可及性的关系；根据现场调查资料，实证分析了实现"病有所医"的空间性障碍、时间性障碍、制度性障碍和经济性障碍；探讨了实现"病有所医"的制度保证——"全民覆盖"；对引起国内广泛关注的神木"全民免费医疗"进行了案例研究；课题深入研究了中国基本医疗保障制度发展规律与中国国情，在全面分析中国实现"病有所医"所面临的形式、挑战与任务的基础上，通过构建完善的基本医疗保障制度，从全局上对"全民覆盖"进行宏观规划，同时就制度优化提出战略选择及政策建议，为国家健全、完善基本医疗保障制度提供相应的理论基础与决策依据，例如实现"全民覆盖"要有高层认识和决心、"全民覆盖"与我国实现经济增长方式转变的关系、支付制度与信息公开在实现"病有所医"中的作用等，上述观点和结论旨在为真正构建起"全民覆盖"的中国基本医疗保障制度提供符合成本效益原则的可行路径。

本书在教育部哲学社会科学研究重大课题《"病有所医"与中国健康保障系统研究》（项目批准号：08JZD0022）资助下完成。项目启动以来，在课题组全体成员共同努力下，在浙江、陕西、内蒙古等地选择样本县，开展了大量的入户调查和实证研究，在此基础上形成了最终的研究成果。本书是课题组全体成员共同努力的结果，近200多位专家学者、各级官员、基层实际工作者和数千名城乡居民以各种方式表达了自己对解决"看病难、看病贵"问题的观点和认识。

本课题采用理论研究和实证研究相结合的方式开展。首先进行了文献研究和研究设计，包括查阅和研究分析国内外相关文献；对研究工具进行设计。实证研究采用现场调查及考察、问卷调查等方式进行。现场调查研究范围包括浙江、内蒙古、陕西等省所调查地区的发展改革部门、卫生部门、人力资源和社会保障部门、财政部门、民政部门，利用课题组设计的调查问卷和访谈提纲，进行典型地区的现场调查、座谈和深度访谈，获取各类人群对现行医疗保障制度的看法和对未来医疗保障制度改革的建议等信息；并在陕西省眉县、内蒙古凉城县进行家庭健康调查，入户调查了近万名城乡居民，收集的相关信息经过建立数据库和数据分析，获得了大量的定量数据，对后期研究提供了一手资料。在前期研究基础上，提出了实现"病有所医"的目标、路径和策略。为了在我国实现全民覆盖，有效解决"看病难、看病贵"问题，我们提出了建立全民医疗保障制度的设想，并对该制度应具备的主要特征和实现路径进行了深入分析。

本书有如下特色：

（1）定性研究和定量研究方法相结合。课题研究中，我们一方面采用定性研究方法，对研究对象进行访谈和召开座谈会，了解各阶层人群对"看病难、看病贵"问题的看法，以及对解决该问题的意见和建议；同时，我们又开展居民家庭健康调查，对不同保障制度参保人群的就医现状和疾病经济负担进行定量研究，分析不同医疗保障制度对提高居民卫生服务可及性的作用。

（2）面上调查与案例研究相结合。课题在研究中，我们对中国基本医疗保障制度现状开展了面上调查和数据分析，对完善我国基本医疗保障制度提出了发展路径和战略选择；同时，我们又汲取专家建议，采用"解剖麻雀"的方法，选取具有典型意义的基本医疗保障制度整合模式进行案例研究，总结各种"整合模式"在建立和完善中国基本医疗保障制度中的重要意义。

（3）理论研究与方法创新相结合。在研究"病有所医"问题时，我们借鉴国际上前沿的卫生服务可及性理论和健康公平理论，从我国卫生服务可及性和公平性现状出发，分析了不同人群实现"病有所医"的现状，探讨了问题产生的时间性、空间性、经济性和制度性原因；在理论研究中，我们引入了许多国际上常用概念，使其与中国具体实践相结合，如"卫生服务可及性"、"全民覆盖"、"健康公平"、"基本医疗"等；同时，在测量卫生服务可及性和公平性时，我们采用了国际上比较前沿的研究方法和测量工具，如集中指数、集中曲线、基尼系数、洛伦斯曲线等，定量比较了不同医疗保障制度对改善卫生服务可及性，缓解"看病难、看病贵"的效果。这些方面的研究是本项目区别于国内同类研究的重要特色。

实现"病有所医"的目标、路径和战略选择。根据研究结果，我们认为，实现"病有所医"目标的关键是尽快建立和完善覆盖全体人民的基本医疗保障制度。"全民覆盖"的基本医疗保障制度应具备如下七个特征：政府举办，全民社会健康保险，统一费率；强制入保，防止逆向选择和道德风险；国家财政补贴个体劳动者、流动人口和低收入人群参保；补偿范围包括大多数的医疗服务（门诊、住院）；单一支付单位，以有效控制医疗费用；公立私立医疗机构竞争；商业保险作为补充保险，并规范商业保险以配合社会保险。

　　衷心感谢教育部社科司副司长张东刚、西安交通大学副校长卢天健、科研院副院长兼人文社会科学处处长贾毅华以及蔡仁华教授、李鸿光厅长、邓大松教授、申曙光教授和鱼敏教授出席课题启动会。启动会上，课题负责人向到会领导与专家汇报了课题研究思路和研究方案。专家组成员在听完汇报后，就课题的研究内容、研究方法、研究难点等问题与课题组成员进行了广泛交流与探讨，对课题实施思路提出了指导性意见和建议。张东刚副司长在总结发言中表示教育部设立该课题是为促进高校学者关注现实问题，兼顾基本研究和应用对策研究。他对课题组提出以下建议：课题研究要突出基础性、现实性和前瞻性，坚持在课题研究中理论与创新相结合，服务性与现实性相结合，与人才培养、学科建设相结合，与方法创新、管理创新相结合。

　　感谢参与本项目研究及讨论的所有专家教授和各级官员，尤其是浙江省、陕西省、内蒙古自治区等地相关部门有关领导以及岳冬青教授、于彩霞教授、杜惠峰副教授、李敏讲师以及刘艳、张先娇、杨金娟等近 10 名博士生和 20 余名硕士研究生组成的项目核心组成员，他们承担着项目研究的组织、现场调研、数据分析等任务，对项目最终成果的形成做出了重要贡献，这是本项目得以顺利进行的重要保证。

　　最后要说明的是，限于能力及所研究问题的复杂性，加上各种主、客观因素限制，书中如有不当之处，敬请读者批评指正。

高建民

2013 年 3 月 29 日于西安

摘　要

一、研究目的与意义

"看病难，看病贵"是在卫生领域里长期存在的社会问题，严重威胁着广大人民群众的健康安全，影响经济社会发展，成为构建和谐社会进程中亟待解决的重大民生问题。党的十七大报告指出，必须在经济发展的基础上，更加注重社会建设，着力保障和改善民生，努力使全体人民学有所教、劳有所得、病有所医、老有所养、住有所居，推动建设和谐社会。实现"病有所医"，提高居民健康水平，解决"看病难，看病贵"问题刻不容缓。本课题研究目的是对"病有所医"的概念及内涵进行界定，分析中国三种基本医疗保障制度与"病有所医"的关系以及对"病有所医"的影响，提出完善基本医疗保障制度的对策、实施步骤、方式和途径。研究结果对保障广大人民群众身体健康，维护国家稳定，提高人口素质，促进经济发展有重要意义。

二、研究方法

理论研究：在文献研究的基础上对"病有所医"的内涵进行界定；

实证研究：采用问卷调查、访谈和现场观察等方式，现场调查样本地区为陕西省、内蒙古自治区、浙江省等。利用调查问卷收集相关机构数据和样本人群数据，入户调查样本 3 057 户；开展了集中座谈和深度访谈；

案例研究：选取具有典型意义的基本医疗保障制度整合模式进行案例研究。

1

三、研究内容和结果

（一）"病有所医"理论研究

"病有所医"是指"人人享有基本医疗服务"，即满足所有居民的基本医疗服务的可及性；探寻"病有所医"的理论基础，从自然权利、公平性理论、疾病经济风险、贫困理论等方面寻找"病有所医"的理论基础；明确"病有所医"的目标并不是仅仅满足部分居民的卫生服务可及性，而是要满足所有居民的卫生服务可及性，即可及的公平性。

（二）"病有所医"现状及影响因素研究

城乡居民疾病现状。研究结果表明，中国城乡居民卫生服务需要量持续增加，表现为居民两周患病率和慢性病患病率增加，慢性非传染性疾病是目前主要的健康问题。

卫生服务可及性。研究发现，居民卫生服务空间可及性较好，城市优于农村，但新农合参保者潜在的卫生服务可及性较低。城镇职工医保参保者门诊医疗服务时间可及性较差。不同医疗保险制度参保居民卫生服务经济可及性差异明显。新农合参保者卫生服务经济可及性明显低于城镇职工和居民医保参保者。

（三）基本医疗保障制度与"病有所医"研究

研究发现：（1）基本医疗保障制度保障了参保人的医疗权，极大地提高了卫生服务可及性。研究显示，新农合制度实施之前的1993～2003年，农民住院率越来越低。新农合实施5年后，农村居民住院利用差异极大减少，反映出新农合在改善农民住院利用差异方面发挥了巨大作用。（2）不同基本医疗保障制度的保障水平差别很大。研究发现，城镇职工基本医疗保险、城镇居民基本医疗保险和新型农村合作医疗制度参保者年住院率分别为9.2%、5.1%、6.5%，城镇职工基本医疗保险参保者最高，城镇居民基本医疗保险和新型农村合作医疗制度参保者稍差。（3）不同基本医疗保障制度参保人群之间的卫生服务需要差别较大。研究表明，城镇职工医保、居民医保、新农合参保者两周患病率分别为240.24‰、243.88‰和260.94‰，新农合参保者最高。

研究发现，三种基本医疗保障制度均提高了参保人员住院服务利用公平性，住院补偿比例越高，住院服务利用公平性提高的程度越大。

（四）基本医疗保障制度主要问题和完善措施研究

现行基本医疗保障制度存在的主要问题：筹资水平总体偏低，政府投入不足；制度设计不公平；灵活就业人员参保率低；基金统筹层次低；疾病经济风险保护不足，对灾难性卫生支出补偿能力有限；改革支付制度缺乏动力；福利包设计影响卫生服务可及性。

改革和完善基本医疗保障制度的措施：对三种基本医疗保险制度进行无缝隙衔接，构建一体化基本医疗保障制度；实行政府主导的混合型筹资模式，逐步过渡到以税收筹资为主的筹资模式；提高筹资水平；提高统筹层次，形成单一支付者；设计科学合理的福利包；建立统一的医疗保障管理体制、完善管理模式；建立统一的医疗保障信息网络平台；改革支付制度、控制医疗费用。

（五）对"病有所医"和中国健康保障系统进行远景规划

提出"病有所医"总体战略目标、指导思想与原则、基本思路和战略步骤。研究认为，基本医疗保障制度是健康保障系统的初级阶段和重要组成部分，要解决的是"病有所医"的问题；健康保障系统是基本医疗保障制度的高级阶段，其目标不单是解决疾病问题，更主要的着眼点是促进全体人民的健康。

必须要认识到，中国健康保障系统的建立是一项复杂的系统工程，涉及许多领域，需要全社会的共同努力。

Abstract

1. The objective and significance of the research

"Getting medical treatment difficult and expensive" is a long-standing social problems in the health field of China, which is a serious threat to the health and safety for masses of people, and affecting the development of economic and social. It becomes a major livelihood issues to be solved in the process of building harmonious society. The Report to 17th National Congress of the Communist party of China pointed out that upon the basis of economic development, there should be pay more attention to social development, to ensure and improve people's livelihood, in which all people have access to education, employment, medical services and a sense of security, so as to build a harmonious society. So it is urgent to improve the health of residents, and solve the problem of "Getting medical treatment difficult and expensive".

The purpose of this research is to define the concept and connotation of "Accessing to health care for all", explore the relationship of three kinds of basic medical insurance system and medical services system, put forward a sound basic the countermeasures, the implementation steps and means of the medical insurance system. The results of this research are expected to protect the health of the people, safeguard national stability, improve the quality of the population, and promote economic development.

2. Research methods

Theoretical studies: defining the connotation of the "Accessing to health care for all" on the base of literature research;

Empirical studies: Shaanxi Province, Inner Mongolia Autonomous Region, and Zhejiang Province are chosen as field survey sample areas. By using questionnaires, interviews and field observation to collect data and samples of relevant institutions of population data, 3 057 households; carried out focus groups and depth interviews;

The case studies: selecting typical aspects of the basic medical insurance system as integration model of case studies.

3. Research contents and outcomes

（1）Theoretical studies on "Accessing to health care for all"

At first, we defined the basic concept of "Accessing to health care for all": everyone has the right to accept fundamental medical treatment, that is, it is necessary to meet all citizens' demand for the accessibility to fundamental medical treatment. Then, we explored the theoretical basis of "Accessing to health care for all" from the aspects of natural rights, fairness theory, economic risk of disease, and privation theory. On the basis of this, we confirmed that the goal of "Accessing to health care for all" is not merely to meet some citizens' demand for accessibility to health care, but to meet the demand of all citizens' accessibility to health care, that is, the equity of the accessibility.

（2）Study on the status of "Accessing to health care for all" in China and its influential factors

The result of this research on the disease status in the urban and rural area indicates: The needs of health services of urban and rural citizens increased continually; Residence prevalence in last two weeks and the chronic disease increased; And chronic non-communicable diseases are the major health problem.

The result of analyzing the accessibilities of health care from space, time, economy and the systems shows the status of space accessibility of health care is high, which is higher in urban area than in rural area; however the potential accessibility of health care is low for the residents covered by the New rural Cooperation Medical Scheme (NCMS). The time accessibility of outpatient service for the residents covered by Urban Employee basis Health Insurance Scheme (UEHIS) is much worse. The economic accessibility for the residents covered by different health insurance schemes are obvious different, from which the accessibility for the residents covered by NCMS is lower than the residents covered by UEHIS and Urban Resident basic Health Insurance Scheme (URHIS).

（3）Research on basic health insurance system and "Accessing to health care for all"

The main findings of the research on the relationship between the basic health insurance system and "Accessing to health care for all" were described from three aspects: 1) the basic medical insurance system protect the right of people covered by health care, which greatly improved health care access. The result showed that, from

1993 to 2003, the difference of hospitalization for the residents with different income level was getting bigger and bigger. However, the difference of hospitalization was getting lower in 2008, which indicates that the NCMS played a major role in improving residents' hospitalization. 2) The level of protection varies widely between the different basic medical insurance system, The research showed that the outpatient utilization rates for the residents covered by UEHIS, URHIS and NCMS were 14.5%, 10.5%, 14.6%, and the annual hospitalization rates were 9.2%, 5.1%, 6.5% respectively. 3) The health care needs vary greatly among the insured population covered by different health insurance schemes. The results showed that the morbidity rates in last two weeks of the residents covered by UEHIS, URHIS and NCMS were 240.24‰、243.88‰ and 260.94‰ respectively, which means the NCMS enrollees' morbidity rates in last two weeks was highest.

The study on the basic health insurance system and the equity of health care access showed that all the three basic health insurance schemes could improve the equity of inpatient utilization. The higher the reimbursement rate, the more the equity of inpatient utilization could be improved.

(4) Study on the main problems faced by basic health insurance system and the improving measures

The research showed the main problems in the basic health insurance systems is the design of the system was unfair, in which the system was established by household registration and vocation; the financing level was too low and the financing cost was too high; the immigration workers' coverage rate was too low; the protection on the economic risk of disease was limited; the low ability for reimbursing the catastrophic health expenditure and lacking motivation to reform payment system. The design of benefits package could affect the accessibility of health services.

The main improve measures for basic health insurance system are integrating three basic health insurance schemes and building an universal health insurance system; Changing government-led mixed financing model to the financing model based on revenue; Improving the financing level and forming the single payer; Design the scientific and rational benefits package; Establishing an unified health care management system and improving management mode; setting up an unified health care information network platform; Reforming payment system to control health care costs.

(5) The planning of "Accessing to health care for all" and the health insurance system in China

We put forward the overall strategic objectives, the guiding ideology, the guiding principles, the basic ideas and strategic steps of "Accessing to health care for all". Furthermore, we analyzed the external environment of "Accessing to health care for all", and found that the political environment, economic environment and social monitoring environment had important impact on "Accessing to health care for all".

We must be recognized that the establishment of the health protection system in China is a complicated systematic project involving many areas, requires and it should be jointed efforts of the whole society.

目 录

Contents

Contents

Chapter 3
Empirical Study 155

Chapter 4
Policy Suggestions　441

Contents

第一篇

总　报　告

第一章

研究背景与意义

随着我国改革开放的不断深入，经济、社会各项事业都取得了长足的发展，医学领域也取得了巨大成就。然而，"看病难，看病贵"却成为卫生领域中的社会问题并长期存在，严重威胁着广大人民群众的健康，影响经济社会发展，成为构建和谐社会进程中亟待解决的重大民生问题之一。

"看病难"主要是优质医疗资源的可及难，同时众多基层医疗机构的医疗资源没有得到有效利用，具体表现在：到大医院就诊难，经常人满为患，手续烦琐，等待时间长；找专家看病难，预约排队时间长；弱势群体、农民看病难，由于医疗设施差、缺乏基本的医疗保障，就医困难。"看病贵"主要表现在：一是患者支付能力较低，无力购买必需的医疗服务；二是因为提供或利用不必要的医疗服务，导致医疗费用超出患者的支付能力，或者加重了患者医疗费用负担；三是部分弱势群体，包括低收入人群、低医疗保障甚至无医疗保障人群以及患大病、重病无力承担医疗费用的人群，"因病致贫，因病返贫"问题突出。"看病贵"又加重了"看病难"。实际上，"看病难、看病贵"反映的是我国卫生服务可及性差和医疗费用负担公平性差的问题。

党的十七大报告指出，必须在经济发展的基础上，更加注重社会建设，着力保障和改善民生，努力使全体人民学有所教、劳有所得、病有所医、老有所养、住有所居，推动建设和谐社会。实现"病有所医"，提高居民健康水平，解决"看病难，看病贵"问题刻不容缓。

诚然，解决"看病难、看病贵"问题的途径很多，如合理配置医疗资源，优化医疗资源，规范医疗服务流程等。但医疗保障体系作为社会保障体系的重要

3

组成部分，它的构建和完善对于解决"看病难、看病贵"问题起着举足轻重的作用。

完善的医疗保障体系是维护人民健康权利最重要的制度设计。实施基本医疗保障制度，通过互助共济，能够分担个人及家庭的医疗费用，减轻个人、家庭的经济负担。国际经验表明，完善、合理、高效的医疗保障体系能够给居民提供安全感和信赖感，让居民"生得起病，看得起病"，在实现"病有所医"，保障人民群众健康安全方面发挥着至关重要、不可替代的作用。

本研究基于教育部哲学社会科学研究重大课题攻关项目《"病有所医"与中国健康保障系统研究》，对"病有所医"的概念及内涵进行界定，分析不同保障制度与"病有所医"的关系以及对"病有所医"的影响，提出完善基本医疗保障制度对策，探索中国健康保障体系内容、实施步骤、方式和途径，对保障居民身体健康，维护国家稳定，提高人口素质，促进经济发展有重要意义。

第二章

研究主要发现

第一节　城乡居民疾病状况与卫生服务可及性

一、城乡居民疾病现状

随着我国经济社会的发展，医疗卫生事业也取得了长足的进步，人民群众看病就医问题得到了缓解，健康水平也得到了很大提高。同时，由于我国地域广阔、民族众多、各地自然地理条件不同，社会和经济发展很不平衡，居民健康水平也存有较大差距。

（一）城乡居民期望寿命普遍提高

1981 年我国第三次人口普查时人均期望寿命为 67.9 岁，2000 年提高到 71.4 岁，2005 年人口变动抽样调查为 73.0 岁，2008 年为 74.0 岁，人均期望寿命呈现稳步增长的趋势。如图 2-1 所示。

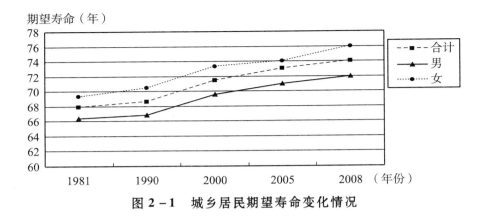

期望寿命（年）

图 2-1　城乡居民期望寿命变化情况

（二）城乡居民卫生服务需要量持续增加

2008 年居民两周患病率为 18.9%（其中：城市 22.2%、农村 17.7%），与 2003 年第三次国家卫生服务调查结果相比，增加了 4.6 个百分点，城市增加 6.9 个百分点、农村增加 3.7 个百分点。居民慢性病患病率（按病例数计算）为 20.0%（其中：城市 28.3%、农村 17.1%），与 2003 年调查结果相比，患病率增加 4.9 个百分点，农村增加比例略高于城市。按地域类型分：两周患病率较高的是华北（23.9%）、西南（20.0%）和华东（19.2%），最低的是西北（14.2%）；慢性病患病率较高的是华北（17.8%）和东北（17.8%），其次是中南（15.6%），最低的是西南（13.3%）；西北的各项指标值普遍较低。

（三）城乡居民患病结构变化

我国城乡居民两周患病的疾病结构在过去的十几年间发生了重大变化。从两周患病情况看，排在前三位的疾病分别是循环系统、呼吸系统和消化系统疾病。另外，慢性病患病人数逐渐上升，成为影响居民健康的主要问题。在慢性病患病中，循环系统疾病（如心脏病、脑血管病、高血压病等）、内分泌系疾病（如糖尿病）明显增加，而呼吸、消化等系统的慢性病明显下降。其中，高血压患者由 1 400 万增加到 7 300 万、脑血管病患者由 500 万增加到 1 300 万、糖尿病病例数从 200 万增加到 1 400 万。

（四）疾病负担有所增加

采用两周内疾病持续天数、短期失能（因病卧床、休工和休学天数）、长期失能（活动受限）等来衡量病伤负担。国家卫生服务调查结果显示，每千人口疾病持续天数，2003 年为 1 093 天，2008 年为 1 537 天，2008 年高于 2003 年；两周每千人口卧床天数，2003 年 170 天，2008 年 185 天，2008 年有所增加；60 岁及以上人群长期失能率为 31.1%，其中：城市 26.0%，农村 33.8%，农村地区比 2003 年略有增加。

二、卫生服务可及性

（一）卫生服务空间可及性

就医距离是反映卫生服务利用潜在可及性的一个重要指标。居民居住地离就诊单位距离越近，到达时间越短，发生卫生服务需要时就诊的可能性就越高，卫生服务潜在的可及性就越好。

新中国成立以来，我国逐步建立起完善的卫生服务体系，形成了遍布城乡的医疗服务网络。2008 年，城市 83.5% 的家庭距离最近医疗点的距离在 1 公里以内，80.2% 的家庭到最近医疗点的时间不超过 10 分钟。农村 58.0% 的家庭距离医疗点在 1 公里以内，65.6% 的家庭在 10 分钟内可到达医疗点①。按照世界卫生组织标准，我国城乡居民医疗服务可及性在空间上还是相当不错的。

但是，由于中国卫生资源分布极不合理，城镇拥有大部分卫生资源，健全的医疗服务组织保障了城镇居民卫生服务的空间可及性。西部农村地区和边远地区卫生资源严重不足，居民就医不方便。城乡之间、地区之间差别悬殊。2008 年，城市地区距离最近医疗点超过 5 公里的家庭仅 0.5%，而农村地区仍有 6.3%。距离最近医疗点的距离在 5 公里以上的比例，西部农村为 11.0%，远高于东、中部地区的 2.7% 和 3.7%（资料来源：2008 年第四次国家卫生服务调查）。

从不同医疗保险制度的角度看，参保者就诊距离相差并不大。就医距离小于 2 公里的城镇职工基本医疗保险参保者占 98.19%，城镇居民参保者占 98.60%，新农合参保者为 95.93%，和其他类型参保者相比较，新农合参保者潜在的卫生服务可及性较低。关于就诊时间，3 种医疗保险制度下到最近医疗单位的时间在 10 分钟及以内的均在 85.00% 左右，没有太大的区别。见表 2 - 1。

---

① 2008 年第四次国家卫生服务调查。

表 2-1　　　　　被调查人口就医距离及就医时间的占比情况

险种	就医距离（公里）						就医时间（分钟）			
	<1	1~	2~	3~	4~	≥5	≤10	11~20	21~30	>30
职工医保	88.20	9.99	1.39	0.14	0.14	0.14	84.99	12.93	1.81	0.28
居民医保	86.23	12.37	1.40	0.00	0.00	0.00	86.51	11.44	1.58	0.47
新农合	81.77	14.16	2.97	0.43	0.40	0.26	85.52	10.41	2.57	1.50
其他医保	91.18	8.82	0.00	0.00	0.00	0.00	79.41	20.59	0.00	0.00
未参加	83.60	13.96	1.57	0.35	0.35	0.17	88.31	9.77	1.39	0.52

资料来源：2009 年眉县入户调查。

（二）卫生服务时间可及性

门诊就诊与住院等待时间长是看病难的主要表现形式之一，这种现象在城市医疗机构表现尤为突出。第四次国家卫生服务调查结果表明，城市有 16.7% 的人认为候诊所花时间很长或较长，农村有 5.9% 的人认为候诊所花时间很长或较长，这与第三次卫生服务调查时城市、农村的 12.09% 和 4.08% 的比例相比均有所上升。

在门诊服务方面，无医保人群认为候诊时间"很短"或"较短"的比例最高，为 73.59%，而新型农村合作医疗参保人群要好于城镇职工和城镇居民基本医疗保险人群。可能的原因是城镇职工和城镇居民基本医疗保险覆盖人群所选择的医院一般为大型医疗机构，候诊人数较多，等待时间相对较长。见表 2-2。

表 2-2　　　　不同医疗保险就诊患者对候诊时间的反应　　　　单位：%

候诊时间	职工医保	居民医保	新农合	无医保	总人群
很长+较长	22.54	17.82	13.99	9.43	15.22
一般	14.08	14.85	16.32	16.98	15.88
很短+较短	63.38	65.35	68.39	73.59	67.76
说不好	0.00	1.98	1.30	0.00	1.15
合计	100.00	100.00	100.00	100.00	100.00

注：检验 Pearson chi2(9) = 7.4804，P = 0.587。

资料来源：2009 年眉县入户调查。

（三）卫生服务经济可及性

卫生服务经济可及性是指卫生服务对象有无支付能力，是否具备接受卫生服务的能力。

随着基本医疗保险制度的不断完善和低收入人群社会保险参加率的大幅增加，居民医疗服务费用的家庭经济负担明显减轻，卫生服务经济可及性有所改善，但居民自付医药费用的经济负担仍然很重，主要表现在以下两个方面：

第一，不同社会经济水平人群的经济可及性存在较大差异。医疗卫生资源在各个收入阶层之间的分配不公平，向中高收入阶层倾斜，贫困人口从中获益的可能性较小，具有较少的卫生服务经济可及性。2008 年，城市最高收入者的住院率比最低收入者高 60.7%，农村最高收入者比最低收入者高 15.3%。相反，城市和农村的应住院未住院比例低收入组均明显高于高收入组。"经济困难"是阻碍居民利用医疗服务的主要和重要原因，应住院未住院者中因经济困难造成的比重较大。见图 2 - 2。

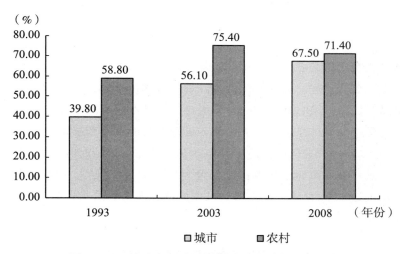

图 2 - 2　城乡居民因经济困难未住院的比重

资料来源：1993 年、2003 年、2008 年国家卫生服务调查。

第二，不同医疗保险制度参保居民卫生服务经济可及性差异明显。以参加新农合为主的农村居民的卫生服务经济可及性明显低于城镇职工和城镇居民。调查显示，2008 年三种基本医疗保险制度中，城镇职工报销费用比例最高，新型农村合作医疗报销比例最低，二者相差 35.6%。新农合覆盖人群住院费用自付比例最高，为 73.4%，自付费用占家庭人均收入的一半以上。城镇职工医疗保险制度较好地提高了参保职工就医经济可及性，但是仍然存在可及性差的问题，比如，一些慢性病人门诊费用没有进入统筹，影响可及性，不能应对巨额医疗费用而丧失了部分保障功能，当参保职工罹患需要巨额医疗费用的疾病时，病人及其家庭必须承担巨大的经济负担。见图 2 - 3。

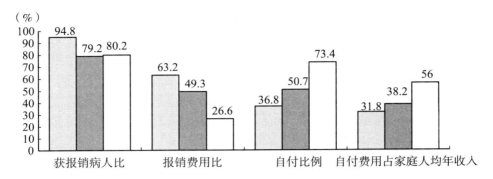

图 2-3　2008 年三种基本医疗保险住院费用报销情况

资料来源：2008 年国家卫生服务调查。

（四）卫生服务制度可及性

伴随着社会经济的发展，我国的医疗保险制度经历了一个从无到有、从相对落后到逐渐完备的过程。目前我国的医疗保障体系是由城镇职工基本医疗保险、城镇居民基本医疗保险、新型农村合作医疗三种基本医疗保险及社会医疗救助组成的混合型医疗保障体系，和过去相比，医疗保险的覆盖面有了很大的提高。截至 2010 年底，我国社会医疗保险覆盖率达到 92%，全国 12.67 亿人参加了基本医疗保险，其中，城镇职工基本医疗保险参保人数 2.37 亿人，城镇居民基本医疗保险参保人数 1.94 亿人，新型农村合作医疗参保人数已达到 8.36 亿，参合率持续稳定在 90% 以上。见表 2-3。

表 2-3　　　　　　三种基本医疗保险参保人数变化情况　　　　　单位：万人

年份（年）	城镇职工医保	新农合	城镇居民医保
1998	1 878	—	
2003	10 902	—	
2004	12 404	8 000	—
2005	13 783	17 900	
2006	15 732	41 000	
2007	18 020	72 600	4 291
2008	19 996	81 500	11 826
2009	21 937	83 300	18 210
2010	23 734	83 600	19 472

资料来源：1998 年、2004~2011 年历年《中国统计年鉴》，《中国卫生统计年鉴》。

我国基本医疗保险制度可及性仍存在一些问题。一是目前我国尚有约 7 000 万城乡居民无基本医疗保险制度覆盖，相当数量的城乡居民"有病不能医"；二是三种基本医疗保险制度均存在应覆盖而未覆盖的现象。城镇职工基本医疗保险制度仅覆盖不到 70% 的企业在职职工，新型农村合作医疗的覆盖率也尚未达到百分之百，城镇居民基本医疗保险制度推进顺利，但仍有一部分城镇居民没有被制度覆盖。另外，不同人群的参保率存在明显差异。城市地区不同人群与不同职业状况人群的参保率差异明显，收入越低参保率越低，最高收入组的参保率比最低收入组高 33 个百分点；无业人口与学生的参保率低于在业人口，相差 30 个百分点以上。

（五）居民卫生服务利用可及性的公平性差

《2000 年世界卫生报告》提出，卫生改革的方向与目标是公平、质量、效率、反应性和风险分摊，尤其要突出公平性。我国在经济发展和社会转型中，卫生发展的不公平性，尤其是城乡卫生差距已经到了十分严重的程度，居民卫生服务公平性问题也越来越突出。

我国卫生服务可及性中的公平性问题在很大程度上是由于"效率优先，兼顾公平"的市场化改革取向引起的。同时，长期以来存在的城乡二元结构也影响着医疗卫生领域的公平性。城市和农村卫生资源分布不平衡，配置不平等。2008 年农村每千人口，平均拥有不到一张病床，而城市居民平均拥有 4.05 张；城乡卫生技术人员均呈现增长趋势，但农村的增长幅度远低于城市，城乡差别不断增大。2010 年城市每千人口卫生技术人员数是农村的 2.5 倍多。见图 2 - 4。

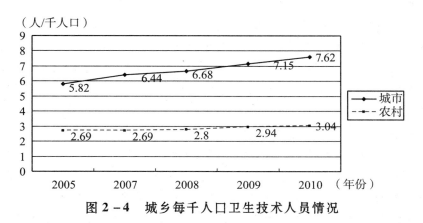

图 2 - 4　城乡每千人口卫生技术人员情况

现行医疗保险制度与个人的身份和工作单位相联系，城市和农村不统一。城乡医疗保险制度在筹资、保障水平等制度设计上的不同，影响着卫生服务可及性的公平性。研究表明，城镇职工医保和新农合扩大了低收入人群和高收入人群门诊服务利用的差距，城镇居民医保增加了门诊服务利用公平性；三种医疗保险均提高了居民住院服务利用公平性，住院补偿比例越高，住院服务利用公平性提高的程度越大；城镇职工医保提高参保居民住院服务利用的程度高于城镇居民医保，二者均高于新农合。

第二节　基本医疗保障制度现状

从 20 世纪末开始，我国陆续试点并建立了城镇职工基本医疗保险、城镇居民基本医疗保险、新型农村合作医疗制度和社会医疗救助制度，覆盖了各类人群，实现了制度上的全民覆盖。

一、城镇职工基本医疗保险制度

我国的城镇职工基本医疗保险制度是城镇所有用人单位，包括企业（国有企业、集体企业、外商投资企业、私营企业等）、机关、事业单位、社会团体、民办非企业单位及其职工均可参加，医疗保险费由用人单位和个人共同缴纳，规定用人单位缴费率控制在职工工资总额的 6% 左右，职工缴费率一般为本人工资收入的 2%，实行社会统筹和个人账户相结合的管理模式。

1994 年，按照党的十四届三中全会决定要求，江西省九江市、江苏省镇江市试点社会统筹和个人账户相结合的社会医疗保险制度，为在全国推行医疗保险制度探索路子。1996 年 4 月，国务院办公厅在镇江部署了《职工医疗保险制度改革扩大试点意见》后，全国有 58 个城市申请开展试点工作，其中 40 多个城市的试点方案获得批准。扩大试点的目的：一是可以在更大的范围内，进一步完善职工医疗保险改革方案，进一步摸索积累改革经验，为在全国推行职工医疗保险制度打下坚实的基础；二是通过扩大试点，在各省、自治区、直辖市取得医疗保险制度改革的丰富经验，为在全国推行职工医疗保险制度改革做必要的实践准备。基于以上试点，国务院于 1998 年颁布了《关于建立城镇职工基本医疗保险制度的决定》，开始全面推进城镇职工基本医疗保险制度。城镇职工基本医疗保险制度的建立，标志着我国医疗保险制度基本完成了从公费医疗、劳保医疗保险制度到社会保险制度的转变。

二、新型农村合作医疗制度

新型农村合作医疗是由政府组织、引导、支持，农民自愿参加，个体、集体和政府多方筹资，以大病统筹为主的农民医疗互助共济制度。其主要目的是减少农村居民因病致贫、因病返贫情况的发生，提高农村居民的健康水平，促进城乡协调、健康发展。

2002 年《中共中央、国务院关于进一步加强农村卫生工作的决定》中指出要逐步建立新型农村合作医疗制度。2003 年卫生部、财政部和农业部在《关于建立新型农村合作医疗制度的意见》中具体规定了新农合的目标、原则、组织管理、筹资标准和资金管理等。2003 年年底，新农合正式试点运行。2006 年卫生部等七部委在《关于加快推进新型农村合作医疗试点工作的通知》中指出，从 2006 年起，调整新农合相关政策，加大力度，加快进度，积极推进新农合试点工作。截至 2011 年年底，全国开展新型农村合作医疗的县达 2 637 个，参加新农合人口 8.32 亿人，参合率达 97.5%。

三、城镇居民基本医疗保险制度

为实现建立覆盖城乡全体居民的医疗保险体系的目标，国务院于 2007 年制定了《国务院关于开展城镇居民基本医疗保险的指导意见》，决定从 2007 年起开展城镇居民基本医疗保险试点。城镇居民基本医疗保险制度试点两年后，工作取得明显成效，受到广大城镇居民的欢迎，为完善城镇居民基本医疗保险制度积累了经验。根据《中共中央国务院关于深化医药卫生体制改革的意见》和《国务院关于印发医药卫生体制改革近期重点实施方案（2009～2011 年）的通知》，经国务院同意，人力资源和社会保障部于 2009 年发布了《关于全面开展城镇居民基本医疗保险工作的通知》，决定于 2009 年在全国范围内全面开展城镇居民基本医疗保险工作。目前城镇居民基本医疗保险稳步推进，截至 2009 年年底，参保人数达到 1.81 亿，占城镇人口的 29.11%。

第三节　基本医疗保障制度与"病有所医"

一、基本医疗保障制度保证了参保人的医疗权，极大地提高了卫生服务可及性，有效制止了卫生服务公平性恶化的趋势

三种基本医疗保险制度的实施对于改善城乡居民卫生服务的经济可及性、制度可及性以及可及性的公平性均发挥了很大的作用，对于保障人民群众的医疗权起到了促进作用。研究表明，居民医保增加了门诊服务利用公平性，但职工医保和新农合扩大了低收入人群和高收入人群门诊服务利用的差距；三种医疗保险均提高了居民住院服务利用公平性，住院补偿比例越高，住院服务利用公平性提高的程度越大；职工医保提高参保居民住院服务利用的程度高于居民医保，二者均高于新农合。

根据四次国家卫生服务调查的资料，图2-5描述了1993～2008年全国农村居民住院服务利用差异的集中曲线，反映出新型农村合作医疗在改善农村居民住院利用差异方面发挥的重大作用。新农合实施之前的1993～2003年，集中曲线的弧线弯曲程度愈来愈大，农村居民住院利用差异愈来愈大。新农合实施5年后的2008年，农村居民住院利用差异极大减少，甚至好于1998年的水平。

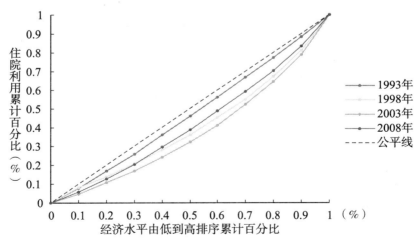

图 2-5　1993～2008 年全国农村居民住院服务利用差异的集中曲线

资料来源：1993～2008 年四次国家卫生服务调查。

二、基本医疗保障制度有利于参保人群利用卫生服务，但不同保障制度的保障水平差别很大

（一）患者流向趋向合理，有利于卫生资源合理配置

门诊病人就诊流向发生明显变化，表现在：到基层医疗机构（城市社区卫生服务中心、农村乡村两级卫生组织）就诊的比例由 2003 年的 69.5% 增加至 2008 年的 73.7%，其中：城市由 36.6% 增加至 48.3%，农村由 79.3% 增加至 81.7%。

从表 2-4 可以看出，新型农村合作医疗参保人群选择基层医疗机构就诊的比例最高，为 81.87%，其中在私人诊所/卫生室治疗的占到全部医疗机构的 70.54%；参加城镇职工基本医疗保险的人群患病后，选择县/区医院的比例最高；参加城镇居民基本医疗保险的人群患病后有 51.42% 在基层医疗机构就诊，其中，选择私人诊所/卫生室治疗的比例最高（47.61%），选择县/区医院治疗的比例次之（42.86%）。

表 2-4　　　**不同医疗保险制度人群两周就诊机构构成**　　　单位：%

两周就诊机构	城镇职工医保	城镇居民医保	新农合
基层医疗机构	30.12	51.42	81.87
县/区医院	54.21	42.86	16.71
市/地医院	12.04	4.76	1.41
省级医院	3.61	0.95	0
合计	100.00	100.00	100.00

资料来源：2009 年陕西省眉县入户调查。

（二）三种基本医疗保险制度中，城镇职工基本医疗保险的保障水平最高，城镇居民基本医疗保险和新型农村合作医疗的保障水平较低，其参保人群的经济负担较重

医疗保险对卫生服务需求的影响很大，在医疗保险制度下，居民就医所必须支付的费用在降低，将增加居民卫生服务的需求量；并且，保障水平越高，卫生服务需求量增加的幅度越高。职工医保参保居民的两周就诊率远远小于其他两种医疗保险参保居民，其中新农合参保居民的两周就诊率最高，为 201.5‰，是城

镇职工参保居民的两倍多。城镇职工、城镇居民和新农合参保居民的标准化年住院率差异不大，分别为129.1‰、141.6‰和133.6‰。

在三种基本医疗保险中，新型农村合作医疗参保人群的两周未就诊比和应住院未住院比均最高（8.02%，37.21%）；城镇职工基本医疗保险参保人群的相应比例最低（4.46%，34.39%）；城镇居民基本医疗保险在三种基本医疗保险制度中处于中间位置。这表明新型农村合作医疗参加者的医疗卫生服务需要在很大程度上没有得到满足，需要未能转化为有效的需求，进而也不能转化为利用。

职工医保参保人群两周未就诊和应住院未住院者由于经济困难造成的比例在三种基本医疗保险制度中均是最低的。新农合参保人群由于经济困难未就诊的比例为30.77%，是职工医保参加人群的4.3倍，城镇居民医保参保人群的比例居于中间位置（23.53%）。城镇居民基本医疗保险参保人群和新型农村合作医疗参保人群由于经济困难未住院的比例均较高，分别为59.62%和58.57%。这表明三种基本医疗保险制度中，城镇居民医保和新农合参保人群的疾病经济负担较重。

医疗保险制度对患者门诊和住院费用均产生高度显著性影响。与自费者相比，城镇职工医保和城镇居民医保参保人群的次均就诊费用较高，可能由于这两类人群患者在医疗保险制度的保障下更愿意去医院就诊，因此花费更高；但新农合参保人群的门诊费用与自费者没有显著性差异，说明新农合在门诊服务方面对就诊患者的保障水平和补偿力度不够；城镇职工医保参保人群的次均住院费用最高，说明城镇职工医保对患者住院服务的保障水平较好；但城镇居民基本医疗保险和新型农村合作医疗参保人群的住院费用相对较低，原因可能是与城镇职工医保覆盖人群相比，城镇居民医保和新农合参保人群的经济状况差，也有可能是城镇居民医保和新农合的保障水平不够，患者有病不医。详见表2-5。

表2-5　　　　　　　不同医疗保险参保人群门诊和住院费用　　　　　单位：元

医疗保险类型	次均门诊费用	平均住院费用
城镇职工医保	211.05	3 800
城镇居民医保	148.48	3 000
新农合	117.25	2 050
无医保	120.00	1 500

资料来源：2009年陕西省眉县入户调查。

（三）三种基本医疗保险制度的受益公平性不高，尤其新型农村合作医疗的住院受益公平性较差

从受益率公平性来看，城镇居民医保和新农合参保居民的受益率集中指数分

别为 0.151、0.147，均为正值，且远远大于职工医保参保居民的 0.078，说明在三种基本医疗保险制度中均存在着富人得到补偿的人数多于穷人的现象，这种现象在城镇居民医保和新农合中更加严重。城镇职工医保、城镇居民医保和新农合参保居民的受益率水平不公平指数分别为 0.060、0.122 和 0.161，说明不公平性均有利于富人（即相同卫生服务需要时，富人受益的人数多于穷人），同时也说明新农合的受益公平性最差，其次为城镇居民医保，二者均差于城镇职工医保。

从受益程度公平性来看，城镇职工医保、城镇居民医保和新农合补偿金额的水平不公平指数分别为 0.027、 -0.187 和 0.178，除了城镇居民基本医疗保险因建立时间较短无法得出准确的分析结果外，城镇职工基本医疗保险和新型农村合作医疗的受益人群中，卫生服务需要相同时富人获得的补偿金额均高于穷人。

新农合补偿金额的集中指数远远高于城镇职工医保和城镇居民医保，说明新农合的住院补偿非常不公平，穷人获得的补偿太少。消费性支出的集中指数反映了居民的社会经济公平性，三种医疗保险制度的参保居民中，城镇职工医保参保居民的社会经济公平性最好，新农合的社会经济公平性最差。三种医疗保险制度受益程度分布的 Kakwani 指数均为负值，说明尽管补偿金额均存在着有利于富人的不平等性，但由于穷人获得补偿的份额超过了其在总消费中所占份额，因此三种医疗保险制度的补偿均缩小了贫富间的相对福利差距，在一定程度上促进了社会经济公平性。详见表 2 - 6。

表 2 - 6　　　　三种基本医疗保险补偿对社会经济公平性的影响

	城镇职工医保		城镇居民医保		新农合	
	集中指数	标准误	集中指数	标准误	集中指数	标准误
参保人群补偿金额	0.086	0.073	0.026	0.124	0.278	0.068
消费性支出	0.303	0.004	0.330	0.007	0.417	0.008
Kakwani 指数	- 0.216		- 0.304		- 0.139	
样本量	1 232		715		2 832	

资料来源：2009 年陕西省眉县入户调查。

（四）不同医疗保险制度参保人群对医疗费用过高明显不满，新农合参保人群门诊服务反应性评价最高，城镇职工医保参保人群住院服务反应性评价最高

参保人群对医疗费用过高明显不满。城镇职工医保、城镇居民医保和新农合参保人群对住院服务最不满意的方面均为医疗费用，分别占14.62%、14.53%、17.10%。此外，也有很多患者对技术水平低、设备条件差以及服务态度差等表示不满意。

在门诊服务中，评分值差别较大，新型农村合作医疗参加者的评分值最高，城镇职工基本医疗参保者的评分值最低；在住院服务中，评分值差别较小，城镇职工基本医疗保险和无医保人群的评分值较高，城镇居民基本医疗保险参加者的评分值较低。详见图2-6。

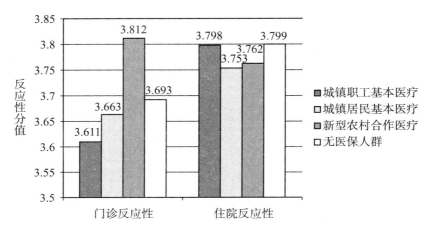

图2-6 不同医疗保险制度参保人群的反应性水平评分值

资料来源：2009年陕西省眉县入户调查。

（五）福利包设计影响卫生服务可及性

福利包即基本医疗保障制度的保障待遇水平，它的范围和内容是影响卫生服务可及性的重要因素。

如表2-7所示，城镇职工基本医疗保险对参保人群的门诊和住院服务均有保障；城镇居民基本医疗保险主要保障住院服务，对门诊大病也有涉及；而新型农村合作医疗主要以保障住院服务为主，只有部分地区涉及门诊服务。以上制度的设计无形中影响着参保人的消费心理，明显地反映在卫生服务的可及性上。

就门诊服务而言，城镇职工基本医疗保险参保人群可以利用个人账户支付门诊常见病的诊断、治疗及药品的费用，而对于为城镇居民基本医疗保险所覆盖的城镇非从业居民而言，其享受待遇仅限于门诊大病的治疗。虽然大部分县在实施新农合的过程中都建立了个人账户，但其有限的资金难以在改善门诊服务可及性方面发挥重要作用。新农合运行之初，35.5%的合作医疗补偿费用用于门诊服务，64.5%的补偿费用用于住院服务，保证大病的住院风险是主要的。由于农民的健康意识较差，两周未就诊率较高，在只保障大病的情况下，会导致农民小病不就医的情况更加严重，这就出现了新农合参合居民较高的两周未就诊比（8.02%），是城镇职工基本医疗保险参保人群（4.46%）的近两倍。

同样地，在门诊费用方面，如前文所述，与自费者相比，城镇职工医保和城镇居民医保参保人群的次均就诊费用较高，但新农合参保人群的门诊就诊费用与自费者没有显著性差异，这都反映出新型农村合作医疗在门诊服务方面对就诊患者的保障水平和补偿力度不够。

三种基本医疗保险制度保障水平各不相同，不同的福利包带来的主要问题有：一是参保居民卫生服务可及性和公平性差，城镇职工基本医疗保险参保人群卫生服务利用情况好于城镇居民基本医疗保险和新型农村合作医疗；二是影响参保居民医疗消费行为，在新农合制度中，由于在基层医疗机构门诊费用不予报销，住院补偿起付线低，使一部分参保人群小病大看，表现为新农合参保者住院服务利用增加。

表 2 - 7 　　　　　　三种基本医疗保险制度比较

特征	城镇职工医保	新农合	城镇居民医保
实施时间	1998 年开始实施	2003 年开始试点	2007 年开始试点
保障对象	城镇职工	农村居民	城镇居民
覆盖范围	2.37 亿人	8.34 亿人	1.95 亿人
参保特性	强制性	自愿性	自愿性
筹资方式	定比例缴费	定额缴费	定额缴费
筹资主体	用人单位和个人共同缴费（用人单位承担大部分缴费责任）	个人和政府共同筹资（其中，政府补助没有人群差异，可能存在地区差异）	家庭缴费为主，政府给予适当补助（其中，政府的补助有人群的差异）
统筹层次	地市级	县级	地市级
补偿水平	约80%	约60%	介于两者之间
福利包	门诊、住院	住院为主，部分地区保障门诊	住院和门诊大病
个人账户	有	大部分设立	无

第四节　现行基本医疗保障制度主要问题

一、制度设计不公平

按人群居住地域、户籍、职业和社会地位设计的基本医疗保障制度，设计不公平。新中国成立初期，由于社会制度安排和受苏联模式的影响，我国确立了重工业优先的发展战略，国家的投资向城市倾斜，进而形成了户籍、就业、教育、卫生、生活福利等一整套城乡分割的制度。在这种城乡二元结构下，相对于大中城市，广大农村的基础设施落后，医疗资源分配明显不均。即便到了改革开放时期，经济发展和改革的重点还是在城市，并受医疗卫生商业化、市场化思路的影响，医疗保障资源更向城市集中。随着城市经济的逐步发展，城市医疗保障制度也不断完善与发展，并与受重视程度低的农村医疗保障制度的差距越来越大，最终形成了城乡分割的医疗保障制度体系。

我国的医疗保障制度呈现出城乡二元化分割的特点，对不同身份的人实行不同的医保政策。目前我国城市实行的是城镇职工基本医疗保险和城镇居民基本医疗保险，农村实行的是新型农村合作医疗。三种基本医疗保险制度在参保缴费标准、财政补贴标准、报销比例等医保待遇上相差较大。见表 2 - 7。

三种基本医疗保险制度不仅在相同区域内筹资水平、保障范围和保障水平差异明显，而且相同医疗保险制度在不同地域间也存在差异。就筹资水平而言，全国城镇居民基本医疗保险试点城市中非儿童居民的筹资额从 50 元到 900 元不等，其中政府补贴比例在 8.1% ~ 80%。就保障范围而言，城镇居民基本医疗保险主要保障住院服务；大部分地区城镇职工基本医疗保险覆盖住院服务和门诊大病，并有个人账户支付门诊费用；新型农村合作医疗虽在大力发展门诊费用统筹，但实际报销比例很低。见表 2 - 7。

二、灵活就业人员参保率低

目前，中国以三大医疗保险制度为主体的基本医疗保障体系在制度层面上实现了全民覆盖，但部分特殊人群的参保问题还需要引起足够的重视。

灵活就业指在正规就业形式之外的其他就业形式，主要是指在劳动关系、劳动时间、收入报酬、工作场地与保险福利等方面不固定、不同于传统就业方式的各种就业形式的总称。它是随着产业结构调整和城市化进程的加快应运而生的。我国灵活就业人员几乎涵盖国民经济和社会生活的各个领域，其人员结构主要有下岗失业人员；一些文化素质较高、毕业后找不到工作或不愿被既定工作束缚而从事自由职业的大、中专毕业生；此外，还包括农民工与失去土地的农民。在我国灵活就业人数逐年上升，截至 2007 年已达到 12 968 万人，在劳动力市场上扮演着日益重要的角色。

作为一个不容忽视的规模巨大的社会群体，灵活就业人员的医疗保障问题日益突出。尽管许多地方积极探索并制定出适合本地实际的灵活就业人员参加基本医疗保险的实施方案，但在实施过程中出现了很多问题，参保率还较低，导致多数灵活就业人员仍缺乏医保 "安全网" 的庇护。据研究测算，2006 年灵活就业人员参加基本医疗保险的比例约为 10%。

较低参保率的主要原因在于：第一，灵活就业人员经济能力不足而无力缴费。灵活就业人员就业不稳定，大部分工资收入低，是社会经济弱势群体。在参加医保时没有正式的雇主为其缴纳应有的保险费，而必须由个人承担全部参保费用，这对大多低收入的灵活就业人员来说是一笔沉重的经济负担，在以自愿为原则的前提下一定程度上降低了参保率。第二，现有医疗保险制度的缺陷。各地制定的关于灵活就业人员参加基本医疗保险的 "办法"、"方案" 实行属地化管理，在模式上、"灵活就业人员" 的界定和范围涵盖上都不尽相同，造成灵活就业人员一旦跨地区流动就业便有可能被排挤在制度之外；关于灵活就业人员参加基本医疗保险的政策是非强制性的；缴费水平单一，与灵活就业人员缴费能力参差不齐不相协调。第三，社会基本医疗保险经办机构的问题。对政策的宣传力度不够，内容缺乏针对性。大部分统筹地区的灵活就业人员对如何参保、参保后享受何种待遇不了解。也有部分灵活就业人员对政策还存在疑虑，认识上还存在误区。

灵活就业形式作为一种重要的就业形式将在相当长时间内继续存在。因此，解决灵活就业人员的医疗保障问题不仅能促进就业和再就业，完善社会保障体系，也能促进和谐劳动关系的建立与和谐社会的构建。

三、筹资水平总体偏低，筹资成本过大

根据世界卫生组织最新统计资料，按照购买力评价计算，2007 年我国人均卫生总费用为 233 美元，在世界卫生组织 193 个成员国中排名第 119 位，卫生总费用占国内生产总值的比重位居第 140 位，均低于部分中、低收入国家，如巴

21

西、古巴等。

从筹资构成上看，政府投入仍显不足。尽管在新一轮医疗卫生体制改革中，我国政府不断加大卫生投入力度、各项医疗保险制度快速推进，但是个人卫生支出比重仍然最大。2009 年个人卫生支出占卫生总费用的 37.5%，明显高于政府卫生支出（27.5%）和社会卫生支出（35.1%），基本上政府财政补贴只能占总体缴费水平的三分之一。

在新农合和城镇居民基本医疗保险筹资中，政府是筹资主体。按照新农合推行的经验，中央财政补贴也存在不能按时到位的情况。按照新农合的筹资方案，中央财政和地方财政 1:1 的比例，分摊给地方财政的钱有 100 多亿元，对于经济水平一般的地区负担较重。对城镇居民医疗保险而言，虽然国家对财政补贴的额度给出了"硬指标"，但由于各地经济发展水平不一，目前基本上仍然处于"低水平"的起步阶段。

在财政补贴有限的情况下，自然出现了家庭缴费水平也低的情况。问题在于，如果拉高家庭缴费水平，则有可能意味着参保积极性的下降。而这也决定了，卫生筹资将在一个"量入为出"的"低水平"线上运行。另一方面，提高筹资水平是提高保障水平的前提，可能带来的参保率下降，会给政绩带来风险。因此，地方政府在政绩和群众利益不一致的情况下，很自然地选择了前者：追求高参保率，而不情愿去提高个人筹资额。

另外，筹资成本高。新农合的实施中，基层干部和医务人员要挨家挨户收取参加合作医疗的费用，投入了大量的人力和物力，如果这些高额的管理费用得不到解决，会影响到筹资的可持续性。

四、基金统筹层次低

基本医疗保障制度基金统筹存在的主要问题包括风险池碎片化（形成了7 450 个风险池），分散性风险分担模式使基金管理效率降低和管理成本增高。

目前城镇职工基本医疗保险和城镇居民基本医疗保险已基本实现了市级统筹，而新型农村合作医疗的统筹基金仍然停留在县级水平（见表 2 - 7）。从全世界范围看，越来越多的学者已达成共识，能够实现更大规模经济风险分担的医疗保险制度具有更高的效率。较高的统筹层次将有利于提高基金的共济能力，有利于提升管理服务水平、有利于促进基本医疗保险的公平性。

低水平的统筹层次暴露出很多问题，如政策分散、待遇差异、管理多头、基金共济能力和抗风险能力差等。大部分县市以财政困难为由，未按规定足额将机关事业单位应缴纳的医疗保险费纳入财政预算，仍采取以拨代缴、总量包干的方式筹集资金，造成基金财务报表体现巨额欠费；风险分担能力与共济作用差，难以发挥大数法则效应；不同统筹地区医疗保险待遇不同，难以体现公平原则；异地就医难题的根源也在于统筹层次低。

统筹层次作为医疗保障制度最核心的安排，通常是在制度设计之初即作出的路径选择。现行低水平的县级统筹，在设计之初是有其客观原因的，不能简单地去否定它。但随着医疗保险制度本身及经济社会宏观环境的变化，低水平的统筹层次已经不能适应时代发展和医疗保险制度本身的需要。条件时机成熟，就要加快提高统筹层次的步伐。

提高统筹层次，是探索和完善医保制度的"牛鼻子"，也是深化医保制度改革的突破口，同时，还是解决待遇均衡、财政欠费、异地就医等一系列工作的重要抓手。另外还能促进医保政策和经办流程的进一步规范，方便医保关系转移接续工作，增强医疗保险经办机构与医疗服务提供者的"议价"能力，加强其监督管理力度和政策调整能力，从而保障参保人员的利益，意义重大。

五、疾病经济风险保护不足

基本医疗保障制度能够提供经济风险保护的程度在很大程度上取决于其提供的保障待遇水平。第四次卫生服务调查显示，城镇职工医保、城镇居民医保、新型农村合作医疗参保者接受门诊服务时，全部自付的比例分别达到 26.3%、65.4%、66.6%；住院费用的自付比例分别为 36.8%、50.7%、73.4%。虽然参保人群从制度上享有了基本医疗保险，但由于过高的自付费用比例，患者仍然需要承担一大笔的自付费用，从而减弱了医疗保险制度的疾病风险保护效果。

我国曾被国际组织列为个人现金支出（OOP）占卫生总费用比重较高的国家之一。当 OOP 在卫生筹资中占主导地位时，贫困人群和脆弱人群不可能被卫生保健所覆盖，即使能够获得卫生服务，也将面临巨大的经济障碍和致贫风险。如果 OOP 占卫生总费用比重超过 30% ~ 40%，将导致灾难性卫生支出和家庭贫困的高发生率。随着公共筹资在卫生总费用中的作用逐渐增强，我国 OOP 占卫生总费用比重迅速下降，到 2009 年（37.46%）已符合世界卫生组织提出的监测指标。

新型农村合作医疗的目标是"减轻农民因疾病带来的经济负担，提高农民健康水平"。然而，由于制度"低水平、广覆盖"的特征，各地的补偿水平普遍不高，目前还无法从本质上解决因病致贫的问题。众多的研究发现，新农合在一定程度上增加了农民对卫生服务的利用，但对疾病经济风险的抵御效果却不明显。个别地区出现了医疗保险资金从穷人到富人的再分配，形成了穷人参保、富人受益的局面。这种情况形成的原因是，参保的穷人因无法支付高额的自付费用而放弃治疗，富人则正好相反。一项调查显示，大部分遭受灾难性医疗费用的家庭在接受新农合提供的补偿之后仍然发生了灾难性的医疗费用，只是医疗费用经济负担的程度有所减轻。由于城镇居民基本医疗保险实施时间较短，关于其效果评价的实证研究较为缺乏，据一项关于福建部分试点城市和湖北武汉市城镇居民基本医疗保险实施情况的调查显示，多达75%的家庭认为由于过高的自付费用，城镇居民医疗保险不能有效降低医疗费用造成的经济负担。

六、支付制度改革缺乏动力

在我国医疗服务市场中，医院和医生为服务的供给方，患者为服务的需求方，政府举办的医疗保险机构作为服务的购买方和第三方支付机构，承担着代理人的角色，其通过与医疗机构谈判和协商以确定参保人享受服务的数量和质量。但是，政府办医疗保险机构却没有充分代表参保人的利益，发挥有效购买的作用，具体表现为没有通过建立与供方的谈判机制有效控制医疗服务的数量、价格和监控医疗服务的质量。目前我国以按项目付费作为主要支付方式，具有符合市场交换常规、易被各方接受和简便易行的优点，但其对医疗费用的控制作用较差，容易给医院可乘之机，使医院利用供需双方信息不对称的特征，在经济利益的驱使下，诱导患者需求，导致医疗服务的不合理利益，造成卫生费用的过快增长。

支付制度的本质是经济激励机制和风险分担机制，必然涉及医疗机构和医务人员利益的调整和医疗行为模式的转变，从而引发行为认知冲突和利益冲突。冲突的表现之一是对支付控制指标的质疑与对抗；表现之二是"对策"紧随政策而出现，矛盾转嫁到病人，造成医患矛盾、患保矛盾加剧。根据国内外支付制度改革实践，没有一种十全十美的支付方式，实施任何一种支付制度，医疗机构总有一定的"对策"。

众多学者认为，在控制医疗费用增长的效果方面，建立针对提供者的激励机制远比建立需方费用分担机制更为有效。需方费用分担会抑制医疗服务的有效利用，影响卫生服务的可及性。

第三章

政策建议

第一节 对三种基本医疗保险制度进行无缝隙衔接，构建城镇一体化基本医疗保障制度

1998～2007 年，我国先后建立城镇职工基本医疗保险制度、农村新型合作医疗保险制度和城镇居民基本医疗保险制度。三种基本保险制度覆盖不同职业、不同身份和不同区域的人群。2011 年，城乡基本医疗保险制度参保人数达到 13 亿以上，覆盖率已达到 95% 以上。以三种制度为基础，我国已初步形成了以基本医疗保险为主体、各种形式的商业医疗保险为补充、社会医疗救助为底线的多层次医疗保障体系基本框架，从制度层面上实现了全民覆盖。

但是，现有的基本医疗保险制度在运行过程中分属不同部门管理，形成了三套独立运行的制度、两个经办机构系统、三套业务经办规程、三个信息管理系统。三种基本医疗保险制度中基金筹集、补偿方案方面的差异使不同制度参保人群不能公平享受基本医疗服务，而管理模式不同使管理难度和管理成本增大。因此，针对目前三种制度运行现状及实现的可能性，在完善现有制度的基础上，从新农合与城镇居民医保做起，将城乡分割的三类基本医疗保险制度逐步整合成相互融合的两种制度，最后实现基本医疗保障制度的无缝隙衔接，形成针对所有人

群的统一、公平的一体化基本医疗保障制度①②。

一体化的基本医疗保障制度主要特征有：打破参保对象身份、城乡户籍限制；全体居民强制入保；筹资实现纵向公平；卫生服务利用实现横向公平；一体化的管理模式与运行机制；单一支付者，以有效控制医疗费用。一体化基本医疗保障制度与现行基本医疗保障制度比较见表3-1。

表3-1 现行基本医疗保障模式和一体化基本医疗保障模式的比较

内容	现行基本医疗模式	一体化的基本医疗保障制度
参保对象	按城镇职工、城镇居民、农村居民划分的户籍人口	无身份、城乡户籍限制
管理模式	卫生、社保两个部门平行管理	统一管理部门
运行机制	管办不分	管办分离
筹资制度	均等水平	按个人收入水平累进筹资
统筹基金	独立分散	统一管理
个人账户设置	不同	统一
门诊统筹补偿制度	不同	统一
住院统筹补偿制度	不同	统一
定点医院设置	私立医院利用不足	重视发挥私立医院作用
医疗费用控制	效果不明显	效果明显
住院受益公平性	较差	较好

第二节　实行政府主导的混合型筹资模式

国际经验表明，医疗保障制度的筹资模式主要有税收筹资（以英国为代表）、社会健康保险筹资（以德国为代表）和商业健康保险筹资（以美国为代表）三种。几乎所有发达国家都采用其中一种作为主导方式来实现全民医疗保障。

我国现阶段实行的三种基本医疗保险制度分别覆盖不同的目标人群，基本实现了全民覆盖，但其保障水平的公平性较差，"病有所医"的目标并未实现。要

---

① 李林霞：《新医改背景下的城乡医疗保障制度衔接》，载于《南京人口管理干部学院学报》2011年第2期，第69~73页。

② 陈建胜、王小章：《"城乡统筹"向"城乡一体化"——基于德清县基本医疗保障制度的研究》，载于《浙江社会科学》2011年第1期，第141~147页。

真正实现"病有所医"的目标,必须在全民覆盖的基础上,建立单一的、一体化的健康保障制度,满足全体人民的基本健康需求,使每一位国民都有相同的权利加入到医疗保障计划中,这才能真正体现健康公平的理念和要求。

政府的目标是代表全体社会成员的意志和利益,实现社会整体福利的最大化。基本医疗保险属于准公共物品,完全依赖市场必然会导致供给不充分,将造成极大的社会福利损失。国际经验表明,在医疗保险制度改革发展过程中,税收筹资模式更适合经济发展相对落后的国家。政府不但是制度的设计者和改革的推行者,更应承担主要的财政责任。

我国建立的一体化基本医疗保障制度,应采取政府主导的混合型的筹资模式,政府财政投入是一体化基本医疗保障制度基金筹集的主体,用人单位、城乡居民也应缴纳一部分基金,体现其应承担的责任。

我国实施政府主导的混合型筹资模式有其必然性。一是因为现阶段我国社会矛盾凸显,民生保障和社会发展问题得到中央政府和全社会的高度重视,实现人人享有基本医疗保障已经成为社会共识。中国共产党第十七次全国代表大会提出了到 2020 年全面建设小康社会的新要求,在卫生方面就是建立基本医疗卫生制度,实现"人人享有基本医疗卫生服务",这是对全民健康保障体制的郑重政治承诺。今后如何以 GDP 的增长来推高民众的幸福指数,让民众收入、幸福感与 GDP 的增速获得同步提升,检验着各级政府的执政智慧。新医改为我国基本医疗保障制度改革和发展提供了契机。二是中国经济快速发展多年,积累了大量的社会财富,使改善民生、增加投入有了可靠的资金保证,为实现全民医疗保障提供了物质基础。具体表现为,1979～2009 年,我国经济年均增长 9.9%;2010 年,中国 GDP 总量达到 58 786 亿美元,位居世界第二;政府财政收入年均增长在 20% 左右。三是我国居民个人筹资能力低下。主要原因为:(1)农村人口占总人口比重高。2009 年人口普查资料显示,我国农村人口占 63.91%。(2)居民人均收入处于低水平。2008 年中国人均 GDP 为 3 000 美元,2010 年接近 4 000 美元,还较低,属于中低收入国家。(3)城乡差距和人均收入差距较大。第四次卫生服务调查结果显示,2008 年,城市家庭人均年收入为 11 193 元,农村为 4 932 元,城市家庭人均年支出为 8 177 元,农村为 3 728 元,城市家庭经济状况好于农村。家庭收入与支出均随着城市规模减小和农村社会经济状况表现出梯度差异。如东、中、西部农村地区人均年收入、人均年支出均呈梯度减小,东部农村收入 6 225 元、支出 4 523 元;中部农村收入 5 034 元、支出 3 784 元;西部农村收入 3 927 元、支出 3 114 元。(4)居民收入增长速度低于政府财政收入增长速度。1979～2009 年,城镇居民人均可支配收入和农民人均纯收入年均分别增长 7.3% 和 7.2%,低于同期国家经济增长速度和财政收入增加速度。

政府可以通过税收增加财力，增加税收的主要做法一是改善征税的效率，减少避税和低效的税收，降低保险费征收的成本；二是通过增加机票、外汇交易和烟草的税收方式，增加税收；三是调整政府预算优先顺序，提高一体化基本医疗保障制度的投入；四是在政府资金投入有限的情况下，政府应在税收、信贷、投融资、土地等方面制定相应政策，鼓励和引导民营资本及其他社会资本，特别是非政府组织（NGO）的投资，包括一部分慈善组织的资金投向医疗卫生行业。

第三节　提高筹资水平

社会医疗保险作为国家基本的社会经济制度，必须保证所有参保人群在基本医疗保险的层次上能够实现基本的公平[①]。要保持大致公平，关键是筹资水平，公民不仅要"获得"、还要"享有"基本医疗保障。

一、基本医疗保险筹资水平的高低取决于医疗消费需求和医疗服务的供给

医疗消费的需求，是指对基本医疗服务的需求；医疗服务的供给包括两个方面的含义：一是指医疗技术的供给。并不是所有的病症都存在有效的治疗技术，所以，医疗消费需求要受到医疗技术供给的约束。二是医疗保险筹资水平来源方面的供给，包括政府的支持力度、用人单位和参保者的经济承受能力。在确定筹资水平时必须考虑我国生产力发展水平，财政状况、用人单位和个人的承受能力，综合平衡各项社会保险的负担水平，以保证总体社会保险负担水平与我国生产力发展水平相适应。

二、基本医疗保险筹资水平的高低决定了一体化基本医疗保障制度福利包的大小

目前三种基本医疗保险制度筹资水平和福利包差异明显，筹资水平、福利水平和"病有所医"情况城镇职工医保大于城镇居民医保、城镇居民医保大于新农

---

① 应晓华、陈文、黄丽君等：《卫生领域中的公平性和筹资公平性》，载于《中国卫生经济》2004年第 1 期，第 52 ~ 54 页。

合。考虑以上两个方面，一体化基本医疗保障制度筹资水平模型如下（见图 3 - 1）。

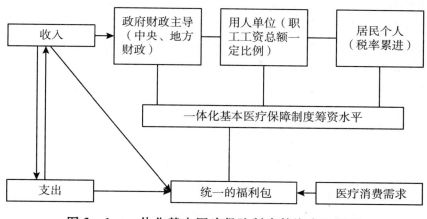

图 3 - 1　一体化基本医疗保障制度筹资水平模型

三、一体化基本医疗保障制度筹资水平测算

　　有学者对全民医保的筹资水平进行测算，其研究的假设条件是当人均门诊补偿 50%、住院补偿 70%、门诊保险因子为 1.40、住院保险因子为 1.29，考虑了管理基金和风险储备金后，施行一体化基本医疗保障制度人均筹资额为 556.65元，筹资总额为 7 347.75 亿元。但是其研究是利用国家统计年鉴的数据，结果只是理论方面的探讨。

　　陕西省神木县全民免费医疗为我国实现全民医保提供了实证经验[1][2]。神木县花了 1.5 亿元，把老百姓看病的问题解决了，政府投入人均 362.14 元，人均保费水平约 400 元。县财政拨付的资金占 80% 以上，用人单位和个人缴纳占 20%。城镇职工筹资标准为：一般职工筹资标准 = 年工资 ×2%（个人缴纳）+ 年工资 ×8%（单位缴纳）；单位平均工资低于同级统筹单位平均工资 60% 的职工 = 年工资 ×2% ×60%（个人缴纳）+ 年工资 ×8% ×60%（单位缴纳）；单位平均工资高于同级统筹单位平均工资 300% 的职工 = 年工资 ×2% ×300%（个人缴纳）+ 年工资 ×8% ×300%（单位缴纳）；国企下岗职工筹资标准 = 年工资 ×2% ×60%（个人缴纳）+ 年工资 ×8% ×60%（单位缴纳），个人与单位部分均由企业

　　① 刘艳、高建民、闫苏：《陕西省神木县"全民免费医疗"效果评价》，载于《医学与哲学（人文社会医学版）》2010 年第 10 期，第 43～45 页。
　　② 李小龙：《陕西省神木县全民免费医疗考察与评价》，载于《哲学与社会》2011 年第 1 期，第 35～37 页。

再就业代缴。

城乡居民的筹资标准为每人每年 100 元，个人缴纳 20 元，财政匹配 80 元。根据 2009 年年人均纯收入城镇居民 19 210 元、农村居民 7 223 元测算，城镇居民、农村居民个人自付筹资占人均纯收入比例依次为 0.10%、0.14%。

陕西省神木县全民免费医疗筹资模式是政府主导的混合筹资模式，筹资方面不同收入水平的居民缴纳保费水平不同，城镇职工高于城乡居民，体现了筹资的纵向公平；在卫生服务利用上，所有参保人群不分户籍、职业和经济社会地位，享受同等对待，实现了卫生服务利用的横向公平。

构建和谐社会的目标对我国医疗保障提出了新要求，不仅要实现全面覆盖，更要提升公平性，城乡居民不仅要"获得"，还要"享有"基本医疗保障。从社会福利制度结构变迁和发展规律看，一体化的全民医疗保险制度建设是世界性的发展趋势，各国政府都在努力扩大医疗保险的覆盖面，提高医疗保障待遇，改善公民身心健康状况。

第四节　提高统筹层次，形成单一支付者

统筹层次是指统筹的层级和覆盖人群的规模，通常以各国相应行政管理层级为参照。社会医疗保险统筹层次的概念是大行政管理层级为参保人群分散风险、基金共济以及提供相关的服务，其核心是需方费用分担机制。

合理确定医疗保险基金的统筹层次，有利于基金达到一定的规模，增强共济能力，也能有效地避免保险方博弈行为的发生。如果医疗保险的统筹层次过低，保险基金共济能力较弱，难以抵御风险；如果统筹层次过高，地区间的差异过大，管理难度增加。由于经济发展不平衡，在医疗保险制度实施过程中，受地方分散决策、财政"分灶吃饭"，以及人事问题、管理权限和结余资金等问题的影响，现有基本医疗保险基金管理碎片化、分散性风险分担模式，形成了 7 450 个风险池，使基金管理出现低效率和高的管理成本。如新农合制度以县级统筹为主，其优点是县级新农合管理机构有控制费用的积极性，对医疗机构的管理更有效，没有跨部门协调与沟通，管理成本低。在目前筹资模式下，当中央、省市级的财政拨款不能及时到位时，医疗机构可以垫付参合农民的医疗费用，保证了制度的正常运行。但其主要缺点是基金自我封闭和独立运行，在行政管理上归属不同的县或市管理，风险池小，互助共济差，基金风险大。

城镇职工和城镇居民医疗保障制度基金以市级统筹为主，大约有 2 600 多个

统筹单位。其优点是基金风险池增大，互助共济性好，基金风险小。存在的问题一是各区县疾病发病及严重程度不同，居民卫生服务利用不同，医疗花费不同；二是存在道德风险，居民过度利用医疗服务，使医疗费用上涨。

医疗保险基金的省级统筹一方面使基金风险池进一步扩大，基金风险降低；另一方面在省内可以实行医疗费用报销直通车，简化工作程序，提高工作效率。但是省级统筹的实现势必要遭遇地区之间的经济不平衡难题，目前还处于试点阶段。

中央统筹是将社会医疗保险体系中所有的医疗保险基金合并为一个全国性医疗保险基金，实现全国风险池的合并，管理权完全由该医疗保险基金掌握，原有基金经办机构解散或融入新的体系。中央统筹模式进一步保障了国民的基本医疗权和平等权，解决了待遇不一的问题，也通过医疗经办机构的整合，精减人员和简化工作流程，行政管理费用得以节约，并强化了第三方职责；在内部可以实现基金的转移，经济发展好的地区可以支持经济条件差的地区；有利于跨地区转移支付，在全国实现"一卡通"。

国际上，亚洲的韩国和中国台湾是通过单纯的统收统支模式提高统筹层次，这种模式带来的新问题有医疗费用高速增长，保费筹资额不足且能力下降，自付比例上升，国民就医出现困难。医疗保险体系对医疗服务市场控制能力有限，即使整合多个医疗保险基金，提高了第三方谈判能力，但是由于集中管理引致的信息不对称，也会造成医疗服务供给和消费过快"双增长"。由于统筹层次提高，可能导致财政负担过重。

欧洲的德国、法国、瑞士、荷兰、奥地利、捷克、比利时、斯洛伐克、卢森堡等国实行基于风险管理与评估对医疗保险基金进行统收统支。具体做法是，它对原本实行行业和地区性统筹的国家或地区，建立一个中央层面的医疗保险基金筹资再分配机构，在风险管理和评估的基础上，对部分或全部保费收入实行再分配，达到合并全国或地区统筹基金，同时有效控制支出风险的目的。发达国家多采用这种方式提高统筹层次，以保证国民医疗待遇的公平。同时，赋予个人自主选择定点医疗机构的权利，防止地方机构对医疗服务市场监管动机的下降。通过将医疗保险筹资责任部分或全部转由税务部门进行，防止了统筹层次上升带来的医疗基金筹资动机的下降。此外，也实现了医疗费用的科学分配，提高了医疗保险体系的效率。该模式的不足主要有：资金预测方式科学性有待提高，依旧存在部分基金支出超出预测值的情况，但是这一情况比未实现风险管理与评估机制时要低。

我国现行统筹层次低下的状况，已经构成了实现全面医保的障碍，并带来了一些突出问题：较小单元的统筹方式催生了大量的异地就医需求；不同统筹地区医疗保险政策差异大，异地就医报销困难；转移接续困难，尤以进城务工农民最为突出；基金结余难以调控；多头开发计算机系统，成本较大等①。

中央"十二五"规划意见和《社会保险法》要求改变我国目前城镇职工医保、城镇居民医保、新农合统筹的现状，加快提高统筹层次，实现市级、省级统筹，做大统筹基金规模。人力资源和社会保障部计划用两年多的时间，开展提高基本医疗保险统筹层次的专项行动，力争到2011年大多数地区实现地（市）级统筹。

提高统筹层次是未来统筹城乡社会保障的必由之路，同时，也必将有力地促进医疗保障的公平，有利于劳动力的流动和转移，提高基金分散风险能力，提高管理水平。

根据我国现实条件，借鉴国际经验，我国基本医疗保险制度筹资应在逐步扩大市级统筹的基础上，实现省级统筹，而一体化的基本医疗保障制度筹资最终应实现统筹基金风险管理与评估基础上的国家统筹。

国家统筹是建立全国统一的基金管理模式，国家医疗保险仅负责制定相应医疗保险的各种标准，选定签约医疗服务机构、医疗保险筹资由其分支机构负责。参保人到当地的分支机构进行参保登记和缴费，所缴费（税）直接进入全国医疗保险基金的基金池中，被保险人遭遇疾病风险后，到相应医疗机构就医，个人只需缴纳自付部分，其余医疗费用由全国医疗保险基金与医疗服务机构进行结算。这种模式进一步保障了国民的基本医疗权和平等权，解决了待遇不一的问题，也通过医疗保险经办机构的整合，精减人员和简化工作流程。在实施的过程中应该借鉴国际先进的管理经验，引入风险管理与评估机制，对筹资水平、基金分配和管理进行科学的评估和管理。在初期可以考虑在各省资金再分配中采取普查数据中的社会人口学指标作为基础的风险管理和评估指标，如年龄、性别、职业等。随着社会医疗保险信息系统的进一步发展，可逐步引入更多的源自临床医学经验和基于健康数据库的风险管理和评估指标。在基金的调剂比例上，可以先将10%的保险费用纳入风险管理与评估，以后逐步提高资金调剂比例，直至达到100%。

合理确定费率、统筹层级和管理权限。考虑到地区经济发展的不平衡，国家在总体基金收支测算的基础上，先提出指导各省确定费率的计算公式，然后由各省（市）测算出本地区执行费率和待遇支付总水平，以此实现依据经济发展程度不同的全国分地区的差别费率和梯级待遇支出标准，并以此进行风险评估与管理，指导各省对所辖各地市进行保险费用征缴和资金再分配。费用征收可以由各

① 张晓、高璇、丁婷婷：《提高统筹层次的现实路径分制度分阶段分区域推进》，载于《中国医疗保险》2010年第4期，第11~13页。

地市社会医疗保险经办机构或者税务部门代征并按一定比例上缴省级社会医疗保险经办机构。

在管理权限上,省级社会医疗保险风险管理和评估机构承担全省缴费比率的制定和医疗保险筹资再分配的功能,但并不承担连带财务责任;地市级机构承担社会医疗保险缴费筹资外的缺口弥补责任,这包括两种情况:一是征缴率偏低导致的计划征缴额缺口;二是基金控制不力,相应地区医疗保险基金出现赤字。若出现这两种情况,则由该地市承担相应财务责任,负责进行二次筹资(通过提高该地征缴费率或者财政补助等方式筹资),自行弥补基金亏空,以建立对地方的约束机制并化解整体基金的风险。根据我国地区梯度发展态势,可以考虑允许实行区域性的统筹,打破地方行政区划界限,提高社会化管理水平。由于我国部分地区存在明显的经济区域化倾向,如珠三角、长三角和环渤海地区等,这些区域内经济依赖程度高,经济水平接近,人员流动频繁,具有实行跨省区域性统筹的基础条件和现实需求,可以考虑打破地区行政区划界限,实行区域性社会医疗保险统筹,提高社会化管理水平。这是我国实现全国统筹的一个过渡,应该给予政策鼓励并率先实施[1]。

第五节　设计科学合理的福利包

我国目前实行的三种基本医疗保险制度保障水平各不相同。2008 年第四次国家卫生服务调查结果表明,城镇职工基本医疗保险保障范围和保障水平高于城镇居民基本医疗保险和新型农村合作医疗,三种制度住院补偿比例分别为66.2%、49.2% 和 36.4%。三种制度不同的福利包带来的主要问题有:一是导致参保居民卫生服务可及性和公平性差,居民卫生服务利用情况显示:城镇职工基本医疗保险好于城镇居民基本医疗保险和新型农村合作医疗;二是影响参保居民医疗消费行为,在新农合制度中,由于在基层医疗机构门诊费用不予报销,住院补偿起付线低,使一部分参保居民小病大看,表现为新农合参保者住院服务利用增加;三是不同级别医疗机构补偿比不同,但是如果各级医疗机构住院补偿比差别不大,参保居民倾向于去大医院就医,导致医疗费用的增加。

为了使全体社会成员"病有所医",一体化基本医疗保障制度福利包设计应

---

① 王志:《新医改背景下统筹城乡医疗保障制度研究——基于大连地区的数据》,载于《商业时代》2011 年第 15 期,第 82~84 页。

该考虑以下几个方面问题：

（1）全体居民平等享有相同的福利包，即保障水平没有职业、身份、地域的差异，体现补偿水平公平性，保证居民卫生服务利用的横向公平性。

（2）保障范围由"个人/家庭账户＋大病统筹"向"门诊统筹＋住院统筹＋大病统筹"转变，以后将保障范围从基本医疗卫生服务项目逐步扩展到与健康相关的服务项目①。我国现行基本医疗保障制度统筹模式以"个人/家庭账户＋大病统筹"为主，对参保者门诊费用实行的是个人/家庭账户，主要保证参保者的住院医疗费用，其存在的主要问题是受益率较低。现有研究结果表明，随着经济条件和居民受教育水平的提高，参保者门诊卫生服务需要增加，而利用受到一定的影响，特别是慢性病病人。因此，一体化基本医疗保障既要保大病，同时也要保小病，这对于提高居民卫生服务利用和健康水平有重要作用，同时也有利于降低和控制医疗费用。保障居民健康、提高居民健康水平是卫生发展的目标，也是社会发展的核心目标之一，因此一体化基本医疗保障制度应逐步将预防项目、特殊人群保健项目、疾病筛查项目、健康教育和健康干预服务项目纳入保障范围内，这类服务的社会成本效果往往较好，并被证实能较好地控制社会总医疗费用的增长。

（3）费用补偿设起付线、共付比和封顶线。根据国内外医疗保障制度的经验，设置费用补偿起付线、共付比和封顶线是非常有必要的。降低或取消起付线，在降低或取消起付标准时，一是要选择经济风险小的项目，这类补偿服务减少后，居民经济损失所带来的边际效益损失极小；二是选择价格弹性大，且有替代品的服务；三是个人共付比例应该占医疗花费的20%～30%，这样有利于有效控制医疗费用。如果为个人提供免费医疗保障或共付比太低，居民在利用卫生服务时会出现道德损害，导致医疗费用的快速增长。美国兰德公司1974～1982年在政府的资助下设计并实施的著名的"兰德健康保险试验（RHIE）"，从试验的角度证明了医疗保险市场道德风险的存在，证明了激励机制（如设置自付率等）的确在相当大的程度上起到了防范道德风险的作用。封顶线应提高，一体化基本医疗保障制度保障的是基本医疗，提高封顶线对降低大病患者疾病风险尤为重要。

（4）合理控制医保基金的结余水平。一体化基本医疗保障制度的根本目的在于汇集所有的医疗费用、分摊患病参保者医药费用的风险。筹资基金时当年筹集的大部分参保费应该用于支付参保者当年的防病、看病、治病。"新医改方案"提出了改革意见——积极探索合理的结余水平，并适当调整结余率，这是新医改的亮点之一。个别地方的医保改革，已经将医保基金的结余率制度化。例如，镇江市把医保基金的当年结余率规定为4%，其余的钱都支付给医疗机构，

---

① 徐立柱：《新型合作医疗制度下参合农民受益公平性研究》，山东大学论文，2007年。

为参保者购买适当的医药服务。

然而，目前普遍存在的一个问题是，很多地方城乡医保基金的结余额过高，参保者无法享受到适当的医疗保障。

新农合基金每年都有一定的结余，而且结余率还很高。但在过去的几年内，新农合基金当年结余率（即当年基金结余占当年基金收入的比重）逐年下降，2004年曾高达40.3%，到2008年已经下降到了15.6%，相当接近"新医改近期实施方案"提出的15%指标。2007年，城镇居民医保基金收入为43亿元，但支出仅仅为10.1亿元，不足四分之一，当年结余占当年收入的比重高达6.5%，占累计结余的比重居然高达91.1%。由于城镇居民医保自2007年下半年才开始试点，因此在基金结余控制上出现一些混乱在所难免。2008年，城镇居民医保基金的结余水平大幅度下降，为39.9%，其结余率依然相当高。城镇居民医保基金结余的控制，还有很大的改善空间。城镇职工医保基金结余率普遍较高。2008年城镇职工医保的当年结余率和累计结余率（即累计结余占当年收入的比重）分别高达30.0%和114.5%，累计结余额达3 303.6亿元，这可是一笔巨款。当年城镇职工医保基金的支出仅为2 019.7亿元。依照这一支出水平，哪怕暂缓城镇职工医保的缴费，城镇职工医保基金累计结余也可支出19.6个月。

医疗保险基金大量沉淀是极大的浪费。无论是从目前"扩内需、保增长、调结构、重民生"的短期需求来看还是从健全医疗保障体系的长期目标来看，降低城乡医保基金的结余率，都刻不容缓。

（5）由国家级别机构或协会牵头、多方合作共同完成福利包制定。在我国，由于地区差异较大，各地基本医疗保险给付范围主要取决于地方医疗保险管理机构。可考虑在统筹地区甚至国家层面由政府或中介组织研究制定医保给付范围和标准。同时供方、需方、厂商、卫生局、卫生经济学家、卫生政策专家及医疗保险专家也可参与决策。我国的医保给付政策制定也需要综合考虑各方意见。

第六节　建立统一的医疗保障管理体制、完善医疗保障制度管理模式

一、实施一体化基本医疗保障制度需要统一的管理体制

按照大部委制的思路，整合现有分散在人力资源和社会保障、卫生、民政部

门的管理资源，将多种管理体制及隶属不同部门的管理机构，归并调整为政府统一的专业的医保管理体制与机构①。

二、完善基本医疗保障制度的管理模式

城镇职工和城镇居民医疗保障制度是"买办分离"模式。"买办分离"是指医疗服务的提供者、举办者与购买主体分离。"买办分离"模式一方面可以使第三方（医保机构）把许多参保人的保费集中起来，形成团购能力，如果定点医疗机构满足不了其要求，便可能被取消定点资格，增强了与医疗提供方的谈判能力，促使医疗提供方多使用那些质优价廉的药品和诊疗方案，降低医疗费用，提高医疗服务质量。另一方面，第三方有能力组建专业的管理队伍，能更有效地获得、积累和利用专业的医疗知识和经验，从而削弱医疗提供方的信息优势，减少诱导性需求。第三方还可以通过参与医疗管理，来降低医疗成本、提高医疗服务质量，合理的分配医疗资源。但是"买办分离"模式存在问题是医疗服务非常复杂，是一连串治疗活动，有些根本没法"打包"进行购买。在我国医保经办机构服务的专业化程度偏低，医保经办本身并不是一项专门的职业，也没有职业等级的评定，医保经办人员的专业培训并没有制度化，大学教育中缺乏有关的专业；医保经办机构具有垄断性，改善医保服务的动力不足。由于缺乏竞争，医保经办机构是否具有足够的动力来推动服务的专业化，也成为一个大的问题。

新农合制度实施的是"买办一体"模式，是指医疗服务的提供者、举办者与购买主体三位一体，政府卫生部门既是制度的举办者和购买主体，同时医疗服务提供者的管理机构也是政府卫生部门。这种管理模式的优点是政府卫生部门能够实施对新农合的统一领导，问题解决速度快，更有利于控制医疗服务提供者。但是其缺点是政府卫生部门为了控制医疗费用制定一些政策，限制居民卫生服务利用。英国医疗服务供求双方是二位一体，即经费都来自于政府财政一个口袋，政府行政管理与医疗服务实际工作部门的二位一体，即管办不分。由于英国国民健康服务体系的医疗经费主要来自政府税收，同时医疗服务的供给方主要是公立医院，这样医疗费用的支付方是政府，而医疗费用的接受方也是政府领导的医院，因此资金只是在一个政府主体的两个不同口袋之间移动。由于公立医院不直接面对市场压力和病人支付医疗费用的压力，因此公立医院运营效率不高，对病人需要无法做出直接和及时反应，病人获得医疗服务的等候时间过长。因此，如

---

① 王海荣、周绿林、曹蓉等：《基于大部制的我国医疗保障管理体制改革构想》，载于《中国卫生事业管理》2009 年第 6 期，第 365 ~ 367 页。

何让卫生或者社保部门等机构，代表公众或患者利益，而不是部门利益去购买服务成为关注的焦点。英国医改新动向是医疗经费管办分离，将原来由政府直接承担的风险移交给全科医生，全科医生掌握大权，同时建立一个全国性的理事会来负责监管全科医生联盟的工作，同时还要负责监管医疗服务供给方的市场准入和退出、促进竞争、建立医疗服务的价格。这些原来由政府卫生部门来做的事情，现在直接由这个理事会来负责，从而使得政府官员不再直接参与国民健康服务体系的日常活动，有利于实现彻底的管办分离。

"买办分离"和"买办一体"模式各有千秋，我国一体化基本医疗保障管理模式应该是医疗保险机构与医疗服务提供方实行有效联合，把基金管理和医疗服务相结合。

第七节　建立统一的医疗保障信息网络平台

医疗保障信息系统是指利用计算机软硬件技术、网络通信技术等现代化手段，对保障制度工作中发生的有关信息进行采集、存储、处理、提取、传输、汇总加工，从而为全民医保工作提供全面的、自动化的管理及各种服务的信息系统。

目前我国医疗数据分散，卫生部门、社保部门和各家保险公司的经验数据难以共享，还没有一个建立科学的疾病发生率和医疗费用的数据平台。因此，基本医疗保险机构应努力争取得到卫生部、劳动和社会保障部等部委的支持，集合卫生系统、社保系统和保险公司的医疗保险数据，共同构建疾病发生数据库和医疗费用数据库。

建立统一的医疗保障信息管理网络应该包括居民个人健康档案信息系统、建立医疗信息系统、医疗费用支付和管理的信息系统。居民个人健康档案信息系统，收集并建立居民社会人口学和卫生服务需要利用等数据，如年龄、性别、职业、收入和患病情况等，作为基础的风险管理和评估指标，医疗信息系统包括临床医学经验信息和医疗服务数量、价格等信息。医疗保险信息系统收集（1）基本信息，包括社会保险经办机构、定点医疗机构、定点零售药店和参保单位、在职人员、离休人员、退休人员等基本情况；（2）业务信息，包括参保单位登记和申报、缴费核定、费用征集、个人参保信息管理、费用审核、费用支付，以及与审核相关的必要医疗服务信息；（3）基金管理信息，包括基金收入、支出、结余等信息。

建立和完善医疗保险信息网络是保障基金安全，提高资金使用效率的重要措施，对科学合理测算筹资水平、开展风险评估、在线审核结算、实时监控、基金风险防范、信息汇总及定期评估等方面具有重要意义；通过该系统实现结算管理中心、各结报点、各定点医院之间的网络资源共享、网上审核、网上实时结报功能，补偿给付，缩短理赔时效；通过网络能及时了解掌握新进住院病人的在院信息情况，掌握第一手资料，通过事前控制、事中监督，从源头上、根本上降低经营风险，确保补偿兑付的真实和准确，实现参保居民医疗费用跨市或跨省转续①。

第八节　改革支付制度、控制医疗费用

医疗费用控制是国际性的难题，医疗保险支付制度改革涉及医疗保险机构、医疗机构、参保者，医疗保险管理部门以支付资金作为对医院的控制手段，医院以控制医疗技术和设备为垄断条件，患者作为基本医疗保险的参保人员具有庞大的人群、广泛的社会话语权和在定点范围内对就医的自主选择权。三方为了维护自身的利益，形成了博弈关系，展开了各自的博弈行为。因此，医疗保险支付制度表现为渐进性、短效性、缺陷性和医院控费内生机制的缺位性。

如何控制医疗（保险）费用的过快增长是世界各国面临的一个难题，体现在医疗服务本身就具有其特殊性。在控制医疗费用的过程中，各国对医疗费用的控制措施逐步从侧重需方控制向侧重供方控制发展、从数量控制向结构控制发展、从限制性控制向引导性控制发展、从控制与被控制的关系向协同控制的关系发展。与此同时，由于各国所处的经济发展水平、社会体制环境、居民人口结构、医疗保障制度等方面存在差别，引发医疗费用增长的因素不同，实施控制的手段和重点也不尽相同。也就是说，世界上并不存在一套"放之四海而皆准"的医疗费用控制手段和方法，所有措施都要结合一国国情（政治、经济、社会、文化、传统等）进行相应设计和安排。

有些学者从经济学理论角度分析政府直接提供和购买服务两者之间的差异，指出其实质上是政府干预的节点不同。直接提供意味着政府干预节点在于要素市场，即政府自己采购要素，来直接提供服务。而购买服务意味着政府干预的环节是服务市场。在一个连续的交易环节中，交易成本低的交给市场，交易成本高的交给内部。而对于医疗服务而言，交易成本很高，即医疗服务多达 9 000 多项，

---

① 丁鹏：《HIS 与医保系统的接口实现》，载于《医疗设备信息》2006 年第 7 期，第 27~28 页。

9 000 多项中每个病种还不一样。所以很难对每个医疗服务做出甄别。但如果从生产要素出发，如每年付给医生多少工资、给医院多少钱，是比较容易的，也就是从生产要素给出界定是相对容易的。医疗市场的特点决定了医疗费用控制的重点在于加强对医疗消费供给方——医生及医院的控制。

国内医疗保险制度实施中指定定点医疗保险医院没有从根本上改变医疗保险机构和医疗服务提供方的对立关系，这些定点医院在获得资格后往往将医疗费用的控制弃之不顾，医疗保险机构根本无法真正约束医院的行为。结果医疗机构不合理诊疗、不合理用药的情形依然存在，从某种意义上说，医保付费方式的改革是决定新医改是否成功的关键。为了控制医疗机构和医生的行为，第一运用支付方式控制医疗行为和费用，主要支付方式有预算支付（包括总量控制）、按病种支付、按人头支付、按服务项目支付及其混合支付等；第二通过市场竞争来改善医疗服务机构的行为，主要做法是增加定点医疗机构数量，这同时也增强病人就医自由选择的权利；第三研究和实施 DRGs（Diagnosis Related Groups，即诊断相关病例组合）。DRGs 被认为是控制费用的有效方法，通过确定各种病例类型，对住院病人不同病例组合方案建立医疗费用偿付标准体系，制定预付标准，可以控制医疗保险机构总支出，使用预算约束医疗服务机构。DRGs 在控制医疗费用和提高医疗服务质量方面都有非常重要的作用。目前，我国基本医疗保险费用支付方式是以项目收费为主，辅以单病种收费，DRGs 大多处于研究和探索阶段。

"新医改方案"提出，强化医疗保障对医疗服务的监控作用，完善支付制度，积极探索实行按人头付费、按病种付费、总额预付等方式，建立激励与惩戒并重的有效约束机制。一体化基本医疗保障制度要通过强化管理，影响医疗服务市场中供需双方的行为，尤其是对医疗行为进行监督、规范，在保证医疗质量的同时，合理控制医疗费用。在支付制度改革中，现阶段继续实施以项目收费为主的支付制度，最终采取 DRGs 支付医疗费用。

第二篇

基本理论和
现状篇

第四章

"病有所医"概述

第一节 "病有所医"的概念

"病有所医"是指"人人享有基本医疗服务"，即满足所有居民的基本医疗服务的可及性。在正确理解"病有所医"的概念之前，首先需要回答三个问题：（1）什么是基本医疗服务？（2）满足所有居民基本医疗服务的含义是什么？（3）什么是卫生服务可及性？

一、基本医疗服务

（一）基本医疗服务界定不能背离医学宗旨

人类对于医学的认识起源于诊疗实践。公元元年前，我国医学已形成一个比较完整的理论体系，以儒家"仁学"为核心的思想引入医学。"仁爱救人"成为传统医德的一个根本指导原则，它统帅着传统医德的一切规范与范畴，贯穿于医德发展的始终，是衡量医者一切动机和行为的最高道德标准。唐代大医学家孙思邈的《大医精诚》提出了"仁爱救人"、"普同一等"，明朝龚信的《明医篇》中提到的"今之明医，心存仁义，博览群书，通精道气……不谋其利，不论贫富，普施一例……"古希腊医学家希波克拉底公元前一年在誓言中也提到"我只履行根据我的智能和判断力认为有益于病人的医疗措施，不作任何有损和加害于病人的事"。德国柏林大学教授胡佛朗（Hufeland，1762～1836）提出的医德十二箴中第八条写道："应尽可能地减少病人医药费用，当你挽救他的生命而却拿走了他继续生活的费用，那有什么意思呢？"

以上可以看出，古今中外医疗是属于全体国民的，享受医疗服务是公民生命的权利，任何医护人员都不得因人施医，"医不择人"是医疗行业的行为准则。医护人员必须全心全意为人民服务，一切言行都必须从有利于病人的疾病的治疗和病人的健康为准则，这是医疗工作的宗旨，任何时候都不能背离这个宗旨。

（二）基本医疗服务涵义

基本医疗服务是相对于非基本医疗服务和特需医疗服务而言的。非基本医疗产品一般是指没有确切治疗和防病效果，而且成本高的医疗服务，例如器官移植、心脏手术、癌症晚期的住院治疗等。特需医疗产品纯粹是私人消费的奢侈品，包括整容整形手术、特约护理、特种病房、点名手术、商业医疗保险等。

基本医疗服务的概念最早由世界银行提出。1993 年，世界银行在年度世界发展报告中提出了基本卫生服务包的概念[①]，其中包括基本医疗服务包和公共卫生服务包，其基本内容包括：（1）根据国家或地区的主要健康问题来确定优先的基本医疗卫生服务；（2）选择具有成本低、效益好的医疗服务；（3）达到广泛的覆盖，使穷人也能得到医疗服务；（4）根据各国经济发展和人民收入水平制定政府能够承担的，个人能够支付的医疗卫生服务。世界银行基本卫生服务包的概念得到了胡善联等国内一批学者的认可。袁长海表示基本医疗的界定应该因不同的用途、不同的社会需求、不同的界定人而有不同的标准。他列出了三种界定模式：消费者界定模式、社会界定静态模式和社会界定动态模式。在消费者界定模式中，消费者考虑健康危险性、疗效和费用三种因素。梁鸿等人则强调在基本医疗服务界定中应该充分发挥社区卫生服务中心的作用，并且综合考虑"医疗服务合理"、"医疗服务必需"和"有经济承受能力"这三个标准。丁淑娟认为基本医疗服务的界定不纯粹是技术上的问题，还有许多重要因素发挥作用：从宏观层面看，政府对居民健康政策和医疗政策目标的取向；从中观层面看，国家的财政结构和承受能力，社会疾病规律和卫生资源配置等；从微观层面来看，居民可支配收入和医疗费用承担等。周寿祺则认为基本医疗服务是"指在一定条件下，政府根据社会经济发展水平、卫生服务能力和大多数人的卫生服务需求，

---

① World Bank. World development report, *Investing in health*. Oxford：Oxford University Press，1993.

保证向全体居民提供一定水平的、负担得起的成本低、效果好的医疗服务"。它的界定"可以从基本设施、基本诊疗技术、基本用药和基本费用四个方面考虑"。而且提出,"基本医疗是一个相对的概念,具有变动性、地域性和阶段性"。综上所述,基本医疗服务应由政府建立并组织,向全体居民直接提供安全、有效、方便、价廉的基本医疗服务的一种保障制度,即针对常见病或多发病,通过适宜技术,在城市社区、农村乡镇卫生院、村卫生室(站)为城乡全体居民提供基本药品和诊断治疗。本书认为基本医疗服务应该包括以下内涵:

(1)基本医疗服务应具备广泛覆盖的特点,使全体居民都能负担得起;

(2)基本医疗服务应具备成本低、效果好的特点;

(3)基本医疗服务应与基本药物制度和基本卫生技术相适应;

(4)基本医疗服务应依据卫生服务需求提供,是一个相对概念,因地域、时间不同而不同;

(5)基本医疗服务的制定应考虑国家和个人的经济承受能力。

(三)基本医疗服务的产品属性

产品的属性一般划分为三类:公共产品、准公共产品和私人消费品。

公共产品理论最早的成果之一是1919年产生的林达尔均衡。其后萨缪尔森、蒂布特、布坎南、斯蒂格利茨、费尔德斯坦、萨瓦斯等著名学者都对公共产品理论进行了发展。1955年以后,理论界对萨缪尔森的公共产品的概念界定差不多达成共识,即公共产品同时具备受益的非排他性和消费的非竞争性。如果一种产品具有非排他性,一旦这种产品被提供给某个人,在逻辑上不可能将他人排斥在对该物品的消费之外。如果一种产品具有非竞争性,一个人对某种产品的消费并不影响他人对该种产品的消费。通俗来讲公共产品不是专供一人消费,而是为了满足公共消费需要的产品;其特点是一经提供,无论出钱者或不出钱者均可消费,而且无法阻止不出钱者的消费①。

准公共产品是指政府提供的产品中仅具有公共产品的部分特征的产品。如在不同程度上具有非竞争性的产品及产生外部收益的产品,即所谓的准公共产品。这类产品具有直接的正外部效应,即一部分人对该产品的消费可以对不消费该产品的人产生间接的有益的影响。

私人消费品属于个人使用的私人产品。其消费具有排他性,即一旦被某人消费,其他人就不能再消费。私人消费品的提供,由于其公益性较低,且费用高,

---

① 樊勇明:《公共经济学》,复旦大学出版社2005年版,第48~49页。

故应更多地采用市场机制，政府要限制对该类产品的提供，以保证将有限的资金投入到公共产品或准公共产品中去。

可以看出，在市场经济体制下，私人不会提供公益性很强的公共卫生产品（如健康教育宣传、公共环境卫生、预防和应对突发的流行性传染病、计划免疫接种等），公共卫生产品往往是增进社会福利所不可或缺的，需要由政府免费提供。

基本医疗服务与一般商品不同，具有自己特殊的性质，它至少拥有不对称性、正外部性、拥挤性、可及性、公平性五个特性。其中不对称性是指医疗市场中医疗提供方、患者和保险机构之间的信息不对称状态，使购买医疗服务出现很大的风险和不确定性。正外部性是指一部分人对医疗产品的消费可以对不消费该产品的人产生间接的有益的影响。拥挤性是指基本医疗产品实际消费中具有浓厚的私人产品的性质，当消费者的数目从零增加到某一容量就达到了拥挤点。可及性是指患者对基本医疗的支付能力，或者是指卫生服务机构是否能够优质、低耗地提供患者需要的基本医疗服务。公平性则是指基本医疗保障覆盖水平和范围。由于基本医疗服务具有准公共产品正外部性效益的特征，因此包括接生、急诊急救、一般传染病治疗、常规外科手术、常见内科疾病诊治等基本医疗服务均应视为准公共产品。

二、基本医疗服务均等化

由"病有所医"的概念可知，要满足所有居民的基本医疗服务，即实现基本医疗服务均等化。基本医疗服务均等化，首先由国务院原副总理吴仪在2008年全国卫生工作会议上提出。陈肖鸣等学者认为，基本医疗服务均等化是指全体公民享受基本医疗服务的机会均等、结果大体相同，并将基本医疗服务的差距控制在社会可承受的范围内。推进基本医疗服务均等化，就是要理顺社会的各种利益关系，使基本医疗服务惠及更多社会成员，实现基本医疗消费的公平和公正，防范片面追求医疗服务的经济效益所导致的公共风险和危机；就是要使每个公民都有相同的机会享受政府提供的基本医疗服务，不因性别、年龄、户籍、民族的不同而受到不同的待遇，消除"因病致贫"和"因病返贫"现象；就是要使政府的财权与基本医疗服务职责相对称、财力与基本医疗服务的支出相对称，为广大城乡居民提供均等化的基本医疗保障，以提高全体社会成员的生活质量，营造安定有序的社会环境。

从全国来讲，基本医疗服务均等化的对象应包括每个国民。从一个行政区域或"规则区"来说，除包括户籍人口和建立劳动关系的参保者外，应包括公安部门登记、有相对固定住所且居住一年以上的流动人口，如个体经营者（纳税人）及其子女中符合计划生育管理规定的婴儿、享有义务制教育待遇的青少年。户籍人口和流动人员中异地参保的，宜住地就诊联网结算。

三、卫生服务可及性

卫生服务可及性是卫生政策研究主要关注的问题之一。卫生服务可及性存在问题不仅会降低卫生服务利用、降低病人对医疗服务提供方的满意度，而且还会影响供方的行为（例如，当医疗资源不足时，医生会减少在疾病预防方面的服务，同时会缩短在病人身上花费的诊疗时间）。什么是卫生服务可及性呢？美国众议院出版的《卫生保健话语词典》指出"可及性很难被定义和测量"，同时"可及性和易得性、可用性很难区分"。

对于卫生服务可及性，比较简单的定义是个人或团体能够得到所需要的卫生服务的程度[①]。医学和生物医学行为科学伦理问题研究委员会也支持这个定义，并指出"公平的卫生服务可及性是指全体公民在不增加额外负担的前提下均能获得足够的卫生服务"[②]。然而，一些学者认为，可及性不应局限于卫生服务利用，还应该包含与获得卫生服务相关的各种因素，如：人权高级专员办公室认为"可及性关注的是怎样对卫生资源进行整合和分配从而使人们获得所需的卫生服务"；克拉克（Clark）将可及性定义为"与卫生服务利用相关的一些政策、法律和社会因素"；安德森（Andersen）则认为可及性不仅仅是指人们对卫生服务的实际利用，还应该包括促进或阻碍卫生服务利用的一切相关因素。不仅如此，美国科学研究院（IOM）认为在衡量是否达到可及性时，除了要考虑卫生服务利用和相关因素之外，还要考虑健康结果，它将卫生服务可及性定义为"及时的利用卫生服务从而尽可能获得最好的健康结果"[①]。尽管不同组织和学者对卫生服务可及性给出了不同的定义，但有一点可以肯定，卫生服务可及性的含义至少应该包括卫生服务利用的程度以及卫生服务利用的影响因素两部分。

---

① Millman, M.: *Access to Health Care in America.* Washington, D. C., National Academy Press. 1993.

② Zjednoczone, S. Ed.: *Securing Access to Health Care: The Ethical Implications of Differences in the Availability of Health Services.* Washington, D. C, President's Commission. 1983.

第二节 "病有所医" 的理论基础

一、自然权利理论

(一) 定义

自然权利 (Natural Rights) 源于拉丁文 "jusnafural"，中文习惯译为 "天赋人权"，或称为不可剥夺的权利，是指自然界生物 (包括动物、植物、微生物等) 普遍固有的权利，一旦存在，便有按照生态学规律继续存在下去并受人类尊重的权利，并不由法律、信仰、习俗、文化或政府来赋予或改变。自然权利是不可转让、不可剥夺的，是理论上存在的权利。现在自然权利常被解释为生存平等权、生命权、自由权、幸福权以及财产所有权，它是最基本的权利。

(二) 来源

自然权利，出自古希腊哲学的自然法理论，构成了古典自然法学说的要义。文艺复兴以来，自然权利是西方政治和法律思想的一个重要论题。英国哲学家洛克在《政府论》中对自然权利作了个人界定[1]："人们生来就享有自然赋予的一切同样的有利条件，能够运用相同的身心能力，就应该人人平等，不存在从属或受制的关系"；"人们既然都是平等和独立的，任何人就不得侵害他人的生命、健康、自由或财产。"美国《独立宣言》对自然权利作了这样解释："人人生而平等，他们都有从他们'造物主'那边赋予了的某些不可转让的权利，其中包括生命权、自由权和追求幸福的权利。"

(三) 自然权利的特征

1. 自然性[2]。自然权利是自然意志的体现，它源于自然运行的法则，符合客观生态规律的要求，被认为是 "当然如此" 的。也就是说，所有的生命作为自

---

[1] ［英］洛克：《政府论》（下），商务印书馆 1997 年版，第 5～6 页。
[2] 肖毅：《论自然权利》，中南大学硕士学位论文，2003。

然界的成员，具有合法存在的权利。具体地说，它应当而且可以拥有维持其生存所必需的条件，如一定的生存空间、阳光、空气、水分、土壤和其他营养元素等。它和其他生命一起共享地球上的生态资源，参与基本生态过程，成为地球生命维持系统的一部分。

2. 一致性。所有生物按照生态学规律的存在都是权利与义务的统一，任何生物都具有生态学规律规定的存在权利，同时也具有生态学规律规定的义务。生物之间的关系也就是权利与义务相统一的关系，也就是说，可以把生物相互之间的互利共生、寄生、抗生等错综复杂的关系看成是由生态规律所规定的权利和义务关系。自然意志、自然法则、自然力量不允许任何生物只行使存在的权利，而不履行存在的义务，也不要求任何生物履行存在的义务而不行使拥有的存在的权利。对于生物而言，也存在着这样一种生存状态：没有权利就无所谓义务，没有义务也就无所谓权利，剥夺了权利也就无法履行义务，不履行义务也就无所谓权利。

3. 平等性。在客观世界中，生命的发展是不断演化的过程，演化形成了无数生命组织层次，生命不同的组织层次，并不是它们高低贵贱之分的根据。所有生物，绝不因其数量的多与少，出现时间的早与晚，拥有能力的大与小，进化层次的高与低而不同。自然权利具有平等性，这是由客观规律决定的，是一种客观性。因此，地球上所有生命形式具有平等性，它们的生命都应受到尊重。

4. 相对性。自然权利探讨的是人与自然的关系，但它也必须与人的社会关系紧密联系。权利观念本身就是社会的产物，我们说自然有权利，说的是人与自然的关系，同时又必然受人与人关系的制约。在社会中，人的权利具有时间和空间上的相对性，因此自然权利也必定要界定其范围，并根据具体的情况有所变化。这正如马克思所指出的："权利永远不能超越出社会的经济结构及由经济结构所制约的社会的文化发展。"[①]

（四）自然权利的内容

1. 生存的权利。这是自然权利的最高体现。任何生物都有生存的愿望，都珍惜自己的生命，它们利用所处的特定空间、资源、进行着自身内在的物质循环和能量、信息的交换，以维持自身的存在和发展。自然界的一切生命体，无论是高级形式还是低级形式的生命，无论是微生物、植物的生命，还是包括人在内的动物的生命，都有生存的权利。一切生命都应该得到人类的尊重和关心。

2. 自主的权利。所谓生物自主的权利，是指任何生物都有按其自身的生态

---

① 《马克思恩格斯选集》第 3 卷，人民出版社 1972 年版，第 12 页。

活动的方式追求自由的权利，但这种权利的实现应该适应生态系统整体支配并决定部分的自然选择机制，否则就谈不上生物的自主权利。

3. 生态安全的权利。所谓生物生态安全的权利，是指生物维持种类协同进化所需的生态条件有不受人类破坏的权利。它包括生物所需要的一般生态安全权利和特殊生态安全权利。任何生物所必需的特定的气候、温度、光照等生态条件，是在地球上几十亿年漫长的生物与环境共同进化过程中形成的。

4. 捍卫自身的权利。作为权利的拥有者，无论是高级生命形式还是低级生物形式，都希望它的生存不受到侵害而得到尊重。这是一种生命本能的需求，当受到伤害和侵犯时，它会对侵犯它们权利的行为提出挑战。

（五）健康权

由"病有所医"的定义、特征和内容可以看出生存是人类的基本权利。由于人类的健康与生存密切相关，因此《世界卫生组织法》规定享受最高的能获得的健康标准，为人的基本权利之一。不因种族、宗教、政治信仰、经济或社会情境而异，而分轩轾。我国《刑法》规定，非法侵害公民的健康权，必须承担相应的民事、刑事法律责任。

1. 健康权定义

健康权指政府必须创造条件使人人能够尽可能健康。这些条件包括确保获得卫生服务，健康和安全的工作条件，适足的住房和有营养的食物。健康权不是指身体健康的权利。健康权载于诸多国际和区域人权条约以及世界各地的国家宪法。

2. 实现健康权的途径

《经济、社会、文化权利国际公约》第十二条规定，为实现健康权需采取的途径包括：

（1）降低婴儿死亡率和使儿童得到健康的发育；

（2）改善环境卫生和工业卫生；

（3）预防、治疗和控制传染病、风土病、职业病和其他的疾病；

（4）创造保证人人能得到医疗照顾的条件。

为阐明和实施上述条款，负责监督《经济、社会、文化权利国际公约》遵守情况的联合国经济、社会、文化权利委员会于 2000 年通过了一项关于健康权的一般性意见。这项一般性意见阐明健康权不仅包括及时和适当的卫生保健，而且也包括决定健康的基本因素，如享有安全的饮水和适当的卫生条件，充足的安全食物、营养和住房供应，符合卫生的职业和环境条件以及获得卫生方面的教育和信息，包括性和生殖卫生的教育和信息。根据这项一般性意见，健康权包括四个要素：

①便利。有足够数量、行之有效的公共卫生和卫生保健设施、商品和服务，以及卫生计划。

②获得条件。缔约国管辖范围内的卫生设施、商品和服务必须面向所有人。获得条件有四个彼此之间相互重叠的方面：不歧视；实际获得的条件；经济上的获得条件（可支付）；获得信息的条件。

③接受条件。所有卫生设施、商品和服务必须遵守医务职业道德，在文化上是适当的易于接受的，并对性别和生活周期的需要保持敏感。

④质量。卫生设施、商品和服务必须在科学和医学上是适当和高质量的。

（六）健康权的核心内容

健康权的核心内容即满足权利的最低基本水平，包括基本初级卫生保健、最基本和有营养的食物、卫生条件、安全的饮用水以及基本药物。另一项核心义务是采取和实施国家公共卫生战略和行动计划。这项战略和计划应在参与和透明的基础上得到制定和定期审查；应包括指标和标准用以随时监测取得的进展；并应特别注意各种脆弱或边缘群体。

（七）健康权与"病有所医"

由健康权的实现途径、实现要素和核心内容可知，要实现居民健康权，必须要使每位居民获得必需的卫生保健和医疗照顾，也就是说要使居民"病有所医"。因此，"病有所医"是实现居民健康权的有力保障。

二、公平性理论

（一）公平理论的历史回顾

自从人类诞生以来，人们就一直在追寻公平，因此公平理论的研究由来已久。最早出现的公平概念体现了两个特点：一是缘于人们在劳动实践中的交往；二是体现着社会生活次序的最高原则。

在我国古代，公平的最初发生体现了人们交往中对平等权利的要求。孔子说："丘也闻有国有家者，不患寡而患不均，不患贫而患不安。盖均无贫，和无寡，安无倾"；孟子说："老吾老以及人之老，幼吾幼以及人之幼"；太平天国制定《天朝田亩制度》提出"有田同耕，有饭同食，有衣同穿，有钱同使"的口号；康有为在《大同书》中提出："人人相亲，人人平等，天下为公"，等等。由此可见，我国传统对公平的理解，更多地表现为一种人际交往的和谐。

在古希腊，最初的公平观念来自于对不公平的社会关系的调节。据亚里士多德《雅典政制》一书记载，在梭伦生活的时期，"多数人被少数人奴役，人民起来反抗贵族。党争十分激烈，各党长期保持着互相对抗的阵势，直到后来他们共同选择梭伦为调停人和执政官，把政府委托给他"①。梭伦在实行他的变革时，其内容之一就是适度侵犯所有制，避免过度两极分化，以调整社会关系。他认为，公平就是不偏不倚。在梭伦之后，古希腊人又提出了许多公平观。柏拉图认为公平等同于正义，他指出，所谓正义，即是一切正当之人、事物与行为之间完全公平②。亚里士多德首先把公平原则从形式上系统地表述为同样的情况同样对待，平等的应当平等对待，不平等的应当不平等对待。除此之外，亚里士多德把公平的表现形态分为相对公平和绝对公平。他认为，相对公平也即法律上的公平，而绝对、不受时空限制的公平是建立在自然法基础上的公平。

在启蒙运动时期，西方一些思想家以自然法理论为基础，展开了对公平问题的研究。这一时期最早的代表人物是胡果·格劳秀斯。格劳秀斯认为，自然法给人们的理性和行为提供了正当的、正义的准则，这些准则就是自然权利，这些自然权利是符合人性要求的，因而也就是正义的，自然权利正是由于有了人类共有的理性才成为公正的、公平的、人们普遍遵守的法则。格劳秀斯的自然法理论影响了一大批思想家，包括霍布斯、斯宾诺莎、狄德罗等。霍布斯认为，自然法是使人类走出自然状态的条件，也是建立在理性之上的普遍法则。斯宾诺莎认为，公平概念作为一种社会性的道德概念，起源于人们的利益要求，在人们的现实利益出现冲突的情况下，公平正是在通过订立社会契约以保护个人利益的背景下产生的。狄德罗指出，没有社会、没有法律就无所谓公平，社会最根本的公平就在于法律面前人人平等。

到了 18 世纪，西方一些思想家开始从人的现实性的角度出发对公平问题展开论述，其代表人物有伏尔泰、孟德斯鸠、卢梭等。伏尔泰认为，人生来就是平等的，一切享有各种天赋能力的人，都是平等的；平等的真谛就在于自然法面前的平等，而不是在财产所有权和社会地位上的平等，实现了自然法的要求也就实现了平等。孟德斯鸠认为，公平的法律不能牺牲公民的个性，在公平的社会中，人民的安全就是最高的法律。卢梭认为，公平很重要的内容就是平等，以往社会中的不平等是由法律加以确认的，而民主共和国的法律是人民公意的反映，实行

---

① 洋龙：《平等与公平、正义、公正之比较》，载于《文史哲》2004 年第 4 期，第 145～151 页。
② 刘士民：《柏拉图与亚里士多德之法律思想的比较》，见于《中西法律思想论文集》，台北汉林出版社 1995 年版，第 458 页。

这种法律也即实现平等。卢梭还指出，平等并不是绝对的、事实上的平等，而是尽量缩小贫富差别，实现法律面前的平等①。

到了近现代，由于社会分化，各种社会不公现象层出不穷，关于公平的论争此起彼伏，自由主义和平等主义各执一词。近现代研究公平问题最具代表性的是英国边沁的功利主义学派思想，奥斯丁的分析学派思想以及康德、黑格尔、马克思的哲理学派思想。边沁认为，公平的要求在于为社会谋福利。奥斯丁认为，法律往往与公平、正义相分离。康德认为，真正的公平就是善良意志，这种善良意志就是无条件的绝对命令，是超乎经验之外的。黑格尔对公平问题进行了深层的思辨，认为公平理性的东西即是自在自为的法的东西。马克思认为，公平问题根源于人类社会实践的发展，其中最根本的实践是劳动实践。人类劳动实践过程中形成了各种关系，在对各种社会关系的调节过程中就出现了公平问题。

（二）公平的当代涵义

在当代，由于西方社会贫富差距悬殊，这一时期的思想家都以收入平等为主题对社会公平进行了广泛的研究，具有代表性的有洛伦茨、阿瑟·奥肯、罗尔斯、哈耶克、诺奇克等。洛伦茨以收入平均化为尺度，绘制洛伦茨曲线对收入平等进行了测量。阿瑟·奥肯在《平等与效率》一书中，把公平与收入分配联系起来，把公平视为收入的均等化。当代美国哲学家罗尔斯提出了一种主观标准和客观标准相结合的新的公平观。他所关注的主要是公共理性基础上的普遍正义如何可能、如何达成的问题。他的所有思想都是围绕一个秩序良好的正义社会的建立与维护这个轴心问题。他认为，社会公平是一个社会的首要价值，要通过公平原则来调节主要的社会制度，从全社会的角度来处理这种出发点方面的不平等。哈耶克认为，社会公平集中体现为给每个人在市场竞争中以自由选择的机会，国家的任务就在于创造一个自由竞争的环境。他认为只有私有制神圣不可侵犯，市场机制充分发挥作用，每个人在竞争中机会均等，才能有真正的公平。诺奇克认为，社会公平就是将个人的权利放在第一位，不能将公平理解为牺牲个人利益或少数人利益来促进整体的利益，这不仅是不公平，而且是对人权的侵犯②。

（三）"病有所医"与卫生服务公平性

由公平理论可知，在当代，学者基本公认将社会公平视为公平理论的主要内

---

① 宋圭武、王渊：《公平、效率及二者关系新探》，载于《江汉论坛》2005年第9期，第23~26页。

② 夏文斌：《走向正义之路——社会公平研究》，黑龙江教育出版社2000年版，第8~9页。

容。"病有所医"的概念强调"人人"享有基本医疗服务，其实也是在强调从卫生服务的角度促进社会公平。

卫生服务公平性是卫生政策制定者和卫生系统追求的一个重要目标。20 世纪 80 年代以来，随着各国政府对健康公平性从忽视转变为越来越重视，卫生服务公平性的研究越来越受到关注。在 20 世纪 80 年代早期，大多数国家对卫生服务的成本效率分析比较感兴趣，而不愿改善健康公平性。不仅如此，在许多国家看来，"不公平"这个词在思想上无法接受。90 年代以后，越来越多的国家开始支持公平性方面的研究。到 20 世纪末，许多政府、国际组织和慈善基金会等都开始将提高卫生服务公平性定为重要议事日程。进入 21 世纪后，随着公平性研究结果的应用越来越多，各国开始关注如何制定降低不公平的政策。

什么是卫生服务公平性呢？要回答这个问题需要先回答什么是卫生服务不平等性（healthcare inequality）。卫生服务不平等性是指不同性别、种族和经济水平人群在接受卫生服务时存在的差异。比如说在美国，女性比男性利用更多的医疗服务、少数族裔利用的医疗服务要低于非少数族裔、经济水平较高人群比经济水平较低人群更有可能获得较多的医疗服务。可以看出，只要卫生服务利用存在差异就会有卫生服务不平等性，这种差异可以是由性别、种族、经济水平和卫生服务需要等一切原因导致的。卫生服务公平性与不平等性紧密相关，但又有所不同。如果导致卫生服务不平等的因素只是卫生服务需要，而不是种族、经济水平、支付能力等其他因素，不管卫生服务利用有没有差异，我们都说卫生服务利用是公平的。卫生服务利用的公平性是指卫生服务应该根据卫生服务需要，而不是根据经济水平、支付能力等其他因素进行分配[①]。根据卫生服务公平性的定义可以看出，公平的卫生服务要求：如果卫生服务需要相同，卫生服务就不应该存在差异，如果卫生服务需要不同，卫生服务应该存在差异。因此，卫生服务公平性可以分解为水平公平性和垂直公平性。卫生服务水平公平性指相同卫生服务需要的人应该得到相同的卫生服务，无论穷富、年龄、种族等[②]；卫生服务垂直公平性指不同卫生服务需要的人群应该得到与卫生服务需要等比例的卫生服务，卫生服务量由卫生服务需要量决定[③]。水平不公平性被称为直接不公平性，由于经济水平的不同，卫生服务需要相同的人群获得不同的卫生服务；垂直不公平性被称为间接不公平性，因为不同经济水平人群在卫生服务需要不同的情况下获得的

① Wagstaff, A. and E. van Doorslaer. : *Equity in the finance of health care: Some international comparisons.* Journal of Health Economics 1992. 11 (4): 361 – 387.

② Wagstaff, A. , E. van Doorslaer, et al. : *On the measurement of horizontal inequity in the delivery of health care.* Journal of Health Economics 1991. 10 (2): 169 – 205.

③ Mooney, G. : *And now for vertical equity? Some concerns arising from aboriginal health in Australia.* Health Econ1996. 5 (2): 99 – 103.

卫生服务与他们的需要不成比例。在实证研究中，学者大多关注水平不公平性，对垂直不公平性的研究很少。

三、疾病经济风险理论

疾病经济风险是指疾病发生及其所造成的经济损失的不确定性。疾病经济风险具有一般风险的共同特点，即疾病经济风险具有客观性、严重性和不确定性。它与三个要素相关，即疾病的发生、医疗费用支出和家庭纯收入。这三个要素决定了疾病经济风险的大小。疾病经济风险通常是通过外来的医疗费用补偿和个人或家庭经济收入来缓解的。

（一）国外疾病经济风险研究现状

关于疾病经济风险，国外学者主要是通过灾难性卫生支出的方法来进行研究的。大多数情况下，灾难性卫生支出被定义为家庭现金支付的医疗卫生费（OOP）占家庭消费支出的比例超过一定界定标准的情况。需要指出的是，灾难性卫生支出与大病卫生支出是有区别的，后者一般是指在诊断或治疗上被确定为重症疾病所要支付的巨额医疗费。然而，这种巨额医疗费对不同家庭产生的影响是不同的：对于富裕家庭来说，一定数量的高额医疗费在整个家庭消费结构中可能只占到一小部分比例，即使占的比例不是很小，也不会影响到家庭的正常生活，只能算作是消费了高成本医疗服务；然而同样数额的医疗费对于贫困家庭极有可能就是灾难性的，因此区分灾难性卫生支出与大病卫生支出是十分重要的[1][2][3]。

威泽维安斯基（Wyszewianski）通过研究发现，虽然发生灾难性卫生支出的家庭所占的比例并不大，但其支付的巨额医疗费用对整个家庭的支付能力来说，比例是严重的不协调；家庭工作人口、65 岁以上老年人口比例对于家庭灾难性卫生支出有较大影响。此外，第三方付费机制对于高灾难性卫生支出发生率家庭的保护力度也很薄弱。祺川端康成（Kei Kawabata）指出，对于一个具有覆盖范围很广的医疗保障系统的国家来说，也有可能因为保障制度的补偿比太低而面临灾难性卫生支出大量发生的情况；对于以社区为单位的情况也是如此。因此需要

① Berki, S. E.：*A look at catastrophic expenses and the poor.* Health Affairs，1986. pp. 138 – 145.

② 赵郁馨、陶四海、万泉：《农村家庭灾难性卫生支出案例研究》，载于《中国卫生经济》2004 年第 4 期，第 5～8 页。

③ 孙晓筠、李士雪：《新型农村合作医疗保护农民免于疾病经济风险评价方法》，载于《中国卫生经济》2007 年第 26 期，第 49～51 页。

建立专项基金，以减少家庭灾难性卫生支出的发生。许可（Ke Xu）等通过对多个国家的灾难性卫生支出的研究发现，不同国家的灾难性卫生支出发生情况差异很大，在一些转型国家和拉美国家，灾难性卫生支出的发生率是最高的。维姆·范顿（Wim Van Damme）等通过对柬埔寨灾难性卫生支出及贫困家庭负债情况的研究，发现灾难性卫生支出发生情况源于家庭成员就医的医疗机构性质，不同医疗机构提供的卫生服务价格差异很大。在柬埔寨，即使是最轻微的灾难性卫生支出都会引致一个家庭的贫困，因此政府应致力于构建可靠而可及的公共卫生系统以防止灾难性卫生支出的发生。许可等通过对乌干达居民灾难性卫生支出情况的研究发现，在乌干达，贫困家庭人群在发生严重疾病的情况下，要么因无法支付巨额医药费而不去就医，使病情恶化，要么就是由于就医后支付巨额医药费而导致倾家荡产。然而，由于微薄的财政收入，政府也面临着两难的境地。虽然从理论上讲，政府增加投入可以提高贫困家庭人群的卫生服务可及性，减少家庭灾难性卫生支出的发生，然而实际情况是否如此还有待于进一步验证。此外，还可以通过建立基金的方式来减轻资金短缺的问题。纳拉亚南·代瓦答撒（Narayanan Devadasan）通过对印度社区医疗保险制度的研究发现，虽然该制度可以减少居民灾难性卫生支出发生的可能，但保护程度有限，因此需要完善。可以通过政府、社会力量注入资金以提高补偿比的上限，扩大制度覆盖范围，控制卫生服务成本等措施来进一步减少居民灾难性卫生支出的发生。许可指出，由于缺乏保障机制，灾难性卫生支出将使许多人在生病时无法就医，即使就医也会倾家荡产。在其对世界上89个国家的人口的调查中发现，世界上有15亿人口由于支付医疗费用而发生灾难性卫生支出。虽然预付制可以有助于减少灾难性卫生支出的发生，但并无明显证据表明社会医疗保险机制与以税收为基础的机制相比哪个效果更好。瑟普·里瓦坦纳农（Supon Lim-wattananon）通过研究发现，在泰国，在非医保制度指定医疗机构就医是导致灾难性卫生支出发生的主要原因，尤其是在私立医院住院。

（二）中国农村疾病经济风险研究现状

对中国农村疾病经济风险研究大致可以分为两类：第一类研究主要是探讨农村医保制度与疾病经济风险的关系，以及疾病经济风险的测量；第二类研究主要关注从不同的角度运用相关方法进行实证分析，包括不同地区居民、不同人群的疾病经济风险。

1. 理论层面的探讨

郝模、丁晓沧、罗力等认为，对疾病经济风险的衡量是评价医疗保障制度设计合理性的关键，对风险概率、给付比等方面的测定都应当是以经济风险为核心，尤其是农村大病统筹医疗保险的起付线、风险临界线的制定都应建立在疾病经济风险测定的基础上。此外，他们认为，相对风险度这一指标可以使上述问题的解决做到科学化、合理化和简易化，可以与实际数据资料结合来体现其优势。张亮、张新平、贾红英等提出，抗风险是合作医疗的本质和主要功能，并从经济、法律和社会心理的角度对其观点进行了解释：从经济上看，合作医疗通过建立基金使特定时间内发生疾病的人群的损失由所有参保人员进行分摊，从长远上看是人人受益的；从法律角度看，合作医疗有明确的规定，权利义务明确，可以使抗风险得以实施；从社会心理的角度看，由于疾病发生及其后果的不确定性，农民需要合作医疗这种形式的保障来缓解其由不确定性带来的种种压力。他们指出，确立"抗风险是合作医疗的本质和主要功能"具有重要意义：首先可以完善中国的合作医疗理论，其次可以指导合作医疗实践。此外，他们还认为研究合作医疗抗风险能力是需要具备一些前提的，而界定合作医疗抗风险能力的基本内涵正是这一前提的重要方面。他们在此前提的基础上提出了合作医疗抗风险能力的测量方法以及疾病家庭相对经济风险度这一指标，并用该方法和指标研究了不同模式下合作医疗抵御风险能力的大小和影响因素，从而为此后的研究提供了方法论上的线索和借鉴。

2. 不同角度的实证分析

王志锋、尹爱田、郝模等运用疾病经济风险测定方法，对农村居民在乡镇卫生院单次住院的经济风险进行了测定（包括乡镇卫生院住院患者的经济风险、不同收入人群和不同年龄人群在乡镇卫生院住院的经济风险），认为乡镇卫生院住院患者所承担的经济压力要比一般人群所承担的经济压力大50倍以上，因病致贫的可能性极大。同时，由于贫困人群和非劳动年龄人口的住院率较高，住院费用的支付也存在不平等现象，使得住院经济风险多集中在小部分患者及其家属身上，因此建议在医疗保障制度的设计方面，应对这部分人群给予更多的优惠，以降低其疾病经济风险。张锐和张亮采用系统分析、比较研究及统计学等方法对如何提高合作医疗的抗疾病经济风险能力的对策进行了研究，结果显示合作医疗对于分摊门诊疾病经济风险具有较强的能力，但对住院疾病经济风险抗御能力较弱。韩颖、郑建中、覃凯等利用相对疾病经济风险指标对山西省汾阳市和翼城县地区农民的相对疾病经济风险测量后指出，收入水平低、患慢性病和住院的农民其疾病经济风险较高，尤其需要合作医疗帮助他们抵抗疾病经济风险。彭芳、陈迎春、徐锡武等认为抵御疾病经济风险应当是新型农村合作医疗的主要目标，尤其是抵御大病经济风险。他们采用2003年湖北省8个新型农村合作医疗试点基线调查资料，通过分析疾病家庭的疾病经济风险、特定人群相对疾病经济风险、超过致贫线住院家庭相对疾病经济风险，测定了农民疾病经济风险的水平，明确了"新农合"应以抵御大病经济风险为重点。此外，他们认为"新农合"抵御风险的能力与筹资水平以及家庭疾病经济风险有密切关系。王莉杨和陈迎春通过云南省禄丰县新型农村合作医疗调查数据的分析，低年龄组人群的健康状况较差、且就医风险概率大，低收入人群的就医经济风险较大。万崇华、周尚成、董留华等通过分析云南省会泽县疾病家庭经济风险和特定人群疾病经济风险，发现贫困农民疾病经济风险是非贫困农民的 3.59 倍；大部分家庭都处于低疾病经济风险中，但有 6.39% 的家庭疾病经济风险较高。提出在新型农村合作医疗方案设计中需考虑低收入家庭疾病经济风险分担，合理引导卫生服务利用等问题。郑建中和孙焱对山西省新型农村合作医疗试点县榆社、类烦两县的部分农村居民的疾病经济风险经过分析后发现高风险集中在少数家庭，县级以上医院的住院成本和相对经济风险是乡镇卫生院的 5.47 倍，是县级医院的 1.76 倍。徐成和张亮[1]对农村老年人群的疾病经济风险经过分析发现，农村老年人是一个疾病经济风险较大，而自身抗风险能力却很弱的群体。长期以来，在我国广大农村地区由于卫生资源不足，医疗保障制度分担能力有限，导致农村老年人群疾病经济风险问题难以有效地解决。因此，应在研究农村老年人疾病经济风险现状的基础上，探讨解决农村老年人疾病经济风险问题的可行办法。陶立波和杨莉[2]对浙江省湖州市患有糖尿病和心脑血管疾病农村居民的疾病经济风险进行了研究，发现住院对于慢性病人群的疾病经济风险影响显著。王刚、郭忠琴、薛塞峰等[3]通过对宁夏新型合作医疗试点县农民疾病负担的调查发现，低收入家庭两周患病率、慢性病患病率高于高收入家庭，2.42% 的家庭属于极度风险家庭，在市级医院看病的经济风险是乡级医院的 3.28 倍。因此，开展新型农村合作医疗是减轻农民疾病经济负担的一种可尝试方式。

四、贫 困 理 论

（一） 贫 困 的 内 涵

长期以来，国内外学者主要是从物质和精神文化的"缺乏"方面来界定贫困。英国的汤森（Townsend）这样界定贫困："所有居民中那些缺乏获得各种食

---

[1] 徐成、张亮：《农村老年人疾病经济风险现状与对策分析》，载于《医学与社会》2007 年第 10 期，第 6～8 页。

[2] 陶立波、杨莉：《农村居民慢性病疾病经济负担与风险研究》，载于《中国卫生经济》2007 年第 11 期，第 27～29 页。

[3] 王刚、郭忠琴、薛塞峰：《宁夏新型农村合作医疗试点县疾病经济风险分析》，载于《宁夏医学院学报》2007 年第 3 期，第 278～279 页。

物、参加社会活动和最起码的生活和社交条件的资源的个人、家庭和群体就是所谓贫困的。"英国的奥本海默（Oppenheim）认为："贫困是指物质上的、社会上的和情感上的匮乏。它意味着在食物、保暖和衣着方面的开支要少于平均水平。首先，贫困夺去了人们建立未来大厦——'你的生存机会'的工具。它悄悄地夺去了人们享受生命不受疾病侵害、有体面的教育、有安全的住宅和长时间的退休生涯的机会。"世界银行在《1980 年世界发展报告》中指出："当某些人、某些家庭或某些群体没有足够的资源去获取他们那个社会公认的、一般都能享受到的饮食、生活条件、舒适和参加某些活动的机会，就是处于贫困的状态。"与中国的实际情况相结合，国内一些学者也提出了自己的一些看法。国家统计局《中国城镇居民贫困问题研究》课题组和《中国农村贫困标准》课题组对贫困的看法比较一致，在他们的研究报告中所作的贫困界定是："贫困一般是指物质生活困难，即一个人或一个家庭的生活水平达不到一种社会可接受的最低标准。他们缺乏某些必要的生活资料和服务，生活处于困难境地。"童星和林闽钢是这样定义贫困的："贫困是经济、社会、文化落后的总称，是由低收入造成的缺乏生活必需的基本物质和服务以及没有发展的机会和手段这样一种生活状况。"① 台湾的江亮演将贫困界定为："通常所称的贫困是指生活资源缺乏或无法适应所属的社会环境而言，也就是无法或有困难维持其肉体性或精神性生活的现象。"② 康晓光认为："贫困是人的一种生存状态，在这种生存状态中，人由于不能合法地获得基本的物质生活条件和参与基本的社会活动的机会，以至于不能维持一种个人生理和社会文化可以接受的生活水准。"③

另一种对贫困的界定，是从能力的角度进行描述的，1998 年度诺贝尔经济学奖获得者阿玛蒂亚·森认为贫困意味着贫困人口缺少获取和享有正常生活的能力（capability），贫困的真正含义是贫困人口创造收入能力和机会的贫困。森曾指出，造成贫困人口陷入贫困的原因是他们获取收入的能力受到剥夺（capability deprivation）以及机会的丧失；低收入是导致贫困人口获取收入能力丧失的一个重要因素，但并不是全部因素，疾病、人力资本不足、社会保障系统的软弱无力、社会歧视等都是造成人们收入能力丧失的不可忽视的因素。

在前人研究的基础上，波士顿大学的乌德亚·瓦格尔博士把贫困研究分为三个层次，即收入贫困（或消费贫困）层次、能力贫困层次和社会排斥层次。社会排他性是指群体或者个人在社会活动的参与过程中部分或全部地受到排挤。由

---

① 童星、林闽钢:《我国农村贫困标准线研究》，载于《中国社会科学》1993 年第 3 期，第 86 ~ 98 页。

② 江亮演:《社会救助的理论和实务》，桂冠图书公司 1990 年版，第 45 ~ 47 页。

③ 康晓光:《中国贫困与反贫困理论》，广西人民出版社 1995 年版，第 6 ~ 8 页。

于社会排他性的存在，即使人的能力具备了脱贫的水平，但是在经济、社会和文化活动等方面受到一定的歧视或者排挤，从而限制了人们取得资源和提高收入水平的程度。因此，社会排他性的存在，也是导致贫困发生的重要原因。

可以认为，"能力说"和"排斥说"是在"缺乏说"的基础上进一步探寻"缺乏"的深层原因，它们在描述贫困时加入了价值判断和社会评价，并且着重探寻贫困的个人、家庭和群体的致贫原因。

（二）贫困的外延

关于贫困的界定和研究存在两种基本思路，即绝对贫困和相对贫困，它们是由默通和尼斯比特（Merton and Nisbet）在 1960 年提出、后被广泛运用的贫困概念。这种关于贫困划分的观点直到目前仍为国内外大多数学者所赞同，并被一些世界组织和各国政府所沿用。

绝对贫困，也称生存贫困，是指一定社会生活和生产方式下，个人和家庭依靠劳动所得和其他合法收入不能维持其基本的生存需求，处于这种状态的个人或家庭被称为贫困者或贫困户[①]。绝对贫困的概念最早是由英国的罗旺垂和布什提出的，在此之后，中外学者分别对此进行了探讨，代表性的观点主要有：

阿尔柯克（Alcock）指出："绝对贫困被认为是一个客观上的定义，它建立在维持生存这个概念的基础上，维持生存就是延续生命的最低需求，因此低于维持生存的水平就会遭受绝对贫困，因为他没有足以延续生命的必需品。"[②]

世界银行编写的《贫困与对策》一书中写道："绝对贫困是指某个人或某家庭的状况低于这样一个贫困线，其实际价值是固定的，不随时间变化而变化，绝对贫困线是基于最低消费标准，基于必需的人体热量吸收的食品。"[③]

国家统计局两个课题组对绝对贫困的意见基本一致："绝对贫困是指在一定的社会生产方式和生活方式下，个人和家庭依靠劳动所得和其他合法收入不能维持其基本的生存需要，生活得不温饱，劳动力的再生产难以维持，这样的个人（或家庭）称为贫困人口（或家庭）。"

童星和林闽钢这样定义绝对贫困："绝对贫困是泛指基本生活没有保证，温饱没有解决，简单再生产不能维持或难以维持。"[④]

中外学者及其权威机构对绝对贫困的描述虽然表述有所不同，但实质是一样的，即绝对贫困是指收入难以维持最低限度生活水准的状况。因此，绝对贫困又

① 包晓霞：《贫困研究综论》，载于《开发研究》1994 年第 4 期，第 40～44 页。
② Alcock, P.: *Understanding Poverty.*. London: The Macmillan Press Ltd, 1993, pp. 104–106.
③ 世界银行：《困与对策》，经济管理出版社 1996 年版，第 1～4 页。
④ 童星、林闽钢：《我国农村贫困标准线研究》，载于《中国社会科学》1993 年第 3 期，第 86～98 页。

叫做生存贫困。它主要包括三方面的含义：（1）人类基本需求仅包括能满足人们维持生存的必需品，而不包括享受、智能的发展等需求；（2）绝对贫困具有客观的标准，它的内容只与维持基本生存的物质需求相联系，而与社会整体收入的发展水平无关；（3）绝对贫困在计算和所指的生活模式上都有最严格的规定，由此列出的是一个"自然人"而非"社会人"的生活必需品"清单"。

相对贫困论者认为，贫困是一种相对缺乏或不足的状态。"一个相对贫困的定义是建立在将穷人的生活水平与其他不贫困的社会成员的生活水平相比较的基础上的。"因此，"相对贫困是一种较为主观的标准，它直率地承认其中某些判断要素与确定贫困的标准缠绕在一起"[①]；童星等认为，相对贫困是指"温饱基本解决，简单再生产能够维持，但低于社会公认的基本生活水平，缺乏扩大再生产的能力或能力很弱"。可见，相对贫困是以比较为基础的，是一个变化之中的概念。以此界定的贫困，将是人类长期面临的贫困或社会问题。

（三）贫困线的确定方法

定义了贫困之后，接着要考虑的是采用什么标准将贫困人口和其他人口区分开来，这个标准就是贫困线，世界银行对其定义为："贫困线是一个生活标准，低于这个生活标准的人群则为穷人。"马俊贤等认为贫困线是指在一定的时间、空间和社会发展阶段的条件下，人们维持基本生存需求所必需消费的物品和服务的最低费用（用价值量表示）[②]。贫困线的测算有多种方法，以下简单介绍几种主要方法。

1. 恩格尔系数法

该方法主要是利用恩格尔定律，即恩格尔系数＝饮食支出/收入，同时设定恩格尔系数的50%～60%为某一地区的贫困线，然后用一定的方法如营养学会提供的最低营养标准，并根据各地的饮食、风俗习惯计算出最低食品支出，从而计算出贫困线，即饮食开支/恩格尔系数。这一方法操作比较简便，能反映一定的地区差异的优点。但该方法最大的缺点在于：所反映的贫困过于绝对，而且只是一种结果贫困，测算出的贫困线往往偏低[③]。国际上设定的恩格尔系数的50%～60%为贫困线，并没有在我国得到验证[④]。

2. 市场菜篮法（必需品法）

该方法是依据家庭调查，统计出居民参与决定生活的必需品，以当地当时的

---

① 童星、林闽钢：《我国农村贫困标准线研究》，载于《中国社会科学》1993年第3期，第86～98页。

② 马俊贤：《农村贫困线的划分及扶贫对策研究》，载于《统计研究》2001年第6期，第30～34页。

③ 鲁德斯：《政策研究百科全书》，科学技术文献出版社1990年版，第21～45页。

④ 祝梅娟：《贫困线测算方法的最优选择》，载于《经济问题探索》2003年第6期，第39～44页。

市场价格计算出的金额作为贫困线。该方法优点是：生活必需品由居民来决定，能调动居民的积极性，同时又以各地的物价来计算，反映了不同地区的实际基本支出情况。这一方法的缺点同样是不能反映过程贫困与相对贫困，而且，由于市场菜篮子里的物品由居民决定，则放入的最后的一种必需品的争议必然很大，为了达到对必需品清单的统一，只能选择一种争议小的清单或由专家来决定，使测算出的贫困线进一步偏低，而且测算起来比较复杂。

3. 收入比例法（国际贫困标准线）

这一方法是经济合作与发展组织提出的，以一个国家或地区的中位收入或平均收入的50%或60%为贫困线[①]。最大优点是简单易行，并且反映了一定的贫困的相对性与地区差异性。其缺点是只考虑到收入水平而全然不顾个人的具体需求，虽然收入决定了一个人的消费支出，但是一些没有收入的人同样也有基本的需求，所以只是粗略的估计贫困状态，计算的贫困线是不准确的，而且以中位或平均收入的50%或60%来确定，这一标准本身也是值得怀疑的。

4. 马丁法

马丁法是由在世界银行工作的经济学家马丁先生提出的一种计算贫困线的方法，有高、低贫困线之分。（1）低贫困线的测定方法。它是在首先测定食物贫困线的基础上，利用回归模型，把一些人均可支配收入或人均消费支出刚好能达到食物贫困线的居民户的非食品支出计算出来，由此得到贫困户的最低非食品支出。把由此求出的最低非食物支出作为非食物贫困线，加上已知的食物贫困线，就是马丁法的低贫困线。（2）高贫困线的测定方法。在测定低贫困线时，确定非食物贫困线依据的是那些人均生活消费支出仅能达到食物贫困线的超贫困户的情况，那些人均消费支出低于贫困线又高于食物贫困线的贫困户，其非食品支出显然大于超贫困户的非食品支出，也就是说，包含在低贫困线中的非食物贫困线是偏低的，因此，确定一条比低贫困线高一些的贫困线更符合实际。高贫困线可根据居民的人均食品支出与人均可支配收入或人均生活费支出的关系拟合适当的回归模型求得[②]。

5. 数学模型法

这一方法是利用计量经济学的原理，依靠大量的数据，用定量的方法研究居民的消费，将一些反映过程贫困的指标结果化，如以家庭教育支出反映受教育的能力，以医保支出来反映个人相应的健康水平，从而将结果贫困与过程贫困相结合，同时也达到了相对贫困与绝对贫困的统一，并且由于使用了不同地区的大量

---

① 莫泰基：《香港贫穷与社会保障》，中华书局1993年版，第24～30页。
② 刘建平：《贫困线测定方法研究》，载于《山西财经大学学报》2003年第8期，第60～62页。

数据，一方面体现了各地区的差异；另一方面也排除了主观人为的影响，最终以比较准确的数学方法确定了最低生活保障线。目前使用得最多的是扩展线性支出系统（ELES），这种方法是把居民的各类消费品支出分为基本消费需求和超额消费需求，其中把基本消费需求作为贫困标准[①]。

第三节 "病有所医"的目标

一、卫生服务可及性

卫生服务可及性的实现是保障和提高居民健康水平的有效途径。由"病有所医"的概念可知，"病有所医"的首要目标是要满足居民卫生服务可及性。然而，目前我国城市和农村居民的卫生服务可及性都有待提高。国家第四次卫生服务调查显示，城市和农村居民患病后应就诊而未就诊的比例分别高达 47.9% 和 35.6%、应住院而未住院的比例分别高达 28.2% 和 26.9%，其中在应住院而未住院的居民中有 70% 左右的居民是因为经济困难而无法住院的。居民患病后无法就医，很容易将小病拖成大病、将容易治疗的病拖成疑难杂症，最终影响到健康水平的提高。因此，提高居民卫生服务可及性是"病有所医"的重要目标之一。

二、卫生服务公平性

由"病有所医"的概念可知，"病有所医"并不是仅仅满足部分居民的卫生服务可及性，而是要满足所有居民的卫生服务可及性。因此，提高卫生服务公平性、消除不同经济水平人群卫生服务利用的差距是实现"病有所医"的第二个重要目标。目前，我国不同经济水平居民卫生服务利用率特别是住院服务利用率差别显著。在城市，将人群按经济水平五等分后，最高收入组居民比最低收入组居民的两周门诊就诊率和年住院率分别高了 79% 和 60%；在农村，最高收入组居民比最低收入组居民的年住院率高了 15%（第四次国家卫生服务调查）。我国居民的卫生服务公平性亟待提高。

---

① 骆祚炎：《利用线性支出系统 ELES 测定贫困线的实证分析》，载于《当代财经》2006 年第 3 期，第 5～10 页。

第五章

中国"病有所医"的现状

免除国民的疾病医疗后顾之忧,实现"病有所医",提供优质健康保障,是完善我国社会保障体系、加快推进以改善民生为重点的社会建设的一项紧迫且重要的任务(郑功成,2010)①。经过二十多年的改革与发展,我国已初步建立起了城镇职工基本医疗保险、城镇居民基本医疗保险和新型农村合作医疗保险三元构架制度体系,城乡居民医疗卫生服务的可及性有所改进。

第一节 "病有所医"的制度保障,基本医疗保障体系初步建立

目前我国的医疗保障体系是由城镇职工基本医疗保险、城镇居民医疗保险、新型农村合作医疗及社会医疗救助等不同形式的医疗保障制度组成的混合型医疗保险体系。三种基本医疗保障制度和医疗救助制度的建立,在理论上覆盖了全体城乡居民,已初步建立起了医疗费用的分担机制,城乡居民可以通过参加医疗保险或者通过医疗救助机制获得最基本的医疗保障,在一定程度上减轻了居民的就医负担,增加了就医的可及性。

2010 年城镇职工医保和城镇居民医保参保人数达到 4.29 亿人,"十一五"

---

① 郑功成:《中国医疗保障改革与发展》,载于《东岳论丛》2010 年第 10 期,第 11 ~ 17 页。

期间，城镇职工基本医疗保险最高支付限额由职工年平均工资的 4 倍提高到 6 倍，居民医保的最高支付限额达到居民年人均可支配收入 6 倍，各级财政对居民医保补助标准从初期的每人每年 40 元提高到 120 元。2009 年城镇基本医疗保险基金总收入 3 672 亿元，支出 2 797 亿元，分别比上年增长 20.8% 和 34.2%。年末城镇基本医疗统筹基金累计结存 2 882 亿元，个人账户积累 1 394 亿元①。截至 2010 年底，全国有 2 678 个县（区、市）开展了新型农村合作医疗，参合人口数达 8.36 亿人，比上年增加 300 万人；参合率为 96%，比上年增加 2 个百分点。2010 年度筹资总额达 1 308.3 亿元，人均筹资 156.6 元。全国新农合基金支出 1 187.8 亿元；补偿支出受益 10.87 亿人次，其中：住院补偿 0.66 亿人次，普通门诊补偿 9.89 亿人次。表 5 - 1 显示了 2009 年、2010 年新型农村合作医疗的运行情况。

表 5 - 1　　　　　　　　　　新型农村合作医疗情况

项目	2010 年	2009 年
参合人口数（亿人）	8.36	8.33
参合率（%）	96.0	94.0
当年筹资总额（亿元）	1 308.3	944.4
人均筹资（元）	156.6	113.4
当年基金支出（亿元）	1 187.8	922.9
当年补偿支出受益人次（亿人次）	10.87	7.59

资料来源：卫生部网站，2010 年我国卫生事业发展统计公报。

三项保障制度在扩大覆盖范围的同时，还不断提高报销比例，全国大部分地区城镇居民医保和新农合住院费用在政策范围内报销比例提高到 60%。2010 年，卫生部出台了提高农村儿童重大疾病医疗保障水平的政策，在试点地区，急性白血病和先天性心脏病两类疾病 6 个病种纳入报销范围。根据规定，新农合的补偿比例达到 70%。随着卫生投入的不断加大以及基本医疗保障制度的不断健全，个人卫生支出占卫生总费用的比例从 2001 年的 60% 多降到了 2009 年的 37.5%。

《中华人民共和国社会保险法》已于 2011 年 7 月 1 日起正式施行。该法的正式实施，填补了我国社会保障领域立法的空白，赋予了劳动者更多的法定权利，对于依法保护劳动者的合法权益意义重大。《社会保险法》的实施对推动解决"病有所医"、"看病难、看病贵"等问题具有积极的促进作用。在《社会保险

① 人力资源社会保障部：《2009 年度人力资源和社会保障事业发展统计公告》，2010 年 5 月 21 日，人力资源社会保障部网站。

法》的第三章中规定了基本医疗保险，把各类用人单位和职工、城乡居民都纳入了基本医疗保险的制度范围之内，这是一个广泛的覆盖制度。在新农合、城镇居民医疗保险制度中，政府财政投入占了很大比例。例如，政府为参加新农合的农民每人每年补贴200元，农民自己只需缴费30元。将新农合和城镇居民基本医疗保险的财政补助标准由去年的人均120元提高到今年的200元，中央财政为此安排了760亿元。《社会保险法》的实施，强调了政府在社会保障中的责任，体现了政府促进社会公平公正和加大社会财富再分配的力度，促进了"病有所医"的实现，同时也是实现发展成果由全民共享理念的法治保证。

第二节　为"病有所医"提供保障，医疗卫生服务体系建设步伐加快

实现"病有所医"，需要依赖于基本医疗卫生制度的建立和完善，包括覆盖城乡居民的公共卫生服务体系、医疗服务体系、医疗保障体系、药品供应保障体系，这四大体系相辅相成，配套建设，协调发展。我国医疗保障体系建设突破了长期以来作为国有企业改革配套措施的局限，进入了以政府基本公共服务均等化为主线的全面建设阶段。三大基本医疗保险制度和医疗救助制度覆盖所有城乡居民，实现制度的无缝衔接。作为直接提供医疗卫生服务的医疗服务、公共卫生和药品供应体系在"十一五"期间建设步伐也明显加快，服务能力全面提升。"十一五"期间，中央政府累计安排专项资金558.4亿元，支持近5万个医疗卫生机构项目建设，其中县级医院近2 000个，乡镇卫生院23 000个，村卫生室20 000多个，社区卫生服务中心2 382个，精神卫生专业机构116个。900所城市三级医院与2 200所县级医院建立对口支援和协作关系，并通过培养培训、对口支援、执业医师招聘等多种手段，改善基层服务条件，提升基层服务能力。各地公立医院纷纷推出优质服务举措，例如电话网络预约挂号、同级医院检查结果互认、持卡就医实时结算、先诊疗后付费等，方便了患者就医。

一、卫生资源

图5-1至图5-3显示了近5年来我国医疗卫生机构的增长情况。2010年卫生机构总数达到93.7万个，其中：医院20 918个（公立医院13 850个，民营医院7 068个）；基层医疗卫生机构90.2万个（社区卫生服务中心、站3.3万个、

乡镇卫生院 3.8 万个、诊所和医务室 17.3 万个、村卫生室 64.8 万个）；专业公共卫生机构 11 835 个（疾病预防控制中心 3 513 个、卫生监督机构 2 992 个）。

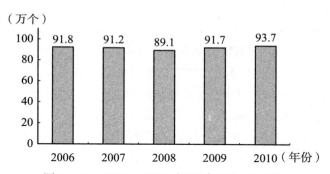

图 5 – 1　2006～2010 年医疗卫生机构数

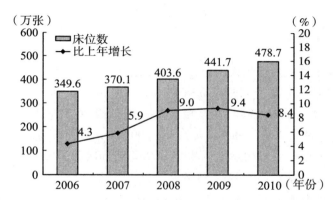

图 5 – 2　2006～2010 年医疗卫生机构床位数及增长速度

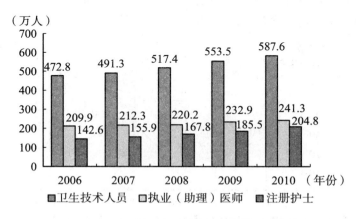

图 5 – 3　2006～2010 年卫生机构人员数

我国医疗卫生机构的床位数和卫生技术人员数有较快的增长。2010 年全国医疗卫生机构床位 478.7 万张，其中：医院 338.7 万张（占 70.8%），基层医疗卫生机构 119.2 万张（占 24.9%）。与上年比较，床位增加 37.0 万张，其中：医院床位增加 26.7 万张，基层医疗卫生机构床位增加 9.2 万张。每千人口医疗卫生机构床位数由 2009 年的 3.31 张增加到 2010 年的 3.56 张。在 2010 年卫生人员总数中，卫生技术人员 587.6 万人，乡村医生和卫生员 109.2 万人，其他技术人员 29.0 万人，管理人员 37.1 万人。卫生技术人员中，执业（助理）医师 241.3 万人，注册护士 204.8 万人。与上年比较，卫生技术人员增加 34.1 万人（增长 6.2%）。

卫生人员机构分布：医院 422.7 万人（占 51.5%），基层医疗卫生机构 328.2 万人（占 40.0%），专业公共卫生机构 62.5 万人（占 7.6%）。2010 年，每千人口执业（助理）医师 1.79 人，每千人口注册护士 1.52 人；每万人口专业公共卫生机构人员 4.65 人。

二、医疗服务

2010 年，全国医疗卫生机构总诊疗人次达 58.4 亿人次，比上年增加 3.5 亿人次（增长 6.4%），居民到医疗机构平均就诊 4.34 次。2010 年总诊疗人次中，医院 20.4 亿人次（占 34.9%），基层医疗卫生机构 36.1 亿人次（占 61.8%），其他医疗机构 1.9 亿人次（占 3.3%）。与 2009 年比较，医院诊疗人次增加 1.2 亿人次，基层医疗卫生机构诊疗人次增加 2.2 亿人次。2010 年乡镇卫生院和社区卫生服务中心（站）门诊量达 13.6 亿人次，比上年增加 1.0 亿人次。乡镇卫生院和社区卫生服务中心（站）门诊量占门诊总量的 23.3%，所占比重比上年提高 0.3 个百分点。基层医疗机构硬件、软件建设不断加强，服务能力逐步提升，更多城乡居民选择在基层医疗机构就诊[①]。见图 5-4 和图 5-5。

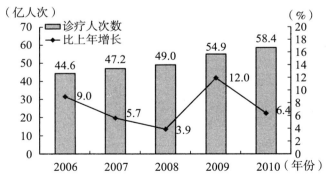

图 5-4　2006~2010 年医疗卫生机构门诊量及增长速度

---

① 卫生部：《2010 年我国卫生事业发展统计公报》，2011 年，第 4~29 页。

"病有所医"——目标、路径与战略选择

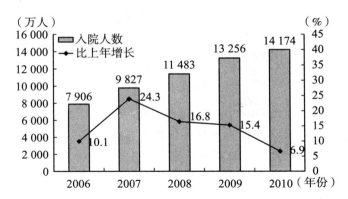

图 5－5　2006～2010 年医疗卫生机构住院量及增长速度

三、公共卫生服务

公共卫生服务体系（疾病预防控制体系、医疗救治体系、卫生监督执法体系）建设包括疾病预防控制、健康教育、妇幼保健、精神卫生、应急救治、采供血、卫生监督和计划生育等方面。国家实施基本公共卫生服务项目，为城乡居民免费提供基本公共卫生服务，通过对城乡居民健康问题进行干预，减少主要健康危险因素，有利于预防和控制传染病及慢性病的蔓延，有利于提高居民对公共卫生服务的可及性，有利于逐步缩小城乡、地区和人群之间的差距，使城乡居民逐步享有均等化的基本公共卫生服务。

国家基本公共卫生服务项目自 2009 年 7 月启动以来，卫生部协调有关部门采取了一系列措施，推动工作任务的落实。2011 年，人年均基本公共卫生服务经费标准由 15 元提高至 25 元，各级财政投入资金总额将达到 300 多亿元。截至 2010 年年底，城镇居民和农村居民健康档案累计建档率分别达到 48.7% 和 38.1%，全国孕产妇系统管理率达 84.0%，3 岁以下儿童系统管理率达 81.5%，65 岁及以上老年人健康检查，人数为 5 714.2 万，管理高血压患者 3 553.8 万人，糖尿病患者 918.9 万人，重性精神疾病患者 170.6 万人[①]。与此同时，我国还针对严重威胁群众健康的重大疾病实施了重大公共卫生服务。在做好结核病、血吸虫病等疾病防治项目的基础上，启动实施了 15 岁以下儿童接种等 7 项重大公共卫生服务项目。截至 2010 年 12 月底，已经给 6 000 余万 15 岁以下的儿童免费注射乙肝疫苗，分别有 489.2 万、80.4 万、862 万农村适龄妇女得到免费宫颈

---

① 卫生部：《人均基本公共卫生服务经费提至 25 元》，中国新闻网，2011 年 5 月 24 日。

癌、乳腺癌检查和免费增补叶酸，对农村孕产妇进行住院分娩补助 1 455 人①。

四、药品供应保障

我国建立以国家基本药物制度为基础的药品供应保障体系，保障人民群众基本用药和安全用药。其基本内容包括建立国家基本药物制度，保障药品生产供应，提高药物的可获得性；完善药品质量监管体系，促进药品临床合理使用，保证用药安全；完善"新药创制的制度"和科技创新体系，促进医药产业可持续发展，提高医药供给能力和国际竞争力。

建立国家基本药物制度。中央政府统一制定和发布了国家基本药物目录，按照防治必需、安全有效、价格合理、使用方便、中西药并重的原则，结合我国用药特点，参照国际经验，合理确定品种和数量。建立基本药物的生产供应保障体系，在政府宏观调控下充分发挥市场机制的作用，基本药物实行公开招标采购，统一配送，减少中间环节，保障群众基本用药。国家制定基本药物零售指导价格，在指导价格内，由省级人民政府根据招标情况确定本地区的统一采购价格。规范基本药物使用，制定基本药物临床应用指南和基本药物处方集。城乡基层医疗卫生机构应全部配备、使用基本药物，其他各类医疗机构也要将基本药物作为首选药物并确定使用比例。基本药物全部纳入基本医疗保障药物报销目录，报销比例明显高于非基本药物。

2009 年 8 月，我国正式启动国家基本药物制度，对 307 种药物实行零差率销售。目前，国家基本药物制度已在全国 30% 政府举办的基层医疗卫生机构实施，北京、天津、宁夏在政府举办的基层医疗卫生机构全部实施。根据国家卫生部药政司的监测报告显示，机构监测点 2010 年平均 100 张处方用药总个数 260 个，同比减少 30 个，24.1% 的机构 100 张处方中基本药物处方数增加 50 张以上，表明基本药物制度已经一定程度规范了临床用药行为。使用抗生素的处方数从 53 个下降到 48 个，使用激素的处方数从 13 个下降到 9 个，降幅为 1/4，合理用药情况有所改善。根据卫生部药政司对 13 个省 65 个基层医疗卫生机构的初步监测情况来看，到 2010 年底，监测点所售药品价格比实施前平均下降 38%，总体价格水平低于社会药店②。

公共卫生服务体系、医疗服务体系、医疗保障体系、药品供应保障体系四大体系相辅相成，构成了我国的基本医疗卫生制度，加之八项支撑配套建设，为实现全体居民"病有所医"提供了保障。

---

① 《迈向"病有所医"新时代——我国深化医改进展盘点》，新华网，2011 年 3 月 7 日。
② 《基本药物制度已实施两年，药价平均下降 38%》，载于《人民日报》2011 年 7 月 14 日。

第三节 "病有所医"目标的实现,"人人享有基本医疗服务"

一、卫生服务需要

(一) 居民自我健康评价

2008 年国家卫生服务调查用五个健康自我评价的指标以及健康综合评分对健康进行评价,即:行动、自己照顾自己、日常活动、疼痛/不适和焦虑/抑郁、自我评价健康得分。调查结果显示了被调查者在"行动"方面存在中度和严重困难的比例占 5.2%;"自己照顾自己"有中度及以上困难的占 3.2%;"日常活动"有困难的比例占 4.8%;身体有中度及以上程度"疼痛/不舒服"的占 9.2%;"焦虑和抑郁"的比例占 6.4%。"身体疼痛/不适"方面存在问题最多,比例最大,其次为"焦虑/抑郁"。调查人口自我评价健康得分平均为 80.1 分。另外,自评健康在东、中、西部存在较大差异,西部地区农民自评健康有问题的比例最高。见图 5-6。

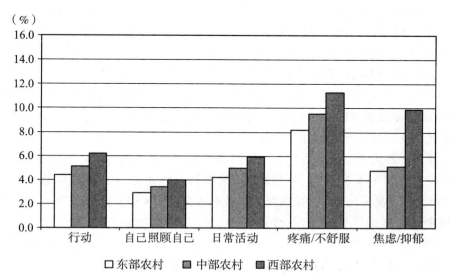

图 5-6 居民 2008 年自评健康状况有中度及以上问题的比例

（二） 两周患病情况

随着我国社会经济发展，我国居民健康水平大幅度提高。但是居民患病有增加的趋势，有病不能医的问题仍然存在。根据国家卫生服务调查资料显示，1993年、1998 年、2003 年、2008 年居民两周患病率分别为 14.0%、15.0%、14.3% 和 18.9%，2008 年比 2003 年上升了 4.6 个百分点。进一步比较城乡两周患病率可以看出城市居民的两周患病率高于农村居民，且 2008 年较 2003 年有较大幅度的增加。见图 5 - 7。

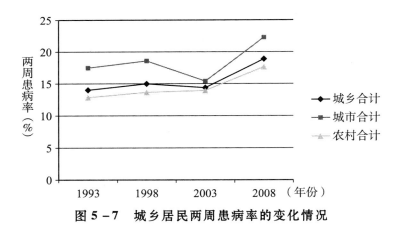

图 5 - 7 城乡居民两周患病率的变化情况

性别和年龄别两周患病率。男性、女性的两周患病率分别为 17.0% 和 20.0%，女性高于男性；城市的男性、女性的患病率均高于农村，城市和农村分别为 20.3%、20.0% 和 15.9%、19.4%。年龄别两周患病率呈 "两边高，中间低" 的分布，15 ~ 24 岁年龄组两周患病率最低，为 5.0%；0 ~ 4 岁组为 17.4%；65 岁级以上年龄组的两周患病率达 46.6%。城市、农村居民年龄别差异显示：年龄在 54 岁及以下的农村地区居民的两周患病率高于城市，而 55 岁以后则是城市地区较高。见图 5 - 8 和图 5 - 9。

收入别两周患病率。第三次、第四次国家卫生服务调查资料显示，城乡家庭合计收入分别为 6 572 元、3 302 元；其中调查城市家庭的年人均收入分别为 11 193 元、6 565 元；农村家庭年人均纯收入分别为 4 932 元、2 175 元；与 2003 年相比城市家庭人均年收入增长了 70.5%，农村家庭年人均纯收入增加了 126.8%。按城市和农村家庭人均收入分组观察不同收入组患病情况，城市地区两周患病率随收入的上升而上升，四次国家卫生服务调查都具有同一趋势；农村地区中等收入组的两周患病率最低（16.7%），最高收入组最高（19.0%），其余三组比较接近。城乡地区个收入组的两周患病率均有上升，城市患病率上升幅度有随

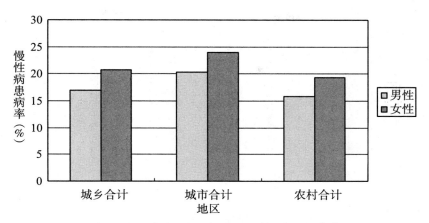

图 5-8　城乡不同性别居民的两周患病率

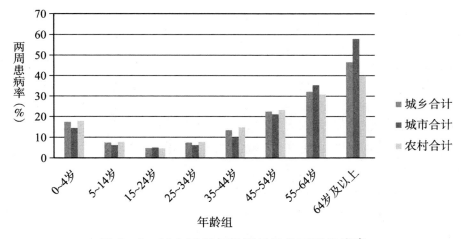

图 5-9　城乡不同年龄别居民的两周患病率

收入上升而上升的趋势，农村地区上升幅度则比较接近。见图 5-10 和图 5-11。

　　不同地区两周患病率。东、中、西部地区农民两周患病率总体呈上升趋势，2008 年比 2003 年增加幅度大，呈快速上升趋势。中部地区的两周患病率为 16.4%，低于东部地区（18.2%）和西部地区（18.1%）。患病率增加显示农村居民卫生服务需要的增长。东、西部地区两周患病率高于中部地区。见图 5-12。

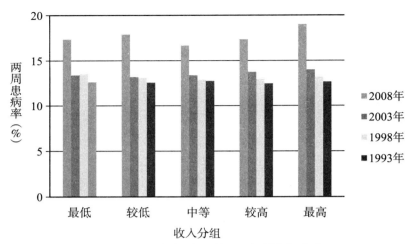

图 5-10 农村地区收入别两周患病率

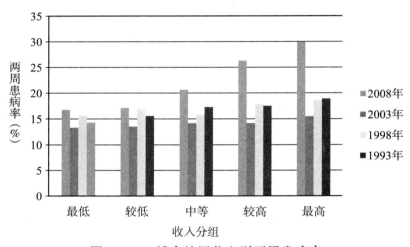

图 5-11 城市地区收入别两周患病率

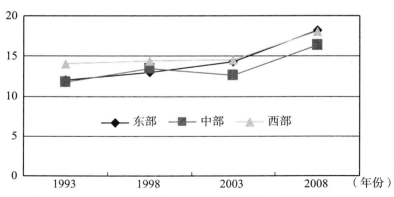

图 5-12 东、中、西部农村地区两周患病率变化情况

　　不同社会保险覆盖下两周患病率。从不同社会医疗保险覆盖人口两周患病率情况来看，总体是公费医疗覆盖人口的两周患病率最高为41.2%，其次是城镇职工医疗保险覆盖的较高，为28.4%。东中西部农村相比较，东部农村的城镇职工医疗保险覆盖人口两周患病率最高，为30.7%，西部农村的公费医疗覆盖人口两周患病率和城镇居民医疗保险覆盖人口两周患病率最高，分别为31.1%、22.3%。详见表5-2和图5-13。

表5-2　　　　　　**不同社会医疗保险覆盖人口两周患病率**　　　单位：%

地区分类	城镇职工医疗保险	公费医疗	城镇居民医疗保险	新型农村合作医疗
城乡合计	28.4	41.2	14.6	17.8
城市合计	28.6	45.2	14.2	21.2
农村合计	26.6	26.5	16.7	17.7
东部农村	30.7	23.8	15.6	18.2
中部农村	19.5	22.4	12.1	16.6
西部农村	22.0	31.1	22.3	18.00

　　资料来源：国家第四次卫生服务调查资料。

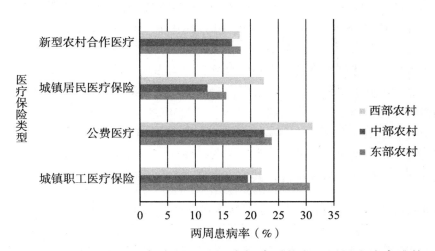

图5-13　东、中、西部农村不同医疗保险覆盖人口两周患病率比较

　　疾病系统别两周患病率。四次国家卫生服务调查资料显示，按照疾病系统分析两周患病率，排在前五位的疾病系统种类没有变化，依然是循环系统、呼吸系统、消化系统、肌肉骨骼和内分泌及营养系统。从1998年到2008年的十年间，除呼吸系统疾病外，其他疾病系统的两周患病率总体呈上升趋势。2008年调查显示：排在前五位的疾病系统的两周患病率分别是循环系统（50.3‰）、呼吸系统（47.8‰）、消化系统（26.4‰）、肌肉骨骼（25.0‰）、内分泌及营养（7.4‰），五个系统病例合计占两周患病的 82.5%。疾病系统别两周患病变化情况见图 5-14。

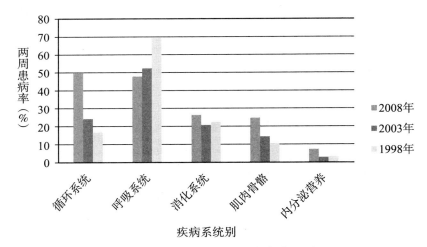

图 5-14 疾病别两周患病率变化情况

城市地区循环系统疾病的两周患病率十年间增长迅速，从 1998 年 38.1‰，增长到 2008 年 91.7‰，且疾病别系统患病率为最高。农村呼吸系统疾病十年间有所下降，从 1998 年 67.6‰到 2008 年的 50.4‰。此外，泌尿、生殖系统疾病呈上升趋势，传染病呈下降趋势。

疾病别两周患病率。按照疾病情况分析两周患病率，处于前五位的分别是高血压、急性上呼吸道感染、普通感冒、胃肠炎、类风湿性关节炎。城市排在前两位的慢性病是高血压、糖尿病，患病率分别为 60.8‰、15.5‰；农村为高血压、急性上感，患病率分别为 20.9‰、20.3‰。与 2003 年比较，前 15 种疾病的种类没有变化，疾病别患病率的顺位发生变化，慢性疾病前移，除感冒、慢性阻塞性肺病的两周患病率有所下降外，其他疾病的患病率普遍增高。见表 5-3。

表 5-3　　　　　　　2008 年调查地区疾病别两周患病率及构成

顺位	城乡合计			城市合计			农村合计		
	疾病名称	患病率（‰）	构成（%）	疾病名称	患病率（‰）	构成（%）	疾病名称	患病率（‰）	构成（%）
1	高血压	31.4	16.6	高血压	60.8	27.4	高血压	20.9	11.8
2	急性上感	18.2	9.7	糖尿病	15.5	7.0	急性上感	20.3	11.5
3	普通感冒	15.4	8.2	普通感冒	13.8	6.2	普通感冒	16.0	9.1
4	胃肠炎	13.6	7.2	急性上感	12.4	5.6	胃肠炎	15.4	8.7

顺位	城乡合计			城市合计			农村合计		
	疾病名称	患病率（‰）	构成（%）	疾病名称	患病率（‰）	构成（%）	疾病名称	患病率（‰）	构成（%）
5	类风湿性关节炎	7.6	4.0	缺血性心脏病	10.3	4.6	类风湿关节炎	8.6	4.9

资料来源：2008 年国家卫生服务调查资料。

（三）慢性病患病情况

随着我国工业化、城镇化和人口老年化进程加快，我国居民医疗卫生服务需要量明显增加，尤其是慢性疾病持续上升，疾病负担日益加重。2008 年第四次全国卫生服务调查数据显示，调查地区居民慢性病患病率（按病例数计算）为20.0%。以此推算，全国有医生明确诊断的慢性病病例数达到 2.6 亿，过去十年，平均每年新增近 1 000 万例。其中，高血压病和糖尿病的病例数增加了 2倍，心脏病和恶性肿瘤的病例数增加了近 1 倍①。

城乡、地区慢性病患病率。2008 年卫生服务调查资料显示，城乡居民慢性病发病率总体呈上升趋势，城市慢性病患病率为 28.3%，农村为 14.0%。城市居民慢性病患病率随城市规模的增大而增高；农村则表现为最富裕的农村地区（一类农村）居民慢性病发病率最高，最贫穷地区（四类农村）最低。东、中、西部农村居民慢性病患病率存在差异，东、中、西部慢性病患病率分别为18.2%、17.0%、16.2%，均比前三次调查有明显增加。东部地区慢性病患病率高于中、西部地区。见图 5 - 15 和图 5 - 16。

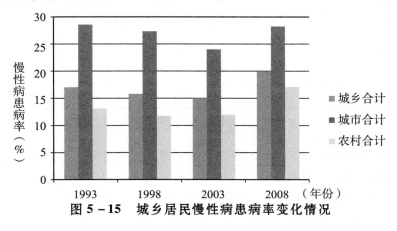

图 5 - 15　城乡居民慢性病患病率变化情况

---

① 《调查显示：我国居民慢性病发病率达 20%》，新华网，2009 年 2 月 28 日。

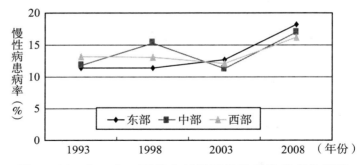

图 5-16　东、中、西部农村居民慢性病患病变化情况

性别慢性病患病率。女性的慢性病患病率（22.2%）高于男性（17.7%）。城市和农村地区男、女慢性病的患病率分别是 26.6%、29.9% 和 14.7%、19.4%。与 2003 年比较，城乡居民男性和女性慢性病患病率均有明显上升。

年龄别慢性病患病率。无论城市还是农村，慢性病患病率都随年龄的上升而增高。45 岁及以上人口城市地区慢性病患病率迅速上升，且高于农村地区，而且年龄组越高差距越大。见表 5-4。

表 5-4　　　　　　　　2008 年调查地区年龄别慢性病患病率　　　　　　单位：%

年龄组	城乡合计	城市合计	农村合计
0~4 岁	0.6	0.8	0.6
5~14 岁	0.9	0.7	0.9
15~24 岁	2.0	1.5	2.2
25~34 岁	5.1	3.6	5.8
35~44 岁	12.2	10.5	12.7
45~54 岁	26.0	27.3	25.4
55~64 岁	42.0	52.2	38.0
65 岁及以上	64.5	85.2	52.4

资料来源：国家第四次卫生服务调查资料。

收入别慢性病患病率。第四次国家卫生服务调查与前三次调查相比，各收入组的慢性病患病率均明显升高。城市居民中慢性病患病率随收入的增加而上升，而农村地区最低收入组和最高收入组的慢性病患病率较高。见图 5-17 和图 5-18。

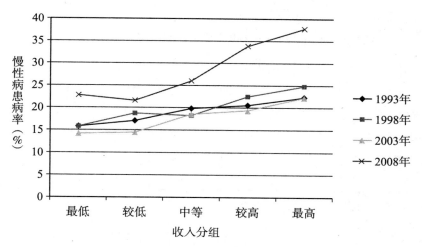

图 5－17　城市居民收入别慢性病患病率变化情况

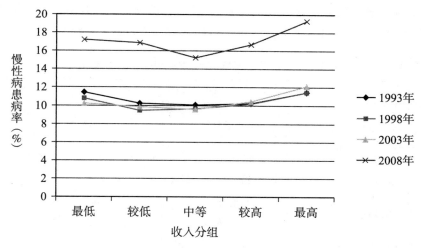

图 5－18　农村居民收入别慢性病患病率变化情况

　　疾病系统别慢性病患病率。疾病别慢性病患病率由高到低 6 个疾病系统依次是循环系统、肌肉系统、肌肉骨骼系统、消化系统、呼吸系统、内分泌系统、泌尿生殖系统，合计占慢性病患病率的 89％；将第四次国家卫生服务调查与前三次调查相比，可以发现循环系统别慢性病患病率上升幅度较大，城市地区内分泌系统疾病、农村地区肌肉骨骼系统疾病也在持续上升。见表 5－5。

表 5 - 5 　　　　　　　　系统别慢性病患病率 　　　　　　　　单位：‰

疾病分类	城乡合计			城市合计			农村合计		
	2008 年	2003 年	1998 年	2008 年	2003 年	1998 年	2008 年	2003 年	1998 年
循环系统	85.5	50.0	38.8	153.3	105.8	93.6	61.4	30.8	20.3
肌肉、骨骼	31.0	23.1	23.4	27.4	29.8	35.2	32.3	20.8	19.4
消化系统	24.5	25.5	32.5	21.8	28.2	46.4	25.5	24.6	27.9
呼吸系统	14.7	15.5	19.8	15.7	19.1	30.7	14.3	14.2	16.1
内分泌系统	12.9	7.5	4.7	31.4	20.3	13.1	6.3	3.1	1.8
泌尿生殖	9.3	8.4	8.3	9.4	10.1	11.8	9.3	7.8	7.2

资料来源：国家第四次卫生服务调查。

2008 年患病率较高的五种疾病分别是：高血压、胃肠炎、糖尿病、类风湿性关节炎和脑血管病，占患病总数的 48.3%。城市和农村慢性病患病率最高的均为高血压，患病率及构成别分别为 100.8‰、35.7% 和 38.5‰、22.6%。慢性病患病率均高于 2003 年。城市和农村地区前五种疾病的慢性病患病率见表 5 - 6。

表 5 - 6 　　　　2008 年调查地区疾病别慢性病患病率及构成

顺位	城乡合计			城市合计			农村合计		
	疾病名称	患病率（‰）	构成（%）	疾病名称	患病率（‰）	构成（%）	疾病名称	患病率（‰）	构成（%）
1	高血压	54.9	27.5	高血压	100.8	35.7	高血压	38.5	22.6
2	胃肠炎	10.7	5.4	糖尿病	27.5	9.7	胃肠炎	11.7	6.9
3	糖尿病	10.7	5.4	缺血性心脏病	15.9	5.6	类风湿性关节炎	11.3	6.6
4	类风湿性关节炎	10.2	5.1	脑血管病	13.6	4.8	椎间盘疾病	9.3	5.5
5	脑血管病	9.7	4.9	椎间盘疾病	10.2	3.6	慢性阻塞性肺病	8.5	5.0

资料来源：国家第四次卫生服务调查。

基于国家四次卫生服务调查资料的相关数据分析我国城乡居民的卫生服务需要，结果显示我国城乡居民卫生服务需要呈上升趋势，两周患病率、慢性病患病率均有较大幅度的上升，特别是慢性病的发病率快速上升。结果提示，随着社会经济发展，我国居民对卫生服务的需要量迅速增加，如何满足人民日益增长的卫生服务需要，使人民"病有所医"，确保人人享有基本医疗卫生服务，是一项紧迫的任务，既关系到群众的切身利益，也关系到国家的发展和民族的未来。

二、卫生服务利用

卫生服务利用是居民卫生服务需要和卫生服务资源供给相互作用的结果，是描述卫生服务系统工作情况的客观指标。它反映居民实际卫生需求量及有病就医的情况，也直接描述卫生系统为居民提供卫生服务的数量及卫生资源的使用效率。结合上述对城乡居民卫生服务需要的分析，仍然是利用国家四次卫生服务调查资料，主要选择居民两周就诊率、年住院率等指标来评价居民"病有所医"的现状。

（一）门诊服务利用

从四次卫生服务调查资料来看，城乡居民两周就诊率有所下降。1993 年、1998 年、2003 年城乡居民的两周就诊率分别为 17.0%、16.4%、13.4%，呈下降趋势；2008 年与 2003 年相比不论城市和农村两周就诊率都有所增加。2008 年城市居民两周就诊率为 12.7%，低于农村居民的两周就诊率（15.2%）。大城市居民的两周就诊率最高（15.1%），贫穷农村（四类农村）最低（11.1%）。见图 5–19。

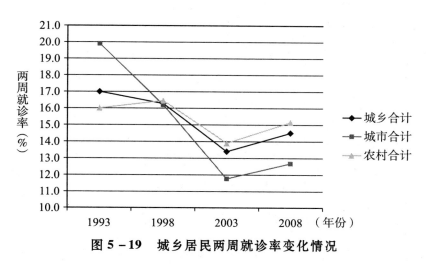

图 5–19　城乡居民两周就诊率变化情况

两周就诊率在东、中、西部的农村也存在差异。东部农村地区两周就诊率为15.9%（男性14.6%、女性17.1%）高于西部农村的15.5%（男性13.4%、女性17.7%），更高于中部农村的13.9%（男性13.3%、女性14.5%）。

性别两周就诊率。1998～2008年，无论城市还是农村，女性两周就诊率均高于男性，且农村居民的两周就诊率高于城市居民。见表5－7。

表5－7　　　　　　　调查地区不同性别居民两周就诊率　　　　　单位：%

性别	城乡合计			城市合计			农村合计		
	2008年	2003年	1998年	2008年	2003年	1998年	2008年	2003年	1998年
男性	13.1	12.2	15.0	11.3	10.3	14.9	13.8	12.8	15.0
女性	16.0	14.6	17.9	14.0	13.3	17.5	16.7	15.1	18.1

资料来源：国家第四次卫生服务调查，2008年。

年龄别两周就诊率。2008年调查数据显示，年龄别两周就诊率分布呈U形。0～4岁组及55岁以上各年龄组的两周就诊率较高；15～24岁年龄组的两周就诊率最低。城市与农村比较，65岁以下人口农村两周就诊率明显高于城市，65岁及以上年龄组则相近。与2003年比较，0～4岁、5～14岁、65岁以上年龄组总的两周就诊率均有不同程度的增加，而中间各年龄组就诊率有所减少或与之接近。见图5－20。

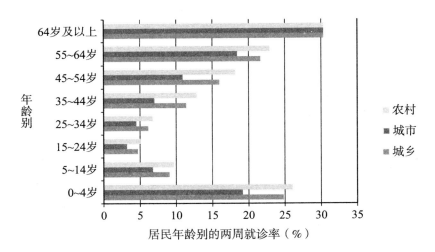

图5－20　居民年龄别两周就诊率

东、中、西部农村两周就诊率比较显示：东部农村0～4岁组年龄组两周就诊率明显高于中、西部地区；45 岁及以上的西部农村居民的两周就诊率高于东部和中部地区。见表 5 - 8。

表 5 - 8　　　2008 年东、中、西部农村居民年龄别两周就诊率　　单位：%

地区分类	0 ~ 4 岁	5 ~ 14 岁	15 ~ 24 岁	25 ~ 34 岁	35 ~ 44 岁	45 ~ 54 岁	55 ~ 64 岁	65 岁及以上
东部农村	32.5	11.3	5.3	6.5	12.1	16.5	26.0	30.1
中部农村	25.9	9.6	5.1	6.0	11.9	15.5	26.5	27.8
西部农村	22.2	8.7	4.8	7.3	14.1	21.7	30.3	32.1

资料来源：国家第四次卫生服务调查，2008 年。

收入别两周就诊率。国家四次卫生服务调查资料显示，城乡各相同收入组人群两周就诊率从 1993 ~ 2003 年整体上呈下降趋势，但是 2008 年城市地区次高和最高收入人群就诊率有所上升，而农村地区最贫困人群、次贫困人群和中间收入组上升较明显。在城市地区，随着收入的增加，两周就诊率呈明显上升趋势。在农村地区，随着收入的增加，两周就诊率的变化不明显，各收入组间的差异不如城市地区大。见图 5 - 21 和图 5 - 22。

医疗保障别两周就诊率。比较不同社会医疗保险覆盖人群的两周就诊率可以看出，2008 年公费医疗人群的两周就诊率（18.7%）高于新型农村合作医疗（15.5%）和城镇职工医疗保险人群（14.6%）。城镇居民、其他社会医保和未参加社会医疗保险人群的就诊率相对较低。见表 5 - 9。

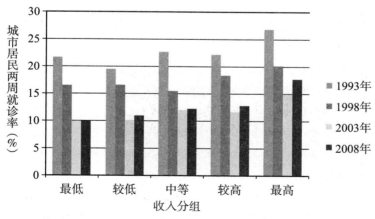

图 5 - 21　城市居民收入别两周就诊率变化

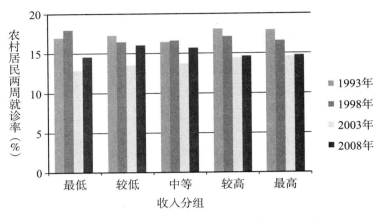

图 5－22　农村居民收入别两周就诊率变化

表 5－9　　　　2008 年不同社会医疗保险覆盖人群的两周就诊率　　　　单位：%

医保类型	城乡合计	城市合计	农村合计
城镇职工医疗保险	14.6	14.5	15.1
公费医疗	18.7	19.0	—
城镇居民医疗保险	10.5	10.4	—
新型农村合作医疗	15.5	20.2	15.3
其他社会医保	8.1	7.3	10.3
未参加社会医疗保险	10.8	8.3	14.2

资料来源：国家第四次卫生服务调查。

　　疾病系统别两周就诊率。第四次卫生服务调查显示调查地区居民疾病系统别两周就诊率较高的前五类主要疾病是呼吸系统疾病、循环系统疾病、消化系统疾病、运动系统疾病和泌尿生殖系统疾病，五类疾病占就诊总人次数的 81.6%。1998～2008 年城市和农村地区居民疾病系统别排名前五位的呼吸系统、消化系统的两周就诊率下降趋势；与 2003 年相比，2008 年居民循环系统、运动系统和泌尿生殖系统的就诊率有所上升。城市循环系统的就诊率高于农村，农村地区的呼吸系统、消化系统、运动系统、泌尿生殖疾病的就诊率明显高于城市地区。城市地区列前五位的疾病系统就诊人次合计占总就诊人次的 80.3%，农村占 82.8%。详见表 5－10。

表 5 - 10　　　　　　　　　**调查地区居民疾病系统别两周就诊率**　　　单位：‰

疾病分类	城乡合计			城市合计			农村合计		
	2008 年	2003 年	1998 年	2008 年	2003 年	1998 年	2008 年	2003 年	1998 年
呼吸系统	46.8	51.4	75.4	29.0	34.0	61.3	53.2	57.4	80.1
循环系统	26.4	18.3	16.6	36.4	28.0	34.2	22.8	14.9	12.0
消化系统	22.1	21.7	25.3	14.3	16.2	23.6	24.9	23.6	25.9
运动系统	17.0	11.1	11.3	13.7	12.2	11.6	18.2	10.7	11.2
泌尿生殖	6.4	6.2	5.7	5.9	4.4	5.3	6.6	6.9	5.9

资料来源：国家第四次卫生服务调查，2008 年。

疾病别两周就诊率。按照疾病别分析两周就诊率，处于前五位的分别是：急性上呼吸道感染、普通感冒、高血压、胃肠炎、类风湿性关节炎。城市地区高血压、糖尿病、缺血性心脏病就诊占总就诊的比例较大，农村地区急性上呼吸道感染、类风湿性关节炎的比例较大。见表 5 - 11。

表 5 - 11　　　　　　**2008 年调查地区疾病别两周就诊率及构成**

顺位	城乡合计			城市合计			农村合计		
	疾病名称	就诊率（‰）	构成（%）	疾病名称	就诊率（‰）	构成（%）	疾病名称	就诊率（‰）	构成（%）
1	急性上感	19.1	13.1	高血压	19.3	15.2	急性上感	22.4	14.7
2	普通感冒	14.0	9.6	急性上感	9.8	7.7	普通感冒	15.7	10.3
3	高血压	12.3	8.5	普通感冒	9.2	7.2	急慢性胃肠炎	13.9	9.2
4	急慢性胃肠炎	11.9	8.2	糖尿病	7.6	6.0	高血压	9.9	6.5
5	类风湿关节炎	5.3	3.6	急慢性胃肠炎	6.3	4.9	类风湿关节炎	6.4	4.2

资料来源：国家第四次卫生服务调查，2008 年。

两周就诊首诊机构。城市地区患者在卫生室、卫生所及社区卫生服务站、个体开业等卫生机构就诊的比例为 24.8%，在社区卫生服务中心或街道卫生院就诊的比例为 23.5%，在区及以上医院就诊的比例为 51.7%。农村地区 57.3% 的就诊者在卫生室或诊所看病，在乡镇卫生院就诊的比例为 24.4%，在县及县以上医疗机构就诊的比例为18.2%。与2003年比较，城市地区患者在卫生室和社区卫生服务中心或街道医院等基层医疗机构就诊的比例增加了11.7个百分点；农村地区在卫生室就诊的比例增加了4个百分点，在乡镇卫生院、县医院或中医院就诊的比例变化不大。见图5-23。

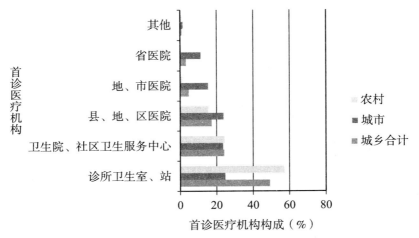

图 5 - 23 居民首诊机构的构成

两周患病未就诊情况。两周未就诊定义为两周内患病者中未去医疗机构就诊的例数与两周患病总例数的比，未去医疗机构就诊的例数不包括两周前已就诊延续至两周内仍在治疗的例数，用百分数表示。分析两周未就诊原因，特别是关注是否因为其支付能力影响"病有所医"。1993～2008年两周未就诊比例没有呈现大的下降趋势。与2003年相比，2008年城乡居民两周未就诊比例有较大幅度下降，且城乡间差别进一步缩小。见表5-12。

表5-12　　　　　　　　调查地区两周患病未就诊比例　　　　　单位：%

调查时间	城乡	城市	农村
	合计	合计	合计
2008 年	37.6	37.3	37.8
2003 年	48.9	57.0	45.8
1998 年	38.5	49.9	33.2
1993 年	36.4	42.4	33.7

资料来源：国家第四次卫生服务调查，2008年。

　　两周患者未就诊者未就诊的主要原因是自感病轻，占 36.4%，其次为经济困难和就诊太贵，两者共占 24.4%。城市未就诊原因构成中，以小城市的经济原因最高为 31.3%。不同农村类型中，未就诊原因构成中，以西部农村的经济原因最高为 28.4%，且随着地区经济水平提高因经济原因未就诊比例呈现下降的趋势。见表 5 – 13。

表 5 – 13　　　　　　　**2008 年城乡居民未就诊比例及原因**　　　　　单位：%

地区分类	自感病轻	经济困难	就诊太贵	无时间	交通不便	其他
城乡合计	36.4	19.3	5.1	2.7	0.6	36.0
城市合计	33.7	15.5	7.8	2.0	0.3	40.7
农村合计	37.6	21.0	3.9	2.9	0.4	33.9
东部农村	39.1	14.8	4.2	2.3	0.3	39.3
中部农村	39.0	22.1	3.9	3.2	0.7	31.0
西部农村	35.7	24.7	3.7	3.3	0.9	31.8

　　资料来源：国家第四次卫生服务调查，2008 年。

　　东、中、西部地区农民因经济困难、就诊太贵未能就诊的比例分别为 14.8%、4.2%，22.1%、3.9% 和 24.7%、3.7%，西部地区农民因经济原因未能就诊、不能得到及时治疗现象更为严重。另外，10.6% 的两周患者未采取任何治疗措施，2008 年两周患者其主要原因为自感病轻和经济困难，分别占 45.5% 和 29.2%。与 2003 年相比，2008 年两周患者未采取任何治疗的比例有所下降（城乡合计、城市和农村分别为 10.6%、6.4% 和 12.4%），且农村高于城市。可以发现因经济困难未治疗的比例随着城市规模的增大而减小；随着经济水平的提高而降低，贫穷农村（四类农村）的比例最高（35.5%），高于三类、二类和一类农村，分别为 32.3%、27.4% 和 28.5%。

（二）住院服务利用

　　2008 年国家卫生服务调查资料显示，调查地区住院率为 6.8%，城市为 7.1%，农村为 6.8%。与 2003 年相比，不论城市、农村的住院率均有大幅度的上升。其中城市住院率增加了 69.1%，农村增加了 100%。住院率的快速增长与近五年来我国医疗保障覆盖面的迅速扩大、居民收入水平的提高以及老年人口的快速增长等因素有关。不同地区住院率存在差异，其中东部农村地区住院率为 5.5%，中部农村为 7.4%，西部农村为 7.3%，东部农村最低。居民年住院率的变化情况见图 5 – 24。

87

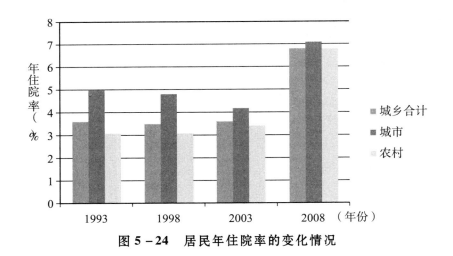

图 5 - 24　居民年住院率的变化情况

性别住院率。2008 年城乡合计女性住院率（7.6%）高于男性（6.0%），其中城乡女性住院率分别为 7.6% 和 7.7%，均高于男性（6.6% 和 5.9%）。与 2003 年、1998 年住院率相比，无论城乡，男性和女性的住院率均有较大幅度的上升。

年龄别住院率。2008 年第四次卫生服务调查资料显示，年龄别住院率的变化趋势呈"W"状，0～4 岁组住院率较高，5～14 岁年龄组的住院率最低，从 15～24 岁开始出现增高，到 25～34 岁出现一个高峰（与该年龄段妇女的住院分娩密切相关），35～44 岁住院率降低，45 岁以后随年龄增加住院率明显增高。55 岁以前，农村居民的住院率高于城市，55 岁以后城市高于农村，其中 65 岁及以上老年人的住院率城市比农村高 50%。与 2003 年比较，无论城市还是农村，各年龄组住院率均呈现较大程度的增加；东、中、西部农村年龄别住院率相比较，中西部农村 65 岁及以上住院率相当，东部 65 岁及以上年龄组住院率小于中西部，中部 0～4 岁组住院率最高。见图 5 - 25。

收入别住院率。2008 年城乡各收入组的居民住院率比前三次卫生服务调查的同组的住院率都要高。城市最高收入者的住院率比最低收入者高 60.7%，农村最高收入者比最低收入者高 15.3%。可见，随着收入的增加，城市和农村的住院率均呈上升趋势。见图 5 - 26 和图 5 - 27。

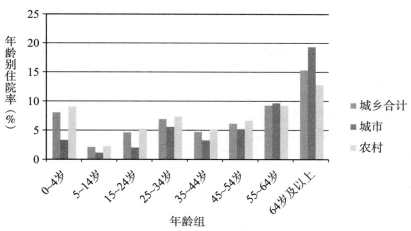

图 5 - 25   年龄别年住院率的变化情况

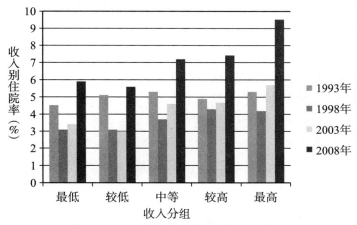

图 5 - 26   城市居民收入别年住院率

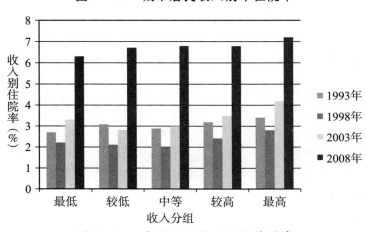

图 5 - 27   农村居民收入别年住院率

不同医保人群住院率。2008 年卫生服务调查显示公费医疗人群住院率最高为 14.0%，其余依次为城镇职工医疗保险覆盖人群住院率为 9.2%、新农合覆盖人群为 6.9%、城镇居民医疗保险人群为 4.9%、无社会医疗保险人群为 4.0%。见表 5 – 14。

表 5 – 14　　　　　2008 年调查地区不同医疗保障人群住院率　　　　单位：%

医疗保险类型	城乡合计	城市	农村
城镇职工医疗保险	9.2	9.2	8.8
公费医疗	13.9	14.0	13.5
城镇居民医疗保险	5.1	4.9	6.3
新型农村合作医疗	6.9	7.8	6.9
其他社会医疗保险	5.1	4.4	7.1
无社会医疗保险	4.3	4.0	4.8

资料来源：国家第四次卫生服务调查，2008 年。

住院原因构成。居民住院的最主要原因为疾病住院占 71.4%，其次正常分娩住院占 16.5%，再其次损伤中毒住院占 8.1%。城乡住院原因比较分析发现，农村地区的损伤中毒和正常分娩住院的比例明显高于城市地区，而因疾病原因住院比例低于城市地区。见表 5 – 15。

表 5 – 15　　　　　　　2008 年调查人群住院原因构成　　　　　　单位：%

地区分类	疾病	损伤中毒	康复	计划生育	分娩	体检	其他
城乡合计	71.4	8.1	0.4	0.2	16.5	0.1	3.3
城市合计	78.0	4.9	0.5	0.2	12.5	0.4	3.5
农村合计	69.0	9.2	0.3	0.3	17.9	0.0	3.3

资料来源：国家第四次卫生服务调查，2008 年。

住院医疗机构构成。城市地区居民在省、地市级医院住院的比例占 46.6%，在区级医院住院的病人占 43.3%，在街道卫生院或社区卫生服务中心住院的病人占 6.7%。大城市在省级医院的比例明显高于中、小城市地区，中等城市在地市级医院住院的比例明显高于其他城市地区，小城市在县（市）、区医院住院比例明显高于大、中城市。农村地区居民 36.6% 的病人在乡镇卫生院住院，50.0% 的病人在县医院，10.6% 的病人在省地（市）级医院。与 2003 年比较，2008 年城市地区患者在街道医院或社区卫生服务中心住院的比例变化不大，在市、区医院的住院比例大幅增加，在地市医院则有所减少。农村地区中，在县医院的住院有明显提高，除富裕农村（一类农村）在乡镇卫生院的住院比例有所减少外，其他类农村地区乡镇卫生院住院比例均有较大幅度的提高。见图 5–28。

平均住院天数。调查前一年内出院病人平均住院天数为 11.8 天，城市地区平均 16.6 天，农村地区平均 10.1 天。1993～2008 年，在各类城市和农村地区，平均住院天数基本呈逐渐下降趋势。但与 1998 年和 2003 年的调查结果相比，2008 年住院者平均住院天数下降幅度明显变小。见图 5–29。

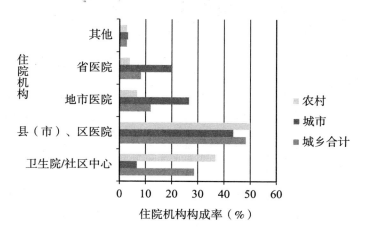

图 5–28　住院机构构成情况

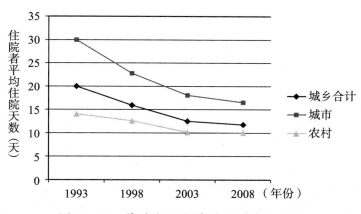

图 5–29　住院者平均住院天数变化情况

疾病系统别住院率：调查地区疾病系统别住院率最高的前 5 类疾病依次为循环系统疾病、呼吸系病、消化系病、妊娠分娩及相关疾病、损伤及中毒，占全部住院的 70.7%。城市地区和农村地区前 5 类住院疾病与之相同，只是顺序略有不同。城市地区前 5 类疾病住院病人占城市住院病人总数的 65.5%，农村地区前 5 类疾病住院病人总数的 71.6%。城市与农村主要疾病别住院率比较，城市居民循环系统、恶性肿瘤和内分泌营养代谢的住院率明显高于农村，而农村居民的呼吸系统、妊娠分娩和损伤与中毒住院率高于城市。

循环系统、恶性肿瘤、内分泌营养代谢疾病的住院率在城市和农村均出现持续增加的趋势，损伤和中毒住院率在农村有持续上升趋势。此外，妊娠分娩及相关疾病住院率自 1998 年开始在城乡呈持续较快上升的趋势。见表 5－16。

表 5－16　　　　　　　调查地区居民疾病系统别住院率　　　　　单位：‰

疾病分类	城乡合计			城市合计			农村合计		
	2008 年	2003 年	1998 年	2008 年	2003 年	1998 年	2008 年	2003 年	1998 年
循环系统	13.7	6.2	5.2	21.7	11.9	11.8	10.8	4.3	3.0
呼吸系统	10.2	4.2	5.3	6.1	4.5	6.3	11.7	4.1	5.0
消化系统	9.1	5.7	6.2	8.1	5.6	7.2	9.5	5.8	5.9
妊娠分娩	8.9	5.6	0.2	6.2	4.7	0.2	9.9	5.9	0.3
损伤中毒	6.2	3.8	3.3	4.4	2.5	2.9	6.8	4.2	3.5
泌尿生殖	3.9	2.3	1.9	3.5	2.4	2.4	4.0	2.3	1.8
运动系统	2.7	1.1	1.2	3.0	1.4	1.4	2.6	1.0	1.1
恶性肿瘤	2.9	1.1	0.5	4.4	2.3	1.5	2.3	0.7	0.5
内分泌营养代谢	2.0	0.9	0.7	4.5	2.1	1.8	1.1	0.5	0.3
传染病	1.1	1.1	1.6	0.6	0.7	1.3	1.3	1.2	1.7
良性肿瘤	1.7	1.0	0.8	1.8	1.2	1.5	1.7	0.9	0.5

资料来源：国家第四次卫生服务调查，2008 年。

疾病别住院率及其构成。住院人群中除了正常分娩外，城市地区住院率较高的几种疾病依次是脑血管病、高血压、缺血性心脏病、糖尿病、胆结石和胆囊炎、骨折等，以慢性病居多。农村地区住院率较高的疾病依次是急性上感、脑血管病、肺炎、骨折、高血压病等急慢性疾病。城市和农村住院率最高的前 15 种疾病中有 12 种疾病相同。疾病别住院率及构成的变化，城市地区和农村地区各主要疾病的住院率均有不同程度的增加，城市地区缺血性心脏病排位有所上升，前四位疾病均为处于不断上升期的慢性疾病。农村地区急性上感、脑血管病、肺炎排位明显上升，急性上感住院率快速增加可能与农村地区合作医疗的广泛开展和相关的报销制度有关。见表 5－17。

应住院而未住院比例。2008 年卫生服务调查数据显示，调查地区应住院而未住院比例为 25.1%，其中城市为 26.0%，农村为 24.7%。城市地区，中等规模城市应住院而未住院比例相对较低，小城市最高为 29.1%；农村贫困地区应住院而未住院的比例相对较高；东部农村地区应住院未住院比例相对较低，为21.3%，西部农村最高为26.6%。

不同性别应住院而未住院比例。2008年男性和女性应住院而未住院的比例基本相同，均为25%。城市和农村的两性间应住院而未住院的比例也基本相同。

表5－17　　　　　　　　2008年调查地区疾病别住院率及住院疾病构成

顺位	城乡合计			城市合计			农村合计		
	疾病名称	住院率（‰）	构成（%）	疾病名称	住院率（‰）	构成（%）	疾病名称	住院率（‰）	构成（%）
1	脑血管病	4.1	5.9	脑血管病	5.9	8.4	急性上感	3.4	5.1
2	高血压病	3.2	4.7	高血压病	4.6	6.5	脑血管病	3.4	5.0
3	急性上感	2.8	4.1	缺血性心脏病	4.2	5.9	肺炎	3.0	4.5
4	骨折	2.6	3.8	糖尿病	3.9	5.6	骨折	2.7	4.0
5	肺炎	2.6	3.8	胆结石症胆囊炎	2.4	3.4	高血压	2.7	4.0
6	慢性阻塞性肺病	2.0	3.0	骨折	2.2	3.1	胃肠炎	2.2	3.3
7	缺血性心脏病	2.0	2.9	慢性阻塞性肺病	2.0	2.8	慢性阻塞性肺病	2.2	3.3
8	胆结石症胆囊炎	1.9	2.8	肺炎	1.4	2.0	胆结石症胆囊炎	1.8	2.6
9	胃肠炎	1.9	2.8	肺源性心脏病	1.2	1.8	阑尾疾病	1.8	2.6
10	糖尿病	1.6	2.3	椎间盘疾病	1.2	1.7	泌尿系统结石	1.2	1.8
11	阑尾疾病	1.5	2.2	乳房恶性肿瘤	1.1	1.6	缺血性心脏病	1.2	1.8
12	泌尿系统结石	1.1	1.5	胃肠炎	1.1	1.5	开放性创伤和血管损伤	1.0	1.5
13	椎间盘疾病	1.1	1.5	白内障	1.0	1.4	消化性溃疡	1.0	1.5

续表

顺位	城乡合计			城市合计			农村合计		
	疾病名称	住院率（‰）	构成（%）	疾病名称	住院率（‰）	构成（%）	疾病名称	住院率（‰）	构成（%）
14	肺源性心脏病	1.0	1.5	急性上呼吸道感染	1.0	1.4	椎间盘疾病	1.0	1.5
15	消化性溃疡	0.9	1.3	阑尾疾病	0.7	1.0	肺源性心脏病	0.9	1.4

年龄别应住院而未住院比例。总体上以 35 岁以上年龄组的应住院未住院比例较高，均在 27% 以上。城市及农村地区均以 35 岁为界，前后的未住院比例均有较大差异。见表 5 – 18。

表 5 – 18　　　　**2008 年调查地区年龄别应住院未住院比例**　　　单位：%

年龄组	城乡合计	城市	农村
0 ~ 4 岁	6.9	15.4	6.2
5 ~ 14 岁	10.1	11.3	9.9
15 ~ 24 岁	8.7	11.1	8.5
25 ~ 34 岁	9.9	8.1	10.5
35 ~ 44 岁	27.4	29.8	26.8
45 ~ 54 岁	34.4	38.3	32.9
55 ~ 64 岁	32.6	29.9	33.7
65 岁及以上	28.0	23.8	31.4

资料来源：国家第四次卫生服务调查，2008 年。

收入别应住院未住院比例。无论城市还是农村，最低收入组的应住院未住院比例均明显高于最高收入组，城市和农村地区分别高出 125.4% 和 87.8%，城乡均随着收入的增加应住院未住院比例逐渐减小。与 2003 年相比，2008 年无论城市还是农村地区最低收入组与最高收入组的差别均有缩小的趋势。2003 年城乡最低收入组分别比最高收入组高 142.1% 和 111.0%；但是，与 1993 年的 87.9% 和 74.8% 及 1998 年的 70.8% 和 71.9% 相比，仍存在较大水平的差距。见图 5 – 30 和图 5 – 31。

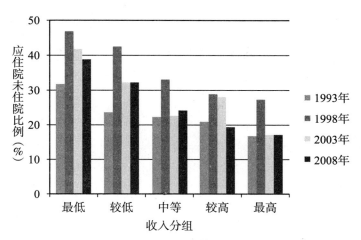

图 5 – 30　城市收入别应住院未住院比例

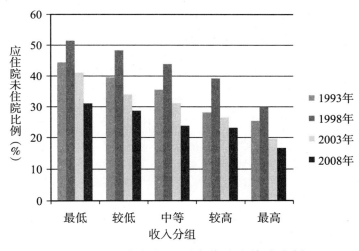

图 5 – 31　农村收入别应住院未住院比例

　　医保别应住院未住院比例。2008 年，城市地区城镇职工医疗保险人群应住院未住院比例为 24.0%，城镇居民医疗保险为 32.5%，无社会医疗保险人群的比例为最高，达 36.8%。农村地区新型农村合作医疗人群的应住院未住院比例为 25.1%，与农村无社保人群的比例接近。见表 5 – 19。

表 5 – 19　2008 年调查地区不同医疗保障人群的应住院未住院比例　　单位：%

医保类型	城乡合计	农村
城镇职工医疗保险	23.3	14.6
公费医疗	15.6	14.8

95

续表

医保类型	城乡合计	农村
城镇居民医疗保险	29.6	10.8
新型农村合作医疗	24.8	25.1
其他社会医保	15.0	12.8
无社会医疗保险	31.9	25.5

资料来源：国家第四次卫生服务调查，2008 年。

应住院而未住院原因。2008 年卫生服务调查显示，调查人群中应住院而未住院的主要原因构成中，经济困难原因占 70.3%，自己认为没有必要的占 10.7%，没有时间占 7.7%，无效措施占 4.1%，其他原因占 7.2%。城市地区应住院而未住院的主要原因是经济原因和自认没有必要，分别占 67.5% 和 13.9%，农村地区此两者比例分别为 71.4% 和 9.5%。2008 年与 2003 年相比，城市地区因经济原因未住院的比例有所增加，而农村地区则有所减少。见表 5-20。

表 5-20   2008 年调查地区居民应住院未住院原因构成   单位：%

原因	城乡合计	城市合计	农村合计	东部农村	中部农村	西部农村
经济困难	70.3	67.5	71.4	62.63	69.4	76.4
自认没必要	10.7	13.9	9.5	14.4	10.5	6.6
没时间住院	7.7	4.5	9.0	10.49	9.2	8.2
无有效措施	4.1	4.8	3.8	4.0	5.2	2.9
其他原因	7.2	9.4	6.4	8.5	5.6	5.9

资料来源：第四次国家卫生服务调查，2008 年。

三、特殊人群的卫生服务需要和利用

（一）妇幼卫生需要和利用

2010 年，5 岁以下儿童死亡率为 16.4‰，其中：城市 7.3‰，农村 20.1‰；婴儿死亡率为 13.1‰，其中：城市 5.8‰，农村 16.1‰；新生儿死亡率 8.3‰，其中：城市 4.1‰，农村 10.0‰。5 岁以下儿童死亡率、婴儿死亡率、新生儿死亡率较 2009 年均有下降。2010 年孕产妇死亡率为 30.0/10 万，其中：城市 29.7/10 万，农村 30.1/10 万，孕产妇死亡率较上年下降。见表 5-21。

表 5 - 21　　　　　　　　　监测地区孕产妇和儿童死亡率

	合计		城市		农村	
	2010 年	2009 年	2010 年	2009 年	2010 年	2009 年
孕产妇死亡率（1/10 万）	30.0	31.9	29.7	26.6	30.1	34.0
5 岁以下儿童死亡率（‰）	16.4	17.2	7.3	7.6	20.1	21.1
婴儿死亡率（‰）	13.1	13.8	5.8	6.2	16.1	17.0
新生儿死亡率（‰）	8.3	9.0	4.1	4.5	10.0	10.8

资料来源：2010 年我国卫生事业发展统计公报，2011.4。

2008 年卫生服务调查资料显示：调查地区的孕产妇的产前检查率为 94.4%，城市和农村分别为 97.6% 和 93.7%；产后访视率为 55.6%，城市和农村分别为 61.0% 和 54.3%。2010 年国家卫生事业发展统计公告显示：2010 年住院分娩率为 97.8%，其中：市 99.2%，县 96.7%。与 2009 年比较，住院分娩率增加 1.5 个百分点。2010 年，3 岁以下儿童系统管理率达 81.5%，比 2009 年增加 4.3 个百分点；孕产妇系统管理率达 84.0%，比 2009 年增加 3.1 个百分点。

（二）老年人卫生服务需要和利用

1. 老年人卫生服务需要

国家卫生服务调查资料显示：2003 年、2008 年老年人两周患病率分别为 32.1%、43.2%，2008 年高于 2003 年。2008 年老年人两周患病率城市和农村分别是 53.4% 和 37.8%，城市老年人口两周患病率比农村高 15.6 个百分点。男性老年人两周患病率为 39.8%，女性为 46.3%。无论城市还是农村，女性老年人两周患病率均高于男性，且高于 2003 年的相应数据（见表 5 - 22）。2008 年调查地区老年人慢性病患病率为 43.8%，其中城市和农村分别为 53.2% 和 38.9%，高于 2003 年的 38.2%、49.2% 和 31.8%，呈上升趋势。城市地区老年人住院前五位的疾病依次是脑血管、高血压、缺血性心脏病、糖尿病和慢性阻塞性肺病。农村地区老年人住院的前五位疾病依次是脑血管病、慢性阻塞性肺病、高血压、缺血性心脏病、肺源性心脏病。老年人的卫生服务需要呈现年龄特点，主要是以慢性病为主。

表 5－22　　　　　　　不同性别老年人口两周患病率　　　　　单位：%

性别	城乡合计		城市合计		农村合计	
	2008 年	2003 年	2008 年	2003 年	2008 年	2003 年
男性	39.8	30.7	49.8	35.1	35.0	28.3
女性	46.3	33.5	56.6	38.3	40.5	30.5

资料来源：国家第四次卫生服务调查，2008 年。

2. 老年人卫生服务利用

国家第四次卫生服务调查数据显示：2008 年老年人应住院未住院的比例为 23%，其中城市为 20.4%，农村为 26.3%；与 2003 年相比有所下降，2003 年的相应数据城乡合计为 35.1%，其中城市为 25.4%，农村为 43.3%。在城市地区，随着年龄的增加，应住院未住院比例逐渐降低，农村地区则无明显区别。

（三）居民精神卫生需求

我国自 1958 年召开全国第一次精神病防治工作会议之后，为了解各种精神疾病的患病情况，在一些省市曾进行过多次精神疾病患病率调查，但由于调查方法和诊断标准不统一，调查结果之间可比性较差。20 世纪 80 年代中国引进了国际通用的标准化工具和诊断标准，于 1982 年、1993 年实施了两次全国精神疾病流行病学调查。调查结果显示：1982 年城市时点精神障碍患病率 11.19‰，终生精神障碍患病率 13.18‰；农村时点精神障碍患病率 9.88‰，终生精神障碍患病率 12.19‰。城乡精神障碍患病率相比较差异无显著性（p > 0.05）。1993 年城乡时点精神障碍患病率分别为 10.68‰、11.6‰，终生精神障碍患病率分别为 12.96‰、13.91‰，城乡相比较仍未显示出明显差异[①]。

精神卫生问题既是全球性的重大公共卫生问题，也是较为突出的社会问题。精神卫生问题的负担在我国尤为严重。中国疾病预防控制中心精神卫生中心 2009 年年初公布的数据显示，我国各类精神疾病患者人数在 1 亿人以上，而公众对精神疾病的知晓率尚不足 5 成，就诊率则更低。按照国际上衡量健康状况的伤残调整生命指标评价各类疾病的总负担，精神疾患在我国疾病总负担的排名中居首位，已超过了心脑血管、呼吸系统及恶性肿瘤等疾患。各类精神问题约占疾病总负担的 1/5，即占全部疾病和外伤所致残疾及劳动力丧失的 1/5，预计到

---

① 陈昌惠、许昌麟：《中国精神疾病流行病学的进展》，载于《中华精神科杂志》1996 年第 2 期，第 113～116 页。

2020 年，这一比率将升至 1/4①。

我国精神卫生工作初见成效，拥有一定数量的精神卫生专业机构和一支初具规模的专业队伍，一些经济发达地区已初步建成三级精神病防治管理网络。目前我国有各类精神卫生专业机构 1 100 余所，精神科床位 14 万余张，医生 2 万名。然而与精神卫生负担相比，我国精神卫生服务的能力仍然欠缺，资源的分布还存在着很大的地区差异，多数地区还存在基层精神卫生防治网络缺乏，重性精神疾病防治工作没有得到全面开展②的问题。

随着经济社会的快速发展和转型，人们的心理面临着巨大的冲击和压力，精神健康问题也日益突出并受到社会和政府的关注。2006 年《中共中央关于构建社会主义和谐社会若干重大问题的决定》提出，要注重促进人的心理和谐。2011 年 6 月 10 日，国务院法制办公室将《精神卫生法（草案）》全文公布向社会公开征求意见。精神卫生立法已成为一个迫切的任务。通过精神立法，促进和改善国民的精神健康、预防精神障碍发生，规范精神卫生服务，保障精神障碍者的合法权益，促进人的心理和谐，推动整个社会和谐健康。

小结：本章主要借助于四次国家卫生服务调查资料，利用自评健康、两周患病率、慢性病患病率等指标了解居民患病状况，分析不同时间、不同地区、不同性别、不同收入、不同医疗保障制度人群卫生服务需要的特点。研究结果显示，2008 年与 2003 年相比较，城乡居民两周患病率、慢性病患病率有较大上升，慢性病患病率在东部农村地区快速上升，两周患病率在西部农村地区上升迅速，表明我国城乡居民卫生服务需要量迅速增加。

城乡居民卫生服务利用分析显示，随着医疗保障制度覆盖面的扩大，城乡居民医疗服务的利用明显增加。2008 年与 2003 年相比较，两周就诊率、年住院率有所增加，两周患病未就诊的比例有所下降，两周患病未治疗比例减少 2.5 个百分点，应住院未住院的比例减少 4.5 个百分点，因经济困难要求出院的比例有所下降。结果显示，基本医疗保障制度的实施使参保居民卫生服务利用增加，病有所医的情况有所改善。

---

① 《聚焦我国精神卫生立法，负担重服务能力欠缺》，新华网，2009 年 7 月 9 日，http：//news.qq.com/a/20090709/001166.htm。

② http：//www.hinews.cn，北方网，2011 年 6 月 16 日。

第六章

实现"病有所医"的障碍

世界卫生组织《2000 年世界卫生报告》中把卫生服务可及性解释为：实现居民最基本医疗卫生需求的难易程度，即居民到医疗卫生机构的方便程度。卫生服务的可及性是通过个人实际发生的卫生服务利用，来研究潜在的促进和阻碍服务利用的各种因素。按照这一观点，本研究将卫生服务的可及性分为空间可及性、时间可及性、经济可及性和制度可及性。

由于卫生服务可及性与"病有所医"两个概念在内涵上的密切联系，本研究从卫生服务空间可及性、时间可及性、经济可及性和制度可及性方面分析实现"病有所医"的障碍。

第一节　空间性障碍

空间可及性是指到达医疗卫生机构的方便程度，通常用居民家庭离卫生机构的距离或到达医疗机构所需要的时间表示。居民家庭与卫生机构距离越近，所需的时间越短，空间可及性越强。空间可及性存在障碍意味着居民需要利用卫生服务时不能快速到达医疗卫生机构，在居民家庭附近没有可为其提供卫生服务的医疗机构。一般而言，良好的空间可及性要求距离住户 1 公里内应有医疗卫生机构，住户可在 10 分钟内到达医疗卫生机构。

1993 ~ 2008 年四次国家卫生服务调查显示：近 60% 以上的城乡居民家庭距

最近医疗单位的距离不足 1 公里。但是到 2008 年，城乡居民家庭到最近医疗单位不足 1 公里比例有所减少，其主要原因是农村居民家庭距医疗单位 1 公里以上，特别是 5 公里以上比例有所增加。见图 6-1。

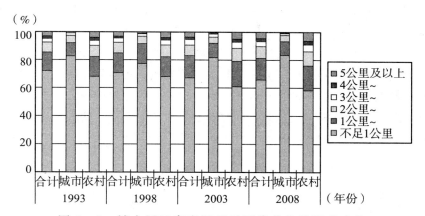

图 6-1　城乡居民家庭距最近医疗单位的距离变化

资料来源：国家卫生服务调查资料。

1998 年、2003 年、2008 年国家卫生服务调查结果显示，近 60% 的城乡居民家庭到达最近医疗机构所需时间都在 10 分钟以内。十年间，10 分钟内到达最近医疗机构城市居民家庭所占的比例增加。但是，农村居民家庭到达最近医疗机构所需时间增加，这个变化和上述距离的变化一致。见图 6-2。

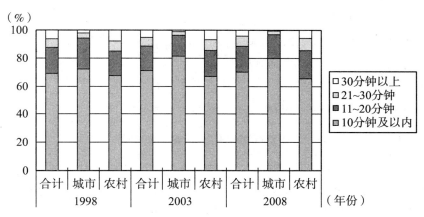

图 6-2　城乡居民家庭到达最近医疗机构所需时间变化

资料来源：国家卫生服务调查资料。

农村卫生服务空间可及性降低的原因与我国新农村建设中行政村调整和撤乡并镇的举措有关。据统计，我国 2000 年共有乡镇 49 668 个，到 2010 年共有乡镇

101

40 906 个，乡镇数减少了 8 762 个。我国农村医疗卫生组织以村卫生室和乡镇卫生院为主，其承担了农村居民常见病和多发病的诊疗工作。而这两级卫生组织的设立紧密结合村和乡镇的行政规划，随着行政村和乡镇数的减少，村卫生室和乡镇卫生院数量也随之减少。这个变化导致了农村居民到达离家最近的医疗机构距离越来越远，所需时间增加。

综上所述，我国居民"病有所医"的空间障碍问题较少，城乡存在差别，表现为农村医疗机构距居民家庭相对较远，需要较长的时间才能到达。因此应对农村医疗机构的布局进行规划和调整，医疗机构的设立要依据人口数量和人群的卫生服务需要，而不是行政区划；同时改善农村交通条件，使农村居民能花较少的时间达到离家最近的医疗机构。

第二节　时间性障碍

时间可及性是指居民在医疗机构候诊与就诊所耗费的时间，耗费的时间越短，时间可及性越好。居民就医候诊时间长短也是反映卫生服务可及性的重要指标，表现在候诊时间、预约做手术的等待时间、医院节假日休息延误最佳看病时间等几个方面。时间可及性存在障碍意味着居民候诊与就诊耗费时间过多，难以快速、及时获得卫生服务。

2003 年和 2008 年两次卫生服务调查对候诊花费时间进行了了解。如表 6-1 所示，患者就医时认为候诊所花时间"很短"或"较短"的比例有所下降，认为"很长"或"较长"的比例有所上升。比较城乡居民的候诊时间，发现城市居民的候诊时间要长于农村居民。说明在城市，特别是在大医院，患者在医院就医候诊往往要花费更多的时间。

表 6-1　　　　门诊就诊者对医院候诊所花时间长短评价　　　单位：%

评价	2008 年			2003 年		
	合计	城市	农村	合计	城市	农村
很短较短	58.9	46.0	62.6	67.1	53.6	71.2
一般	31.7	36.1	30.3	27.0	34.3	24.8
很长较长	8.5	16.7	5.9	5.9	12.1	4.1
说不好	0.9	1.2	1.2	—	—	—

资料来源：国家卫生服务调查资料。

居民对"看病难"的直观感受主要体现在时间障碍上，表现为就医各个环节的等候时间长和手续繁琐，特别是门诊就诊的"三长一短"（挂号排队时间长、看病等候时间长、取药排队时间长，而医生问诊时间短），使患者对医院的不满增加。一般患者感到就诊困难，那么对医院环境和工作程序都熟悉的院长是否会感到就诊困难呢？请看以下案例①：

案例 1：

北京市 19 位院长体验患者看病难

北京市 19 家三级医院院长在体验了一天普通患者的经历之后，发现目前患者看病难的几个方面是：停车难、挂号难、等电梯难、候诊时间长、医生问诊时间短。

■ 苦等 7 小时问诊 20 分钟

北京市卫生局召开"院长当一天患者"座谈会，要求医院院长去体验患者看病时的感受。北京市安贞医院、朝阳医院、妇产医院、回龙观医院等 19 家三级医院院长均抽出一天时间，到其他医院做一次普通患者，亲身感受普通患者就诊过程中的酸甜苦辣。首都儿科研究所所长早上 7 点 50 分就被堵在某三甲医院外的马路上，等候了一段时间才被引导停进了地下停车场。虽然很快就挂了普通号，但是当护士叫到自己名字时已经是三四个小时之后了。回龙观医院杨院长"微服私访"的是北京市一家三级精神专科医院。他说，他在清晨 6 点赶到医院，在队伍中站了一个多小时后，医院开始挂号。当好不容易排到窗口时，才得知他想挂的专家号早已没了。经窗口服务员推荐，他只好改挂另一位医生的号。在等候三个多小时后，回龙观医院杨院长才坐到医生诊桌前面。当他看完病离开诊室时，已经是中午 12 点 45 分了。杨院长粗略计算了一下，从早晨踏进医院大门到看完病，自己共花去将近 7 个小时的时间，这其中医生问诊的时间只有 20 分钟，占看病总过程的 4.9%，其余 95.1% 的时间他都在排队等候。他说："看病等候过程漫长而就诊时间短暂是我这次体验的最大感受。"北京安贞医院张院长亲身体验后总结说，医院排队时间长、等候时间长、就医时间短的现象普遍存在。他看了一次病总共排队 4 次，3 次付费（挂号、拿药、检查），至少花费两个小时以上的时间，而直接看病时间大约 10～15 分钟。

---

① 《19 位院长体验患者看病难》，北京青年报，2009 年 7 月 21 日。

■ 多家医院筹划解决看病难

在座谈会上院长们表示，经过一天的体验，已经对患者看病的难处感同身受，对就诊流程中存在的弊端进行了反思，并结合医院自身的情况进行了整改。记者在座谈会现场听到，有好几位院长表示正在筹划解决医院停车难的问题。比如北京市妇产医院积极与交管部门协调，将对面的朝阳体育馆停车场增设为医院停车场。首都儿科研究所改用循环停车场等为自驾车患者提供了方便。

北京口腔医院孙院长通过体验认为，看病难其实就是找名医院的名专家难，因此应该扩张医院优势资源，发挥专家的最大作用。朝阳医院王院长建议，名医院的名科室能否每天拿出一定比例的号来做网上预约挂号，这能在一定程度上打击号贩子。北京市妇产医院提出提供产科孕妇预约服务、提前开诊半个小时、改善就诊流程、增加医护人员等措施，缓解看病难问题。

■ 院长应换位思考，体谅患者难处

时任北京市卫生局局长表示，北京市卫生局组织"院长当一天患者"活动的目的是要求院长们换位思考，站在普通患者的角度去了解看病难问题，让院长们亲身体会普通患者有多么不容易，为今后医院的医疗卫生改革做充分准备。他要求院长们要认真研究医院就诊流程和布局问题，想方设法减少患者看病环节，切实解决患者看病难问题。

《北京青年报》2009 年 7 月 21 日

以上案例反映了在城市大医院就诊挂号难，特别是挂著名专家号难。医院的就医环节多、流程复杂，病人花费的等候时间远远超过看病需要的时间，使患者就诊满意度降低。解决时间性障碍可以采取以下两个措施：

1. 预约挂号

目前许多城市的大医院都开通了网上预约挂号功能，患者可以在医院的网站上选择门诊就诊医生，并根据他人已挂号的时间选择自己的就诊时间段。这样患者只需在预约的时间段到医院就诊，省去了挂号和候诊的时间，极大方便了患者。

2. 医院再造

医院再造是医院管理变革的一种方法，它源自 20 世纪 80 年代美国的企业创新变革模式——企业再造。医院再造是针对医院流程存在的问题进行反思，并对它进行彻底的重新设计，按照患者的需求提供高效优质的、便捷的医疗服务，保证医疗服务安全有效，同时为医院带来良好的经济效益与社会效益。

完善的医疗服务流程管理要求患者在就诊过程中沿价值链顺畅地单向流动，缩短各种停顿和重复，尽可能地避免无效甚至损害系统价值的环节及现象，实现价值在价值链上的单向流动，取得成本和时间上的优势。对医院门诊流程进行再造，可以尝试采取以下措施：

（1）减少流程环节。有些医院取消了集中挂号环节，采用直接到科室挂号就诊的方式，缩短了患者挂号排队等候时间。

（2）改善导诊条件门诊。导诊做到图（平面图）、文（指示牌）、声（导医护士）、像（触摸式电子显示屏）有机结合，使患者能够得到清楚的指示。导诊提供全面、真实的信息，最大程度地为患者提供导诊服务，减少患者的盲目性。

（3）门诊信息化管理。门诊诊疗挂号、划价、收费、开处方、开化验检查单等实行计算机操作，纳入医院信息管理系统。电子处方清晰，信息同时传递至收费处及药房，处方处理迅速，并可减少处理过程中的错误。

（4）合理调整服务窗口。一般说来早9点以前挂号窗口拥挤、缴费窗口轻松，而9点以后挂号窗口人员较少、缴费窗口患者逐渐增多。根据这一特点，医院需增加服务窗口设置的灵活性，调整不同时间点的窗口数量，减少患者等待，尽快分流患者。

（5）改造服务设施。为缓解门诊服务中患者长时间等待带来的烦躁不安的情绪，可以在门诊候诊区摆放电视，播放科普及健康教育节目。在分诊台安装显示屏，标明几号正在诊室就诊，增加门诊服务的透明度，给患者明确的时间概念，减少患者的焦虑，使患者对时间做到心中有数，增加患者的自主权。为避免患者反复到一层收费处交费致患者过分集中、在医院中奔波，可在服务量较大的楼层分设收费处。

（6）延长服务时间，缓解服务压力。目前，很多医院开设了周末及节假日门诊，延长了门诊服务时间，缓解了门诊集中就诊压力，也缓解了非工作日急诊服务的压力。

（7）不断优化门诊流程。引入各种管理的手段，使用清除、简化、合并、自动化等方法改造原有流程，优化门诊流程。

案例2[①]：

一卡在手看病无忧：大医院如何破解"三长一短"

广州南方医科大学珠江医院：患者手持 IC 卡，挂号、开药、缴费所有程序"一卡通"；人们在居住小区的信息互动平台上就可知晓专家哪天出诊；两辆

---

① 《大医院如何破解"三长一短"》，载于《南方日报》2011年1月14日，第4版。

"健康直通车"在周边社区来回接送患者。这种精细化服务患者的改革举措，得到了相关专家的肯定，认为对其他医院有启示作用。

大摆人龙、嘈杂的门诊大厅往往是各大医院给人的第一印象。可在珠江医院门诊，患者手持 IC 卡，挂号、开药、缴费所有程序只需用卡在诊室电脑上轻轻一划，即可全部完成，既解决了费时、费力排队候诊的烦恼，医院还为病人免费建立了一个详尽的健康档案；而医学的影像储存传输系统（PACS 系统），也实现了 CT、MR、血管造影、X 光片、检验系统等与门诊、住院医生工作站的无缝链接，专家们通过网络能够及时看到患者的检查检验结果，患者再也不用因为等待检查报告而来回奔波。

"一个窗口划价、交钱，然后坐等取药，不用来回跑，实在太方便了！"在珠江医院"一站式"服务窗口，患者钱阿姨高兴地说。就诊实行"一站式"服务，该院门诊各楼层均设立挂号和收费窗口，病人无论在哪层就医，均可享受挂号、就诊、缴费等"一站式"服务，同时利用电子化信息管理平台，在缴费的同时，药房后台摆药系统即自动摆好病人处方药物，病人持缴费发票单即可到相应窗口取药，准确无误，方便快捷。

南方日报，2011 - 1 - 14（A04）

以上案例是南方医科大学珠江医院破解看病"三长一短"所做的尝试，可以对医院简化就诊流程、节省病人看病时间、缓解"看病难"有所启发。

第三节　制度性障碍

医疗保障制度是实现"病有所医"的主要制度性保障。另外，社会保险法等相关法律为"病有所医"提供了法律制度的支持。目前，我国的医疗保障体系以城镇职工基本医疗保险、新型农村合作医疗和城镇居民基本医疗保险为主体，以城乡医疗救助、社会慈善捐助和商业健康保险等为补充。

近年来，我国医疗保障制度的推进与完善进展得比较快。2010 年年底参加城镇职工基本医疗保险和城镇居民基本医疗保险的人数分别达到了 2.57 亿和 4.32 亿人，占到了城镇总人口的 39.5% 和 59.3%；与此同时，新型农村合作医疗的参保率更是达到了 96.3%。虽然中国基本实现了医疗保险对居民的全覆盖，但目前的医疗保险制度是根据居民的身份划分不同的人群而制定的，每种制度的缴费标准、政府补贴、报销比例和范围各不相同。

医疗保障制度是影响人群卫生服务需要和卫生服务利用的重要因素。享受不同程度医药费用减免者就诊选择的医疗卫生机构级别及其利用量方面明显不同，到较高级别医疗卫生机构就诊的比例、就诊率、住院率、住院天数以及医药费用也存在较大差异，并明显高于自费医疗者。

一、不同医疗保障制度参保者的卫生服务需要与利用

由于我国医疗保障制度的变化，四次国家卫生服务调查对不同医疗保障参保者的统计口径有所不同。本研究以 2008 年第四次国家卫生服务调查数据为依据，对三种基本社会医疗保险参保者的卫生服务和利用进行比较。

三种不同社会医疗保险参保人群中，职工医保参保人群的两周患病率较高，新农合参保人群次之。从卫生服务利用来看，新农合参保人群的两周未就诊比最高，未治疗比例也是最高；职工医保参保人群的年住院率最高。见表 6 - 2。

表 6 - 2　　　2008 年不同社会医疗保险参保者卫生服务需要与利用情况

单位：%

基本医疗保障制度类型	两周患病率	两周就诊率	两周未就诊比	自我医疗比例	未治疗比例	年住院率
城镇职工基本医疗保险	28.6	14.5	33.4	27.4	6.0	9.2
城镇居民基本医疗保险	14.6	10.5	41.9	35.5	6.4	5.1
新型农村合作医疗	16.1	14.6	44.7	30.4	14.3	6.5

两周患病首诊医疗机构，新农合参保者主要在村卫生室和乡镇卫生院，居民医保参保者选择在社区或区级医疗机构，而职工医保参保者主要在区级以上医疗机构就诊。见表 6 - 3。

表 6 - 3　　　2008 年不同社会医疗保险参保者两周患病首诊医疗机构构成

单位：%

基本医疗保障制度类型	社区卫生服务站/村卫生室	社区卫生服务中心/乡镇卫生院	区级/县级医院	市级医院	省级医院	其他
城镇职工基本医疗保险	15.6	27.4	27.0	16.3	12.9	0.8
城镇居民基本医疗保险	32.6	18.3	27.0	10.5	9.6	2.0
新型农村合作医疗	57.0	25.6	14.8	1.2	0.6	0.9

不同社会医疗保险参保者选择住院机构的情况是：新农合参保者85.8%在乡镇卫生院和县级医疗机构，居民医保参保者53.9%在区级及以下医疗机构，而职工医保参保者53.5%选择了市级以上医疗机构。见表6-4。

表6-4　　　2008年不同社会医疗保险参保者住院医疗机构构成　　　单位：%

基本医疗保障制度类型	社区中心/乡镇卫生院	区/县级医院	市级医院	省级医院	其他
城镇职工基本医疗保险	5.4	40.8	29.6	22.2	1.7
城镇居民基本医疗保险	5.6	48.3	20.3	23.7	2.2
新型农村合作医疗	41.0	44.8	7.1	4.3	2.8

从表6-5到表6-6可以看出，无论是两周患病就诊门诊费用，还是住院费用都是职工医保参保者花费最高，居民医保参保者次之，新农合参保者最低。这和不同参保者选择不同的医疗机构有关，更与不同医疗保险的补偿范围和补偿比有关。

表6-5　　　　　不同社会医疗保险参保者门诊费用情况　　　　　单位：元

基本医疗保障制度类型	次均就诊费用		例均就诊费用		人均就诊费用
	均值	中位数	均值	中位数	
城镇职工基本医疗保险	350.0	150.0	560.0	200.0	624.0
城镇居民基本医疗保险	242.0	110.0	415.0	150.0	419.0
新型农村合作医疗	101.0	25.0	150.0	40.0	152.0

表6-6　　　　　不同社会医疗保险参保者住院费用情况　　　　　单位：元

基本医疗保障制度类型	日均住院费用		次均住院费用	
	均值	中位数	均值	中位数
城镇职工基本医疗保险	560.0	429.0	10 783.0	6 000.0
城镇居民基本医疗保险	409.0	350.0	5 020.0	4 000.0
新型农村合作医疗	255.0	167.0	2 693.0	1 300.0

表6-7显示，参保者住院费用报销情况是职工医保最高，为63.2%，其次是居民医保参保者，为49.3%，新农合参保者的报销比最低，为26.6%，但其住院自付费用占家庭人均收入的比例最高。

表 6－7　　　　　　不同社会医疗保险参保者住院费用报销情况

基本医疗保障制度类型	报销费用比（%）	次均报销费用（元）	次均自付费用（元）	家庭人均年收入（元）	自付费用占家庭人均年收入（%）
城镇职工基本医疗保险	63.2	6 988.0	4 069.0	12 776.0	31.8
城镇居民基本医疗保险	49.3	3 425.0	3 522.0	9 215.0	38.2
新型农村合作医疗	26.6	909.0	2 503.0	4 473.0	56.0

从以上分析可以看出，由于医疗保障制度不同，不同参保者的卫生服务需求和利用存在较大差别。总的看来，职工医保参保人群的卫生服务需求和利用较高，其门诊费用和住院费用最高；相对应的是，居民医保参保人群的卫生服务需求和利用较低，新农合参保人群的门诊费用和住院费用最低。造成以上差异的原因除医疗保险参加人群本身之外，不同医疗保险提供的报销范围、报销水平、起付线、封顶线等也是重要因素，医疗保险制度对其参保人群的卫生服务利用产生了明显的影响。

目前我国已初步建立起了医疗保障制度，随着参加各种医疗保险覆盖率的增加，人们享有某一种医疗保险不存在障碍。但由于不同人群享有的医疗保险不同，造成了卫生服务利用和受益的差别，成为目前医疗保障制度完善和发展的主要障碍。解决这个问题、提高所有人群医疗保险的受益公平性，可以尝试将各种医疗保险制度衔接，最后实现各类医疗保险统一，使城乡居民都能享受到优异的医疗卫生服务。

二、基本医疗保障制度建立与实施的法律有待于进一步完善

发达国家在建立医疗保障制度的初期就出台了相关的法律以保证制度实施，如英国早在 1911 年就通过了《全国保险法》，1946 年颁布《国家卫生服务法》，建立国家卫生服务体系。

我国建立医疗保险制度时中央政府以指导意见的形式发文，制度建设没有上升到依法建设的高度。这对于医疗保险资金的筹集、使用和管理缺乏有力保证，也不利于保险制度的可持续性发展。直到 2010 年我国《社会保险法》才通过全国人大常委会审议。

案例3:

流动人口医保问题如何解决?

2010 年 10 月 28 日下午,《社会保险法》历经全国人大常委会四次审议后表决通过,此时,距全国人大常委会初次审议《社会保险法》草案已近 3 年。"千呼万唤始出来"的《社会保险法》寄托了人们无限希望,怎样让"老有所养、病有所医"梦想变成现实,也成为关注的焦点。

医保跨省报销谁来协调

异地医保报销医疗费,关键是要建立异地协作机制,以便于异地就医参保人员的医疗费用结算。这关系到省与省之间的协调,因此难操作。

前年,四川成都的刘老先生患有脑血栓,退休后到广州的女儿家住。可是,没住两个月,就叫了两次 120 抢救,费用都是自己掏,因为外地的医保在广州不通用。老刘想把医保关系转到广州,当地的医保部门说没政策。于是,为了不拖累女儿,老刘最终不得不回了四川老家。

但老人年纪大了,确实需要儿女照顾。今年初,广州启动了异地医保结算制度,当刘老先生的女儿听到这个消息后,立即又把老爸接到了广州,她心里对广州新的医保政策充满感激。

然而前两个月刘老先生因病住院,她才感到原来医保地区间的障碍并不是一个决定或文件就能"冰雪消融"。原来广州、成都两地异地医保结算,只是开展了代办业务,由于两地能报销的药品不同,只有一些普通的药才能在广州结算,大多数的药品还是需要回成都结算。

确实,广州的医疗条件好,不仅是儿女在广州工作的老人愿意在这里看病,也吸引很多省内其他地区参保人来就医,但报销不便是大问题。今年 7 月开始广东省内也实行异地医保结算,但仅有广州、佛山等市医保实现双向联网才能异地结算,其他地区的居民来广州看病报销难依然是个问题。

其实 2008 年深圳也做过异地医保报销医疗费的探索,但因操作难,第二年就无疾而终。广东省社保基金管理局一位官员说,异地医保报销医疗费的关键是要建立异地协作机制,以便于异地就医参保人员的医疗费用结算。这关系到省与省之间的协调,因此难操作。

《社会保险法》明确规定:"社会保险行政部门和卫生行政部门应当建立异地就医医疗费用结算制度,方便参保人员享受基本医疗保险待遇。"这就明确指出了一个方向，如果国务院再推出具体的异地协作机制的政策，这个难题就有望解决。

另外，专家分析说，我国基本医疗保险实行的是市级或县级统筹，医疗保险统筹层次低，各统筹地政策不统一、医疗待遇标准不一致，这是阻碍医保联动的最大障碍。广州市医保局办公室副主任潘惠娟说："医疗保险结算十分复杂，涉及起付线、自付比例、封顶额度等的计算。例如广州的医疗保险药品目录就达1 400 余种，更有众多的一次性耗材、诊疗项目等，不仅医疗机构难以分辨，即使是专业的医保部门也不可能设置许多套系统——识别。"

大城市如何解决流动人口医保问题？

以一个发达城市的财力，能否将转入人口的医保完全承担起来，这直接涉及本地居民的医疗资源"再分配"问题，接纳城市的执政者很难"摆平"。

今天，人口流动已成大趋势，而医保关系不能异地转移却制约着人口流动。

《社会保险法》规定了基本医疗保险的转移接续问题："个人跨统筹地区就业的，其基本医疗保险关系随本人转移，缴费年限累计计算。"

然而不少业内人士却说，发达国家实行全国统筹，在全国各地就医没有障碍。但我国各地经济发展水平差异很大，情况千差万别，实行异地医保难度比较大，需要冲破各地医保政策不统一、标准不一的障碍。

我国的养老、工伤等保险是按省建立的，而医保是地市级统筹。由于地区经济发展水平和社会平均工资水平不平衡，各地缴费比例和支付水平不一，沿海发达地区与中西部贫困省区的医疗保障水平差距较大。在缴费比例方面，成都市单位缴费为6%，个人为2%；广州市单位缴费为9%，个人为2%。两地人均医疗保险筹资额，成都市为700 多元，广州达到1 700 多元。

广州市医保局办公室副主任潘惠娟介绍，各地不仅缴费额度不一，而且缴纳年限也不一样。比如说，广州只要缴满10 年就可以享受待遇，有的欠发达地区却要缴20 年甚至更长，因此欠发达地区的居民当然都愿意转移到广州来。

部分发达城市的医疗保障是完全基于本地户籍而开展的，相应的财政投入保障也基本面向本地户籍居民。从其他地区"流入"的外来医保人员数量如果较少，接续和保障起来当无问题，但如果一旦达到一定规模，成为一个数量极其庞大的群体之后，以一个发达城市的财力，能否将这部分转入人口的医保完全承担起来，这直接涉及本地居民的医疗资源"再分配"问题，接纳城市的执政者很难"摆平"。"即使可以转移，操作起来难度也非常大，比如参保人在长沙参保5 年缴纳5 000 元，但他已经因病住院花了1 万元，那他的个人账户怎样转？更何况各地的公共账户的钱是转不了的，转入地明摆着吃亏。"她认为，多年来医保无法跨省流动的根源还在于长期形成的"历史欠账"。贫困地区财力不发达，医保起点较低，政府和单位投入少、个人缴纳的也少。类似贫困或欠发达地区居民将医保流入"投入大、保障起点高"的发达地区和城市，就存在一个"补差额"和加重负担的问题。"如果医保可以异地转移，像广州这样医疗资源丰富、待遇好的地区将会受到很大挑战。因此医保以怎样的方式转入是值得探讨的。"

有专家指出，这种挑战更大程度还来自于退休人员。"退休老人都愿意到省级医院看病，呼吸道疾病都想找钟南山，广州的医院承受得了吗？"有人这么说。

中国人民大学社会保障研究中心副教授韩克庆博士认为，在现有的制度安排中，退休老人当地看病，钱是从左裤兜放到右裤兜，而跨地区转移像"把钱放在别人兜里"。如果实行医疗保险异地报销，就会把附着在制度之上的地方利益抹杀掉，这就使得很多地方政府特别是经济发达地区都不愿意接受医保的异地转移和报销。

在潘惠娟看来，《社会保险法》仅提供了"政策"，那些涉及具体的方法，不是地方能解决的，需要国务院出台政策建立全国性转移机制，比如说可能涉及的外地医保接续所涉及的财政"补贴"问题怎么办。这些问题很有可能导致好政策却执行难。她建议，为了确保好政策的落实，以打消个别地区和城市在接纳外来人员医保上积极性不足的问题，应尽快建立和协调一个利益调整和分配机制。发达地区居民转入贫困地区，难度不大；但欠发达地区和贫困地区居民转入发达地区，其涉及的公益性医疗投入及政府补贴，应尽快明确由谁承担。是由转入和转出地区平均承担？还是由国家承担？或者说划分一个合理的国家和地方承担的比例？只有尽快厘清转入后的利益分配与负担比例，方能真正确保医保流转"无障碍"。

《南方日报》，2010 年 11 月 18 日

《社会保险法》的出台为解决以往医保制度实施和利用时出现的难题指出了方向，即提供了"政策"，并给出解决问题的具体方法。譬如医保的异地报销结算，需要国务院出台政策建立全国性转移机制，解决可能涉及的外地医保接续所涉及的财政"补贴"问题。

制度性障碍还存在其他一些表现，如在起付线与封顶线的设置，保险范围的确定和报销比例的设定等方面存在一些不合理的现象。下面以江苏省某市为例谈制度性障碍的表现①。

---

① 李济广：《病有所医的必要性和财力可行性：基于常州案例和国际比较的研究》，载于《理论导刊》2010 年第 12 期，第 4~7 页。

案例4：

某市基本医疗保险方案对"病有所医"的影响

1. 报销封顶线设置

某市原规定市本级统筹区城镇职工基本医疗保险最高限额每年6万元，超过基本医疗保险最高支付限额至20万元的医疗费用，符合医疗保险规定的，医疗救助基金支付80%，单位支付15%，已比其他地区优厚，现将医保限额提高至15万元，职工医疗救助准备上不封顶，在全国史无前例（很多地区只有几万元）。而城镇居民基本医疗保险支付范围的住院和大病门诊医疗费用累计最高限额原10万元，已高于其他地区，2010年提高到15万元。新农合就更少了，某市A区新型农村合作医疗保险全年住院医疗费用，恶性肿瘤的化疗、放疗，慢性肾功能衰竭的血液透析和腹膜透析，肝、肾移植后抗排斥用药等门诊费用，可补偿金额最高为5万元。2009年全市参保农民住院医疗费用补偿封顶线要求达到6万元，2010年准备8万元（全国各地一般1万~5万元，而按国家改革目标即收入的6倍为平均3万元）。低保对象个人负担医药费用过高的农村困难群众，只享受3 000~10 000元的医疗救助；城市低保户常见病的门诊救助每人每年300元，按70%的比例报销，住院医疗费用报销比例85%，限额5万元。某市B区困难群众医疗救助封顶线统一为1万元。有调查发现，低收入群体中有重大疾病的占22.11%。恰恰是他们最难应付重大疾病风险。重大疾病往往需要大大超过1万元、5万元、10万元、20万元而需要十几万、数十万元的治疗费，这才是真正的风险或大风险，与中小疾病相比，是一般非困难群众也往往难以应付的风险，是最需要保的"险"。而现行的"医疗保险"并不完全"保险"，医疗救助作用也有限，这使一些人有病不能医。

2. 报销范围

某市基本医疗保险列举不报销的项目百余种，其中重大器官移植只有肾移植报销部分手术费，且不包括器官源费用，其他移植完全不报销。B区新型农村合作医疗保险规定，参保人员因自杀、自残、斗殴、吸毒、医疗事故的医疗费用；工伤、车祸造成参保人员的伤害所支付的医疗费用（不一定能获得赔偿）；因第三者造成参保人员的伤害所支付的医疗费用，依法应由第三者承担的部分（不一定能获得赔偿）；怀孕、流产、堕胎、分娩所需的一切费用；镶牙、口腔正畸、验光配镜、助听器、器官、美容治疗、整容和矫形手术、气功、按摩、家庭病床、健康体检、康复性医疗等项目的费用以及陪客费、营养费、救护车费、中药煎药费、点名手术费、交通费、出诊费等区城镇职工基本医疗保险基金不予支付的诊疗项目、生活服务项目和服务设施费用。此外，可报销疾病项目不等于费用都可报销，很多费用在报销目录外。B 区 2010 年新农合参保人员住院医疗费用可补偿比例为 50% ~80%，2009 年平均每例补偿金额 0.29 万元，可报限额 5 万元。这使很多居民遇到困难。A 区一小学教师下班遇车祸，需几十万元医药费，而自己家只有 10 万元积蓄，医药费遇到难题。

3. 保障对象覆盖

一是医疗救助对象范围比较窄。B 区困难群众医疗救助对象限于：五保对象、最低生活保障对象、低保边缘群众（这已经是该区扩大的了）、享受 40% 生活救济费的精简下放老职工、见义勇为者、因患特定疾病造成生活特别困难又无自救能力的其他困难群众。A 区在全市先行构建成城乡医疗救助体系，规定"特困职工"、"低保人员"和"五保人员"门诊医疗费用救助基金承担 70%，全年最高限额 500 元，住院时起付线全额以及自负的可报费用 70% 由救助基金承担，患特定大病导致家庭生活困难的人员给予一定救助。大病困难户自己承担部分仍然不少，比低保户稍好一点的家庭难以获得救助。二是还有少数人主要是一些低保边缘的困难家庭和关闭破产企业退休人员未能参加医疗保险，当然就无法享受到医疗保险报销待遇。

4. 大病报销比例

医疗救助、合作医疗和城镇居民基本医疗保险大病报销比例偏低。某市职工医疗保险过去自付比例在 35% 左右，这对大多数职工大多数疾病来说，压力不大。居民医疗保险待遇则比较低，其中"老年居民"、"非从业居民"门诊个人账户每人每年 50 元。从 2010 年起，符合基本医疗保险规定的普通门诊医疗费用，200 ~700（含）元之间的费用，由基金支付 40%；高于居民医保起付标准至最高支付限额的住院和大病门诊费用，普通人员基金支付 65% ~70%。连续住院超过 180 天的部分按再次住院处理。这在全国也是很高的。农合补偿标准也不高。补偿标准高一点的 B 区规定农合门诊药费补偿 15%，住院费用市级定点医疗机构的补偿标准（1 000 元起付）：1 万元（指可报费用）及以下补偿 50%，1 万元以上 ~3 万元部分补偿 80%，3 万元以上部分补偿 70%。2009 年全市农合大病住院医疗费用报销补偿比率只有 40%，2010 年计划达到 45%，保障水平明显偏低。而全国新农合的报销总比例为 30%（目录内的最新目标是 60%），城镇居民医保的报销比例为 40% 多一点，最新目标是目录内报销比例提高到 60%。缴保险费后即使报销一半只是起到帮助作用，并没有可靠的保障性。很多农民家庭没有多少储蓄，自费一两万元都有难度。医疗救助报销比例显得更低一些。城市低保户住院医疗费用报销比例为70%，对多数收入本来就很低的低保户来说有较大压力。正像市民政局低保处处长所说，部分低保困难家庭中即使有了医保，自己负担的那部分费用他还是出不起。某省规定以后对救助对象的补助比例不低于当地城乡居民医疗保险补偿后个人自付费用的30%。这对收入本来就很低的救助对象来说，仍会面临较大问题。

个人医疗保障程度往往与自身的经济能力有很大联系，在一定程度上，穷人、农民的医疗负担比富人、职工大得多。收入偏高者看病绝大部分都能报销，而收入偏低的人则多半主要自己掏腰包。某市职工医保住院个人自付比例要控制在30%以下，提高低保对象的医疗救助标准，今后还将考虑逐步扩大医疗救助的覆盖范围。这对上述矛盾有一定缓解作用，但不会根本解决问题。据资料，我国先天性心脏病、脑瘫、恶性肿瘤、肾功能衰竭等重大疾病在少儿中的发病率持续上升，位列小儿恶性肿瘤之首的白血病，每年有2万个新发病例，每例治疗费用为10万～20万元左右。由于治疗费用和医疗条件等原因，每年能够接受正常治疗的白血病患儿只有8%，另外92%的白血病患儿在没有接受正常治疗的情况下死亡。在一些地区，因病家庭解体、犯罪求医、因病求死和为医抢劫的事件时有所闻。笔者通过电话对一些农村学生家长进行调查，多数村民指出农村各地存在有病无钱治疗的问题，合作医疗不能从根本上解决问题。

某市医保制度存在的问题具有普遍性，起付线设置过高和共付比低限制了低收入人群的卫生服务利用，报销范围窄、封顶线低以及大病报销比低等在参保人员罹患重病时不能发挥"保险"的作用，仍然使这部分参保人员陷入"因病致贫、因病返贫"的境地。

因此要建立一个关于医保基金管理的长效机制，动态测算医保基金的利用和结余，及时调整起付线、共付比、封顶线，同时多渠道筹集医疗救助和大病救助基金，提高报销比，真正做到保障居民看病就医。

第四节　经济性障碍

经济上的可及性主要指就医时患者有无支付能力。因经济原因应就诊而未就诊、应住院而未住院、因病致贫、因病返贫等情况均属于经济性障碍。

一、城乡居民家庭收入与支出的变化

居民的家庭收入与支出反映出家庭经济状况，居民家庭经济状况影响居民能否利用卫生服务。以 1993 年为基线，按照国家统计局的消费价格指数调整，1993~2008 年，国家卫生服务调查地区人均年收入、人均年支出和人均年卫生支出如表 6-8 所示。值得注意的是每年人均医院卫生支出增长为 9.5%，低于收入的增长；但城市每年人均医院卫生支出增长为 8.4%，高于每年人均收入的增长 7.4%，说明城市居民的疾病经济负担更重一些。

表 6-8　　　　　　　调查家庭人均年收入与年支出变化　　　　　　单位：元

调查时间	人均年收入			人均年支出			人均年卫生支出		
	城乡合计	城市合计	农村合计	城乡合计	城市合计	农村合计	城乡合计	城市合计	农村合计
1993 年	948	1 789	665	—	—	—	73	114	60
1998 年	1 599	2 705	1 226	1 241	2 177	925	101	154	83
2003 年	2 057	4 089	1 355	1 613	3 073	1 109	180	286	143
2008 年	3 437	5 853	2 579	2 437	4 173	1 820	283	429	231

二、经济状况对两周患病未就诊的影响

四次卫生服务调查显示，经济困难是两周患病未就诊的主要原因，特别是在 1993 年和 1998 年，经济困难所占比例较大。随着近年我国基本医疗保障制度的建立和完善，2008 年"经济困难"所占比例略有下降。见图 6-3。

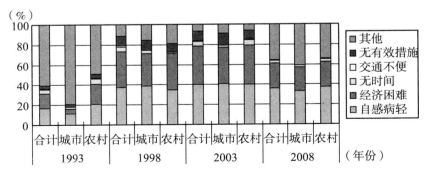

图 6-3　居民两周患病未就诊原因构成

三、经济状况对应住院而未住院的影响

2008 年，城乡居民应住院而未住院比例为 25.1%（城市 26.0%、农村 24.7%），与 2003 年调查的 29.6%（城市 27.8%、农村 30.3%）相比，城乡应住院未住院比例均有所下降，农村下降幅度大于城市。城市地区没有社会医疗保险的人未住院的比例最高，为 36.8%，享有城镇居民医疗保险的人群，未住院的比例也较高，为 32.5%；农村参加新型农村合作医疗人群与无任何社会医疗保险人群的未住院比例相近，都是最高，为 25%。

未住院的主要原因：自己认为没有必要住院的占 10.7%、没有时间的占 7.7%、经济困难的占 70.3%，其他占 11.3%。由于经济困难未住院的，在城市占 67.5%，在农村占 71.4%。与 2003 年相比，城市地区因经济原因未住院的比例有所增加，而农村地区则有所减少。见表 6 - 9。

表 6 - 9　　　　2008 年调查地区居民应住院未住院原因构成　　　单位：%

原因	城乡合计	城市合计	农村合计	大城市	中城市	小城市	一类农村	二类农村	三类农村	四类农村
经济困难	70.3	67.5	71.4	57.7	65.6	80.1	72.3	66.9	72.6	78.0
自认为没必要	10.7	13.9	9.5	15.7	18.4	8.3	9.8	12.6	7.6	6.4
没时间住院	7.7	4.5	9.0	6.1	4.2	2.9	6.9	9.9	9.1	9.2
无有效措施	4.1	4.8	3.8	7.4	2.8	3.3	2.9	4.2	4.2	2.8
其他原因	7.2	9.4	6.4	13.1	9	5.4	8	6.3	6.4	3.7

资料来源：国家卫生服务调查。

四、因病致贫情况

第四次国家卫生服务调查的结果显示：调查地区贫困户的致贫原因依次是因为疾病或损伤、劳动力少、失业或者无业、自然环境差、人为因素等。疾病或损伤引起贫困表现在两个方面，一是直接引起劳动力短缺或长期失能，导致家庭因劳动力丧失而致贫；二是由于因病伤花费医药费用导致家庭贫困。本次调查的结果是：25.3% 的贫困家庭是病伤导致劳动力丧失所致，9.2% 的贫困家庭是治疗病伤的医疗费用所致。在城市，失业或无业是致贫的首要原因，其次是疾病和损伤、

117

劳动力少；农村依次是疾病或损伤、劳动力少、失业或无业。见表6-10。

表6-10　　　　　　　　　调查贫困家庭的致贫原因构成　　　　　　单位：%

原因	城乡合计		城市合计		农村合计	
	2008年	2003年	2008年	2003年	2008年	2003年
劳动力少	23.8	27.1	11.2	26.9	30.2	27.1
疾病或损伤	34.5	30.0	28.4	25.0	37.8	33.4
其中：影响劳动力	25.3	—	20	0	28.1	—
治疗疾病	9.2	—	8.4	—	9.7	—
失业或无业	22	—	47.8		8.6	—
自然条件差	5.6	11.6	2.3	3.5	7.3	17.2
人为因素	4.5	8.3	2.7	8.1	5.5	8.5
其他因素	9.5	23	7.4	36.5	10.6	13.8

案例5：

重庆农妇破肚取水

2011年5月8日凌晨，趁着丈夫深夜外出，假装熟睡的吴远碧一咬牙，举起手中的菜刀从自己的腹部猛划了下去，肚里50多斤黄水流了出来、湿了一地，肠子也流了出来。被家人发现送到医院后诊断出肚子上刀口有三处，最长的近10厘米，总共缝了37针。

在母亲节的凌晨，这个母亲的决定叫人心酸。我们也很难想象，那个漆黑的夜里，在这间不足10平方米的小屋里，需要怎样的勇气和决心，才足以使她拿起菜刀3次划向自己的肚子，剧痛之下那是怎样的无奈。

吴远碧患有"布查氏综合症"，并非绝症，可以治疗，一般情况下如果需要做手术，治疗费用在5万元左右。吴远碧一家租住在一间不足10平方米的小屋，丈夫做保安，月收入2000元，早年因为患同样的病治疗做手术一双儿女纷纷辍学，因为贫困，不久前27岁的女儿离家出走。

吴远碧说如果这一刀下去，能放出腹水病好了，自己也就不再拖累家人了，但如果一刀下去要了自己的命，那也好，这样也可以不用再拖累家人。在做出挥刀自剖这一惊世举动后的第 26 天，剖腹取水农妇吴远碧呼吸停止。网友说，这不是农妇之痛，而是社会之痛，华商报评论说，该事件背后的体制缺陷令人深思。

吴远碧的案例是个特例[1]，但也反映出经济困难群众在罹患重病时的无奈，不惜放弃生命来减轻家庭负担。

本 章 小 结

1. 空间性障碍。农村卫生服务空间可及性降低，在农村应依据人口数量和人群卫生服务需要增设医疗服务机构，改善农村交通条件，方便就医群众就近、快速到达医疗服务机构。

2. 时间性障碍。大城市居民门诊候诊花费时间较长，"看病难"问题反映突出，可采取预约挂号，简化就医流程、减少就医环节等措施降低患者等候时间。

3. 制度性障碍。参加不同医疗保障制度的人群不同，其参保者的卫生服务需求和利用存在较大的差别，报销范围大、共付比较高的医疗保障制度参保人员卫生服务利用较多。提高各类人群医疗保险的受益公平性，可以尝试建立统一的医疗保障制度。

我国医疗保障制度的建立缺乏法律基础，《社会保险法》的出台解决了以往医疗保障制度实施过程中出现的一些难题，但仅提供了政策方向，而没有具体措施。

医疗保险制度的建立，必然要有起付线、封顶线、共付比等一系列限制需方的措施。但其设定要结合当地经济发展水平，并依据医保基金的使用及时调整，不能成为参保者利用卫生服务的障碍。

4. 经济性障碍。城市居民疾病经济负担较农村居民重，2008 年城市居民应住院未住院比例较 2003 年有所增加。

---

[1] 《重庆农妇剖腹调查：图省钱不加入医保难享救助》，搜狐新闻，http://news.sohu.com/20110523/n308234169.shtm。

第七章

"全民覆盖"与"病有所医"

第一节 全民覆盖的概念

全民覆盖是由世界卫生组织在 2000 年世界卫生报告中首次提出。2000 年世界卫生报告指出，"全民覆盖"（universal coverage，UC）意味着"对所有居民有效的健康保护和分担筹资风险；对每个人按照需要和优先选择提供基本的和可提供的健康保健服务包；不管其收入、社会地位或居住地；即对所有人的基本卫生保健的覆盖，而不是覆盖所有人所有的保健服务"①。2005 年在第 58 次世界卫生会议上，世界卫生组织要求各个成员国于 2005 年承诺建立本国的卫生筹资体系，从而保证其国民能够获取卫生服务，同时不会因为支付这些卫生服务费用而遭受经济困难，世界卫生组织正式向各个成员国提出实现全民覆盖的卫生系统目标②。这一目标被定义为"全民覆盖"，也称为"全民健康覆盖"（universal health coverage）。根据此次会议文件，全民覆盖定义为"以可提供的成本，实现所有公民健康的促进、预防、治疗和康复等卫生干预措施的可及性，实现可及性

---

① WHO：*The World Health Report* 2000：*Health systems：Improving performance.* Geneva：WHO，2000，pp. 14 – 18.

② WHA58. 33：*Sustainable health financing，universal coverage and social health insurance.* Geneva：WHO，2005.

的公平。筹资风险分担保护的原则将确保保健的成本，从而使患大病的人不会面临筹资风险"①。全民健康覆盖是卫生体系发展改革目标的核心内容。2010年，世界卫生组织在《2010年世界卫生报告》中再次重申各个成员国要实现全民覆盖的目标，将2010年世界卫生报告的主题确定为"卫生系统筹资：实现全民覆盖的道路"②。世界卫生组织在该报告中详细阐述了国家就调整筹资系统所能做的事情，从而得以更快地实现全民覆盖这一目标，并维持已经取得的成果。该报告指出，世界卫生组织各个成员国已经为自己制定了发展其卫生筹资系统的目标，以确保所有人都能利用卫生服务，同时也要确保不能因为他们为这些服务付费而遭受经济困难。该报告是在新的研究结果和国际经验教训的基础上，为不同发展阶段的国家提供了一个行动纲领，并提出了国际社会支持低收入国家实现全民覆盖和改善健康状况的各种方式，同时指出全民覆盖的含义，不仅仅是保障制度达到医疗保险的100%覆盖，更应该保证卫生服务可及性，最终实现人人享有健康，达到健康公平性的最终目标。

全民覆盖是一个比较宽泛的概念，主要包含以下三个方面的内容：第一，医疗保险或其他形式的预付款制度覆盖面的扩展；第二，规范应提供的服务内容，并保证这些服务的有效性和服务质量；第三，提高疾病经济风险保护③。

全民覆盖实现程度可用全民覆盖的广度、深度和高度来衡量。全民覆盖的广度是指医疗保险制度实现的人口覆盖率；全民覆盖的深度是指卫生服务（如门诊、住院及其他高额服务项目）的服务覆盖面；全民覆盖的高度是指财政保障（如共付费）水平。全民覆盖追求的目的是人们通过较少的共付金额，获得较全面的服务覆盖范围以及得到较高的金融风险保护。

全民覆盖强调惠及全民的原则，实现人人享有基本医疗卫生服务。这要求一个国家医疗卫生体系能保障人群患病时得到足够的经济风险保护，避免灾难性卫生费用支出和因病致贫的发生，确保所有人群不论其社会经济状况水平，都能获得足够数量的基本医疗卫生服务。因此，要实现人人享有基本医疗卫生服务（即"病有所医"）的目标，必然要求建立全民覆盖的基本医疗保险制度。

2007年，胡锦涛同志在党的十七大报告中提出了要实现"人人享有基本医疗卫生服务"的目标，提出了实现全面建设小康社会奋斗目标的新要求，提出了以改善民生为重点的社会建设六大任务，即努力使全体人民学有所教、劳有所得、病有所医、老有所养、住有所居，推动建设和谐社会。2009年4月6日，中国政府又颁发了《中共中央国务院关于深化医药卫生体制改革的意见》，把基

---

① 任苒：《全民覆盖的含义与政策目标》，载于《中国卫生政策研究》2011年第4期，第27～31页。
② WHO：*The World Health Report* 2010：*the path to universal coverage.* Geneva：WHO，2010，pp. 1－3.
③ WHR：*Primary Health Care：Now More Than Ever.* Geneva WHO，2008，pp. 24－34.

本医疗保险作为医药卫生体制改革"四大体系"的首要支柱；《医药卫生体制改革近期重点实施方案（2009—2011 年）》，也把扩大医保覆盖面与提高保障水平，列为三年内"五项改革"的首要任务和目标。以上措施体现了中国政府实现全民覆盖的决心。

第二节　全民覆盖的特点

　　"全民覆盖"既是全体公民被社会基本医疗保险制度覆盖的一种社会公共制度，也是一种社会经济活动与过程。作为社会公共制度，是以国家和政府部门为主体，依据其法律规定，通过国民收入再分配，对公民因患病、年老体弱丧失劳动能力或意外事故造成身体有疾时，能提供基本医疗服务并给予经济补偿与帮助，保障公民得到医疗照顾的一种经济制度体系。从制度体系框架上看，是一个抵御疾病经济负担的体系，在范围上是以满足公民的基本医疗保险需求为经线，以满足特殊医疗保险为纬线的安全网。作为一种社会经济活动与过程，实现"人人享有"是一个渐进过程，不仅要有制度的安排与全覆盖，还得实现人群的全覆盖，尤其是城乡公民基本医疗服务的享有水平，更是随着经济发展与个人收入水平的提高而逐渐提高的过程。

　　2010 年世界卫生组织报告中强调，实现全民覆盖的深层次意义，全民覆盖，不仅仅是覆盖面达到100%，更包括不应该有人因支付所需的预防或治疗服务而面临经济崩溃的风险。报告指出，持续依靠患者直接支付，包括向使用者收费的方式是目前为止实现全民覆盖取得进展的最大障碍，大量证据表明通过预付费措施筹集资金是增加人群覆盖率最有效、最公平的基础①。

　　具体而言，"全民覆盖"的制度应包括以下几个特征：（1）它是由政府出资建立和举办，是一项具有福利性和公益性的保障制度；（2）它覆盖全体公民，即所有公民不分性别、身份、职业、地位与收入均在覆盖面内；（3）它覆盖所有地区，即所有地区不分城乡、沿海与内地、发达与欠发达，没有漏洞和缝隙；（4）"人人享有"，其本质是"公平的获得"，确保"人人享有"经济与改革发展成果的公平性。即所有地区的所有公民患病后，都能得到基本医疗卫生服务，具有良好的基本医疗卫生服务可及性，即目前基本医疗保险的经济补偿（一定比例的报销）；（5）它绝不是全民"免费医疗"制度，它既是享有福利，又是共

---

① WHO：*The World Health Report* 2010：*the path to universal coverage.* Geneva：WHO，2010，pp. 9 – 14.

同分担费用的制度，个人还得承担一定的费用。

但目前面临的一个严峻挑战是，我国能否在较短的时间内逐步将庞大的尚无医疗保险制度覆盖的群体纳入全民医疗保险制度中，实现医疗保险的全民覆盖目标，使全体国民人人享有基本医疗保险并真正从这一制度覆盖中受益；尤其是对于筹资能力低下或目前尚未被基本医疗保险制度覆盖的低收入人群、老年人、未成年人、困难群体、灵活就业人员，混合所有制经济、各类非公有经济从业人员及进城务工农民等，如何逐一解决其医疗保险制度的"全覆盖"问题，进而使我国城乡居民均能被至少一项医疗保险制度所覆盖，促进全体国民基本医疗卫生服务的可及性。

第三节　全民覆盖的现状

目前，城镇职工基本医疗保险制度、城镇居民基本医疗保险制度和新型农村合作医疗制度是我国新型医疗保险制度的主体。我国的医疗保险制度是在新中国成立后逐步建立和发展起来的。由于多种原因，我国的医疗保险制度呈现城乡分离的状态，城乡医疗保险具有不同的特点和发展历程。在城镇，先后经历了公费、劳保医疗制度阶段，城镇医疗保险改革和试点阶段，全国范围内城镇基本医疗保险制度的确立阶段，以及多层次医疗保险体系的探索阶段；在农村，则伴随着第一次、第二次农村合作医疗制度的兴衰，努力开展新型农村合作医疗制度的建设工作，进而对农村医疗保险制度多样化进行探索与完善。

我国全民健康覆盖的保障制度主要是城镇职工医疗保险制度、城镇居民医疗保险制度、新型农村合作医疗保险制度三项基本保障制度以及贫困医疗救助制度。

2009 年 4 月，中国宣布到 2020 年，中国将向所有城乡居民提供"安全、有效、方便、价廉"的卫生服务。这项改革制度如果得到彻底执行，那么这将终结 1978 年我国政府推出的众多以市场为基础的医药卫生机制。1978 年之前，中国已经为所有公民提供了价格低廉的基本卫生服务，但是 1978 年之后执行的以市场为基础的卫生体制导致患者直接支付大幅增加，1980～2000 年，患者直接支付在卫生总费用中的比例从 20% 左右提高到 60%，很多人不得不面对灾难性的医疗支出。2003 年，我国推出了新型农村合作医疗计划，以此来满足农民的看病需要；2007 年，在 79 个城市开始了试点推行城镇居民基本医疗保险计划。中国政府的目标是降低对患者直接支付的依赖程度，到 2011 年将参加正规医疗保险的人口比例从 2003 年的 15% 提高到 90%，并逐步扩大卫生服务获取途径，提高经济风险保护的能力。

截至 2010 年年底，人力资源和社会保障部最新统计①，全国参加城镇基本医疗保险人数已达 4.32 亿人，91% 的地区基本实现医疗费用即时结算。此外，我国已有 8.36 亿人参加了新型农村合作医疗保险，这两项基本医疗保险制度覆盖了 12.68 亿人。2010 年年末，国家计生委公报全国总共 13.41 亿人，因此我国基本医疗保险制度基本实现了面上的全覆盖，参保率从 2000 年的 15% 左右提高到 2010 年年底的近 95%。中国已建立起了世界上最大的基本医疗保险制度，并且医疗补偿比例和范围正逐步提高并继续扩大。

一、城镇职工基本医疗保险制度

我国的城镇职工基本医疗保险制度是城镇所有用人单位，包括企业（国有企业、集体企业、外商投资企业、私营企业等）、机关、事业单位、社会团体、民办非企业单位及其职工均可参加，医疗保险费由用人单位和个人共同缴纳，规定用人单位缴费率控制在职工工资总额的 6% 左右，职工缴费率一般为本人工资收入的 2%，实行社会统筹和个人账户相结合的管理模式②。

我国城镇职工基本医疗保险制度是在逐步试点的基础上建立起来的。1993 年，党的十四届三中全会提出了在 20 世纪末初步建立起社会主义市场经济体制基本框架的目标，确定在城镇建立社会统筹与个人账户相结合的职工医疗保险制度。国务院从 1994 年起，在江苏镇江、江西九江（两江）进行城镇职工医疗保险制度改革试点，试点后来扩大到 20 多个省区的近 40 个城市。1998 年国务院发布《关于建立城镇职工基本医疗保险制度的决定》（国发 [1998] 44 号），在全国范围全面推行职工医疗保障制度改革。2000 年，国务院又提出了医疗保险、医疗机构和药品生产流通体制三项改革同步推进的要求。截至 2010 年，城镇职工基本医疗保险制度已经在全国普遍建立，基本取代了劳保—公费医疗制度，覆盖范围包括国家机关、企事业单位职工和退休人员，并逐步扩大到非公经济组织的从业人员、灵活就业人员和农民工等人群，参保人数近 2.4 亿。

我国现行的城镇职工基本医疗保险制度的基本情况如下：

1. 城镇职工基本医疗保险制度改革的任务和原则

医疗保险制度改革的主要任务是建立城镇职工基本医疗保险制度，即适应社

---

① 《2010 年度人力资源和社会保障事业发展统计公报》，http：//www.molss.gov.cn/gb/zwxx/2011 - 05/24/content_391125.htm。

② 《国务院关于建立城镇职工基本医疗保险制度的决定》，http：//www.gov.cn/banshi/2005 - 08/04/content_20256.htm。

会主义市场经济体制，根据财政、企业和个人的承受能力，建立保障职工基本医疗需求的社会医疗保险制度。建立城镇职工基本医疗保险制度的原则是："基本水平、广泛覆盖、双方负担、统账结合。"基本医疗保险的水平要与社会主义初级阶段生产力发展水平相适应；城镇所有用人单位及其职工都要参加基本医疗保险，实行属地管理；基本医疗保险费由用人单位和职工双方共同负担；基本医疗保险基金实行社会统筹和个人账户相结合。

2. 城镇职工基本医疗保险制度的覆盖范围和缴费办法①

（1）覆盖范围。城镇所有用人单位，包括企业（国有企业、集体企业、外商投资企业、私营企业等）、机关、事业单位、社会团体、民办非企业单位及其职工，都要参加基本医疗保险。乡镇企业及其职工、城镇个体经济组织的业主及其从业人员是否参加基本医疗保险，由各省、自治区、直辖市人民政府决定。基本医疗保险原则上以地级以上行政区（包括地、市、州、盟）为统筹单位，也可以县（市）为统筹单位，北京、天津、上海3个直辖市原则上在全市范围内实行统筹（以下简称统筹地区）。所有用人单位及其职工都要按照属地管理原则参加所在统筹地区的基本医疗保险，执行统一政策，实行基本医疗保险基金的统一筹集、使用和管理。铁路、电力、远洋运输等跨地区、生产流动性较大的企业及其职工，可以相对集中的方式异地参加统筹地区的基本医疗保险。

（2）缴费办法。基本医疗保险费由用人单位和职工共同缴纳。用人单位缴费率应控制在职工工资总额的6%左右，职工缴费率一般为本人工资收入的2%。随着经济发展，用人单位和职工缴费率可作相应调整。

3. 基本医疗保险基金

由统筹基金和个人账户构成。职工个人缴纳的基本医疗保险费，全部计入个人账户。用人单位缴纳的基本医疗保险费分为两部分，一部分用于建立统筹基金，另一部分划入个人账户。

2010年年末，全国参加城镇职工基本医疗保险人数23 735万人，比上年末增加1 797万人。在职工基本医疗保险参保人数中，参保职工17 791万人，参保退休人员5 944万人，分别比上年末增加1 382万人和417万人。全年城镇基本医疗保险基金总收入4 309亿元，支出3 538亿元，分别比上年增长17.3%和26.5%。年末城镇职工基本医疗统筹基金累计结存3 007亿元，个人账户积累

---

① 《国务院关于建立城镇职工基本医疗保险制度的决定》，http：//www.gov.cn/banshi/2005-08/04/content_20256.htm。

1 734 亿元①。

二、城镇居民基本医疗保险制度

2003 年 10 月，中共十六届三中全会上提出了"扩大基本医疗保险覆盖面"的决议。从 2004 年下半年起我国就已经开始探讨建立城镇居民医疗保险制度，并在 2005 年进行了为期一年多的方案研究设计工作。2006 年的十六届六中全会通过的《中共中央关于构建社会主义和谐社会若干重大问题的决定》进一步明确提出"建立以大病统筹为主的城镇居民医疗保险"。2007 年 4 月，国务院总理温家宝主持召开国务院常务会议，决定开展城镇居民基本医疗保险制度试点，并明确 2007 年将在有条件的省份选择一两个市，进行建立以大病统筹为主的城镇居民基本医疗保险制度试点。国务院要求各地区、各部门要充分认识试点工作的重要性，将其作为落实科学发展观、构建社会主义和谐社会的一项重要任务，高度重视，统筹规划，规范引导，稳步推进。

城镇居民医疗保险制度试点两年后，工作取得明显成效，受到广大城镇居民的欢迎，为完善城镇居民基本医疗保险制度积累了经验。根据《中共中央国务院关于深化医药卫生体制改革的意见》和《国务院关于印发医药卫生体制改革近期重点实施方案（2009—2011 年）的通知》，经国务院同意，人力资源和社会保障部于 2009 年发布了《关于全面开展城镇居民基本医疗保险工作的通知》，决定于 2009 年在全国范围内全面开展城镇居民基本医疗保险工作②。

2010 年，人力资源和社会保障部《关于做好 2010 年城镇居民医疗保险工作的通知》（人社部〔2010〕39 号）指出：2010 年各地要在全面建立城镇居民医疗保险制度的基础上，巩固和扩大覆盖面，提高参保率，城镇居民医保参保率要达到 80%，有条件的地方要力争达到 90%，并将在校大学生全部纳入城镇居民医保。

---

① 人力资源和社会保障部：《全国城镇医保人数 43 263 万》，http：//www.gov.cn/jrzg/2011 - 08/10/content_1923179.htm。

② 《关于全面开展城镇居民基本医疗保险工作的通知》，http：//www.gov.cn/zwgk/2009 - 08/05/content_1383950.htm。

（一）参保范围和筹资水平①

1. 参保范围。不属于城镇职工基本医疗保险制度覆盖范围的中小学阶段的学生（包括职业高中、中专、技校学生）、少年儿童和其他非从业城镇居民都可自愿参加城镇居民基本医疗保险。

2. 筹资水平。试点城市应根据当地的经济发展水平以及成年人和未成年人等不同人群的基本医疗消费需求，并考虑当地居民家庭和财政的负担能力，恰当确定筹资水平，探索建立筹资水平、缴费年限和待遇水平相挂钩的机制。

3. 缴费和补助。城镇居民基本医疗保险以家庭缴费为主，政府给予适当补助。参保居民按规定缴纳基本医疗保险费，享受相应的医疗保险待遇，有条件的用人单位可以对职工家属参保缴费给予补助。国家对个人缴费和单位补助资金制定税收鼓励政策。对试点城市的参保居民，政府每年按不低于人均 40 元给予补助，其中，中央财政从 2007 年起每年通过专项转移支付，对中西部地区按人均 20 元给予补助。在此基础上，对属于低保对象的或重度残疾的学生和儿童参保所需的家庭缴费部分，政府原则上每年再按不低于人均 10 元给予补助，其中，中央财政对中西部地区按人均 5 元给予补助。对其他低保对象、丧失劳动能力的重度残疾人、低收入家庭 60 周岁以上的老年人等困难居民参保所需家庭缴费部分，政府每年再按不低于人均 60 元给予补助，其中，中央财政对中西部地区按人均 30 元给予补助。中央财政对东部地区参照新型农村合作医疗的补助办法给予适当补助。财政补助的具体方案由财政部门商劳动保障、民政等部门研究确定，补助经费要纳入各级政府的财政预算。

4. 费用支付。城镇居民基本医疗保险基金重点用于参保居民的住院和门诊大病医疗支出，有条件的地区可以逐步试行门诊医疗费用统筹。城镇居民基本医疗保险基金的使用要坚持以收定支、收支平衡、略有结余的原则。要合理制定城镇居民基本医疗保险基金起付标准、支付比例和最高支付限额，完善支付办法，合理控制医疗费用。探索适合困难城镇非从业居民经济承受能力的医疗服务和费用支付办法，减轻他们的医疗费用负担。城镇居民基本医疗保险基金用于支付规定范围内的医疗费用，其他费用可以通过补充医疗保险、商业健康保险、医疗救助和社会慈善捐助等方式解决。

---

① 《国务院关于开展城镇居民基本医疗保险试点的指导意见》，http：//www. gov. cn/zwgk/2007 – 07/24/content_695118. htm。

（二）管理和服务

1. 组织管理。对城镇居民基本医疗保险的管理，原则上参照城镇职工基本医疗保险的有关规定执行。鼓励有条件的地区结合城镇职工基本医疗保险和新型农村合作医疗管理的实际，进一步整合基本医疗保险管理资源。探索建立健全由政府机构、参保居民、社会团体、医药服务机构等方面代表参加的医疗保险社会监督组织，加强对城镇居民基本医疗保险管理、服务、运行的监督。建立医疗保险专业技术标准组织和专家咨询组织，完善医疗保险服务管理专业技术标准和业务规范。根据医疗保险事业发展的需要，切实加强医疗保险管理服务机构和队伍建设。建立健全管理制度，完善运行机制，加强医疗保险信息系统建设。

2. 基金管理。城镇居民基本医疗保险基金要纳入社会保障基金财政专户统一管理，单独列账。试点城市要按照社会保险基金管理等有关规定，严格执行财务制度，加强对基本医疗保险基金的管理和监督，探索建立健全基金的风险防范和调剂机制，确保基金安全。

3. 服务管理。对城镇居民基本医疗保险的医疗服务管理，原则上参照城镇职工基本医疗保险的有关规定执行，具体办法由试点城市劳动保障部门会同发改委、财政、卫生等部门制定。要综合考虑参保居民的基本医疗需求和基本医疗保险基金的承受能力等因素，合理确定医疗服务的范围。通过订立和履行定点服务协议，规范对定点医疗机构和定点零售药店的管理，明确医疗保险经办机构和定点的医疗机构、零售药店的权利和义务。医疗保险经办机构要简化审批手续，方便居民参保和报销医疗费用；明确医疗费用结算办法，按规定与医疗机构及时结算。加强对医疗费用支出的管理，探索建立医疗保险管理服务的奖惩机制。积极推行医疗费用按病种付费、按总额预付等结算方式，探索协议确定医疗费用标准的办法。

4. 充分发挥城市社区服务组织等的作用。整合、提升、拓宽城市社区服务组织的功能，加强社区服务平台建设，做好基本医疗保险管理服务工作。大力发展社区卫生服务，将符合条件的社区卫生服务机构纳入医疗保险定点范围；对参保居民到社区卫生服务机构就医发生的医疗费用，要适当提高医疗保险基金的支付比例。

目前城镇居民医疗保险稳步推进，截至 2010 年年底，全国参加城镇基本医疗保险人数为 43 263 万人，其中，参加城镇居民基本医疗保险人数为 19 528 万人，比上年末增加 1 319 万人。全年城镇基本医疗保险基金总收入 4 309 亿元，支出 3 538 亿元，分别比上年增长 17.3% 和 26.5%。年末城镇居民基本医疗保险基金累计结存 306 亿元。

三、新型农村合作医疗制度

新型农村合作医疗制度是由政府组织、引导、支持，农民自愿参加，个人、集体和政府多方筹资，以大病统筹为主的农民医疗互助共济制度。

2002 年，《中共中央、国务院关于进一步加强农村卫生工作的决定》中指出要逐步建立新型农村合作医疗制度。2003 年，卫生部、财政部和农业部在《关于建立新型农村合作医疗制度的意见》中具体规定了新农合的目标、原则、组织管理、筹资标准和资金管理等。2003 年起，各省、自治区、直辖市至少要选择 2~3 个县（市）先行试点，新农合正式试点运行。2006 年卫生部等七部委在《关于加快推进新型农村合作医疗试点工作的通知》中指出，从 2006 年起，调整新农合相关政策，加大力度，加快进度，积极推进新农合试点工作。到 2010 年，实现在全国建立基本覆盖农村居民的新型农村合作医疗制度的目标，减轻农民因疾病带来的经济负担，提高农民健康水平。其主要目的是减少农村居民因病致贫、因病返贫情况的发生，提高农村居民的健康水平，促进城乡协调、健康发展。

截至 2010 年年底，全国有 2 678 个县（区、市）开展了新型农村合作医疗，参合人数达 8.36 亿人，参合率为 96%。2010 年度筹资总额达 1 308.3 亿元，人均筹资 156.6 元。全国新农合基金支出 1 187.8 亿元；补偿支出受益 10.87 亿人次，其中：住院补偿 0.66 亿人次，普通门诊补偿 9.89 亿人次。

2011 年，政府对新农合补助标准提高到每人每年 200 元，这是新农合启动以来第四次提高筹资标准。各地要根据新的筹资标准，尽快调整和完善新农合统筹补偿方案，努力实现将统筹区域内的政策范围内住院费用报销比提高到 70% 左右，统筹基金最高支付限额提高到不低于 5 万元的医改目标；普遍开展新农合门诊统筹工作，进一步扩大新农合受益面，将重性精神病常用口服药和 9 项残疾人康复项目纳入门诊报销范围。

三种基本医疗保险制度不仅在相同区域内筹资水平、保障范围和保障水平有较大差异，相同基本医疗保险制度在不同地域间差异也很大。就筹资水平而言，全国城镇居民基本医疗保险试点城市中非儿童居民的筹资额从 50~900 元不等，其中政府补贴比例在 8.1%~80%。就保障范围而言，城镇居民基本医疗保险主要保障住院服务；大部分地区城镇职工基本医疗保险覆盖住院服务和门诊大病，并由个人账户支付门诊费用；新型农村合作医疗主要保障住院服务，虽然在大力发展门诊费用统筹，但实际报销比例很低。

总体而言，我国在医疗体系改革中取得长足发展，我国的基本医疗保险制度的覆盖面已经达到近 95% 的高覆盖水平，且保障制度的报销率也达到一定水平，一定程度上解决了老百姓"看病贵、看病难"的问题。但是要达到真正的"病有所医"，老百姓的健康得到一定公平性，只有完全实施真正意义上的"全民覆盖"才可以实现"病有所医"。

四、医疗救助

城镇职工基本医疗保险、城镇居民基本医疗保险、新型农村合作医疗保险和城乡医疗救助共同组成全民覆盖的基本医疗保障体系。医疗救助是政府和社会对贫困人群就医给予帮助与支持，以帮助解决其无力看病就医的问题。医疗救助制度是整个医疗保障体系的重要组成部分，也是整个医疗保障体系的最后防线。医疗救助制度的建立在我国基本医疗保险制度的基础上进一步保障了"人人享有初级卫生保健"这一目标的实现。

改革开放以来，随着我国城市经济体制改革和经济结构的调整，出现大量失业和待业人口，一部分城市居民进入社会低收入阶层。同时，城市化、人口老龄化进程加快，我国城市贫困群体的规模在不断扩大，城市贫困人口的数量已大大超过纳入低保的人数，城市贫困人口的看病就医问题变得日益突出。在我国农村，"因病致贫、因贫致病、贫病交加"的恶性循环导致农民贫困的现象更是屡见不鲜。2010 年底，全国共有 1 145.0 万户、2 310.5 万人城市低保对象，有 2 528.7 万户、5 214.0 万人农村低保对象[①]。

在参加和没参加基本医疗保险制度人群中，均存在贫困人群。这些贫困人群一部分是一开始就贫困，一部分是因某些因素（如疾病、灾害等）而变得贫困。这些贫困人群可能因为持续贫困或因某些因素陷入贫困，而无法参加保险或者退出保险。由于没有基本医疗保险的保障，一旦面临大额医疗费用，他们将陷入更严重的贫病循环。

如何解决这部分贫困人口的"病有所医"问题，迫在眉睫。城乡贫困医疗救助作为医疗保障体系的重要组成部分，作为基本医疗保险制度重要补充，在一定程度上解决贫困人群的"看病难、看病贵"问题，从而保障贫困人口的健康权益。

我国医疗救助是政府通过提供财务、政策和技术上的支持以及社会通过各种慈善行为，对贫困人群中因病而无经济能力进行治疗的人群，或者因支付数额庞

---

① 民政部：《2010 年社会服务发展统计报告》，http：//www.mca.gov.cn/article/zwgk/mzyw/201106/20110600161364.shtml。

大的医疗费用而陷入困境的人群，实施专项帮助和经济支持，使他们获得必要的卫生服务，以维持其基本生存能力，改善目标人群健康状况的一种社会救助制度。我国政府已出台城乡医疗救助四部门文件，城乡医疗救助已纳入国家基本医疗保险体系，鼓励推行"一站式"服务和医疗费即时结算的医疗救助模式。

医疗救助的实施主体包括：中央政府承担主要的财政支持和宏观政策支持，地方政府负责制定具体的实施办法，并根据实际需要和财力状况，对医疗救助给予资金支持；相关政府部门（民政部门、财政部门、卫生部门、药监部门、审计部门等）之间需要加强行政协作和信息沟通；医疗卫生机构是医疗救助服务的提供方，为救助对象提供良好的医疗救助服务和相应优惠政策；中华慈善总会、中国红十字会、中国扶贫基金会、中华社会救助基金会等慈善组织和社会个人的角色既体现在协助开展医疗救助工作方面，又体现在对医疗救助及其对象的资金支持方面。

医疗救助对象是因疾病陷入贫困并将导致生活无法维持甚至生命无法延续的人群。介于贫困线边缘的群体也属于极易"因病致贫"的群体，也应该纳入医疗救助的范围。

（一）我国医疗救助已取得的成绩

十一届全国人大四次会议记者会上，民政部部长李立国指出，自 2003 年、2005 年先后建立农村医疗救助制度和城市医疗救助制度以来，2006 年农村医疗救助制度已全覆盖农村，2008 年城市医疗救助制度已全覆盖城市。

在投入资金数量上，中央财政已经由 2003 年的 3 亿元增加到了 2010 年的 109 亿元，同时地方财政也在不断加大医疗救助的投入。中国民政部 2010 年社会服务发展统计报告表明，在医疗救助方面，2010 年全年累计救助城市居民 1 921.3 万人次，其中：民政部门资助参加城镇居民基本医疗保险 1 461.2 万人次，人均救助水平 52.0 元；直接救助城市居民 460.1 万人次，人均医疗救助水平 809.9 元。全年用于城市医疗救助的各级财政性资金 49.5 亿元，比上年增长 20.1%，其中：民政部门资助城镇居民参加基本医疗保险资金 7.6 亿元，比上年增长 31.0%，直接救助 37.3 亿元，比上年增长 18.8%。2010 年全年累计救助贫困农民 5 634.6 万人次，其中：民政部门资助参加新型农村合作医疗 4 615.4 万人次，人均资助参合水平 30.3 元；直接救助农村居民 1 019.2 万人次，人均救助水平 657.1 元。全年用于农村医疗救助的各级财政性资金支出 83.5 亿元，比上年增长 29.2%，其中：资助参加新型农村合作医疗资金 14.0 亿元，比上年增长 33.3%，直接救助资金 67.0 亿元，比上年增长 35.6%。2010 年医疗救助的支出总额达到 152 亿元，救助 6 000 多万人次，其中资助参加新农村合作医疗和城市居民基本医疗保险 5 000 多万人次，直接实施医疗救助 1 000 多万人次①。

2009 年 6 月民政部《关于进一步完善城乡医疗救助制度的意见》提出：加强医疗救助和其他医疗保险制度在经办管理方面的衔接，探索实行"一站式"管理服务。在新农合与医疗救助的衔接方面，截至 2009 年年末，第一批新农合试点县中有部分开展了两个制度结合运行的试点工作，在实际运行过程中，已经出现了几种不同的模式，按报销方式来划分主要有以下几种模式：事前救助模式，即救助对象出院时只需支付新农合和医疗救助双重报销后的自付费用，事后定点医疗机构分别与合作医疗管理办公室和民政局进行结算。"湖北模式"就是其中一例。事中救助模式，即救助对象出院时只需缴纳扣除新农合费用补偿后的自付部分，然后再去民政部门进行医疗救助补偿，每个月由合作医疗办公室与定点医疗机构进行结算。"湖南模式"就属于这种模式。事后救助模式，即救助对象在出院时需要垫付全部住院费用，然后再分别到卫生部门和民政部门的报销机构进行合作医疗和医疗救助的补偿。采用这种模式比较典型的是重庆市。

（二）医疗救助的现状

1. 农村医疗救助的现状

新型农村合作医疗制度和农村医疗救助是我国农村地区医疗保险制度的两大重要支柱。"新农合"自 2003 年试点开始，经过几年的推广与发展，取得了可喜的成就。截至 2010 年年底，新型农村合作医疗参合人口数达 8.36 亿人，参合率为 96%。而从各个地区的情况看，医疗救助的实施时间一般都晚于"新农合"。尽管医疗救助的覆盖面相对于"新农合"而言，仅占农村人口 5% 的贫困人口。但是并不能把其地位矮化，而应该实现医疗救助和"新农合"的有效衔接。虽然二者在保障范围、保障程度以及受众群体上存在差异，但二者的有机结合将会大大提高我国农村地区的医疗保险程度和服务水平，最大限度地降低农民的医疗负担。农村医疗救助工作，是从制度安排上缓解困难群众无力就医看病问题的重大举措，是完善城乡社会救助体系的重要步骤。

长期以来，因病致贫、因病返贫已成为农村贫困的主要原因之一。我国 2002 年出台的《中共中央、国务院关于进一步加强农村卫生工作的决定》明确提出，要建立和完善农村合作医疗制度和医疗救助制度。2003 年，在民政部下发的《关于实施农村医疗救助的意见》中指出"农村医疗救助制度是通过政府拨款和社会各界自愿捐助等多渠道筹资，对患大病农村五保户和贫困农民家庭实

---

① 民政部：《2010 年社会服务发展统计报告》，http://www.mca.gov.cn/article/zwgk/mzyw/201106/20110600161364.shtml。

行医疗救助的制度"，同时也对医疗救助的内涵、目标原则、救助对象和救助办法做了更为具体的规定。2004 年，民政部、财政部联合发布了《农村医疗救助基金管理试行办法》，对农村医疗救助基金来源、使用和管理做出了明确规定。2009 年，民政部、财政部、卫生部、人力资源和社会保障部联合发布了《关于进一步完善城乡医疗救助制度的意见》，要求建立城乡统一的医疗救助体制，提高农村医疗救助标准和救助水平。

农村医疗救助从 2003 年开始发展以来，对缓解农村贫困人口"看病难"、"看病贵"问题做出了极大贡献。2006 年农村医疗救助制度已经覆盖所有农村。

农村医疗救助的对象主要是：农村五保户、农村贫困户家庭成员以及地方政府规定的其他符合条件的农村贫困农民，具体条件由地方民政部门会同财政、卫生部门制定，报同级人民政府批准。救助办法为：开展新型农村合作医疗的地区，资助医疗救助对象缴纳个人应负担的全部或部分资金，参加当地合作医疗，享受合作医疗待遇。因患大病经合作医疗补助后个人负担医疗费用过高，影响家庭基本生活的，再给予适当的医疗救助。尚未开展新型农村合作医疗的地区，对因患大病个人负担费用难以承担，影响家庭基本生活的，给予适当医疗救助。国家规定的特种传染病救治费用，按有关规定给予补助。医疗救助对象全年个人累计享受医疗救助金额原则上不超过当地规定的医疗救助标准。对于特殊困难人群，可适当提高医疗救助水平。

从全国整体来看，我国已经初步形成了比较系统的农村医疗救助制度框架。主要包括：救助申报制度、入户调查制度、民主评议制度、张榜公示制度、对象核查制度、基金管理制度等，全面规范了申请、公示、审批、发放救助金等工作程序，实现了救助对象的动态管理，保证了救助工作的公开、公平、公正。在资金管理方面，各级财政在"财政社会保障基金专户"下开设"城市医疗救助资金"和"农村医疗救助资金"分户。医疗救助资金实行专项调拨、封闭运行。在资金发放方面，根据城乡医疗救助对象看病就医的实际需要，城乡医疗救助资金采取"先预付后结算"的方式发放。

2. 农村医疗救助的问题

长期以来，在我国经济体制发展模式下，农村与城市发展不均衡，农村地区卫生事业发展相对薄弱，一定程度上限制了农村地区医疗救助的发展。整体而言，农村医疗救助事业发展过程中主要存在以下六个方面的问题。

（1）医疗救助资金渠道有限

我国农村医疗救助资金渠道有限，无法满足农村地区日益增长的医疗救助需求。政府资金和社会资金是农村医疗救助资金两大来源，其中政府资金又可分为中央政府资金和地方资金。但是，我国需要医疗救助人口较多的地区多位于中西

133

部地区及农村地区，这些地区经济发展水平较低，地方财政支付能力有限，主要依靠中央财政转移支付来获取资金，来自社会捐助的资金也非常有限。这些地区的贫困人口所占比例较大，对医疗救助资金的需求量大，这就形成了政府医疗救助资金有限与农村医疗救助需求较高的供需矛盾。

（2）"准保险化"现象存在

我国大部分地区的医疗救助服务都设置了"起付线"，这样容易导致"准保险化"现象的存在。医疗救助服务设置"起付线"容易造成特困农户无法真正从医疗救助中受益。新农合设立起付线和封顶线的目的在于防范道德风险，保护基金安全，但医疗救助制度本身设立的目的在于帮助贫困人群，若设立起付线，则将大部分贫困救助对象阻挡在医疗救助的大门外。医疗救助的目的是帮助特困人口减轻医疗费用的负担，但是"起付线"的设定违背了这一制度的初衷，使许多特困群众无法得到真正的实惠。

（3）医疗救助范围狭窄，层次较低

医疗救助的范围较为狭窄，层次较低，无法从根本上解决农村贫困人口庞大的医疗开支。由于大病病种限定的范围有限，致使很多划定病种范围之外的疾病患者无法享受到医疗救助，而绝大多数的多发病、常见病都未被划入救助病种之内，使很多患病的贫困人口无法得到救助，也就造成了很多因病致贫情况的发生。

（4）农村医疗救助与新农合制度衔接不畅

农村医疗救助与新农合制度衔接不畅，影响了医疗救助和新农合补偿对救助对象救助的及时性、连续性，也影响了对卫生服务的有效监管，影响了救助的效果和效率。

由于农村医疗救助和新农合对医疗服务供方行为的制约不能有效衔接，使得农村贫困人口无法得到良好的医疗服务。从管理层面上看，农村医疗救助与新农合的衔接不充分。在对贫困人口的救助申请审批和身份认定上，医疗救助与新农合没有统一。医疗救助和新农合办理手续复杂，而且多采取报销制，两者分开进行，造成程序繁琐和资源浪费。新农合信息网络比较健全，而医疗救助的信息采集和管理系统严重滞后于实际需要，没有使用新农合的信息管理系统。

（5）城乡卫生资源配置的非均衡导致城乡医疗救助力度差别较大

当前，我国弱势群体大多在农村，而医疗保险、养老保险、失业保险等社会保障制度主要针对城镇居民，农村弱势群体患病者多数无医疗救助，即使得到救助也并非应保尽保，往往只有16%～50%的贫困者能得到救济。据调查，我国80%的卫生资源分布在城市，只有20%在农村。也就是说近70%的农村人口享受着20%的卫生资源，农民看病难问题较为突出，且农民治疗疾病上会遭受更大的经济风险。

（6）缺乏权威的法律保障

虽然医疗救助的实际操作已经运行八年，但是，除了《中共中央、国务院关于进一步加强农村卫生工作的决定》、民政部等四部门《关于建立城市医疗救助制度试点工作意见》和《农村医疗救助基金管理办法》等文件外，并没有一部全国统一的医疗救助法律法规进行规范及制约，许多实际难题无法得到法律保障而根治。

3. 城市医疗救助现状

城镇居民基本医疗保险与城镇贫困人群医疗救助制度是社会保障体系的重要组成部分。

城市贫困人口是指家庭人均收入低于当地最低生活保障线的低收入家庭成员。主要包括：（1）转型时期的下岗职工、失业人员等特殊群体；（2）生活在最低生活保障线以下的残疾人员；（3）体弱多病、鳏寡孤独等老年弱势群体；（4）其他弱势群体，如城市农民工等群体。城市贫困人口中普遍存在着医疗困境。随着我国经济体制改革的深入，传统的计划经济体制下的覆盖城市全民的公费医疗和劳保医疗制度逐步瓦解，为了缓解城市广大下岗、待岗职工的生活和就医困难，部分地区开始对城市贫困人群的医疗进行补助和帮扶。

截至 2010 年 7 月，城市居民最低生活保障户数 1 131.1 万户，人数达到 2 293.9 万人。城市贫困人口的数量已大大超过纳入低保的人数，我国城市贫困群体的规模在不断扩大。

目前，我国城市医疗救助工作尚处于探索和起步阶段，缺乏有统一政策要求的医疗救助计划，且各地城市医疗救助工作发展很不平衡，尚无成熟的模式。1990 年上海市率先开展城市贫困居民的医疗困难补助，大连、北京、武汉等城市也先后开展了针对贫困居民的政策性减免活动。我国政府已经意识到建立城市医疗救助制度的重要性，2003 年，民政部下发了《关于建立城市医疗救助制度有关事项的通知》，要求："各级民政部门要在当地政府的领导下，加强与有关部门的联系和协商，尽快就建立城市医疗救助制度开展调查研究，制订工作计划和具体实施方案，并就医疗救助试点的内容和地点做出初步安排。" 2005 年 3 月，国务院办公厅转发了民政部等四部门《关于建立城市医疗救助制度试点工作意见》，要求从 2005 年开始，用两年时间在各省、直辖市、自治区部分县（市、区）进行试点，之后再用 2~3 年时间在全国建立起管理制度化、操作规范化的城市医疗救助制度。城镇居民基本医疗保险制度和城镇贫困人群医疗救助制度的建立为解决城镇弱势群体的"看病贵、看病难"问题提供了一个解决方法。

截至 2010 年年底，全国参加城镇基本医疗保险人数已达 4.3 亿人，91% 的地区基本实现医疗费用即时结算。但是，由于城镇未从业者存在缴费能力有限和患病率偏高这一实际矛盾，客观上造成了城镇居民基本医疗保险在实施上的困难和保障的有限性。

总体而言，当前开展的医疗救助模式具有以下特点：①基本上以政府为主导。有的城市直接由市政府下发文件，有的城市由省民政局、财政局及劳动社会保障局等部门联合下发文件。各个城市医疗救助制度的实施基本上是以民政部门为主导，其他相关部门如财政部门、劳动和社会保障部门、卫生部门配合。②救助对象基本上是享受城市最低生活保障制度的居民。③医疗救助大都以大病救助为原则。④医疗救助的资金主要来自于市政府财政拨款。

4. 城市医疗救助的问题

城市医疗救助的发展相对于农村地区发展较晚，在其发展过程中存在以下问题：

（1）救助对象难于界定

这是医疗救助的首要问题，主要表现为比例分配问题和动态性问题。比例分配问题是指在确定救助对象的数量时，由于不同地区、不同城市经济发展水平不同，贫困人口的情况也不一样，因此救助比例也应有所不同。动态性问题是指随着经济的发展有一部分人脱离贫困，一部分进入了绝对贫困线以下，贫困人群处于动态变化中。这种动态变化可能带来两种结果：一是一些救助对象由于获得一些社会支持，在一定程度上已经摆脱了困境，但他们依然享受着医疗救助待遇；另一种结果是一些市民原先不符合享受医疗救助的条件，但因为一些突发的灾难性事件，他们急需接受救助却未能及时得到而陷入困境。这两种情况都违背了医疗救助的初衷。

（2）救助范围较窄

大部分城市的医疗救助计划所规定的救助对象均是持有驻地户口的城市居民，基本上没有包括在城市工作生活的暂住人口和流动人口。另外，医疗救助方案设置的起付线大致等于贫困家庭的年收入，影响了贫困家庭对医疗救助的利用。低水平的事后救助及救助起付线的设置无形中抬高了救助门槛，限制了贫困人口就诊。

（3）救助资金的供需矛盾突出

现阶段的医疗救助资金的供方与需方的矛盾十分突出，主要表现在以下方面：①城镇贫困患者增多，医疗价格上涨致使医疗救助资金缺口较大；②医疗救助的投入渠道不畅，投资力度小，缺乏统一的管理，使医疗救助经费不能足额及时到位，加剧了经费紧张状况；③由于没有利用好有限的救助资金，救助项目报销过低，贫困患者因自付部分过高而无法真正利用救助资金。

（4）缺乏长效的筹资机制

资金的筹集是开展医疗救助的基本前提。对贫困人群实施医疗救助不是一个短期的行为，而是一个长期的、持之以恒的过程。我国的医疗救助筹资投资分散，而且大多数医疗救助基金筹资渠道缺乏固定性，仍然以一次性为主，无法保证筹资的可靠性和稳定性，因此难以制定长效可持续性筹资机制。

（5）政府职能缺位

各地的医疗救助实施机构相互之间缺乏沟通、协调和统一。虽然各地出台的医疗救助办法一般由民政、卫生、财政和劳动保障等政府部门联合发文，但并没有明确医疗救助的主管部门，没有明确相对应的责、权、利。体制不顺、职责不明、多头管理和管理缺位同时并存，没有很好地协调医疗救助所涉及的民政、财政、审计、劳动保障和卫生部门等相关部门的关系和职责。

（6）相关法律尚不健全

现代意义的医疗救助在我国是 20 世纪末才开始出现的新鲜课题，虽然经过了十几年的发展，但在全国仍没有普遍展开，只是在部分城市试点。各个城市只是颁发了地方性部门规章，还没有积累起足够的经验制定适应实际需要具有预见性的法规，目前全国还没有一部专门的法律来保障居民获得医疗救助。

（7）救助效果缺乏绩效评估

实践证明，只有建立一套科学的绩效评估机制，才能有效促进医疗救助工作全面、协调、可持续发展，而我国目前推行医疗救助的各个城市尚无一例对其实施结果进行过科学、客观的绩效评价。如此一来，也就无从对医疗救助的落实效果及落实程度有个合理、准确的认识，使以后工作的开展缺乏理论支持。因此，加强医疗救助工作的绩效评估工作已经显得十分迫切。

第四节　全民覆盖与"病有所医"

改革开放以来，我国卫生事业发展迅速，但城乡发展不协调、卫生资源配置不合理、卫生服务可及性差和医疗费用负担公平性差等问题仍然比较突出，"看病难、看病贵"问题日渐严重。目前，中国政府把实现"病有所医"作为医药卫生体制改革的主要目标。

全民覆盖的医疗保险制度要求实现覆盖全体公民，确保全体公民人人享有基本卫生保健服务，真正实现"病有所医"，最终实现健康公平。不论城市居民还是农村居民，不受收入、职业、就业以及地区的限制，都可以在需要的时候获得

137

确定的基本医疗卫生保健服务。通过全民覆盖的安全网，使每个人都能获得确保其健康所需要的基本卫生保健。

全民覆盖作为实现"病有所医"的制度保证，从其定义而言，具备以可提供的成本，实现所有公民的健康促进、预防、治疗和康复等卫生干预措施的可及性，实现可及性的公平。

筹资风险分担保护原则将确保患大病的人不会面临疾病经济风险①。全民覆盖在广度上要求医疗保险制度实现全覆盖；在深度上要求卫生服务（如门诊、住院及其他高额服务项目）内容要全面；在高度上要求财政保障的疾病经济风险最低。

全民覆盖可以有效改善我国基本卫生保健服务的可及性、筹资公平性和服务可及性的公平，对于解决"看病难、看病贵"、"因病致贫"等问题起到至关重要的作用，是实现"病有所医"最重要的制度保障。"全民覆盖"与"病有所医"的关系如图7-1所示。

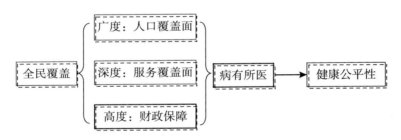

图 7 - 1　全民覆盖与"病有所医"的关系

全民覆盖只有在广度上达到人群的全覆盖，在深度上达到卫生服务较全面的覆盖，在高度上到达财政保障水平的经济风险最低，才能实现真正意义上的"全民覆盖"，从而实现"病有所医"，从根本上解决人民群众的"看病难、看病贵"问题，为实现最终的健康公平性奠定基础。

就广度而言，目前我国已建立起了世界上覆盖面最大的基本医疗保险制度，基本实现了基本医疗保险制度的全覆盖。截至2010年年底，基本医疗保险制度覆盖了12.68亿人，参保率从2000年的15%左右提高到2010年年底的近95%。

但是，我国只是从基本医疗保险制度覆盖率上实现全民覆盖，在卫生服务可及性及疾病经济风险保护方面，与实现"病有所医"的目标相比依然存在较大差距。也就是说，实现了基本医疗保险制度的全民覆盖不等于达到了"病有所

---

① Van Lerberghe W.：*The world health report* 2008：*primary health care：now more than eve. Word Health Organization*，2008.

医"的目标。

真正意义上的全民覆盖要求实现全体居民健康保障权益的公平性，这要求首先是保障覆盖范围内的人群在健康权益方面的公平性。因此，全民覆盖的基本医疗卫生保健服务要求对于同等健康需要的参保对象，应该享有同等的保障。全民覆盖就其提供的内容来说，一般是指为全体居民提供基本的医疗卫生保健服务，在基本医疗卫生保健服务的覆盖范围及服务的可及性层面实现全民覆盖。对全体居民而言，在满足人群基本医疗需要的服务提供和享有上，应该是公平的覆盖所提供的服务。

在我国全民覆盖医疗保险制度的不断完善过程中，居民疾病经济负担仍然较重，卫生服务可及性、公平性仍然较差。主要表现在：（1）不同社会经济水平人群的卫生服务可及性依然存在较大差异；（2）不同医疗保险制度参保人群卫生服务可及性差异明显。

不同社会经济水平人群的卫生服务可及性依然存在较大差异。医疗卫生资源在各个收入阶层人群间存在分配不公平现象，贫困人口较中高收入阶层从医疗卫生资源中获益的可能性较小，卫生服务可及性较差。"贫困"是阻碍居民利用医疗服务的主要原因。调查表明，2008 年，城市最高收入者的住院率比低收入者高 60.7%，农村最高收入者比最低收入者高 15.3%。城市和农村的应住院未住院比例最低收入组均明显高于最高收入组。

不同医疗保险制度参保人群卫生服务可及性差异明显。2008 年三种基本医疗保险制度中，城镇职工报销费用比例最高，新型农村合作医疗报销比例最低，二者相差 35.6%。新农合覆盖人群住院费用自付比例最高，为 73.4%，自付费用占家庭人均收入的一半以上。

造成不同医疗保险制度参保人群卫生服务可及性差异明显的主要原因是：（1）三种基本保险制度卫生筹资公平性较差；（2）三种基本保险制度的基金统筹层次低；（3）疾病经济风险保护不足。

三种基本保险制度卫生筹资公平性较差。目前我国的三种基本医疗保险制度在相同区域内筹资水平、保障范围和保障水平差异明显，并且相同医疗保险制度在不同地域间也存在差异。在筹资水平上，全国城镇居民基本医疗保险试点城市中非儿童居民的筹资额从 50～900 元不等，其中政府补贴比例在 8.1%～80%。在保障范围上，城镇居民基本医疗保险主要保障住院服务；大部分地区城镇职工基本医疗保险覆盖住院服务和门诊大病，并有个人账户支付门诊费用；新型农村合作医疗制度虽在大力发展门诊费用统筹，但实际报销比例很低。研究表明，三种基本医疗保险制度中，城镇职工基本医疗保险的保障水平最高，城镇居民基本医疗保险和新型农村合作医疗的保障水平较低，参保人群的经济负担较重。

三种基本保险制度的基金统筹层次低。目前城镇职工基本医疗保险和城镇居民基本医疗保险已基本实现了市级统筹，但新型农村合作医疗的统筹基金仍然停留在县级水平。一般认为，能够实现更大规模经济风险分担的医疗保险制度具有更高的效率。较高的统筹层次将有利于促进基本医疗保险的公平性，有利于提高基金的共济能力。

疾病经济风险保护不足。目前在我国三种基本保险制度基础上，对于超出基本医疗卫生保健需要部分不能通过全民覆盖的途径解决，应通过其他保障形式和制度来解决，如大病补助、商业医疗保险和其他补充保险。但是目前居民自付比例依然较高，形成了穷人帮富人的现象，同时，居民对灾难性卫生支出补偿能力有限。第四次国家卫生服务调查显示，城镇职工、城镇居民、新型农村合作医疗接受门诊服务时，全部自付的比例分别达到 26.3%、65.4%、66.6%；住院费用的自付比例分别为 36.8%、50.7%、73.4%。虽然参保人群从制度上享有了基本医疗保险，但由于过高的自付费用比例，患者仍然需要承担大额的医疗费用，降低了医疗保险制度的疾病风险保护的效果。全民覆盖应提高疾病经济风险保护能力。

全民覆盖通过为全体居民提供基本卫生保健服务、改善资金筹集公平性和提高保障待遇的给付能力，来实现"病有所医"，使全体居民的健康不公平现象得以改善。目前我国的基本医疗保险制度与真正意义上的"全民覆盖"制度还存在较大差距，我国的医药卫生体制改革任重道远，在解决人民群众"看病难、看病贵"问题上依然面临诸多挑战。在实现"病有所医"目标上尚需政府的政治决心、加大财政投入及医药卫生体制改革的整体推进和制度创新。

第八章

中国健康保障系统

第一节 健康保障系统的相关概念

一、制度、体系、系统概念及内涵

（一）制度

1. 概念界定

制度（Institution）广义上包括国家和地方的法律、法规，组织内部的规章制度，以及约定俗成的道德观念、规范和习俗等。制度按照性质和范围，总体可分为根本制度、基本制度与具体规章制度三个基本层次①。制度具有很强的强制性和约束力。

2. 分类

根本制度属宏观层次，是指人类社会在一定历史条件下形成的经济、政治、

---

① 吴亚东、李钊：《对体系、制度、机制、体制相关概念的辨析与理解》，载于《现代商贸工业》2010 年第 22 期，第 237 ~ 238 页。

文化等方面的规则和程序体系，包括政治制度、经济制度、文化制度、封建宗法制度、资本主义制度、社会主义制度等①。例如，我国的社会主义制度，是社会主义国家机关在其法定的职权范围内依照法定程序，创制、认可、修改和废止法律，以及规范性法律文件的活动。

基本制度属中观层次，指介于根本制度和具体制度之间的、涉及社会某具体领域的、要求大家共同遵守的行为模式或行动准则。例如，我国的教育制度是一个国家各级各类教育机构与组织体系有机构成的总体，及其正常运行所需的种种规范、规则或规定的总和，设立主体是国家，它是国家教育方针制度化的体现，也就是说，教育制度是我国社会制度中的一种，它是以根本制度为指导确立的，却又高于具体规章制度的一种基本制度。

具体制度属微观层次，是指各种社会组织和部门规定的办事规程或办事流程。如公务员考试制度、学位管理制度、考勤制度等。

本课题研究中涉及的新型农村合作医疗制度、城镇居民基本医疗保险制度和城镇职工基本医疗保险制度既属于基本制度，又涉及具体规章制度。

以新型农村合作医疗制度为例，它是由政府组织、引导、支持，农民自愿参加，个人、集体和政府多方筹资，以大病统筹为主的农民医疗互助共济制度。采取个人缴费、集体扶持和政府资助的方式筹集资金。2002年10月，《中共中央、国务院关于进一步加强农村卫生工作的决定》明确指出：要"逐步建立以大病统筹为主的新型农村合作医疗制度"，"到2010年，新型农村合作医疗制度要基本覆盖农村居民"，"从2003年起，中央财政对中西部地区除市区以外的参加新型农村合作医疗的农民每年按人均10元安排合作医疗补助资金，地方财政对参加新型农村合作医疗的农民补助每年不低于人均10元"，"农民为参加合作医疗、抵御疾病风险而履行缴费义务不能视为增加农民负担"。这些都是对新型农村合作医疗提出的制度规范和要求，要求相关部门贯彻落实，并从参合率、基金筹集、受益补偿等方面来对该制度进行绩效评价。

（二）体系与系统

1. 概念界定

体系（System）泛指在一定范围内或同类的事物按照一定秩序和内部联系组合而成的整体。自然界的体系遵循自然的法则，而人类社会的体系则要复杂得多。如公共卫生服务体系、医疗服务体系、医疗保障体系、药品供应体系等。影响这个体系的因素除人性的自然发展之外，还有人类社会对自身认识的发展。

---

① 孔伟艳：《制度、体制、机制辨析》，载于《重庆社会科学》2010年第2期，第96~98页。

系统一词源于古希腊语，系统与体系在英文中都译为 System。系统也是指同类事物按一定的关系组成的整体。系统论认为，系统是由若干子系统以一定结构形式联结构成的具有某种功能的有机整体。系统之间不是相互孤立的，而是互相联系的，例如组织系统、灌溉系统。本书中提及的系统包括健康保障系统、管理信息系统、医疗保险系统等。

2. 系统分类

系统是普遍存在的，在宇宙间，从基本粒子到河外星系，从人类社会到人的思维，从无机界到有机界，从自然科学到社会科学，系统无所不在。

它大致可以分为自然系统、人工系统、复合系统。

（1）自然系统包括生态平衡系统、生命机体系统、天体系统和物质微观结构系统等。

（2）人工系统包括生产系统、交通系统、电力系统、电子计算机系统、教育系统、医疗系统和企业管理系统等。

（3）复合系统是自然系统和人工系统的组合。如导航系统、广播系统、交通管理系统和人机系统等。

本书所指的系统均为人工系统。

3. 系统特点

长期以来，系统特征的描述尚无统一规范的定论。一般我们采用如下的定义：系统是由相互联系、相互制约的若干组成部分结合而成的、具有特定功能的一个有机整体（集合）①。

（1）整体性

整体由部分组成，但这种组成方式不是各部分的随意相加，而是有机的结合，整体内各部分之间的联系是有机的联系。系统的本质是整体与部分的统一，构成系统的整体特性只有在运动过程中才得以体现。系统是由若干要素（部分）组成的，这些要素可能是一些个体、元件、零件，也可能其本身就是一个系统（或称为子系统）。例如，目前我国的医疗保障体系作为一个整体，是由城镇职工基本医疗保险、城镇居民基本医疗保险、新型农村合作医疗及社会医疗救助等不同的部分构成的混合型医疗保险体系。各个部分的结合不是随意相加，而是有机结合在一起，各个部分之间的联系也是有机的联系，这样在理论上覆盖了全体城乡居民，已初步建立起了医疗费用的分担机制。城乡居民可以通过参加医疗保险或者通过医疗救助机制获得最基本的医疗保障，在一定程度上减轻了居民的就

---

① 互动百科. 系统 ［EB/OL］. 2006 ［2013 - 5 - 7］. http：//www. baike. com/wiki/% E7% B3% BB% E7% BB% 9F。

医负担,增加了就医的可及性。

（2）相对独立性

一方面,这种独立性表现为:第一,具有特定的质和量的规定性,从而能区别于环境和周围事物;第二,具有排他性;第三,具有稳定性,在一定时期内或一定条件下,系统的基本结构、功能不变,以保持内在特有的稳定状态。另一方面,这种独立性是相对的,任何一个系统都存在于环境和周围事物之中,并与之有密切的联系。世界上根本不存在绝对独立于环境和周围事物的东西,不存在完全独立的、孤立的系统。一个系统都是另一个大系统的组成部分,即子系统。例如,目前我国的医疗保障体系作为一个整体,是由城镇职工基本医疗保险、城镇居民基本医疗保险、新型农村合作医疗及社会医疗救助等不同的部分构成的混合型医疗保险体系。各个部分之间,即不同的医疗保障制度之间,相互独立,不同医疗保险制度都有其各自的规章制度、运行机制、保障范围等,具有排他性。

（3）结构性

一个系统是其构成要素的集合,这些要素相互联系、相互制约。系统内部各要素之间相对稳定的联系方式、组织秩序及失控关系的内在表现形式,就是系统的结构。例如,公共卫生服务体系,包括重大疾病防控体系、卫生监督体系、突发公共卫生事件应急体系等诸多方面;公共卫生服务体系作为一个大系统,其中又包含了诸多子系统,这些子系统之间相互联系、相互制约,并以一定的结构构成了公共卫生服务体系。

（4）功能性

系统要有一定的目的性。系统的功能是指系统与外部环境相互联系和相互作用中表现出来的性质、能力和功能。例如,新型农村合作医疗信息系统的功能是进行信息的收集、传递、储存、加工、使用和维护,辅助政策制定者调整政策,使制度能够更好地惠及大众。

（5）环境适应性

任何系统都处在一定的物质环境之中,并与环境发生相互作用。系统与环境的相互联系和相互作用,主要表现在物质、能量和信息的交换方面。例如,医疗保障体系中的不同组成部分,如新型农村合作医疗,在不同的社会经济环境中,保障范围、基金筹集、起付线、封顶线和补偿比例都是不同的,而且会随着环境的变化而变化。

二、健康保障系统内涵

传统的健康观念认为,健康是指"机体处于正常运作状态、没有疾病"。

1947 年，世界卫生组织提出"健康不仅是没有疾病和病痛，而且是个体在身体上、精神上和社会适应上的完好状态"的健康新观念，并被人们广泛接受。从以上两个概念可以看出，没有疾病和病痛是健康的基础和基本条件。

研究发现，生物遗传因素、环境因素、生活方式以及卫生服务是影响人类健康的主要原因，预防疾病的发生、保持健康要针对上述各种因素。因此，人类健康的保障与维护是一个复杂、庞大的系统工程。

在人类社会发展的进程中，人们基于对影响健康因素的认识和存在的各种卫生问题，采取多项措施以保障人群的健康。由于卫生服务是影响健康的主要因素之一，从提高医疗服务可及性的角度出发，为了分担医疗费用、减轻居民就医负担，各国实施独具特色的医疗保险制度，从制度层面确保患病人群得到基本的医疗服务。医疗保险制度既是一种制度安排，也是改善卫生服务的重大举措，其本质是提高医疗卫生服务可及性，保障人群的健康。在很长一段时间里，医疗保险和健康保障成为同义词，被人们广泛使用。

传统意义的医疗保险是指由特定的组织或机构经办，通过带强制执行的政策法规或自愿缔结的契约，在一定区域的一定参保人群中筹集医疗保险基金。医疗保险是以合同的方式预先向受疾病威胁的人收取医疗保险费，建立医疗保险基金；当被保险人患病并去医疗机构就诊而发生医疗费用后，由医疗保险机构给予一定的经济补偿，其主要解决的是参保居民就医问题。许多国内外学者在研究健康保障制度时其核心内容仍然是医疗保障制度。刘远立（1991）[①] 认为，健康保障制度就是为特定人群提供卫生服务而筹措和分配资金的规范化操作系统。健康保障制度由五个主要部分组成，包括筹资来源、筹资方式、保障内容、组织管理、支付方式，这五大块构成了健康保障制度的解剖结构，其本质是医疗保险制度。朱俊生（2010）[②] 认为基本健康保障制度的模式通常分为国民卫生服务制度、社会医疗保险制度以及商业保险制度。中国基本健康保障制度由城镇职工基本医疗保险制度、城镇居民基本医疗保险制度、新型农村合作医疗制度以及医疗救助制度构成。

随着健康观念的转变，世界各国不断丰富着医疗保险制度的内涵，提出健康保障制度概念。一些国家在医疗保障的基础上，将公共卫生保健（包括计划免疫、计划生育、妇幼保健、传染病和地方病控制等）、疾病治疗、护理康复、心理咨询、健康教育等都作为健康保障服务的内容，形成了健康保障制度。因此健康保障制度又被称为广义的医疗保障制度，因为它保障的范围更广，不仅保障居

① 刘远立：《健康保障制度的系统研究》，载于《卫生经济研究》1991 年第 1 期，第 9～13 页。

② 朱俊生：《中国健康保障制度的挑战及其应对》，载于《湖北大学学报》（哲学社会科学版）2010 年第 3 期，第 91～94 页。

民获得最基本的医疗服务，还要保障全体居民能够获得最基本的公共卫生保健服务。健康保障制度是现代社会为解决国民的健康问题所进行的一种制度安排，是对造成健康危险所有因素的抵制，以达到"健康安全"。因此，健康保障制度内涵也有了新的发展。朱玲（2004）[①] 将健康保障定义为"具有减轻乃至消除健康脆弱性作用的公共行动"。梁君林（2006）[②] 指出健康保障制度应该涵盖公共卫生服务和个人健康保障两个领域，公共卫生服务的对象是全体居民。王延中（2008）[③] 认为使用健康保障概念更能体现现代健康观，健康保障涵盖了医疗保障和医疗服务两方面的内容，范围更广。健康保障除了重视疾病治疗外，更加关注预防、保健、护理和康复，它是保障人人享有健康的一个完整体系；健康保障的服务对象不仅仅是少数的病人，还有广大的健康人群和亚健康人群，要保障全体国民的健康；为了使有限的资金、资源更好地发挥作用，健康保障更加关注基层卫生服务体系建设和基本医疗保障制度建设，确保卫生服务提供的效率和人人享有公平的基本卫生服务。李文中（2011）[④] 对健康保障制度的特征进行总结，认为健康保障制度一方面强调的是"保障"，以减轻及至消除社会成员的健康脆弱性，即健康保障制度强调社会成员健康（疾病）风险的管理；另一方面健康保障制度注重通过事先预防来减轻社会成员的健康脆弱性，又关心事后运用医疗服务来帮助患者恢复健康或者减轻疾病的严重程度，降低社会成员因此遭受的损失；此外，健康保障制度关注如何来减轻或者消除社会成员的健康脆弱性，关注过程，也更重视社会公平和资源配置的结果。

近年来，一些学者提出健康体系的概念。王延中（2008）认为健康保障体系的主要目标是保障人人享有健康，文章从卫生服务体系、医疗保障制度两个方面介绍健康保障体系，提出了健康保障体系的基本目标、建设原则以及政策建议。萧庆伦和保罗（Hsiao W，Paul R）[⑤] 认为健康保障系统可由健康服务组织、健康保险组织和救助组织及其相互之间的联系构成。马敬东、张亮[⑥]（2009）认为，"病有所医"实现的载体是健全完善的健康保障系统，建立并逐步完善健康保障系统是实现"病有所医"的制度保证。文章从健康服务资源、健康保障组织两

① 朱玲：《农村人口基本健康保障指标的政策含义》，载于《中国社会科学院研究生院学报》2004年第 5 期。

② 梁君林：《人口健康、中国健康保障制度》，群言出版社 2006 年版，第 103 ~ 105 页。

③ 王延中：《人人享有健康保障》，载于《中国卫生政策研究》2008 年第 10 期，第 22 ~ 29 页。

④ 李文中：《我国健康保障制度的公平与效率研究》，首都经济贸易大学博士论文，2011 年 3 月。

⑤ Hsiao W，Paul R.：*Social health insurance for developing countries.* Washington DC：The World Bank，2007.

⑥ 马敬东、张亮：《"病有所医"面临的挑战：中国健康保障系统发展的三个失衡》，载于《中国卫生经济》2009 年第 4 期，第 5 ~ 6 页。

方面介绍了中国健康保障系统存在的问题。张越[1]认为全民健康保障体系是全民共享的基本的健康维护系统，该体系以健康和预防为中心，努力实现疾病面前人人平等，以确保全体国民拥有基本的健康保障，但治疗水平不同，在此基础上进一步健全全民健康保障体系，确保全体国民拥有人人平等的健康水平和疾病面前人人平等的治疗水平。

在人的健康成本中，医疗只占不到 20% 比例，更多决定人健康的是环境、生活方式和社会因素。这就涉及如何用健康的生活方式来减少疾病的支出，例如环境、食品安全等因素。医疗保障制度或健康保障制度的建立和完善涵盖了疾病的预防和治疗，但是医疗保健服务只是影响人群健康的主要因素之一，要保障人群的健康，其他因素也不能忽略。生物遗传因素的干预由于缺乏有效手段，实施起来困难较多。改变不良生活方式和行为，预防慢性非传染性疾病的发生已成为基本公共卫生服务的重要内容，在医疗保障制度的内容中也有所体现。环境因素和食品安全因素越来越受到人们的重视，因为目前我国许多慢性非传染性疾病的发生和环境因素有关。大量研究认为[2]各种癌症都与环境污染有关系，环境污染使癌症的发病越来越多，城市居民第一死因是癌症，城市居民发病率最高的癌症是肺癌，说明空气污染的影响更大；农村居民发病率最高的癌症是消化系统癌症，如胃癌、肠癌与营养、饮食方式、水源污染有一定的关系。食品安全问题使食品安全事故频发，对人群健康产生重要的影响。在食品安全方面，近年来发生的"三鹿奶粉事件"、"龙口粉丝事件"等一系列事件，引发人们对食品安全和健康的担忧。

综合以上的各种观点，健康保障系统应以健康维护、健康状况改进和健康公平为目标，是一个融综合性和系统性为一体的制度安排。中国健康保障系统涉及与健康有关的各个方面，但主要组成部分应该包括基本健康保护系统、健康维护系统和基本医疗保障系统，前两个方面是基础，医疗保障体系是核心。设计和运行良好的健康保护系统能够规避健康风险，使人群保持健康；不断发展和完善的健康维护系统是人群得到良好医疗服务、恢复健康的基础；医疗保障系统的全覆盖和内涵的变革仍是减轻疾病负担和应对灾难性后果的主要手段。

---

[1]　张越：《人人享有卫生健康保障》，人民出版社 2009 年版，第 156 页。
[2]　http：//health. zjol. com. cn/05zjhealth/system/2013/03/08/019195388. shtml

第二节　中国健康保障系统构成

健康是人的基本权利，保障人群健康是政府的职责。美国、英国、加拿大等提出并实施"健康战略"，旨在保护国民的健康和提高健康水平。我国政府也采取了相应的行动，2008年"全国卫生工作会议上"，卫生部正式提出了实施"健康中国2020"战略。"健康中国2020"战略是从2008年起到2020年的卫生发展中长期规划，是提高全民族的健康素质、实现以"健康促小康"、以"小康保健康"的重要战略，基本目标是针对人民群众最关心的健康问题和影响健康的危险因素，积极采取经济有效的干预措施和适当的卫生策略，努力提高全民健康水平。中国健康保障系统的建立与完善是实现"病有所医"的基础，它在实施"健康中国2020"战略、保障人群健康方面也将发挥着重要的作用。

一、健康保护系统

基于现代医学模式、健康影响因素研究成果，结合社会发展以及居民的需求等因素，在大卫生观指引下，从保护人群健康角度出发，中国健康保障系统的一个首要方面是社会环境的健康。解放以后几十年的时间里，中国经济发展迅猛。国家统计局数据显示，2003～2011年，中国经济年均增长10.7%，而同期世界经济的平均增速为3.9%。中国经济总量占世界经济总量的份额，从2002年的4.4%提高到2011年的10%左右；中国经济总量在世界的排序，从2002年的第6位，上升至2010年的第2位，2011年依然保持着这一位置。我国经济高速发展引发生态破坏、环境污染等许多问题。环境健康问题通常分为两类[1]：一是与贫困和经济发展不足有关的传统环境健康问题，如缺乏安全饮用水、基础卫生设施不足、病原体食物污染、燃烧和燃烧方式造成室内污染、自然灾害、传病媒介等等。另一类是与不可持续发展、不可持续消费有关的现代环境健康问题，如城市人口密集，工业、农业造成水和空气污染，化学物质、放射性物质和重金属污染，重复出现的传染病，气候变化，臭氧层破坏，滥用环境激素引起的食品污染等。环境健康问题及相关健康风险已开始从传统型向现代型转变。环境污染不仅影响个体的健康，也造成健康损害群体性事件的频发。人群的流行病学调查显

---

[1]　汪纪戎：《环境——健康的保障》，载于《环境与健康杂志》2008年第1期，第1页。

示，环境污染与人类的生殖障碍、发育异常和某些癌症的发生有关。2011年卫生统计年鉴数据显示，恶性肿瘤在疾病死亡构成中的比例县、市分别为27.79%、23.63%，居于首位。更加严重的是①，全国每分钟就有6人被确诊为癌症，每天有8 550人成为癌症患者，每7~8人中就有1人死于癌症。未来10年，中国的癌症发病率与死亡率仍将继续攀升。除此之外，世界卫生组织的报告显示，当前我国每年归因于环境相关因素的疾病负担为21%，比美国高出了8%。随着我国居民收入水平的提高、营养状况等这些影响健康的因素的逐步改善，环境污染因素在影响健康的因素中的比例将逐渐增加。加强对环境的关注，认识环境与健康的密切关系，保护和改善人群健康状况已经成为当务之急。中国健康保护系统首先应该是环境健康系统，具体包括：第一，构建观念体系。改变传统的观念，从对疾病治疗的关注转移到更为广泛的致病的环境问题上，从传统意义上的末端控制转向关注环境健康的全过程。第二，建立多部门合作与协调机制。从国家层面上建立保护健康的多部门合作、协调机制，进一步明确各部门的职责分工，改变我国长期以来环境与健康相关管理工作分属于不同部门，处于一种分离的状态。第三，制定和完善环境保护的法律法规体系，在法规建设时树立以保障健康为中心的立法理念，特别是要制定专门的环境与健康方面法律法规，完善我国环境与健康标准体系。

食品安全问题同样也关系到全体消费者的生命安全和身体健康，是关系到公共利益的社会问题。由于食品监管缺陷的存在，我国食品安全问题凸显，三聚氰胺、苏丹红、塑化剂、染色剂、瘦肉精、牛肉精等多种有害物质被加入食品，漂白粉、抗氧化剂等被过量使用，导致多起食品安全事故，如三鹿奶粉事件、安徽劣质奶粉事件（大头娃娃事件）、福寿螺事件、海南毒豇豆事件、转基因黄金大米事件、小竹签牛肉精事件等，安全食品问题严重危害消费者健康。中国健康保护系统还应该完善食品安全监管系统②。第一，建立统一管理的监管组织机构，将分散的监管职权集中到一个或几个监管部门中。明晰监管机构，整合监管职权，可以有效地避免分段监管所固有的权责不清导致的问题。将监管食品安全的职责归并到一个具有明确职责的监管机构中，还可以防止由多部门监管所引发的监管重复问题，在出现食品安全问题时可以及时地对消费者进行保护，提高监管成效。第二，完善食品监管规范，加强食品安全监管立法。在规范执法行为的同时，加大对食品生产、经营违法企业和个人的惩处力度，增加违法者的违法成本，使相关规定能对违法者产生强大的震慑作用。要实现食品安全的全面监管，

① 《"癌症井喷"是沉重的警钟》，http：//hsb. hsw. cn/2013 - 04/10/content_8492361. htm。

② 张锋学：《中国食品安全监管体系改革的法律思考》，http：//www. cnki. net/kcms/detail/43. 1183. TS. 20130409. 1000. 055. html。

必须把所有食品种类的安全都纳入法律规范的范畴，还要将农田的环境净化、生产场地的卫生安全、生产行为的规范、食品安全的预警、缺陷食品的召回、食品市场的准入条件、产品的质量安全标准体系、追溯制度、食品质量安全的社会信用体系等因素都进行详尽的规范。

二、健康维护系统

疾病的预防、治疗和康复是卫生系统的主要职责，基本公共卫生服务系统和基本医疗服务提供系统在保障人群健康中发挥着重要的作用，是健康保障体系的重要组成部分。

公共卫生服务系统[1]是指政府、社会团体和民众广泛利用各项资源预防和阻止流行病、地方病、突发公共卫生事件等发生的活动总和。广义的公共卫生服务系统包括政府公共卫生的管理部门、公共卫生服务提供机构、公共卫生学术研究机构以及其他主要从事提供公共卫生服务的机构在内的各机构组织，这些机构组织通过改善环境卫生条件，预防控制传染病和其他疾病流行，培养人群良好卫生习惯和文明生活方式，达到预防疾病，促进人群健康的目的。基于以上的观点，基本公共卫生服务系统是指政府、公共卫生组织和人民群众利用各种资源预防和控制传染病、慢性非传染性疾病、地方病和突发公共卫生事件等活动的综合，既包括卫生行政组织、公共卫生服务组织，同时也包括为预防控制疾病制定政策以及采取的各项措施。

20 世纪人类健康最重要的进步应归功于公共卫生的发展、生存环境的改进以及营养状况的改善，这一观点已成为许多国家的共识，同时在各国和地区的卫生与健康发展的实践中得到了证明。基本公共卫生服务系统是以实现公共卫生服务功能和提高公共卫生资源效益为目的，旨在保障公众健康和预防疾病的活动。我国解放初期确定的卫生工作原则以及 20 世纪 90 年代中期提出的新时期卫生工作的方针均将"预防为主"作为其主要内容，体现了对疾病预防工作的重视。但是我国长期以来由于受"重医轻防"观念的影响以及公共卫生服务系统补偿机制等问题存在，影响了公共卫生服务系统应有功效的发挥。在 2003 年 SARS 爆发以后，我国对公共卫生工作越来越重视。2007 年 10 月，胡锦涛在党的十七大报告中提出要坚持公共医疗卫生的公益性质，并提出到 2010 年要建成比较完善的覆盖全国的基本公共卫生服务体系。2009 年《中共中央国务院关于深化医

---

[1] 田伟：《我国公共卫生服务系统模拟与政策干预研究》，第二军医大学博士论文，2007 年 6 月，第 68 页。

药卫生体制改革的意见》明确提出，要全面加强公共卫生服务体系建设，促进城乡居民逐步享有均等化的基本公共卫生服务，明确现阶段我国为城乡居民免费提供居民健康档案、健康教育、预防接种、传染病防治、儿童保健、孕产妇保健、老年人保健、高血压和糖尿病等慢性病管理、重性精神疾病管理、卫生监督协管等国家基本公共卫生服务。

基本医疗服务体系是健康保障的基础，基本医疗服务系统包括覆盖城乡的基层医疗卫生服务网络和各类医院在内的医疗服务体系，服务的内容包括预防、基本医疗、保健、康复、健康教育和计划生育等多项服务。基层医疗卫生服务网络由农村三级医疗卫生服务体系和城市社区卫生服务体系组成，其特征是提供方便的、经济的、公平的、综合的、均等的基层医疗卫生服务，满足居民的基本卫生服务需求，起到提供服务和保障医疗双重功能。各类医院组成的医疗服务体系则是由政府严格监管下相互竞争的营利性与非营利性的医疗机构组成，向居民提供多层次、多样化的医疗服务。由基层医疗卫生服务网络和各类医院在内的医疗服务体系应构成整体服务提供系统。整体服务提供系统的概念源于卫生保健服务付费方式的转变，当卫生保健系统从传统的按服务项目付费转向按人头付费的时候，人们重新对基于人群的健康保健产生了兴趣。在"人头费制"下，医生和卫生保健系统获得的补偿不是基于他们对患者的个别服务，而是基于他们对一个给定人群提供的服务。为了在这样一种系统下有效运作，医生和卫生保健系统需要把传统的、一对一的医患模式转向基于人群的卫生保健管理。在这种基于人群的健康模式下，卫生保健服务的产品和效率就不再是体现在治疗了多少疾病，而是使多少人保持健康，因而开始关注健康结局和人群健康状况，并且把疾病预防、健康促进和初级保健纳入服务范围，形成整体服务提供系统。

三、医疗保障系统

如前所述，我国目前已建立以基本医疗保障为主体，医疗保险和商业健康保险等为补充，覆盖城乡居民的多层次医疗保障体系。

（一）基本医疗保障制度

基本医疗保障制度包括城镇职工基本医疗保险、城镇居民基本医疗保险和新型农村合作医疗制度，其建立与实施是为了防范居民的疾病风险。全民覆盖是实现"病有所医"的基础和制度保障，完善的基本医疗保障制度可以均衡不同社会成员的疾病风险负担，有助于控制医疗费用的上涨，提高国民的健康福利水平，保障每个成员的社会权利、发展权利和健康权利。详见第二篇第七章。

（二）大病医疗保险

2012 年全国卫生工作会议上，卫生部部长陈竺指出，三年医改取得重大进展，中国特色基本医疗卫生制度框架初步建立，基本医疗保障制度覆盖面已达 95% 以上。国家发展和改革委员会、卫生部、财政部、人力资源和社会保障部、民政部、保险监督管理委员会 2012 年 8 月 30 日正式公布《关于开展城乡居民大病保险工作的指导意见》（以下简称《意见》），实施城乡居民大病保险工作。《意见》指出，近年来，随着全民医保体系的初步建立，人民群众看病就医有了基本保障，但人民群众对大病医疗费用负担重反映仍较强烈。开展城乡居民大病保险工作，是在基本医疗保障的基础上，对大病患者发生的高额医疗费用给予进一步保障的一项制度性安排，目的是要切实解决人民群众因病致贫、因病返贫的突出问题。在城乡居民大病保险的筹资机制方面，各地可结合当地经济社会发展水平、医疗保险筹资能力、患大病发生高额医疗费用的情况、基本医疗保险补偿水平，以及大病保险保障水平等因素，科学合理确定筹资标准。城镇居民基本医疗保险和新型农村合作医疗制度从基金中划出一定比例或额度作为大病保险资金，城镇居民基本医疗保险和新农合基金有结余的地区，利用结余筹集大病保险资金；结余不足或没有结余的地区，在城镇居民医保、新农合年度提高筹资时统筹解决资金来源，逐步完善城镇居民医保、新农合多渠道筹资机制。城乡居民大病保险的保障对象为城镇居民医保、新农合的参保人员；大病保险保障范围要与城镇居民医保、新农合相衔接，大病保险主要在参保（合）人患大病发生高额医疗费用的情况下，对城镇居民医保、新农合补偿后需个人负担的合规医疗费用给予保障；大病保险保障水平以力争避免城乡居民发生家庭灾难性医疗支出为目标，合理确定大病保险补偿政策，实际支付比例不低于 50%；按医疗费用高低分段制定支付比例，原则上医疗费用越高，支付比例越高。

（三）医疗救助

目前，城镇职工基本医疗保险主要覆盖城市的正式职工和有收入的人员，覆盖面有限，城乡贫困人口难以得到制度的帮助。城镇居民基本医疗保险和新型农村合作医疗制度覆盖人群广泛，但是由于筹资水平低、补偿比例低，城乡的贫困人口仍然面临较大的疾病经济负担，因此城乡贫困人口还需要医疗方面的救助。

医疗救助是政府和社会对贫困人口中因病而无经济能力进行治疗的人给予资金、政策和技术上的支持，使其获得基本的医疗保健服务，从而改善其健康状况的一种救助机制。它既是社会救助体系的重要组成部分，也是多层次医疗保障体系的最后一道屏障。建立医疗救助的最终目的是实现基本卫生保健的公平性，保障贫困弱势群体对医疗服务的可及性，提高贫困人口的健康服务能力，让他们能够共享我国经济社会发展的成果。贫困人口的特点是收入低、消费水平低、患病率高但医疗保健条件差。由于支付能力较低，参保费用，城镇居民医疗保险和新型农村合作医疗制度自付部分构成贫困人口就医的两大门槛，使城乡贫困人口难以享受到政府城镇居民医疗保险和新型农村合作医疗制度的财政补贴，这一方面产生财政补贴逆向照顾问题，另一方面也导致城镇居民医疗保险和新型农村合作医疗制度难以发挥防范人群因病致贫、因病返贫以及因贫致病效应的作用。医疗救助资助贫困对象参保，使其能够跨越第一个就医门槛，具有与其他参保对象一样的医疗保障权益，医疗救助在城镇居民医疗保险和新型农村合作医疗制度补偿的基础上对其自付部分进行再次救助，使其能够跨越第二道就医门槛，真正确保贫困人口"零障碍"就医和卫生服务可及性、公平性的实现。医疗救助的对象是城乡贫困人口；政策目标是有效缓解"因病致贫、因病返贫"的问题，提高居民卫生服务利用，保障城镇居民健康，降低疾病经济负担；目标实现的是对疾病经济负担严重的贫困和弱势群体，通过济贫或救灾的方式给予补助；管理的主体是民政部门，负责救助对象的确定、救助资金的发放等工作；医疗救助的本质属于社会救助的范畴，是建立在政府责任理论的基础上，基金属于公益性质。

医疗救助制度具有国民收入再分配性质，是为维护个人基本权益而给予城乡贫困人口最基本健康需求的满足，也是多层次医疗保障体系的最后一道安全屏障。详细内容请参阅第二篇第七章。

（四）商业健康保险

我国基本医疗保障制度具有覆盖面广、对参保人群不设限制，保费相对低廉，赔付门槛较低等优点。但也存在一些不足之处。首先，基本医疗保障制度保障水平较低。基本医疗保障制度支付的标准是以保障被保险人基本医疗卫生服务为前提，这对于追求特需医疗服务的人来说，远远不够。其次，基本医疗保障制度保险种类、功能单一，以"社会公平"为原则，无法满足社会各阶层在医疗保健服务方面的不同要求。而商业健康保险通过设计不同的费率、不同的产品，给客户提供了更多的选择。商业健康保险主要形式是保险公司根据合同约定，当被保险人死亡、伤残、疾病或达到约定的年龄、期限时承担给付保险金的责任，是由投保人自愿投保，个人向保险公司支付保险费。基本医疗保障制度重在保障，商业健康保险重在赔偿，两者各行其道，相辅相成。

按照发达国家的经验，商业保险参与提供医疗保障是必要的，也是可行的①。在医疗保险制度的设计上可以分为基本医疗、常规补充医疗和大额补充医疗。基本医疗面对未享受社会医疗保险的城市居民、儿童、少年及外来常住人口，按自愿原则由政府和居民个人共同筹资，成年人、老年人和未成年人分别制定医保和收费标准，具体运作由商业保险公司操作。至于常规补充保险，主要是门、急诊补充保险、特种疾病保险、手术保险和住院津贴保险，完全采用自愿选择投保方式。居民大额补充医疗保险项目可以采取公开招标，商业保险公司以竞标方式获准承办城镇居民大额补充医疗保险的资格。保险公司提供的医疗保障能充分发挥专业风险管理的优势，提高专业服务水平和资金运作效率。随着我国大病保险制度的实施，商业医疗保险将发挥重要作用。国家发展和改革委员会、卫生部、财政部、人力资源和社会保障部、民政部、保险监督管理委员会公布的《关于开展城乡居民大病保险工作的指导意见》指出，一方面商业保险机构利用其专业优势，支持商业保险机构承办大病保险，发挥市场机制作用，提高大病保险的运行效率、服务水平和质量。另一方面，在城乡居民大病保险的承办方式方面，地方政府卫生、人力资源与社会保障、财政、发展改革部门制定大病保险的筹资、报销范围、最低补偿比例，以及就医、结算管理等基本政策要求，并通过政府招标选定承办大病保险的商业保险机构。符合基本准入条件的商业保险机构自愿参加投标，中标后以保险合同形式承办大病保险，承担经营风险，自负盈亏。商业保险机构承办大病保险的保费收入，按现行规定免征营业税。

---

① 陆爱勤：《我国新时代健康保障体系的发展路径》，载于《上海经济研究》2008 年第 10 期，第 34 ~ 39 页。

第三篇

实证研究篇

第九章

"病有所医" 项目研究设计

第一节　研究设计与框架

本研究在教育部哲学社会科学研究重大课题《"病有所医"与中国健康保障系统研究》（项目批准号：08JZD0022）资助下完成。课题组从"病有所医"目标和要求出发，以卫生服务可及性理论为基础，采取面上调查与案例研究相结合的方法，选择陕西省眉县和神木县、内蒙古凉城县、浙江省杭州市作为研究现场，分析目前各种基本医疗保障制度存在的问题和影响因素，提出完善基本医疗保障制度的政策建议，并且为建立健康保障体系提供科学依据。研究技术路线见图 9－1。

第二节　现　场　选　择

研究选择陕西省眉县和神木县、内蒙古凉城县、浙江省杭州市为研究现场。眉县和凉城县对不同人群独立运行城镇职工医保、城镇居民医保和新农合制度（简称基本医疗保障制度）。杭州市将城镇居民医保和新农合进行整合，于 2011

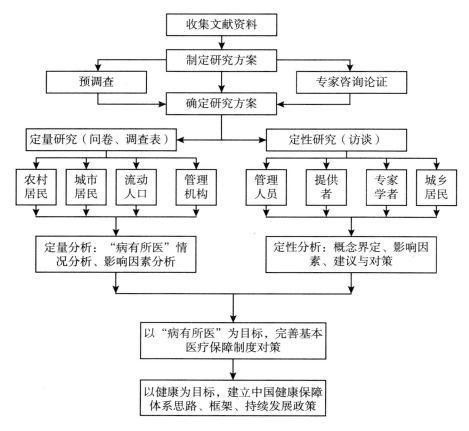

图 9－1　研究框架与技术路线图

年初实施了城乡居民基本医疗保险制度（简称城乡居民医保）；神木县于 2009 年 3 月在国内率先实行全民免费医疗保障制度（简称全民免费医疗），统一了城镇职工医保、城镇居民医保和新农合。因此，本课题的四个研究现场的医疗保障制度代表了我国目前正在运行的主要医保模式——基本医疗保障制度、城乡居民医保、全民免费医疗。

一、眉县

（一）基本情况

陕西省眉县位于中国气候南北分界岭——神奇美丽的秦岭主峰太白山脚下。行政区域横跨渭河两岸，地形地貌由南而北依次为山区、浅山丘陵区、黄土台塬区、渭北平原区，总体呈现"七河九原一面坡，六山一水三分田"的面貌。眉县西距宝鸡市 65 公里，东距省会西安市 120 公里，东与周至县接壤，南和太白县毗邻，西连岐山县，北接扶风县。全县总面积 863 平方公里，居全省第 80 位，其中农耕地 374 668 亩，全县辖 9 镇 1 乡，123 个行政村。2010 年末，眉县人口为 317 713 人，人口自然增长率为 2.91‰。2010 年全年实现生产总值 53.3 亿元，增长 14.6%；地方财政收入 8 006 万元，比上年增长 24.1%。2010 年眉县农民人均纯收入达到 5 528 元，比上年增加 993 元，增长 21.9%。眉县城镇居民可支配收入达到 19 325 元，比上年增长 18.2%。随着社会经济的不断发展，眉县职工收入稳步增长，眉县在岗职工年平均工资 26 420 元，比上年增加 4 715 元，增长 21.7%。

在医疗资源方面，眉县拥有各级各类医疗卫生机构 256 个，其中县级医疗卫生单位 6 个，股组级卫生单位 3 个，中心卫生院 7 个，卫生院 4 个，村卫生所（室）186 个，厂、校医务室和个体医疗机构 50 个。全县共有卫生专业技术人员 803 人，其中高级技术人员 48 人，中级技术人员 192 人，初级专业技术人员 563 人。有执业医师 213 人，执业助理医师 330 人，执业护士 202 人。全县编制病床 1 110 张，其中县级医院 540 张，乡镇卫生院 275 张，民营医院 285 张。

（二）医疗保障情况

眉县于 1999 年、2006 年和 2007 年分别建立了城镇职工医疗保险、新型农村合作医疗和城镇居民医疗保险。2009 年，三种医疗保险的补偿模式、筹资标准和资金用途见表 9 - 1。

表 9 - 1　　　　　2009 年眉县三种基本医疗保险制度比较

比较内容	城镇职工	新农合	城镇居民
运行时间	1999 年	2006 年	2007 年
补偿模式	门诊个人账户，住院统筹	门诊、住院统筹	门诊个人账户，住院统筹
筹资标准	单位按工资总额的 6% 缴纳，个人按工资的 2% 缴纳	每人每年 100 元，其中个人缴纳 20 元，各级财政补助 80 元	每人每年 280 元，其中个人缴纳 200 元，各级财政补助 80 元
资金用途	个人缴纳的全部资金和单位缴纳的 30% 的资金划为个人账户，其余资金用于住院补偿	个人缴纳资金中的 4 元划为家庭账户，剩余资金主要用于住院补偿，少量用于门诊慢性病补偿	个人缴纳资金中的 50 元划为个人账户，剩余资金用于住院补偿

眉县在三种基本医疗保障制度的实行过程中，依据宝鸡市卫生局、宝鸡市新型农村合作医疗协调小组的政策要求，根据运行情况不断调整和完善补偿标准。

1. 城镇职工基本医疗保险补偿标准

2010 年城镇职工基本医疗保险实现市级统筹，参保职工在市辖区内定点医疗机构和市辖区外定点医疗机构的住院起付线、补偿比例见表 9－2。

表 9－2　　　2010 年眉县城镇职工基本医疗保险住院基金补偿标准

补偿标准	市辖区内定点医院			市辖区外定点医院		
	一级	二级	三级	一级	二级	三级
起付线（元）	150	400	600	400	600	800
补偿比例（%）	92	90	88	90	88	86

2. 城镇居民基本医疗保险补偿标准

城镇居民基本医疗保险实行起付线制度。在宝鸡市境内住院起付线按以下标准执行：乡镇卫生院、社区医疗服务中心 150 元；县（区）中医院、妇幼保健院、一级医院 300 元；二级医院 480 元；三级医院 600 元。居民在宝鸡市境外医院首次住院起付线按以下标准执行：一级医院 600 元；二级医院 800 元；三级医院 1 000 元。在不同级别的医疗机构补偿比例设定不同，普通居民与学生儿童的报销也稍有差别。详见表 9－3。

表 9－3　　　2010 年眉县城镇居民基本医疗保险住院基金补偿标准　　单位：%

医疗费用情况	居民			学生儿童		
	一级医院	二级医院	三级医院	一级医院	二级医院	三级医院
起付线以上 5 000 元以下	85	65	55	85	65	55
5 001～10 000 元	90	75	60	90	75	60
10 001～24 000 元	95	85	65	95	85	65
24 001 元以上	95	90	80	—	—	—
24 001～70 000 元	—	—	—	95	90	85
70 001 元以上	—	—	—	95	95	90

说明：在宝鸡境外非定点医院就诊的费用报销比例降低 10%。

3. 新型农村合作医疗补偿标准

眉县新型农村合作医疗的补偿模式统一为：门诊统筹补偿＋住院补偿＋慢性病补偿。门诊统筹补偿坚持基金独立、县级准入、乡村直报、家庭封顶、程序简明的原则。乡镇和村级定点医疗机构的门诊统筹补偿比例分别为门诊总费用的 45%

及 50%，不设起付线，取整结算；实行整户封顶，封顶线为该户参合人数 × 40 元，一个年度内户内通用，年末实行户内零结余，不存在以家庭为单位的结余划转。

住院补偿的设计依据因就诊医疗机构级别而不同。乡镇卫生院起付线为 180 元，补偿比例为纳入补偿范围的费用扣除起付线后按 75% 补偿。妇幼保健院及二级以下厂矿医院、专科医院、民营医院起付线为 300 元，纳入补偿范围费用扣除起付线后按 55% 补偿。县医院、中医院起付线为 400 元。纳入补偿范围费用扣除起付线后按 55% 补偿。市级定点医疗机构三级医院起付线为 1 000 元，二级医院起付线为 800 元，补偿比例统一为纳入补偿范围费用扣除起付线后按 40% 补偿。省级定点医疗机构补偿起付线为 1 500 元，补偿比例为纳入补偿范围费用扣除起付线后按 30% 补偿。

二、凉城县

（一）基本情况

凉城县隶属于内蒙古乌兰察布市，地处阴山南麓、长城脚下、黄土高原东北边缘、内蒙古自治区中南部，乌兰察布市南部，东邻丰镇市，南与山西省左云县、右玉县毗邻，北与卓资县接壤，西与呼和浩特市和林格尔县交界。西距呼和浩特 100 公里，南距煤都大同 110 公里，北距集宁 90 公里，东距北京 400 公里。凉城县地形复杂，四面环山环水，中间则为平原。

全县辖 5 个镇 2 个乡，1 个办事处，143 个村民委员会、8 个居民委员会，822 个村民小组、49 个居民小组。总人口 24.8 万，分属于 15 个不同的民族，男女性别比为 117：100。全县农村户籍人口 21 万，实际农业常住人口 17.2 万；城镇（岱海镇）户籍人口 3.8 万，实际常住人口 7.9 万，流动人口 4.1 万人。

凉城县有各级医疗卫生机构 26 个，包括 6 个县级机构、8 个乡镇级机构、5 个保健中心等，此外，有 304 个村卫生室。凉城县共有 363 名医务工作者，其中，178 名为大专以上文凭，98 名拥有初级医学院校文凭；9 个副高级及以上职称，88 个中级职称和 191 个初级职称。总病床数 185 张。

（二）医疗保障情况

凉城县于 2006 年试点新农合，为了兼顾受益面，调动农民参合积极性，凉城县设置了"门诊家庭账户 + 大病统筹"的补偿模式。随着新农合的不断运行，家庭账户模式的弊端也逐渐呈现出来。为提高农民互助共济意识，鼓励农民及

161

时、合理就医，避免将小病拖大病的问题，同时为提高参合农民的受益面，2010年，凉城县采取了"门诊统筹＋住院补偿"的补偿模式，补偿方案坚持以农民住院补偿为主，同时兼顾对门诊疾病、慢性病和特殊病种的补偿。

1. 现行门诊统筹补偿方案

（1）基金统筹与管理方式

为了确保基金安全，凉城县制定了"全县统一管理、分乡镇包干使用"的办法，建立了"县乡两级共担基金风险"的机制。乡镇卫生院坚持"以收定支，收支平衡，保障适度"的原则，具体负责实施和管理。

（2）资金来源及用途

门诊统筹基金来源于参合农民个人缴费和各级政府补助资金，2010年度暂定为每人每年40元。门诊统筹基金只能用于参合农民在乡村两级定点医疗机构发生的门诊费用，县级以上（包括县级）及县内非定点医疗机构就诊的门诊费用不予补偿。

（3）补偿标准

门诊统筹补偿不设起付线。补偿标准为：乡镇卫生院、社区卫生服务中心、村卫生室均为50％。以家庭为单位设置补偿封顶线，家庭最高封顶线为家庭参合人数×40元。报销额达到封顶线的家庭，年内不再享受门诊统筹补偿。

（4）基金支付范围

用于参合农民在定点医疗机构普通门诊医疗费用补偿，如：治疗费、医技检查费（限卫生院：B超、心电图、X线、化验等常规检查）、材料费（一次性输液器、注射器）、药品费（合作医疗目录内药品）。

（5）报销管理制度

该县实行"一证通报销"方式。具体规定：一是凭证补偿。就医必须凭合作医疗证、户口簿或身份证；医疗机构报销必须凭患者签字的登记表、专用处方，做到登记表、专用处方、合作医疗证三证相符；二是三级审核。医疗机构提交报表，乡镇卫生院及合管办工作人员审核，县合管办抽查复核，凡是未按规定操作所发生的费用均由医疗机构全额负担；三是处方管理。新型农村合作医疗专用处方由县合管办统一监制、编号，由各乡镇专人领用、管理、复核，视同发票管理。

2. 住院补偿方案

2010年凉城县新农合对参合农民在乡级医院、县级医院、市级医院和市外医院住院补偿的起付线分别为0元、0元、100～200元和400元，住院封顶线为35 000元/人年。2010年新农合对农民在不同级别医院住院的补偿比例见表9－4。

表 9 – 4　　　　　　　**2010 年凉城县新农合住院补偿比例**　　　　单位：%

住院费用	乡级医院	县级医院	市级医院	市外医院
0 ~ 5 000 元	65	55	45	40
5 001 ~ 10 000 元	75	75	65	50
10 000 元以上	85	85	75	60

从凉城县新农合住院补偿方案的运行情况看，2010 年实际住院补偿比达到 58%，虽然其住院补偿水平较往年有所提高，但农民仍需自付近一半的住院费用，且封顶线相对较低（现封顶线为 35 000 元，而将凉城县在市级以上医疗机构住院的 1 867 例病人的住院费用按由小到大排序，选 95% 位数上住院病人的医疗费用作为封顶线，为 36 674 元）。这对于经济落后、生活水平较低的该县农民，特别是那些因患大病而导致住院费用较高的一些农民来讲，住院费用负担仍然较重。另外，由于凉城县新农合住院补偿方案对各级医疗机构的住院补偿比例设计不太合理，该县农民不论大小病住院，主要流向市级以上医院，其次是县级医院，而在市级、乡级医疗机构住院的很少；仍存在着住院就医流向不合理的问题。

三、杭州市

（一）基本情况

杭州位于中国东南沿海北部，是浙江省省会，副省级城市，浙江省政治、经济、文化中心，也是长三角第二大经济城市，中国东南重要交通枢纽。杭州市总面积 1.66 万平方公里，其中市辖区 3 068 平方千米；总人口 660.4 万人，其中市辖区人口 409.5 万人；辖 8 个市辖区（上城、下城、拱墅、江干、西湖、滨江、萧山、余杭），3 个县级市（临安、富阳、建德），2 个县（桐庐、淳安）；共 59 个街道、109 个镇、39 个乡（包括 1 个民族乡）、678 个社区、65 个居民区、3 666 个行政村；其中，市辖区共有 44 个街道、49 个镇、3 个乡、597 个社区、4 个居民区、807 个行政村。

杭州市经济发达，2010 年全市实现生产总值 5 945.82 亿元，比上年增长 12%，增速分别快于全国和全省 1.7 个和 0.2 个百分点。经济总量稳居全国大中城市第八位、副省级城市第三位和省会城市第二位。按常住人口计算，全市人均 GDP 达到 68 398 元，根据年平均汇率折算，达到 10 103 美元。2010 年，杭州市

163

财政总收入 1 245.44 亿元,比上年增长 22.2%。其中,地方财政收入 671.35 亿元,比上年增长 28.9%。2010 年城镇人均收入达到 45 025 元,农村为 23 678 元,位居全国前列。

2009 年杭州市各级各类卫生机构有 2 687 个。机构总数中,医院 144 个,社区卫生服务中心(站)898 个,卫生院 180 个,门诊部 187 个,诊所(卫生所、医务室)1 158 个,妇幼保健院(站)10 个,疾病预防控制中心(卫生防疫站)15 个,卫生监督所 14 个。2009 年,全市医疗实有床位总数 40 226 张,全市每千人口医疗床位 5.89 张、医院床位 4.84 张。全市卫生人员总数 68 374 人,其中医院 45 456 人、社区卫生服务中心(站)6 470 人、卫生院 3 822 人、诊所(卫生所、医务室)3 382 人、妇幼保健院(站)1 105 人、疾病预防控制中心(卫生防疫站)1 163 人、卫生监督所 580 人。全市执业医师(助理)22 753 人、注册护士 20 997 人,医护比例为 1.08:1。全市每千人口卫技人员 8.23 人、执业医师(助理)3.33 人、注册护士 3.07 人。

(二) 城乡基本医疗保障情况

杭州市城乡基本医疗保障制度由城镇职工基本医疗保险制度和城乡居民基本医疗保险制度组成。其中城乡居民基本医疗保险保障范围为未参加城镇职工基本医疗保险的城乡居民。城镇职工基本医疗保险和城乡居民基本医疗保险具体经办工作均由本辖区内各级医保(社保)经办机构统一管理和实施。保障对象可以在两个制度之间自愿选择与转换,初步形成了城镇职工医保、城乡居民医保二保融合交叉的一体化发展趋势。

1. 城镇职工基本医疗保险

各类企业、民办非企业和参照企业参保的单位(以下简称企业单位),每月按当月全部职工工资总额(以下简称单位缴费基数)的 11.5% 缴纳职工医保费,在职职工按本人上年度月平均工资的 2% 缴纳职工医保费。在职职工个人账户当年资金由两部分组成:一部分为本人缴费基数的 2%,由个人按月缴纳;另一部分根据不同年龄段,按本人上年度月平均工资的一定比例划入。具体划入比例为:35 周岁(含)以下 0.4%;35 周岁以上至 45 周岁(含)0.7%;45 周岁以上 1%。

参保职工利用住院服务时最高报销限额为 18 万元,起付线为:三级医院 800 元、二级医院 600 元、社区医院及其他医院 300 元。医疗费用在起付线以上时,补偿比例见表 9 - 5。

表 9 – 5　　　　　杭州市城镇职工基本医疗保险补偿比例　　　　单位：%

医疗总费用	三级医院		二级医院		其他医院		社区医院	
	在职	退休	在职	退休	在职	退休	在职	退休
2 万元以下	76	82	80	85	84	88	86	92
2 万 ~ 4 万元	82	88	85	90	88	92	90	94
4 万 ~ 18 万元	88	94	90	95	92	96	92	96

参保职工利用门诊服务时，先由个人账户当年资金支付，个人账户当年资金不足支付的，由个人承担一个门诊起付标准。具体为：退休前的参保人员为 1 000 元；企业和参照企业参保的退休人员为 300 元，其他退休人员为 700 元；新中国成立前参加革命工作的老工人不设起付标准。门诊起付标准以上部分医疗费用，补偿比例为：三级医院退休前 76%、退休后 82%；二级医院退休前 80%、退休后 85%；其他医院退休前 84%、退休后 88%；社区医院退休前 86%、退休后 92%。新中国成立前参加革命工作的老工人在四类医院的补偿比例分别为 94%、95%、96%、96%。

2. 城乡居民基本医疗保险

杭州市城镇居民基本医疗保险统筹基金和新型农村合作医疗统筹基金合并为城乡居民基本医疗保险统筹基金，实行政府和个人共同承担的筹资方式。从 2011 年起，城乡居民基本医保的筹资标准为每人每年 1 200 元（城乡居民个人缴纳 400 元、市区两级财政各补贴 400 元）和 800 元（城乡居民个人缴纳 200 元，市区两级财政各补贴 300 元）两档，城乡居民可以自愿选择分档参保。城乡居民门诊与住院起付线和统筹基金补偿比例见表 9 – 6。

表 9 – 6　　　　杭州市城乡居民基本医疗保险一体化门诊和
住院起付线及补偿比例

类型	门诊			住院			
	起付线（元）	补偿比例（%）		起付线（元）	补偿比例（%）		
		个人缴费 400 元	个人缴费 200 元		起付线小于 2 万元（含）	2 万 ~ 4 万元（含）	4 万 ~ 15 万元（含）
三级医疗机构	300	40	25	800	55	60	65
二级医疗机构		50	35	600	60	65	70
社区医疗机构等		70	60	300	65	70	75

四、神木县

(一) 基本情况

神木县位于晋陕蒙三省区交界地带，是陕北能源化工基地的核心区域。全县总面积 7 635 平方公里，是陕西省面积最大的县，共辖 15 镇 4 乡 629 个行政村。

2009 年，全县常住人口 41.42 万人（户籍人口 40.65 万人），其中男性占 52.5%，女性占 47.5%，男女性别比为 110.5。城镇人口占 26%，农村人口占 74%。全县人口出生率为 10.13‰，死亡率为 6.07‰，人口自然增长率为 4.06‰。

2009 年，全县地区生产总值达 452.72 亿元，财政总收入 93.6 亿元，在岗职工年平均工资 50 960 元，城镇居民人均可支配收入 19 210 元，农民人均纯收入 7 223 元。2008 年，县域经济综合实力位居全国第 59 位，西部第 5 位，陕西省第 1 位。

截至 2009 年年底，全县有县级卫生单位 5 个（疾病控制中心、卫生监督所、妇幼保健站、地病办、农合办），各级各类医疗机构 344 个，其中：县级医疗机构 15 个（县医院 1 所、民营医院 14 所），乡镇卫生院 21 个，村卫生室 258 个，个体诊所 50 个。卫生技术人员 1 593 人，病床 1 656 张，每千人拥有卫生技术人员 3.9 人、床位 3.8 张。

(二) 医疗保障情况

从 2009 年起神木县实行了覆盖城乡居民的"全民免费医疗保险制度"，制度的具体设计及运行情况参见本书第三篇第十一章案例研究结果"全民免费医疗"模式。

第三节 资料来源

本研究资料来源主要有以下几个方面：文献资料的二手数据、2003 年和 2008 年两次陕西省国家卫生服务调查数据、眉县和凉城县的入户健康调查数据、医疗机构调查数据、各相关部门的统计数据以及相关部门的访谈资料。

一、文献资料

充分利用西安交通大学的网络数据库，查阅中英文期刊资料、图书资料和硕博论文电子资料；查阅国家和各研究地区的经济与社会发展统计公报和卫生事业发展统计公报；充分利用谷歌和百度等搜索引擎查找医疗保险和卫生事业发展相关的政策文件。

二、卫生服务调查数据

（一）家庭询问调查的组织

卫生服务调查由卫生部统一组织，每五年一次，本书采用 2003 年和 2008 年两年的陕西省国家卫生服务调查数据。国家卫生服务调查由卫生部负责方案设计和论证、组织全国师资培训、调查实施、质量控制、技术指导和咨询等工作。陕西省卫生厅成立了以卫生厅领导为主要成员的调查领导小组，并下设工作组具体负责调查工作，同时，成立了以西安交通大学公共政策与管理学院、医学院老师为主要成员的专家小组，负责技术指导工作。

（二）调查内容

国家卫生服务调查每五年一次，调查主要目的是对前五年卫生工作进行回顾和总结，预测居民卫生服务需要、需求及长远健康问题，为卫生改革政策的制定提供依据，并为今后卫生改革实施效果的评价提供基线资料。2008 年第四次国家卫生服务调查由家庭健康询问调查、医务人员问卷调查、基层医疗卫生机构问卷调查、专题研究等部分组成。本研究采用数据主要来源于家庭健康询问调查，内容包括：

1. 经济情况：家庭财产、收入和消费性卫生支出；
2. 卫生服务需要：调查人口与社会经济学特征、居民患病伤情况、健康状况的自我评价、失能状况等；
3. 卫生服务需求与利用：因病治疗情况、需求未满足程度及原因，各种类型服务利用个人支付费用的情况等；
4. 医疗保险：医疗保险系统的组成、医疗保险覆盖情况、补偿范围与补偿水平、主要保险制度的运行情况等。

（三）调查问卷设计

调查采用入户询问的方法收集数据。培训合格的调查员按调查表的项目对调查户成员逐一进行询问。现场调查人员有调查员和调查指导员，调查员负责入户调查，调查指导员负责调查的组织、指导、检查及验收工作。调查员和调查指导员均为乡镇卫生院或社区卫生服务中心及以上卫生机构的卫生人员。

家庭健康询问调查的对象为所抽中样本住户的实际人口（凡居住并生活在一起的家庭成员和其他人，或单身居住、生活的，均作为一个住户）。调查问卷由卫生部设计，在设计过程中吸收了许多国内外著名专家的修改建议。问卷主要由家庭一般情况、家庭成员健康情况、15～49岁已婚育龄妇女情况、5岁以下儿童情况、60岁及以上老年人口情况、两周病伤情况、住院病人情况和农村地区外出务工人员情况等调查内容组成。

（四）抽样设计及样本量

1. 抽样设计

国家卫生服务调查遵循经济而有效的原则，采用多阶段分层整群随机抽样的方法。陕西省调查包括国家样本点和扩大样本点：国家样本点涉及3个县区（金台区、眉县、汉阴县）、15个乡镇（街道）、30个行政村，设计样本量为1 800户、约6 000多居民。扩大样本点涉及10个市的41个县区的60个乡镇（街道）、120个行政村（居委会），设计样本量为4 200户、约1.5万多居民。扩大样本点各市、县（区）设计调查样本量。见表9-7。

表9-7　陕西省2008年第四次国家卫生服务调查的扩大样本点市、县（区）设计样本量

	县（区）	县（区）数	户数
西安	新城区，碑林区，莲湖区，灞桥区，雁塔区，阎良区，临潼区，长安县，周至县	9	1 260
铜川	王益区，印台区，耀县	3	210
宝鸡	渭滨区、麟游县	2	210
咸阳	秦都区，渭城区，泾阳县，兴平市	4	420
渭南	临渭区，潼关县，澄城县，蒲城县，富平县	5	420
延安	宝塔区，延长县，富县	3	280
汉中	汉台区，西乡县，佛坪县	3	420

续表

县（区）		县（区）数	户数
榆林	榆阳区，神木县，府谷县，定边县，米脂县	5	350
安康	汉滨区，岚皋县，平利县，白河县	4	350
商洛	商州区，镇安县，柞水县	3	280
总计		41	4 200

资料来源：陕西省第四次卫生服务调查。

2. 调查样本量

陕西省第四次国家卫生服务调查国家点和西部扩点实际调查样本量为5 960户（18 290人），城镇和农村居民分别为2 721户（7 948人）和3 239户（10 342人）。

（五）调查质量控制

为了保证调查顺利开展和调查质量，在调查的每一个环节均实行了严格的质量控制，并将质控措施贯穿于调查全过程，包括设计阶段（含调查表的设计）的质量控制、对调查员的质量控制、现场调查阶段的质量控制和资料整理阶段的质量控制，其中，抓好现场调查阶段的质量控制尤为重要。

1. 调查方案设计、论证和预调查

调查方案在设计时，卫生部统计信息中心组织专家围绕调查目的对调查指标进行了认真筛选和清晰的解释，并进行了反复、多方论证。调查方案设计完成后组织开展了预调查活动，对调查设计的科学性及可行性进行了检验，进一步修改完善调查表，积累现场调查组织实施的经验；样本地区在正式开展调查前进行了预调查，通过预调查使调查员熟悉了调查内容，做到准确、完整地填写调查表格。

2. 调查人员的选择与培训

调查人员的严格挑选和培训是获取准确、可靠资料的前提。陕西省按照第四次国家卫生服务调查设计方案的要求选拔调查员，每个样本县在卫生局卫生服务调查领导小组下设的工作组确定1名责任心强、有一定组织协调能力、计算机基础和业务技能的同志作为调查负责人，负责整个调查过程和数据质量，并承担调查数据的录入工作。每个乡镇（街道）确定1名调查指导员和一个调查小组，调查小组要求设2名调查员，其中男性和女性各一名。调查指导员负责样本乡镇（街道）和样本村（居委会）入户调查的数据质量、监督调查过程和调查进度，解决调查过程中存在的问题，调查员负责样本村（居委会）中样本户的入户调

169

查工作。对各县（区）调查负责人、调查指导员、调查员进行统一培训，培训结束后，应对培训效果进行考查，考查合格后才能参加正式调查。

3. 建立调查质量核查制度

（1）现场调查中，在每户询问并记录完毕后，调查员对填写的内容进行全面的检查，如有疑问应重新询问核实，如有错误要及时改正，有遗漏项要及时补填；

（2）每个乡镇（街道）的调查指导员要对每户的调查表逐项进行审核，从正式调查开始后的当晚就应逐日检查每份调查表的准确性和完整性，发现错漏项时，要求调查员应在第二天重新询问予以补充更正，认真核实无误后，方可签字验收；

（3）每个县（市、区）设立质量考核小组，在调查过程中抽查调查质量，调查完成后进行复查考核；

（4）在现场调查过程中，省卫生厅组织专人进行现场督导。

4. 质量要求

（1）调查员调查技术一致性考核的百分比：用来衡量调查人员调查技术的一致性。要求经过培训后，调查人员调查技术的一致性达到95%以上；

（2）调查完成率：在三次上门未调查成功而放弃该户时，应从候选户中按顺序递补。调查完成率控制在95%以上；

（3）本人回答率：要求成年人的本人回答率不低于70%；

（4）复查的符合率：复查考核中，同户复查项目与原调查结果的符合率在95%以上。

（六）样本代表性检验

本研究采用玛叶指数以及 DELTA 不相似系数与 GINI 集中比来评价陕西省第四次国家卫生服务调查家庭健康询问调查数据的代表性。

1. 玛叶指数（Myer's Index）

玛叶指数是判断调查质量的一种方法，它先假设在一个不存在任何数据偏好的人群中，0~9中的任何一个数字结尾的年龄人口数应该占总人口的十分之一。实际人口年龄分布与理论分布差值的绝对值之和，称为玛叶指数。玛叶指数的取值范围为0~99，0表示实现数据完全符合理论分布，没有任何堆积现象，99表示该人口年龄都是同一个数字结尾。一般情况下，由于各年龄组死亡概率、迁移率均不一致，实际人口年龄分布与理论分布会有偏差，但玛叶系数不能大于60，大于60说明该调查人口数据存在严重的年龄堆积现象。陕西省城乡居民调查人口的玛叶指数为 M = 3.35/2 = 1.67（计算过程见表9－8），此外，城镇居民医保和农村居民调查人口的玛叶指数分别为1.79和2.16，调查质量较好。

表9-8   陕西省家庭健康调查人口玛叶指数计算表

年龄结尾数据	10~99岁区间			20~99岁区间			(3)+(6)(7)	占累计人口百分比	与10%的离差
	混合人口(Kahn)	权重系数(2)	(Kahn)×(2)(3)	混合人口(4)	权重系数(5)	(4)×(5)(6)			
0	1 724	1	1 724	1 560	9	14 040	15 764	10.11	0.11
1	1 647	2	3 294	1 434	8	11 472	14 766	9.47	0.53
2	1 694	3	5 082	1 435	7	10 045	15 127	9.70	0.30
3	1 639	4	6 556	1 392	6	8 352	14 908	9.56	0.44
4	1 766	5	8 830	1 468	5	7 340	16 170	10.37	0.37
5	1 876	6	11 256	1 547	4	6 188	17 444	11.19	1.19
6	1 627	7	11 389	1 348	3	4 044	15 433	9.90	0.10
7	1 606	8	12 848	1 330	2	2 660	15 508	9.95	0.05
8	1 585	9	14 265	1 296	1	1 296	15 561	9.98	0.02
9	1 522	10	15 220	1 280	0	0	15 220	9.76	0.24
合计	16 686			14 090			155 901		3.35

2. DELTA 不相似系数（Delta Missimilarity Index）与 GINI 集中比（Gini Concentration Ratio）

DELTA 不相似系数和 GINI 集中比均是反映样本指标的分布与总体分布的一致性大小的指标。它们不仅可以判断样本对总体的代表性，同时也能反映抽样调查数据的质量。本研究将实际调查的住户人口分布与2000年第五次人口普查陕西省住户人口总体分布进行比较，计算 DELTA 不相似系数和 GINI 集中比。计算得出，陕西省城乡居民调查人口的 DELTA 不相似系数小于0.0001，GINI 集中比为 -0.0028，计算过程见表9-9。同理，计算出城镇居民医保和农村居民调查人口的 DELTA 不相似系数和 GINI 集中比，见表9-10。由计算结果可以看出，调查样本与总体的差异非常小，样本代表性较好。

表9-9   家庭健康询问调查城乡居民住户规模构成与总体
参数有关指标的计算表

每户人数	全省构成百分比（Kahn）	构成累计百分比（p_i）	样本构成百分比（2）	样本构成累计百分比（s_i）	(Kahn)-(2)	$p_i × s_{(i+1)}$	$p_{(i+1)} × s_i$
1	0.0831	0.0831	0.0661	0.0661	0.0170	0.0191	0.0158
2	0.1552	0.2383	0.1633	0.2294	-0.0081	0.1204	0.1134

续表

每户人数	全省构成百分比（Kahn）	构成累计百分比（p_i）	样本构成百分比（2）	样本构成累计百分比（s_i）	（Kahn）-（2）	$p_i \times s_{(i+1)}$	$p_{(i+1)} \times s_i$
3	0.2562	0.4945	0.2758	0.5052	-0.0196	0.3735	0.3767
4	0.2511	0.7457	0.2500	0.7552	0.0011	0.6776	0.6844
5	0.1605	0.9062	0.1535	0.9087	0.0070	0.8875	0.8836
6	0.0661	0.9723	0.0706	0.9794	-0.0045	0.9646	0.9715
7	0.0196	0.9920	0.0128	0.9921	0.0068	0.9898	0.9894
8	0.0053	0.9972	0.0057	0.9978	-0.0004	0.9965	0.9968
9	0.0017	0.9990	0.0015	0.9993	0.0002	0.9990	0.9993
10 +	0.0010	1.0000	0.0007	1.0000	0.0003	0.0000	0.0000
合计	1.00	—	1.00	—	0.0000	6.0280	6.0308
指标				$\Delta < 0.0001$		GINI = -0.0028	

表 9 - 10　陕西省家庭健康询问调查的 DELTA 不相似系数和 GINI 集中比

居民类型	DELTA 不相似系数	GINI 集中比
城乡居民	< 0.0001	-0.0028
城镇居民	< 0.0001	0.0523
农村居民	< 0.0001	0.0374

通过上述方法的检验和判断，陕西省第四次国家卫生服务调查家庭健康询问调查的样本对陕西省的代表性较好。

三、入户调查数据

（一）眉县入户调查

1. 调查的组织实施

现场调查时间为 2009 年 7 月 20～30 日，设调查员和调查指导员。调查员是西安交通大学的本科生、研究生和博士生，共 38 人，主要承担入户调查任务；调查指导员是西安交通大学的教师和研究生，共 14 人，负责调查的组织、指导、检查及验收工作。调查员按照调查表的项目对抽取调查户中的所有常住人口逐一进行询问调查。

2. 调查内容

家庭健康调查采用家庭健康询问调查表，是在 2008 年第四次全国卫生服务调查家庭调查问卷的基础上修改而成，包括：家庭一般情况调查表、家庭成员健康询问调查表、卫生服务利用调查表（包括两周病伤调查表、调查前一年住院调查表）。

家庭健康调查的具体内容包括：

（1）调查家庭成员的社会人口学特征，如性别、年龄、婚姻、教育、就业等；

（2）家庭经济状况、居住条件、生活环境和生活方式、卫生服务可得性及家庭成员的医疗保健制度等；

（3）调查前两周内患病、调查前半年慢性病患病名称、频次、持续时间；

（4）调查前两周内因病伤就诊人次数、就诊费用、就诊机构种类，患者未就诊原因、采取自我医疗的方法和药品来源；

（5）调查前一年因病伤住院的人次数、住院日数、住院机构种类、住院费用、需要住院未能住院的原因等；

（6）居民对卫生服务的反应性：包括居民对利用卫生服务时所需要的时间、服务提供者是否对病人给予尊重，病人的隐私是否得到适宜的保护等情况。

3. 抽样设计

本次调查分为城市和农村，根据实际情况，采用不同的抽样方法。样本的抽样遵循经济有效的原则，采用两阶段分层整群随机抽取"样本地区"和"样本户"。设计样本量为 m 户，具体抽样方法如下：

（1）第一阶段整群随机抽样的方法

①将眉县所有的乡镇（街道）按人口数的多少由多到少依次排序；

②由多到少依次计算人口数的累计数；

③计算抽样间隔，用累计的人口总数除以抽取的样本数（累计总数/6）；

④用纸币法（随便拿出一张人民币，看人民币的号码与最初累计数哪一个数接近，取这个数为开始数）随机确定第一个样本乡镇（街道），然后加上抽样距离确定第二个样本乡镇（街道），依次类推，共抽取 6 个乡镇。

采用等比例分配计算每个乡镇的样本量为：

$$m_i = m \times \frac{M_i}{M} \tag{9.1}$$

m_i 为抽取的各个乡镇的样本量，M_i 为抽取的各乡镇具有的个体数，M 为抽取的乡镇的总个体数，i = 1，2，3，4，5。

（2）第二阶段整群随机抽样的方法

①将样本乡镇（街道）所有的村（居委会）按人均收入的多少（或人口数

的大小）由多到少依次排序；

②由多到少依次计算人均收入（或人口数）的累计数；

③计算抽样间隔，用累计总数除以抽取的样本数（累计总数/2）；

④用纸币法（随便拿出一张人民币，看人民币的号码与最初累计数哪一个数接近，取这个数为开始数）随机确定第一个样本村（居委会），然后加上抽样距离确定第二个样本村。每个乡镇抽取 2 个村，共抽 12 个村。

采用等比例分配计算每个村的样本量为：

$$n_j = m_i \times \frac{N_j}{N} = m \times \frac{M_i}{M} \times \frac{N_j}{N} \qquad (9.2)$$

n_j 为各样本村需要抽取的样本量，N_j 为各样本村具有的个体数，N 为样本村总个体数，$j = 1$，2。

（3）最终抽样单位为户，抽样方法如下：

①将样本村内全部住户（包括非本地户口住户）按名单顺序编号；

②根据应抽取的样本户数确定抽样间隔。

抽样间隔 = 本村户数/n_j（四舍五入，取整数）

③确定抽样住户：首先随机抽一张人民币，取其末四位数，该数除以抽样间隔后的余数确定为 K 值。则 K≤抽样间隔。K 值为被抽第 1 个住户编号，K 值加抽样间隔为被抽中的第 2 个住户编号，K 值加两个抽样间隔为第 3 个被抽住户编号，以此类推。

说明：如果计算出的抽样间隔为小数形式，为了操作方便需要四舍五入后取整数，因此实际抽样间隔可能变大或变小。当实际抽样间隔变大时，抽到最后样本量不够，可用应抽取的编号数减总户数的结果值为下一个应抽取家庭的编号；当实际抽样间隔变小时，抽到最后样本量多余，多余的样本量可作为备选户。

另外，考虑到失访或拒绝调查，每个样本村可多抽取 10 户作为备选户，抽取的方法是在上述抽取完毕后，按上述步骤再从未抽取的住户中抽取。

最终抽取了眉县农村 6 个乡镇的 12 个村、城市 2 个社区，共 2 134 户、6 603 人。详见表 9-11。

表 9-11　　　　　　　眉县调查乡镇（社区）、村（居民小组）

调查地点	设计调查户数	实际调查户数		
		一般住户	低保户	合计
横渠镇	120	120	20	142
金渠镇	200	200	23	223
马家镇	120	120	23	143

续表

调查地点	设计调查户数	实际调查户数		
		一般住户	低保户	合计
齐镇	120	120	28	148
首善镇	120	120	16	151
汤峪镇	120	120	20	140
景贤社区	500	553	33	586
迎宾社区	500	491	32	523
流动人口		78		78
总计	1 800	2 134	195	2 134

4. 质量控制

（1）调查方案的设计、论证和预调查

调查方案由课题组数位教授、博士生及硕士研究生反复讨论修订，并参考了国家第四次卫生服务调查问卷的相关问题设置，在制定调查方案的初稿后，又请相关领域的专家和卫生部门的有关领导进行了多次论证。正式调查前，四次去陕西省眉县进行小规模预调查，根据预调查结果对调查方案进行了修改和完善，从而保证了调查设计的合理性、科学性和可行性。

（2）调查人员选择和培训

家庭健康询问调查员由课题组在西安交通大学学生中招聘产生，医学院、公共政策与管理学院、人文学院和机械学院等学院的本科生、硕士生、博士生50名参加应聘，从中选择38名学生作为调查员。加上课题组人员共52名教师和学生参与现场调查。

课题组制订了统一的培训计划和培训教材（包括书面和视频教材），对调查指导员和调查员分别进行培训。在调查人员明确基本的调查内容以后，请来三位居民作为调查对象应用调查工具对其进行调查，以加深调查员对调查内容的理解和掌握调查技巧。通过培训，要求每个调查员必须明确调查意义，了解设计原则，熟悉调查表内容、掌握调查询问方法和技术。每个调查员考核合格后，才能参加正式调查。

（3）明确调查人员职责

制定了《调查人员职责及现场工作准则》手册，调查前与每位调查员签订协议，要求每一个调查员和调查指导员明确自己的职责，严格按照"准则"的统一要求调查。

（4）调查质量核查

175

现场调查中，保证每天例会解决当天调查中存在的问题，同时保证对每份问卷做到三次核查：即调查员在每一户询问并记录完毕后，都会对填写的内容进行全面的检查，如有疑问要重新询问核实，有错误及时更正，有遗漏及时补填；而后每组调查员之间（一般 2～3 人为一小组）相互核查；调查当晚，调查指导员对每份问卷进行再次审核，发现错漏项时，要求调查员在第二天重新询问予以补充更正，认真核实无误后，指导员方签字验收。再要求每组调查人员对一些调查表进行追访、重访，重访率要求达到调查户数的 5%。

（5）样本代表性检验

眉县入户调查数据的玛叶指数为 15.31，调查结果无年龄偏好，调查质量较好。以 2000 年陕西省第五次人口普查数据为总体数据，计算得出眉县入户调查数据的 DELTA 不相似系数 $\Delta = 0.0000$，GINI = 0.01408，说明调查样本与总体的差异非常小，样本代表性较好。为了进一步检验样本的代表性，本书还采用了年龄拟合优度检验。

课题组将陕西省第三次卫生服务调查城市地区和农村地区的数据作为理论数据并假设其分布是正态分布，把本次调查的数据作为抽样数据，观察抽样数据的分布与理论频数分布拟合程度的好坏，也就是把这次调查的样本分布与正态分布相比较，作为判断调查数据质量的一个方法。城市调查人口年龄构成计算得：$x^2 = 6.503$，df = (k-1) - 2 = 5，p > 0.05，调查数据的年龄结构与总体的年龄构成无显著性差异；农村调查人口年龄构成计算得：$x^2 = 10.6515$，df = (k-1) - 2 = 5，p > 0.05，调查数据的年龄结构与总体的年龄构成也无显著性差异，详见表 9-12 和表 9-13。

表 9-12　　城市调查人口年龄构成与总体分布的拟合优度检验

序号	年龄分组	全省农村人口构成（p_i）	样本人口构成（s_i）	$\dfrac{(s_i - p_i)^2}{p_i}$
1	0～4	4.60	4.86	0.0147
2	5～14	19.40	13.82	1.6050
3	15～24	13.80	13.12	0.0335
4	25～34	15.90	9.98	2.2042
5	35～44	17.90	18.93	0.0593
6	45～54	14.50	16.39	0.2464
7	55～64	7.80	12.57	2.9170
8	65 及以上	6.10	10.33	2.9333
9	合计	100.00	100.00	

表 9 - 13 农村调查人口年龄构成与总体分布的拟合优度检验

序号	年龄分组	全省农村人口构成（p_i）	样本人口构成（s_i）	$\dfrac{(s_i - p_i)^2}{p_i}$
1	0 ~ 4	3.50	4.94	0.5925
2	5 ~ 14	12.80	12.48	0.0080
3	15 ~ 24	13.30	7.11	2.8809
4	25 ~ 34	15.30	14.83	0.0144
5	35 ~ 44	16.60	18.75	0.0144
6	45 ~ 54	15.90	14.43	0.1359
7	55 ~ 64	10.20	15.57	2.8271
8	65 及以上	12.50	11.89	0.0298
9	合计	100.00	100.00	
	卡方值			6.503

（二）凉城县入户调查

1. 调查的组织实施

2009 年 8 月 4 ~ 10 日，课题组对样本乡镇的样本户进行了家庭健康询问调查。调查对象是农村住户的常住人口，包括居住并生活在一起（时间在半年以上）的家庭成员和非家庭成员，如果单身居住也作为一个住户调查；2009 年 9 月 28 ~ 30 日和 2009 年 10 月 14 ~ 15 日，对本课题凉城县相关的机构和部门、卫生服务提供者和居民进行了定性访谈。

2. 调查内容

本次调查主要包括家庭成员健康询问调查和卫生机构调查。

家庭健康询问调查采用与眉县入户调查相同的调查表，调查内容一致。

3. 抽样设计

按照课题设计的要求，对乌兰察布市凉城县进行了家庭成员健康状况调查，设计样本量为 m 户，根据经济有效的原则采用两阶段分层整群随机抽取"样本地区"和"样本户"。

（1）第一阶段整群随机抽样的方法

具体操作与眉县相同。以此方法，在凉城县抽取三个样本乡镇，分别为岱海镇、麦胡图镇和曹碾满族乡。

（2）第二阶段整群随机抽样的方法

具体操作依然与眉县抽样类似，只是在样本乡镇（街道）所有的村（居委

177

会）排序时，依然按人口数的多少由多到少依次排序。以此方法，在三个样本乡镇分别抽取了三个样本村，分别为岱海镇的马坊滩、井沟、松树沟，麦胡图镇的麦胜村、金星村和庆丰村，以及曹碾满族乡的省城夭、九号和厂汉营。

（3）最终抽样单位为户，抽样方法同眉县抽样设计。

经过严格的抽样过程，课题组在凉城县 3 个样本乡镇抽取出了 9 个样本村，共 798 户样本户、150 户备用户。各乡镇抽样具体情况见表 9 - 14。

表 9 - 14　　　　　　　　凉城县样本乡镇基线调查抽样情况

乡镇	村名	总户数	计算抽样间隔	人民币号码	K 值	应抽样本户数	实抽样本户数	抽样比例（%）
麦胡图镇（1 538 户）	金星	753	3.9	5 015	3	193	193 + 30　223	49.12
	麦胜	507	3.9	3 154	2	130	130 + 20　150	33.04
	庆丰	278	3.91	5 015	3	71	71 + 10　81	17.84
	小计	1 538					454	100
岱海镇（1 040 户）	马坊滩	459	3.92	3 154	2	117	117 + 20　137	43.49
	井沟	455	3.92	2 809	1	116	116 + 20　136	43.18
	松树沟	126	3.93	8 350	2	32	32 + 10　42	13.33
	小计	1 040					315	100
曹碾满族乡（544 户）	省城夭	98	3.92	8 103	3	25	25 + 10　35	19.55
	九号	65	3.82	2 494	2	17	17 + 10　27	15.09
	厂汉营	381	3.92	3 925	1	97	97 + 20　117	65.36
	小计	544					179	100
合计		3 122				798	948	

4. 质量控制

为了保证调查的顺利展开和调查的质量，课题组在培训、实施和核查这几个方面实施了严格的质量控制。

（1）调查人员的选择

调查人员包括家庭健康询问调查员、调查指导员和协调员。基线调查采取入户咨询的方法收集数据。调查员由负责本次调研活动的内蒙古医学院公共卫生管理学院的教师和学生担任，负责入户调查工作的指导和具体开展工作。调查指导员在整个调查过程中负责调查的安排、实施、核查、资料整理工作；协调员由凉城县有关部门的工作人员担任，负责入户调查工作的协调引领工作。

（2）调查人员的培训

在调查开始之前，为了保证调研质量，2009 年 8 月 2～3 日，内蒙古医学院课题组在公共卫生管理学院举办了为期两天的入户调查员培训班，对所有调查员、指导员和部分协调员代表集中培训。集中培训通过主要负责人讲解、调查员互相询问、聘请农村居民试调查、指导员现场指导等方法，详细介绍本次调研活动的重要意义、主要内容和基本要求，增进课题调查员对本次活动的了解，加强认识，统一要求，帮助调查员了解和熟悉调研的内容，培训调研员的调研能力，并对其后的正式调研工作进行统一部署和安排。期间，西安交大课题组派专人到内蒙古医学院公共卫生管理学院对培训和模拟调查中出现的问题进行现场解答。

除此之外，现场的培训与指导贯穿整个调查过程，到达调查现场后，由调查指导员带领调查员集中到一户，由调查指导员演示调查，集中答疑，再分成不同的调查小组，各小组集中调查 3～4 户，由调查指导员现场指导答疑；之后各调查员独立完成调查，由调查指导员每天负责抽查和集中讲解。

（3）调查质量核查

在调查实施的过程中，由调查指导员随时抽查调查员的调查表，发现问题及时纠正。对调研中出现的问题进行解答和现场调研的质量控制，对调查表进行整理、核查、补充和完善。各位调查员在完成一天的访问任务后，对调查表进行细致的核实、补充，之后交由调查小组的小组长（调查指导员）复审；小组长复审后，交由大组组长对收回的量表进行进一步的核查和清理，对其中的遗漏部分进行再次核实和补充，必要时与调查员及被调查者联系进行补充调查，以保证调查表的质量。

最后，在调研结束之后，又由多位老师对搜集到的调查表分组进行了进一步的核查和清理，对其中的遗漏部分进行核实和补充，力求保证调查表的真实性与准确性。

5. 样本代表性检验

凉城县入户调查数据的玛叶指数为 1.355，调查结果无年龄偏好，说明调查质量较好。同时，为了进一步检验调查数据对内蒙古自治区的代表性，将 2000 年第五次人口普查内蒙古自治区的数据作为理论数据，进一步对调查人口年龄与总体分布的拟合优度进行检验。结果显示，调查人口年龄构成计算得 $x^2 = 85.7$，$df = (k-1) - 2 = 5$，$p > 0.05$，可以认为调查数据的年龄结构与总体的年龄构成无显著性差异。

四、医疗机构调查数据

（一）调查对象

本研究对眉县和凉城县 2008～2010 年乡村两级医疗机构的运营情况和医疗

179

费用情况进行了调查。

（二）抽样和样本量

调查选取眉县和凉城县入户调查的乡镇的卫生院和村卫生室为调查样本，眉县共调查乡镇卫生院 7 个，村卫生室 12 个；凉城县共调查乡镇卫生院 3 个，村卫生室 9 个。

（三）调查组织和调查表

医疗卫生机构问卷调查由西安交通大学卫生管理与政策研究所和内蒙古医学院公共卫生管理学院的老师和研究生担任调查员，到各样本医疗机构收集数据，填写调查表。调查包括村卫生室基本情况调查表、门诊常见疾病病种医疗费用调查表和临床住院常见疾病病种医疗费用调查表。

（四）调查内容

村卫生室基本情况调查包括一般情况、人力资源、设备配置情况、卫生服务提供情况、财政收入情况和基本药物配置情况；门诊常见疾病医疗费用调查表包括病人一般情况、诊断及用药情况、门诊费用及构成；住院常见病医疗费用调查表包括病人一般情况、诊断及住院情况、住院费用及构成。

五、部门统计数据

收集眉县、凉城县和神木县卫生局、人力资源和社会保障局、民政局、统计局 2006～2009 年的统计数据。其中卫生局统计数据包括全县医疗卫生机构资源量、新农合基金筹集与个人缴费情况、新农合参保人口情况、新农合受益情况、新农合基金使用情况、新农合制度设计及运行管理情况；人力资源和社会保障局统计数据包括城镇居民医保和城镇职工医保参保居民情况、筹资水平、补偿方案、参保居民的卫生服务利用情况、定点医疗机构情况等；民政局数据包括医疗救助方案及开展情况；统计局数据包括全县基本情况（人口、经济水平、财政收入、社会发展水平等）、乡镇（街道）一般情况和村（居委会）一般情况。

六、访谈资料

课题组根据研究目标和内容设计了针对不同部门和人群的访谈提纲，开展了多次访谈工作，收集了大量的定性研究资料。一是对卫生局、劳动和社会保障部门、财政部门、民政部门、发展改革委员会、药监局、物价局、工会、残联、老干局、街道办、居委会等部门的领导开展了个别访谈。二是对样本县医院院长、县中医院院长、妇保院、乡卫生院院长以及县、乡、村三级医疗机构的医生、护士进行小组和个别访谈；三是对城镇职工医保、城镇居民医保、新农合制度参保者和样本地区流动人口进行小组访谈和个别访谈。西安交通大学课题组成员于2009年9月20~27日赴眉县进行定性研究，开展小组访谈11个、个人访谈28个。内蒙古医学院课题组成员于2009年10月14~15日在内蒙古自治区凉城县开展了定性研究。2009年8月5~7日，首席专家高建民、课题负责人朱正威及其他课题组成员前往陕西神木县实地考察全民免费医疗制度，对政府办、统计局、财政局、卫生局、民政局、科技局、县医院、合疗办、医保局等部门的有关工作人员进行了访谈，就神木县"免费医疗保险"的设计、运行情况分别对县委书记郭宝成以及县政府主管卫生工作的副县长双亚萍进行访谈。

第四节　分析方法

本研究进行实证分析时用到的分析方法包括卫生服务公平性测量方法、疾病经济风险测量方法、卫生服务可及性测量方法以及财富指数测量方法。

一、公平性测量

（一）不平等性测量方法

卫生服务不平等性的测量方法主要有六种，分别是极差法（the range）、基尼系数（the Gini coefficient）与 Lorenz 曲线联合应用、pseudo-Gini 系数与 pseudo-Lorenz 曲线联合应用、不相似指数（the index of dissimilarity）、不平等斜率指数（the slope index of inequality）与不平等相对指数（the relative index of inequality）联合应用、集中指数（the concentration index）与集中曲线（the concentration curve）联合应用（Wagstaff，Paci et al.，1991）。

本研究主要采用集中指数和集中曲线测量卫生服务不平等性（Wagstaff，Van Doorslaer et al.，1989）。集中指数测量的是与经济状况相关的健康不平等性。在介绍集中指数之前，先介绍与集中指数密切相关的集中曲线。如图 9 - 2

181

所示，集中曲线的横坐标为按经济水平排序后人口累计百分比，纵轴为健康累计百分比。如果在各经济组人群中健康是绝对平等的，集中曲线和45度对角线重合；如果低收入组人群的健康水平较差，集中曲线位于对角线下方，反之，位于对角线上方，曲线与对角线的距离越远健康越不平等。

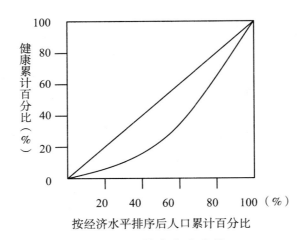

图9-2　健康集中曲线

集中指数被定义为集中曲线和45度对角线之间面积的2倍，通过它可以测量与经济状况相关的健康不平等性的程度。集中指数的取值为-1～+1之间，如果集中曲线位于对角线下方，集中指数为正值，反之为负值（Lambert 1985）。与极差法相比，集中指数的优点很明显，它不仅能够反映所有人群的健康差异，而且测量了与经济状况相联系的不平等性。集中指数的计算公式如下：

$$C = 1 - 2\int_0^1 L_h(p)\,dp \tag{9.3}$$

式中，L为集中曲线。如果反映健康水平的变量为离散变量，集中指数计算公式为：

$$C = \frac{2}{N\mu} \sum_{i=1}^{n} h_i r_i - 1 - \frac{1}{N}$$

其中，h_i为反映健康水平的变量，μ是其均数；r_i为将个体按经济水平排序后，第i个体在总人数中的比例，$r_i = i/N$，$i = 1$为最穷个体，$i = N$为最富个体。为了方便计算，詹金斯和勒曼等（Jenkins, 1988；Lerman and Yitzhaki, 1989）提出了计算集中指数的更简单的公式，即：

$$C = \frac{2}{\mu}\mathrm{cov}(h, r) \tag{9.4}$$

其中，cov为协方差，h，r，μ与上式含义相同。该公式表明，集中指数仅仅与健康变量和经济水平排序之间的关系密切相关。考虑到协方差和普通最小二乘法回归的关系，集中指数还可以利用微观数据拟合"便利模型"进行估计，在这个模型中因变量为健康变量的变体，自变量为按经济水平排序后个体在总人数中的比例（Kakwani，Wagstaff et al.，1997）。具体公式为：

$$2\sigma_r^2\left(\frac{h_i}{\mu}\right) = \alpha + \beta r_i + \varepsilon_i \qquad (9.5)$$

式中 σ_r^2 为 r 的方差，β 为集中指数的估计。

集中指数标准误：

卡克瓦尼和瓦格斯塔夫等（Kakwani，Wagstaff et al.，1997）利用微观数据估计了集中指数的标准误。他们指出集中指数可以通过非线性公式计算，因此 δ 方法可以用来估计标准误（Rao，1965）。具体为：

$$\text{var}(\hat{C}) = \frac{1}{n}\left[\frac{1}{n}\sum_{i=1}^{n} a_i^2 - (1+C)^2\right] \qquad (9.6)$$

其中，$a_i = \dfrac{h_i}{\mu}(2r_i - 1 - C) + 2 - q_{i-1} - q_i$

同时，$q_i = \dfrac{1}{\mu n}\sum_{j=1}^{i} h_j$，为集中曲线的纵坐标。

（二）水平公平性测量方法

卫生服务公平性分为水平公平性和垂直公平性，与垂直公平性相比，水平公平性在实证研究中采用得更为普遍（Wagstaff，van Doorslaer et al.，1991）。水平公平性的研究是以组内的比较（Le Grand，1978；Collins and Klein，1980）或回归分析（Puffer，1986）为基础的，分析方法包括 Le Grand 法、集中曲线法、直接标准化法、间接标准化法和集中指数分解法。本书主要采用间接标准化法和集中指数分解法测量卫生服务的水平公平性。

1. 间接标准化方法

间接标准化法可以得出在卫生服务需要相同时每个个体的卫生服务利用（Wagstaff and van Doorslaer，2000），进而计算得出水平公平性。在这里，水平公平性可以基于卫生服务利用 LM(p) 和卫生服务需要集中曲线 LN(p) 之间的关系进行计算，如果卫生服务需要集中曲线位于卫生服务利用集中曲线的上方（下方），那么就存在有利于富人（穷人）的不公平性。水平不公平指数（HI_{WV}）的大小被定义为卫生服务利用和需要集中曲线之间面积的两倍：

$$HI_{WV} = 2\int_0^1 [L_N(p) - L_M(p)]dp = C_M - C_N \qquad (9.7)$$

式中 C_M 和 C_N 分别为卫生服务利用和卫生服务需要集中指数。HI_{WV} 为正

（负）表明水平公平性有利于富人（穷人），HI_{wv} 为 0 表明不同经济水平人群卫生服务利用水平公平。

间接标准化卫生服务利用也可以用回归模型计算，2000 年，瓦格斯塔夫和范多斯拉尔（Wagstaff and van Doorslaer，2000）利用线性模型计算出了间接标准化卫生服务利用和用于统计推断的标准误。利用线性回归模型计算标准化卫生服务利用的步骤如下：

（1）使用最小二乘法建立回归方程：

$$y_i = \alpha + \sum_j \beta_j x_{ji} + \sum_k \gamma_k z_{ki} + \varepsilon_i \tag{9.8}$$

方程中，i 代表个人，x_i 代表卫生服务需要变量（包括自报患病情况、患慢病情况、年龄和性别等），z_k 指控制变量（包括经济水平、婚姻状况、文化程度、职业、医疗保障等）。

（2）控制回归模型中其他变量，预测需要因素决定的个体医疗服务利用量：

$$\hat{y}_i^x = \hat{\alpha} + \sum_j \hat{\beta}_j x_{ji} + \sum_k \hat{\gamma}_k \bar{z}_k \tag{9.9}$$

将模型中的其他变量替换为样本均值，从而消除这些变量的影响，突出需要变量的作用。所得到的 $\hat{y}_i^x$ 为需要变量决定的卫生服务利用量，即需要预期利用。

（3）间接标准化得到卫生服务利用量：

$$\hat{y}_i^{IS} = y_i - \hat{y}_i^x + \bar{y} \tag{9.10}$$

公式中 $\bar{y}$ 为样本人群卫生服务利用的均值；$\hat{y}_i^{IS}$，即标准化后的卫生服务利用量。

由于反映卫生服务利用的变量大多为典型的非负整数，例如两周就诊人数和住院天数等，因此，对卫生服务利用进行标准化时需要建立非线性模型，其中卫生服务利用 y（有可能为二值变量或计数变量）为因变量，需要变量 x 和控制变量 z 为自变量（O'Donnell，van Doorslaer et al.，2008）。线性模型如下：

$$y_i = G(\alpha + \sum_j \beta_j x_{ji} + \sum_k \gamma_k z_{ki}) + \varepsilon_i \tag{9.11}$$

式中 G 指 Probit 模型、Logit 模型、Poisson 模型、负二项模型等。

由于标准化卫生服务利用被定义为实际利用减去需要预期利用，再加上模型得出的利用的预测值（为了保证标准化利用的均值等于实际利用的均值），标准化利用的计算公式如下：

$$\hat{y}_i^{IS} = y_i - G(\hat{\alpha} + \sum_j \hat{\beta}_j x_{ji} + \sum_k \hat{\gamma}_k \bar{z}_k) + \frac{1}{n} \sum_{i=1}^n G(\hat{\alpha} + \sum_j \hat{\beta}_j x_{ji} + \sum_k \hat{\gamma}_k \bar{z}_k) \tag{9.12}$$

其中 $\hat{y}_i^{IS}$ 为标准化卫生服务利用，n 为样本量，$\bar{z}_k$ 为 z 的均值。

2. 集中指数的分解法

瓦格斯塔夫、范多斯拉尔和渡边（Wagstaff，van Doorslaer et al.，2003）研

究表明健康集中指数可以被分解为影响健康的各种因素对与收入相关的健康不平等性的贡献，每个影响因素的贡献表现为因素对健康的影响系数与因素本身的收入不平等程度的乘积。对于健康（用 y 表示）的线性回归模型来说，例如：

$$y = \alpha + \sum_k \beta_k x_k + \varepsilon \tag{9.13}$$

健康 y 的集中指数 C 的表达式如下：

$$C = \sum_k (\beta_k \bar{x}_k / \mu) C_k + GC_\varepsilon / \mu \tag{9.14}$$

式中 μ 为 y 的均值，$\bar{x}_k$ 为 x_k 的均值，C_k 是 x_k 的集中指数，GC_ε 是误差项 ε 的集中指数。公式表明集中指数 C 等于 k 个自变量的加权和，其中 x_k 的权重为 y 对于 x_k 的弹性 $\eta_k = \beta_k \dfrac{\bar{x}_k}{\mu}$，残差项（最后一项）为不可观测因素对健康不平等性的贡献。

利用集中指数分解方法可以更方便的测量和解释卫生服务利用的水平不公平性。需要标准化利用的集中指数等于未标准化利用的集中指数减去需要变量对卫生服务利用不平等性的贡献（Doorslaer，Koolman et al.，2004）。集中指数的分解一般适应于线性模型，如果是非线性模型（例如因变量为卫生服务利用指标），需要用到非线性模型的线性估计来分解集中指数，最常用的线性估计的方法是估计自变量为均值时的偏效应（Doorslaer，Koolman et al.，2004）。线性估计的公式如下：

$$y_i = \alpha^m + \sum_j \beta_j^m x_{ji} + \sum_k \gamma_k^m z_{ki} + \mu_i \tag{9.15}$$

式中 β_j^m 和 γ_j^m 为偏效应，dy/dx_j 和 dy/dz_k 为每个自变量样本为均值时的固定参数，μ_i 为误差项，包括估计误差。由于公式为线性形式，所以 y 的集中指数可以分解为（Wagstaff，van Doorslaer et al.，2003）：

$$C = \sum_j (\beta_j^m \bar{x}_j / \mu) C_j + \sum_k (\gamma_k^m \bar{z}_k / \mu) C_k + GC_u / \mu \tag{9.16}$$

式中右边第一项和第二项分别为需要因素和控制因素对卫生服务利用不公平性的贡献，水平不公平性指数为：

$$HI_{wv} = C - \sum_j (\beta_j^m \bar{x}_j / \mu) C_j \tag{9.17}$$

二、疾病经济风险测量

本书采用疾病经济风险度和相对风险度测量疾病经济风险。

（一）疾病家庭经济风险度（Family Risk，FR）

疾病家庭经济风险度（FR）用于衡量不同家庭患病经济风险，它与家庭的年医疗费用支出有关，也与家庭的经济收入有关（张亮、贾红英、张新平，1998）。其基本表述如公式（9.18）所示：

$$FR = \frac{疾病家庭年医疗费用支出}{疾病家庭年经济纯收入} \tag{9.18}$$

（二）相对风险度（Relative Risk，RR）

该方法借用了流行病中"相对危险度"概念，经修改后用于衡量不同人群的疾病经济风险。未来风险的不可预测性，在实际操作时往往用一定时期内已发生的费用总和来评估。这种方法科学可行、容易操作。其基本表述是：

$$RR = \frac{特定人群医疗费用/该人群人数}{观察人群医疗费用/观察人群人数} \tag{9.19}$$

由公式可以看出，相对风险度被定义为，在其他条件一定时，特定人群的人均医疗费用是观察人群人均医疗费的倍数。从保险学的经济风险角度，可描述为特定人群疾病经济风险是目标人群（这里用观察人群人数）的倍数。

三、可及性测量

卫生服务可及性有多种测量方法，世界卫生组织（WHO）、潘查斯基和托马斯（Penchansky and Thomas，1981）、美国科学研究院（IOM）以及安德森分别给出了不同的测量可及性的模型。本研究主要采用安德森模型测量卫生服务可及性。

安德森认为可及性是指个人实际发生的卫生服务利用以及促进和阻碍利用的各种因素，可及性是连接卫生服务系统和服务人群的纽带。将可及性概念化并准确地测量有助于更好地了解卫生服务利用以及提高利用的公平、效果和效率，是了解和制定卫生政策的关键（Andersen，1995）。为了提供卫生服务可及性的测量方法，安德森于20世纪创造了卫生服务利用行为模型，他认为可及性的测量相对复杂，然而利用行为模型中的多维度概念可以对其准确测量。由于安德森的可及性测量模型是建立在安德森卫生服务利用行为模型基础之上的，以下分别对两者进行介绍。

（一）安德森卫生服务模型

安德森教授于1968年首先提出卫生服务利用行为模型，30多年来，行为模型主要经过了四个阶段的发展，目前已经逐渐完善。许多有关卫生服务利用的研究、方法学都立足于该模型（Aday and Andersen，1974）。安德森模型（见图

9-3）描述了多种因素对卫生服务利用以及健康状况的影响，重点强调了卫生服务利用模型的灵活性和递归性（Evans and Stoddart，1990）。不仅如此，模型中还纳入了反馈循环，即健康结果也可以影响倾向特征、认知健康需要和健康行为。

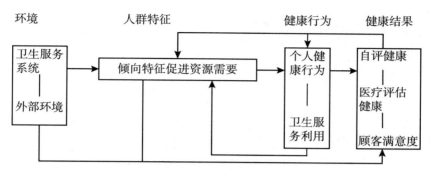

图 9 - 3　安德森行为模型

（二）安德森可及性测量模型

卫生服务行为模型创立的主要目的之一是提供卫生服务可及性的测量方法。基于行为模型，安德森创立了卫生服务可及性测量模型（见图 9-4），该模型指出，卫生服务可及性分为潜在可及性（Potential Access）、实现的可及性（Realized Access）、公平的可及性（Equitable Access）和不公平的可及性（Inequitable Access）、有效的可及性（Effective Access）和有效率（Efficient access）的可及性。潜在可及性，简单来说是指促进资源指标，促进资源越多，利用卫生服务的可能性越大。实现的可及性，是指实际的卫生服务利用，包括医生、医院和其他形式的服务利用。可及性是否公平是由卫生服务利用的影响因素决定的（Andersen，1995），若人口特征和需要变量是影响卫生服务利用的主要因素，那么是公平的可及性；若社会结构（例如，种族）、健康观念和促进因素（例如，收入）是影响卫生服务利用的主要因素，那么是不公平的可及性（Andersen and Ronald，1968）。有效可及性的实现与健康状况、病人满意度的提高密切相关，健康状况和病人满意度越高，有效可及性越好。有效率的可及性反映健康状况或病人满意度的提高与卫生服务资源消耗之间的关系（Aday，Lu et al.，1993）。

综合以上卫生服务可及性的测量模型，卫生服务可及性的测量应该包括以下几个维度（Gulzar，1999）：空间可及性、潜在可及性、实现的可及性、公平的可及性、有效的和有效率的可及性。尽管卫生服务利用可及性的测量维度较多，然而从国际研究经验来看，大部分已有研究主要关注实现的可及性和公平的可及性（Goddard and Smith，2001）。本书主要对中国不同基本医疗保险制度对卫生服务实现的可及性和公平的可及性的影响进行研究。

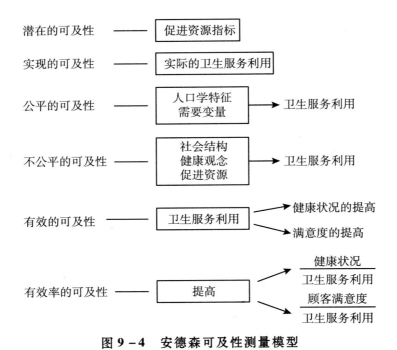

图 9 - 4　安德森可及性测量模型

四、财富指数测量

在很多研究中，研究者都将个人或家庭收入看做是反映个人、家庭社会经济地位的重要指标。通常情况下，衡量一个家庭的生活水平，就是以家庭经济收入为标准，家庭经济收入也确实能够在一定程度上反映家庭生活水平，但实际情况是弄清楚一个家庭的经济收入十分困难。关于收入测量的方法，从理论上讲，最为精确、最为客观的测量是进行收入登记或记账，但实际调查中往往很难做到。目前常常采用自报法或区间选择法两种方式来了解居民的个人或家庭收入。但经济收入是家庭的隐私，居民自报收入往往与真实收入有一定差别；同时在市场经济条件下，家庭的经济收入不仅仅是工资等固定收入，还有其他一些财产性收入，在收入中各部分的比重与以前相比发生了重大的变化。除此之外，经济收入仅表示某个时间段的情况，这与家庭生活水平也并不完全一致。因此，采用收入来作为唯一的家庭经济状况的衡量指标在目前的研究中有一定局限性。

实际上，家庭经济状况与消费水平有着密切的关系，经济状况决定着消费水平的高低，同样，消费水平在相当程度上也会反映经济状况的好坏。在调查中，消费水平的测量相比经济收入的测量要容易得多。国外有些研究构造财富指数来代表家庭财富情况，把各种资产变量综合成一个变量，使其成为家庭经济水平的代表。但在实际研究中，各种资产的不同情况是很难得以体现的，如购买价值、购买年限以及折旧情况等，很难将其继续进行下去。鉴于此，课题组通过调查其家庭拥有的耐用消费品的购买价格和家庭住房的特征，采用因子分析法构造一个财富指数来反映家庭生活水平。以财富指数作为反映家庭经济水平的指标，并在此基础上探讨不同经济水平家庭的卫生服务利用情况。

第五节　调查人口基本情况

一、卫生服务调查人口基本情况

（一）调查样本与家庭规模

本次调查共抽取了 10 个市、41 个样本县（区）、60 个乡镇/街道、120 个社区/居委会/村、4 161 个住户、13 014 人。其中：将参与调查的 10 个地市分为关中、陕北、陕南以比较地区差异。调查地区具体调查的户数、人口数见表 9 - 15。从中可以看出，调查地区家庭平均常住人口为 3.1 人（城市 3.0 人、农村 3.3 人），与 2003 年的 3.4 人（城市 3.2 人，农村 3.6 人）相比，家庭平均人口均在减少，农村减少的比城市多。

表 9 - 15　　　　　　　　　2008 年调查范围和规模

样本情况	陕西省			关中			陕北			陕南		
	合计	城市	农村	合计	城市	农村	合计	城市	农村	合计	城市	农村
样本村数	120	60	60	72	48	24	18	4	14	30	8	22
样本户数	4 161	2 122	2 039	2 520	1 680	840	490	140	350	1 151	302	849
样本人口	13 014	6 379	6 635	7 957	5 043	2 914	1 531	421	1 110	3 526	915	2 611
家庭平均人口	3.1	3.0	3.3	3.2	3.0	3.5	3.1	3.0	3.2	3.1	3.0	3.1

（二）调查人口的性别构成

调查人口中，女性比例略高于男性。城市性别比为 0.94，男性少于女性，农村为 1.02，男性多于女性。男女性别比分地区来看，无论城乡，陕北均大于1，关中均小于 1；关中、陕北和陕南男女性别比城市均小于农村。见表 9 – 16。

表 9 – 16　　　　　　　　　　2008 年调查人口性别构成　　　　　　单位：%

性别	陕西省			关中			陕北			陕南		
	合计	城市	农村	合计	城市	农村	合计	城市	农村	合计	城市	农村
男性	49.6	48.5	50.6	48.7	48.2	49.5	52.1	51.1	52.5	50.4	48.6	51.0
女性	50.4	51.5	49.4	51.2	51.7	50.4	47.9	48.9	47.5	49.6	51.4	49.0
性别比	0.98	0.94	1.02	0.95	0.93	0.98	1.09	1.04	1.11	1.02	0.95	1.04

（三）调查人口的年龄构成

调查人口年龄分布见表 9 – 17。据世界卫生组织的年龄划分原则，我们划分了 8 个年龄组。按照国际标准，65 岁及以上人口超过 7.0% 的国家为老龄化国家。从此次调查陕西城乡比较来看，65 岁及以上年龄组人口占 10.8%（城市11.7、农村 9.9%），陕西省人口已步入老龄化时代，对城乡社会经济发展和卫生服务产生了重要影响；15 岁以下儿童，城市占 12.9%，农村占 17.0%。总体来说，陕西农村的社会经济和人口负担系数、卫生服务需要量相对较大。

表 9 – 17　　　　　　　　　　调查人口年龄构成　　　　　　　　单位：%

年龄组	合计		城市		农村	
	2008 年	2003 年	2008 年	2003 年	2008 年	2003 年
0～4 岁	4.1	4.1	3.5	3.5	4.7	4.6
5～14 岁	10.8	16.3	9.4	12.8	12.3	19.4
15～24 岁	14.3	13.6	13.1	13.3	15.4	13.8
25～34 岁	12.2	15.6	13.5	15.3	11	15.9
35～44 岁	18.7	17.3	19.3	16.6	18	17.9
45～54 岁	17.4	15.2	17.9	15.9	16.9	14.5
55～64 岁	11.6	8.9	11.5	10.2	11.7	7.8
65 岁及以上	10.8	9.1	11.7	12.5	9.9	6.1

（四）调查地区 15 岁及以上人口的婚姻状况及其构成

2008 年调查结果显示，15 岁及以上人口中，未婚者占 17.8%、在婚者占73.2%、离婚者占 1.6%、丧偶者占 6.5%。与 2003 年相比，不论城市和农村，在婚人口比例在下降，离婚人口比例在上升；离婚比例城市高于农村。见表9-18。

表9-18　　　　　　调查15岁及以上人口婚姻状况构成　　　　　单位：%

婚姻状况	合计		城市		农村	
	2008年	2003年	2008年	2003年	2008年	2003年
未婚	17.8	17.7	16.7	17.0	19.0	18.3
在婚	73.2	75.7	74.2	76.1	72.1	75.3
离婚	1.6	0.9	2.2	1.1	1.0	0.7
丧偶	6.5	5.7	6.5	5.8	6.6	5.7
其他	0.9	—	0.4	—	1.3	—

（五）调查地区15岁及以上人口的文化程度及构成

城市人口以初中、高中学历居多，分别占34.1%、25.5%；农村人口以初中、小学学历居多，分别占40.4%、25.5%。在城市，48.6%的15岁及以上人口有高中及以上学历，农村仅为13.6%。城市没上过学人口占6.1%，农村这一比例高达20.0%。从总体来看，文化程度的地区差别明显，经济发达地区人口受教育程度整体较高。与5年前相比，不论城市还是农村，初中及以上学历人口比例升高。见表9-19。

表9-19　　　　　　调查15岁及以上人口受教育程度构成　　　　　单位：%

受教育程度	合计		城市		农村	
	2008年	2003年	2008年	2003年	2008年	2003年
没上过学	13.0	14.2	6.1	9.1	20.0	19.2
小学	18.2	19.7	10.9	12.6	25.5	26.7
初中	37.3	39.4	34.1	37.6	40.4	41.1
高中/技校	17.6	16.5	25.5	22.8	9.7	10.4
中专/中技	4.2	3.9	6.9	6.2	1.5	1.6
大专	5.5	3.8	9.4	7.0	1.5	0.7
大学及以上	3.9	2.5	6.8	4.6	0.9	0.4

（六）调查地区15岁及以上人口的就业状况

调查询问了15岁及以上人口的就业状况和职业类型，在城市，30.0%被调查者称自己无业、失业或半失业。在农村，从事农业劳动的比例为51.3%，与5

年前相比，农村地区农业劳动者人口比例下降了 31.4 个百分点；农民工比例上升，由 0.7% 上升到 2.8%。见表 9 - 20。

表 9 - 20			调查 15 岁及以上人口就业状况构成			单位：%
调查时间	合计	城市	农村	关中	陕北	陕南
2008 年						
在业	54.5	44.1	64.9	51.9	52.1	61.8
离退休	9.5	17.8	1.2	12.3	5.4	4.6
在校学生	9.1	8.1	10.1	9.1	12.6	7.5
无业或失业	26.9	30.0	23.8	26.7	29.9	26.0
在业或离退休人员中各职业类型占总调查人数：						
管理者	5.4	9.9	1.0	6.6	7.2	1.9
专业技术人员	5.4	9.7	1.0	6.5	4.8	3.0
在业或离退休人员中各职业类型占总调查人数：						
办事人员	4.1	7.3	0.9	4.5	4.5	3.1
商业服务业员工	3.5	6.0	1.0	4.8	2.0	1.2
个体工商户	1.8	2.5	1.2	2.3	0.4	1.5
非农产业工人	4.2	8.0	0.4	5.5	0.5	2.9
非农劳动农民	3.9	5.0	2.8	4.8	1.2	3.0
农业劳动者	29.5	7.5	51.3	25.3	31.7	38.0
其他	2.5	3.6	1.4	2.7	4.4	1.2
不详	3.6	2.3	5.0	1.2	0.7	10.6
2003 年						
管理者	5.1	9.2	1.0	7.1	3.0	2.3
一般职员	8.2	13.0	3.4	9.3	8.0	5.7
产业工人	2.7	5.1	0.3	3.5	1.2	2.1
城市农民工	3.2	5.7	0.7	3.6	1.5	3.7
农业劳动者	48.3	13.4	82.7	41.5	54.0	66.8
学生	8.5	8.2	8.8	9.3	7.7	7.4
离退休	8.5	16.0	1.1	10.9	7.2	4.4
无业、失业、半失业	13.0	24.2	1.9	14.9	17.5	7.7

资料来源：陕西省卫生服务调查。

二、眉县调查人口基本情况

（一）调查地区和调查人口

本次调查抽取陕西省眉县作为样本县。家庭健康询问调查共调查住户 2 134
户，其中：城市 1 125 户，农村 1 009 户。共调查人口 6 603 人，其中：城市
3 242 人，农村 3 361 人（见表 9 - 21）。

表 9 - 21　　　　　　　　调查地区调查户数和人口数

地点	户数	人口数
横渠镇	142	467
金渠镇	223	768
马家镇	144	473
齐镇	148	491
首善镇	293	673
汤峪镇	140	462
景贤社区	553	1 709
迎宾社区	491	1 554
总计	2 131	6 597

（二）调查人口性别构成

调查人口中，男性占 50.49%，女性占 49.51%，男女性别比为 1.02。其中
城镇职工基本医疗保险覆盖人群的男女性别比为 1.48，城镇居民基本医疗保险
覆盖人群的男女性别比为 0.82；新型农村合作医疗覆盖人群男女性别比为 1；无
医保人群男女性别比为 1.03。不同医疗保障制度参合人群的性别构成有显著性
差异，具体见表 9 - 22。

表 9 - 22　　　　　　　　眉县样本人群的性别构成

指标	城镇职工基本医疗保险	城镇居民基本医疗保险	新型农村合作医疗	无医保人群
男性（%）	59.81	45.19	49.99	50.74
女性（%）	40.19	54.81	50.01	49.26
男女性别比	1.48	0.82	1	1.03

注：不同医疗保障制度人群性别构成卡方检验 Pearson chi2(3) = 64.94，P < 0.001。

（三）调查人口年龄构成

将本次调查样本人口的年龄分成 5 个组，在参加城镇职工基本医疗保险的人群中，25～44 岁组所占比例最高，为 47.05%，在参加城镇居民基本医疗保险的人群中，0～14 岁组的儿童所占比例最高，为 29.49%，而在参加新型农村合作医疗保险的人群中，45～64 岁组所占比例最高，为 34.43%；无医疗保险的人群中，0～14 岁组的儿童所占比例最高，为 39.33%。不同医疗保障制度参合者的年龄构成有显著性差异，具体见表 9－23。

表 9－23　　　　　　　　　眉县样本人口的年龄构成　　　　　　　　　单位：%

年龄分组	城镇职工基本医疗保险	城镇居民基本医疗保险	新型农村合作医疗	无医保人群
0～14	0	29.49	15.72	39.33
15～24	0.72	10.77	12.33	14.66
25～44	47.05	23.41	26.75	20.04
45～64	35.89	26.69	34.43	17.63
65 及以上	16.35	9.64	10.77	8.35
合计	100.00	100.00	100.00	100.00

注：不同医疗保障制度人群年龄构成卡方检验 Pearson chi2(3) = 65.26，P < 0.001。

（四）15 岁及以上调查人口的婚姻状况及其构成

本次调查中 15 岁及以上人口的婚姻状况是：参加城镇职工基本医疗保险的人群在婚率（93.38%）高于参加城镇居民基本医疗保险（76.56%）和新型农村合作医疗（77.73%）的人群，参加城镇居民基本医疗保险的人群离婚率最高，为 1.90%，而参加新型农村合作医疗的人群离婚率最低，为 0.35%；在无医保人群中，未婚所占比例较高，为 24.69%。不同医疗保障制度参合者 15 岁及以上人口婚姻状况构成具有显著性差异，见表 9－24。

表 9－24　　　　　　　　眉县 15 岁及以上人口婚姻状况构成　　　　　　　单位：%

婚姻状况	城镇职工基本医疗保险	城镇居民基本医疗保险	新型农村合作医疗	无医保人群
未婚	3.51	17.34	14.14	24.69
在婚	93.38	76.56	77.73	68.13

婚姻状况	城镇职工基本医疗保险	城镇居民基本医疗保险	新型农村合作医疗	无医保人群
离婚	0.96	1.90	0.35	1.88
丧偶	2.15	4.20	7.78	5.31
合计	100.00	100.00	100.00	100.00

注：不同医疗保障制度人群 15 岁及以上人口婚姻状况卡方检验 Pearson chi2（3）= 208.36，P < 0.001。

（五）15 岁及以上调查人口的文化程度及构成

在调查的 15 岁及以上人口中，参加城镇职工基本医疗保险的人群中 39.63% 为大专及以上文化程度；在参加城镇居民基本医疗保险的人群中，高中及中专文化程度所占比例最高，为 41.25%；在参加新型农村合作医疗的人中，初中文化程度所占比例最高，为 46.21%；无医保人群中，高中、中专所占比例最高，为 32.81%。不同医疗保障制度参保者 15 岁及以上调查人口文化程度构成具有显著性差异，详见表 9 – 25。

表 9 – 25 **眉县 15 岁及以上人口文化程度构成** 单位：%

文化程度	城镇职工基本医疗保险	城镇居民基本医疗保险	新型农村合作医疗	无医保人群
文盲、小学	5.90	17.91	37.33	24.38
初中	16.67	34.06	46.21	30.63
高中、中专	37.80	41.25	14.86	32.81
大专及以上	39.63	6.78	3.10	12.18
合计	100.00	100.00	100.00	100.00

注：不同医疗保障制度人群 15 岁及以上人口文化程度卡方检验 Pearson chi2（3）= 129.54，P < 0.001。

（六）15 岁及以上调查人口的职业状况

在参加城镇职工基本医疗保险的人群中，67.78% 为在业，无业或失业比例在三种基本医疗保险覆盖人群中最低；而参加城镇居民基本医疗保险人群的无业或失业比例最高，占城镇居民基本医疗保险参加者的 39.02%；参加城镇居民基本医疗保险的在业比例最低，仅为 34.15%；在业比例次低的为无医保人群，为 41.25%，无医保人群中在校学生所占的比例在四类人群中最高。不同医疗保障制度参合者 15 岁及以上调查人口的职业状况构成具有显著性差异，详见表 9 - 26。

表 9 - 26　　　　　　　眉县 15 岁及以上人口职业状况构成　　　　单位：%

职业状况	城镇职工基本医疗保险	城镇居民基本医疗保险	新型农村合作医疗	无医保人群
在业	67.78	34.15	71.20	41.25
离退休	30.94	16.26	1.72	9.69
在校学生	0	10.57	8.13	15.00
无业或失业	1.28	39.02	18.95	34.06
合计	100.00	100.00	100.00	100.00

　　注：不同医疗保障制度人群 15 岁及以上人口职业状况卡方检验 Pearson chi2（3）= 280.93，P < 0.001。

三、凉城县调查人口基本情况

（一）调查地区和调查人口

　　课题组在凉城县样本乡镇岱海镇、麦胡图镇和曹碾满族乡共完成家庭健康询问 923 户，其中样本户有 799 户，占 2009 年凉城县总户数的 25.59%；共计 2 058 人，共占 2009 年凉城县总人口的 0.86%。其中，岱海镇共调查 265 户，占 2009 年岱海镇总户数的 17.23%；麦胡图镇共调查 389 户，占 2009 年麦胡图镇总户数的 37.40%；曹碾满族乡共调查 145 户，占 2009 年曹碾满族乡总户数的 16.65%。见表 9 - 27。

表 9 - 27　　　　　　　凉城县入户调查范围和规模

乡镇	总户数	样本户数	占总户数比例（%）
岱海镇	1 538	265	17.23
麦胡图镇	1 040	389	37.40
曹碾满族乡	544	145	26.65
样本乡镇合计	3 122	799	25.59

（二）调查人口性别构成

　　在调查人口中，男性占 51.9%，女性占 48.1%，男女比例为 1.08：1，男性高于女性。与内蒙古自治区第四次卫生服务调查结果相比较，基本一致。见表 9 - 28。

表 9 - 28 **凉城县调查规模及调查人口的性别构成**

性别	例数（人）	样本构成（%）	内蒙古自治区第四次卫生服务调查农村结果
男性	1 068	51.90	50.87
女性	990	48.10	49.13
男女性别比	1.08∶1	100	100

（三）调查人口年龄构成

根据世界卫生组织年龄划分的原则，调查将年龄分为 8 个年龄组。调查人口中，0 ~ 4 岁组占 1.90%、5 ~ 14 岁组占 9.43%、15 ~ 24 岁组占 8.99%、25 ~ 34 岁组占 4.18%、35 ~ 44 岁组占 15.35%、45 ~ 54 岁组占 24.44%、55 ~ 64 岁组占 21.43%、65 岁及以上组占 14.29%。见表 9 - 29。

按照国际标准，65 岁及以上老年人口超过 7.0% 为老龄化人口。内蒙古自治区第四次卫生服务调查分析报告显示，2008 年全区 65 岁及以上人口的比例为 9.7%，高于第三次卫生服务调查中的结果 9.5%，而调查样本县 65 岁及以上的人口比例为 14.29%，老龄化问题已经比较突出。结合访谈结果分析，其原因可能是样本乡镇中的青壮年劳力外出打工人口较多，使得常住人口以老少人口为主，这种年龄结构对社会经济发展和卫生服务会产生重要影响。

从调查人口年龄结构的性别差异可以看出，15 岁以前和 55 岁以后各年龄组中，男性所占比例高于女性；而在 15 ~ 55 岁的人口比例，女性高于男性。结果见表 9 - 29。

表 9 - 29 **凉城县调查人口年龄构成**

年龄分组	人口数（人）			样本构成（%）			内蒙古自治区第四次卫生服务调查农村结果
	男	女	合计	男	女	合计	
0 ~ 4 岁	24	15	39	2.25	1.52	1.90	4.8
5 ~ 14 岁	107	87	194	10.02	8.79	9.43	7.8
15 ~ 24 岁	87	98	185	8.15	9.90	8.99	10.7
25 ~ 34 岁	36	50	86	3.37	5.05	4.18	15.3
35 ~ 44 岁	148	168	316	13.86	16.97	15.35	19.9

年龄分组	人口数（人）			样本构成（%）			内蒙古自治区第四次卫生服务调查农村结果
	男	女	合计	男	女	合计	
45～54 岁	258	245	503	24.16	24.75	24.44	19.9
55～64 岁	250	191	441	23.41	19.29	21.43	11.9
65 岁及以上	158	136	294	14.79	13.74	14.29	9.7
合计	1 068	990	2 058				

（四）15 岁及以上调查人口婚姻状况构成

本次调查中 15 岁及以上人口的婚姻状况：未婚者占 14.76%，在婚者占 77.53%，离婚者占 0.99%，丧偶者占 6.06%，与内蒙古第四次卫生服务调查结果基本一致。见表 9－30。

表 9－30　　　　　　　凉城县 15 岁及以上调查人口婚姻状况构成

	绝对数（个）	样本构成（%）	内蒙古自治区第四次卫生服务调查农村结果
未婚	268	14.76	13.4
在婚	1 408	77.53	79.4
离婚	18	0.99	1.0
丧偶	110	6.06	5.8
其他	12	0.66	0.5
合计	1 816	100	

（五）15 岁及以上调查人口文化程度构成

在调查的 15 岁及以上人口中，没上过学的文盲半文盲占 26.61%，小学文化程度者占 33.72%，初中文化程度者占 28.43%，高中、技校文化程度者10.03%，中专、中技、大专、大学及以上文化程度者仅占 1.22%。可以看出，在被调查地区，高中以下文化程度占到接近九成，样本地区抽样人群的文化程度低于全区平均水平。见表 9－31。

表 9 – 31   **凉城县 15 岁及以上被调查人口文化程度构成**

受教育程度	例数（人）	样本构成（%）	内蒙古自治区第四次卫生服务调查农村结果
没上过学	483	26.61	17.5
小学	612	33.72	31.5
初中	516	28.43	37.3
高中/技校	182	10.03	8.8
中专/中技/大专/大学及以上	22	1.22	4.9
合计	1 815	100	100

（六）15 岁及以上调查人口就业状况构成

调查发现，被调查地区农村 15 岁及以上人口中在业的人口占 78.29%，离退休的人数占 0.77%，在校学生占 6.50%，无业或失业的人口占 14.44%。可以看出，无业或失业人口比例比较大，而离退休的人数所占比例最小，其原因可能是该地为农村地区，从事农业生产的人口占大多数。结果见表 9 – 32。

表 9 – 32   **凉城县 15 岁及以上调查人口就业状况构成**

就业情况	例数（人）	样本构成（%）	内蒙古自治区第四次卫生服务调查农村结果
在业	1421	78.29	72.7
离退休	14	0.77	2.7
在校学生	118	6.50	3.8
无业或失业	262	14.44	20.1
合计	1 815	100	0.8

（七）15 岁及以上调查人口职业类型构成

为了详细了解居民在业状况，调查详细询问了在业人员的职业类型。数据显示，调查地区农村 15 岁及以上在业人口中，以农业劳动者和其相关职业为主。排前三位的是农业劳动者（从事农林牧渔工作）占 89.48%，从事非农劳动的农民占 4.53%，个体工商户占 2.09%。结果见表 9 – 33。

表 9 - 33　　　　　凉城县 15 岁及以上调查人口职业类型构成

职业类型	例数（人）	样本构成（%）
机关、企事业单位管理者	15	1.05
专业技术人员	16	1.11
一般办事人员	10	0.70
商业/服务业员工	9	0.63
个体工商户	30	2.09
非农户产业工人	3	0.21
从事非农劳动的农民	65	4.53
农业劳动者（从事农林牧渔工作）	1 284	89.48
其他	3	0.21
合计	1 435	100

第十章

现场研究结果

第一节 内蒙古凉城县农村居民医疗费用个人负担研究

一、研究背景

医疗费用是指由于个人心理、生理疾病及伤残而接受医疗服务所消耗的诊断、治疗费用及其他相关费用（本书所指医疗费用不包括就诊以外的费用，如因病误工的工资、治病所花差旅费、因病增加的营养费等）。从经济行为上看，居民个人合理负担医药费可以增强卫生服务利用者的费用意识，抑制不合理的医疗消费，减少卫生资源浪费。但是，个人付费在居民个人生活消费支出中应当保持适当比例，如果比例过高将会引起某些负面影响，主要表现在两方面：一是对居民卫生服务利用产生障碍，特别是对贫困人群基本卫生服务影响过大；二是给居民带来经济负担，过高的医疗费用将导致家庭因病致贫。本书对农村居民医疗费用状况、医疗费用个人负担状况特征及产生的影响进行分析，提出降低农村居民个人医疗费用负担的政策建议，研究结果为少数民族地区实现人人享有基本卫生服务提供政策依据。

二、资料来源

采用随机抽样的方法，从内蒙古自治区凉城县抽取 3 个乡，每乡中随机抽取 3 个行政村，再用等距抽样法从 9 个样本村中随机抽取 799 户居民，共 2 058 人，样本人口占 2009 年凉城县总人口的 0.86%。

三、研究结果

（一）内蒙古自治区凉城县农村居民医疗费用状况

1. 门诊费用分析

（1）次均门诊费用低于内蒙古自治区平均水平

凉城县农村居民的次均门诊费用为 149.23 元，比内蒙古自治区农村地区平均水平低 135 元左右，2008 年内蒙古自治区第四次卫生服务调查资料显示内蒙古自治区农村地区次均门诊费用为 284.1 元。

（2）低收入农村居民门诊利用水平低于高收入农村居民

课题组将所有调查户按家庭年收入进行排序，然后将其平均分为 5 组，收入最低的 160 户为最低收入组，依次进行分类，收入最高的 160 户分入最高收入组。调查结果显示：最低收入组利用了门诊医疗费用的 7.28%，其人均年门诊医疗费用为 4.57 元；最高收入组利用了门诊医疗费用的 33.46%，其人均年门诊医疗费用为 14.35 元，人均年门诊医疗费用最高收入组是最低收入组的 3 倍多。见表 10 - 1。

表 10 - 1　　　　2008 年凉城县农村居民不同收入调查人口医疗费用

	最低收入组	次低收入组	中等收入组	次高收入组	最高收入组	合计
年门诊医疗费用						
绝对数（元）	1 924	8 377.4	3 090	4 184	8 839	26 414.4
占总门诊医疗费用的比重（%）	7.28	31.72	11.70	15.84	33.46	100
人均年门诊医疗费用（元）	4.57	15.66	5.48	7.01	14.35	9.66
年住院医疗费用						
绝对数（元）	60 957	46 050	45 855	52 535	51 356	256 753
占总住院医疗费用的比重（%）	23.74	17.94	17.86	20.46	20.00	100
人均年住院医疗费用（元）	144.83	86.07	81.30	93.18	83.37	93.94

（3）门诊医疗费用自付比例高

凉城县 77.14% 的农村居民是全部由自己支付门诊费用，15.24% 是使用个人账户或家庭账户，有 6.67% 的农村居民部分报销或减免，只有 0.95% 的农村居民是全部报销或减免。

2. 住院费用分析

（1）次均住院费用低于内蒙古自治区平均水平

凉城县农村居民次均住院医疗费用为 3 950.05 元，与 2008 年内蒙古自治区第四次卫生服务调查农村地区次均住院医疗费用 4 276 元相比，凉城县的次均住院费用比全区农村地区的水平略低。

（2）高收入农村居民住院利用水平低于低收入农村居民

调查结果显示：最低收入组利用了住院医疗费用的 23.74%；最高收入组利用了住院医疗费用的 20.00%。人均年住院医疗费用最低收入组是最高收入组的 1.73 倍。

（3）住院费用以"先支付再报销"的方式为主

凉城县新型农村合作医疗制度补偿方式为：县内医疗机构是"先自己支付全部医疗费用，然后在住院机构报销"；县外医疗机构是"先自己支付全部医疗费用，然后到固定的机构报销"。调查显示：在一年内住院的患者中，有 36.92% 的人是"先自己支付全部医疗费用，然后到固定的机构报销"；有 30.77% 的人是"先自己支付全部医疗费用，然后在住院机构报销"；有 26.15% 的居民"全部自己支付医疗费用，不能报销"，只有 6.15% 的人是"费用直接减免，自己只需支付自付部分医疗费用"。

（二）内蒙古自治区凉城县农村居民医疗费用个人负担状况

居民个人负担的医疗费用是指居民在利用卫生服务过程中，按规定正式支付的现金费用，包括直接购买卫生服务的花费以及在各种保障制度下共付的费用，也就是居民需要自己承担的医疗费用。

1. 凉城县农村居民个人负担的医疗费用占家庭消费性支出的比重高于内蒙古自治区平均水平

凉城县农村人均每年负担的医疗费用为 425.73 元，占人均消费性支出的比重为 12.13%，2008 年内蒙古自治区农村地区人均医疗支出为 684 元，占人均消费性支出的比重为 8.86%，全国同期水平为 6.7%。凉城县农村居民医疗支出占消费性支出的比重高于内蒙古自治区农村平均水平，并且远高于全国水平，凉城县农村居民医疗支出给其带来较沉重的负担。

2. 凉城县农村低收入居民医疗费用个人负担更加沉重

在最低收入组中，医药卫生支出占其消费性支出的比重为 18.4%；在较低收入组中，该比重为 16.62%；在中等收入组中，该比重为 12.98%；在较高收入组中，该比重为 9.01%，最高收入组该比重为 10.04%，可见低收入居民医疗费用个人负担更加沉重。

3. 居民医疗费用个人负担过重是影响居民卫生服务利用的主要因素

由于医疗费用个人负担过重，部分居民的卫生服务利用受到了一定影响。凉城县调查结果显示：两周患病未治疗、应住院未住院、自己要求出院的患者比重以及其中由于经济困难的比重高于内蒙古自治区农村平均水平，远高于全国平均水平。见表 10 - 2。

表 10 - 2　内蒙古自治区及凉城县农村居民卫生服务利用受经济影响的程度

单位：%

项目	内蒙古自治区农村	全国	凉城农村
两周患病未治疗占比	11.2	11.12	17.34
其中：经济困难占比	60.3	30.53	58.49
应住院未住院占比	38	27.13	65.43
其中：经济困难占比	85.6	70.08	96.34
自己要求出院占比	40.0	36.79	50.77
其中：经济困难占比	65.9	54.41	78.79

资料来源：课题组 2009 年 7 月对内蒙古自治区凉城县农村的调研结果；2008 年内蒙古自治区第四次卫生服务调查的资料。

4. 居民医疗费用个人负担过重、疾病损伤影响劳动能力是致贫主要原因

（1）居民医疗费用个人负担过重对农村居民的致贫影响

按照 2008 年内蒙古自治区贫困标准测算，凉城县全体农村居民在支付医药费之前的贫困发生率为 29.78%，现金卫生支付发生后，贫困发生率上升为 31.41%，现金卫生支出产生的致贫影响为 1.63%，即有 1.63% 的农村居民在个人支付医药费后，家庭经济水平落到贫困线以下，导致因病致贫。从绝对人口数来看，相当于 3 260 人由于个人支付医疗费而导致贫困。见表 10 - 3。

表 10 - 3　2008 年内蒙古自治区及凉城农村居民个人支付医疗费用的致贫影响

单位：%

指标	现金卫生支付发生前	现金卫生支付发生后	致贫影响
内蒙古自治区农村平均贫困发生率	18.72	20.82	2.1
凉城县农村地区贫困发生率	29.78	31.41	1.63

资料来源：内蒙古自治区第四次卫生服务调查资料。

（2）因疾病损伤影响劳动能力对农村居民的致贫影响

按照 2008 年内蒙古自治区贫困标准测算，凉城县全体农村居民在因疾病损伤影响劳动能力之前的贫困发生率为 18.84%，因疾病损伤影响劳动能力之后，贫困发生率上升为 31.41%，凉城县农村居民因疾病损伤影响劳动能力致贫影响为 12.57%，即有 12.57% 的农村居民因疾病损伤影响劳动能力，致使家庭经济水平落到贫困线以下，导致因病致贫。从绝对人口数来看，相当于 25 140 人因疾病损伤影响劳动能力而导致贫困。凉城县农村居民因疾病损伤影响劳动能力致贫情况远远高于内蒙古自治区农村平均水平 63.05 万人。见表 10－4。

表 10－4　　　　　**2008 年内蒙古自治区及凉城县农村居民因疾病损伤**
影响劳动能力致贫影响　　　　　单位：%

指标	疾病损伤影响劳动能力发生前	疾病损伤影响劳动能力发生后	致贫影响
内蒙古自治区农村贫困发生率	15.41	20.82	5.41
凉城县农村地区贫困发生率	18.84	31.41	12.57

资料来源：内蒙古自治区第四次卫生服务调查资料。

四、讨论

（一）政府要加大对贫困地区卫生领域转移支付力度，改善卫生服务公平性，使人人享有基本卫生服务

卫生服务公平性包括居民健康水平公平性、卫生服务利用公平性、卫生筹资公平性。卫生服务利用公平性主要的评价指标之一是健康状况差的人群应该比健康状况好的人群更多地利用卫生服务。凉城县农村居民两周患病率为 445.58‰、按患病例数计算的慢性病患病率为 491.25‰，2008 年内蒙古自治区第四次卫生服务调查结果显示全区农村地区以上两项指标分别为 213‰和 256.3‰，凉城县农村居民两项患病率指标均比 2008 年全区农村平均水平高了 23 个百分点。而凉城县农村居民两周患病未治疗、应住院未住院、自己要求出院的患者比重以及其中由于经济困难的比重高于内蒙古自治区农村平均水平，远高于全国平均水平。

卫生筹资公平性不但要看不同人群实际花费在医疗卫生方面的金额，更重要的是看医疗卫生支出对他们家庭经济状况的影响。凉城县农村居民人均医疗费用绝对数低于内蒙古自治区农村平均水平，而农村居民个人负担的医疗费用占家庭

消费性支出的比重却高于内蒙古自治区农村平均水平，低收入农村居民医疗负担更加沉重。

可见，与内蒙古自治区农村地区平均水平比较，凉城县农村居民卫生服务公平性有待改善。内蒙古自治区经济发展速度连续 7 年排在全国第一，人均生产总值居全国第 8 位，连续 6 年保持西部第 1 位，内蒙古自治区在经济快速发展、经济总量快速增长的情况下，要提高低收入人口的卫生服务利用水平、降低低收入人口医疗卫生支出占家庭支出的比重，所以，内蒙古自治区政府要总体统筹，加大对贫困地区卫生领域转移支付力度，提高政府卫生投入分配的公平性，使最需要卫生服务而又无力支付的人优先获得政府投入的基本卫生服务，使人人享有基本卫生服务是改善居民健康状况、改善卫生服务公平性的重要途径。

（二）健全新型农村合作医疗制度，完善医疗救助制度

研究显示：在我国农村，如果保险只报销疾病诊疗费用而不报销预防保健费用，就会使农民主动进行预防保健的动力不足，一旦患病则花费更高。凉城县农村居民有 94.57% 的家庭已经参加了新型农村合作医疗，覆盖率高，但 77.14% 的人是全部由自己支付门诊费用，这与新型农村合作医疗以大病统筹为主的制度设计有关。这对低收入人群健康状况有负面影响，在凉城表现为最高收入组人均年门诊费用是最低收入组的 3 倍多，而人均年住院医疗费用最低收入组是最高收入组的 1.73 倍，说明疾病预防与小病防治对于居民健康的重要性。而且新型农村合作医疗制度设计上也存在其他问题，比如凉城县农村居民 26.15% 的住院患者"全部自己支付医疗费用，不能报销"，只有 6.15% 的人是"费用直接减免，自己只需支付自付部分医疗费用"。

凉城县属于内蒙古自治区贫困县，贫困户或低保户占 31.41%，高于 2008 年内蒙古自治区农村地区平均水平（第四次卫生服务调查内蒙古自治区农村地区为 20.82%）。凉城县贫困家庭 3.98% 属于医疗救助对象，低于内蒙古自治区农村地区平均水平（内蒙古自治区第四次卫生服务调查农村地区为 6.3%），距离 2009 年世界卫生组织在"亚太地区卫生筹资战略（2010～2015）"中提出的接近 100% 的弱势人群被社会救助和社会安全网所覆盖还有一定差距。导致与2008 年全区第四次卫生服务调查农村地区结果相比较，凉城县新型农村合作医疗制度人群的未住院率，比 2008 年全区农村水平高了近 30%，说明凉城县农村居民虽然参加了新型农村合作医疗，但由于收入水平低，一部分低收入人群被排除在医疗保险之外，由于没有钱，被迫放弃治疗。

内蒙古自治区应考虑区内各地区经济发展水平的不平衡，因地制宜地完善新型农村合作医疗制度，例如凉城县可实行门诊统筹；改进报销方式，形成"费

用直接减免；自己只需支付自付部分医疗费用"的报销模式等。完善医疗救助制度，为贫困人口提供免费或低费服务。医疗救助方式除事后救助外还应该更加多样化，避免患者出现事前筹集不到足够的医药费而放弃就医的情况。使新型农村合作医疗与医疗救助制度有效衔接，改善全体居民的健康水平。另外，用浅显易懂的方法让农村居民了解新型农村合作医疗制度及医疗救助制度。

（三）降低居民个人医疗支出，减少其对居民卫生服务利用的影响，减少因病致贫现象

凉城县农村居民医疗费用个人负担过重是影响居民卫生服务利用的主要因素，出现了由于"看病贵"导致的"看病难"问题。凉城县农村总贫困人口62 820人中的48.21%，即28 400人是由于负担不起医疗费用或由于疾病损伤影响劳动能力致贫。可见提高居民健康水平、降低个人支付医疗费用是脱贫的重要措施。

第二节　财富指数构建下居民卫生服务可及性研究

一、研究背景

随着我国社会经济的快速发展，人们的生活质量和健康都得到了明显的改善，卫生服务利用得到了显著的提高。医疗卫生体制的改革在某些方面取得进步的同时也显现出一些更严峻的问题，体制变革带来的消极影响主要表现在居民卫生服务利用的公平性降低。社会成员医疗卫生需求的实际被满足程度，由于收入差距的扩大而出现了两极分化。富裕家庭的社会成员其医疗卫生需求得到了充分的满足，还有大部分社会成员，其中包含多数农村居民和部分城市居民的卫生服务需求出于经济等各方面的原因还很难得到满足。国家先后改革了城镇职工基本医疗保险制度，在农村广泛的实施了新型农村合作医疗，同时为广大的无业城镇居民建立了城镇居民基本医疗保险，但这些政策的效果运行并不是很理想的，报销门槛费高、门诊花费全部自费等一系列问题制约着这些政策的运行，"看病难、看病贵"依然是多数社会成员面临的最大困难。

本书通过对家庭耐用消费品的购买价格进行因子分析，构造家庭财富指数，以替代以往研究中以家庭年收入作为衡量家庭经济水平的唯一指标，探索如何更

好地衡量家庭经济水平，进一步分析不同经济水平、不同医疗保障制度下居民卫生服务利用的现状以及存在的问题，为相关的决策提供依据。

二、资料来源与方法

本研究于 2009 年 7 月 19～30 日对陕西省宝鸡市眉县样本居民进行入户调查，收集调查家庭财产、收入和支出情况以及家庭成员卫生服务需要、需求和利用的相关数据。

三、研究结果

（一）样本家庭收入、支出和财产情况

1. 样本家庭人群收入和支出情况

调查样本人群中，城镇居民家庭年收入平均 32 883.14 元，年支出平均 21 262.75 元，个人年收入平均 11 238.74 元、个人年支出平均 4 408.05 元；农村居民家庭年收入平均 16 348.86 元，年支出平均 13 242.98 元，个人年收入平均 3 767.27 元、个人年支出平均 2 286.13 元。城镇家庭、个人收入和支出高于农村，家庭年收入城市比农村高 1 倍左右，个人年收入城市是农村的 2.9 倍。见表 10－5。

表 10－5　　　　　调查样本人群收入、支出平均值　　　　单位：元

样本人群	收入		支出	
	家庭年收入	个人年收入	家庭年支出	个人年支出
城镇	32 883.14	11 238.74	21 262.75	4 408.05
农村	16 348.86	3 767.27	13 242.98	2 286.13
合计	24 697.11	7 519.41	17 253.5	4 098.29

2. 样本人群家庭财产耐用消费品的拥有情况

对调查样本人群家庭耐用消费品的拥有情况进行调查发现，大多数家庭都拥有自行车、彩色电视机、洗衣机、电话、热水器、电磁炉、微波炉、DVD 家庭影院等家庭耐用消费品。根据城乡的差异发现，城镇居民对电脑的拥有比农村居民多，同时农村居民对农用机器的拥有也相应的比城镇居民多。见表 10－6。

表 10 – 6　　　　　　调查样本人群耐用消费品的拥有情况　　　单位：%

耐用消费品	城镇	农村	合计
自行车	63.89	88.94	80.36
彩色电视机	98.67	93.25	96.58
摩托车	57.76	48.91	52.13
汽车	14.84	2.78	4.51
电冰箱	79.47	51.23	59.85
洗衣机	85.78	74.36	80.37
电话	96.77	89.52	93.14
空调	75.28	23.13	40.65
热水器	77.98	68.32	74.58
电磁炉、微波炉	88.12	75.23	77.91
电脑	67.39	35.71	51.67
农用机器	2.36	47.57	23.08
DVD 等家庭影院	88.75	76.31	81.11

3. 样本人群住房情况

调查样本人群平均每户住房面积 110.33 平方米，人均住房面积 36.03 平方米，64.71% 居民住的是楼房，27.94% 住的是平房，土坯房占的比例极小，仅有 1.47%。其中城镇居民平均每户住房面积 106.14 平方米，人均住房面积 36.8 平方米，94.49% 的城镇居民其住房为楼房。农村居民平均每户住房面积 128.15 平方米，人均住房面积 36.03 平方米，41.23% 的居民住房是楼房，51.22% 的农村居民住的是砖瓦平房。见表 10 – 7。

表 10 – 7　　　　　　调查样本人群住房面积、住房类型

样本人群	户均住房面积（平方米）	人均住房面积（平方米）	住房类型（%）			
			楼房	砖瓦平房	土坯平房	其他
城市	106.14	36.80	94.49	4.89	0.27	0.36
农村	128.15	35.88	41.23	51.22	7.33	0.21
合计	110.33	36.03	64.71	27.94	1.47	5.88

（二）财富指数构建

1. 样本家庭财富指数

本研究选取了有代表性的家庭耐用消费品和家庭住房等变量，以其当时购买

价格为依据，采用因子分析来构造财富指数。由于我国长期以来城市、农村的二元经济结构，因此在构造财富指数时将城市和农村分开，城市和农村所选取构造财富指数的指标也有所不同。

因子分析发现，首先，彩色电视机、电冰箱、洗衣机、电话、空调、热水器、电脑、电磁炉、微波炉、VCD、DVD、音响等家庭耐用消费品中的家用电器，能够稳定的反映现代家庭的生活条件、家庭的购买能力、消费水平和一定的经济水平。其次是生活住房建筑面积、现住房价值。在农村，房子最能反映一个家庭的经济能力的高低。第三，摩托车拥有情况也具有更好的代表性来反映家庭经济水平。第四，自行车和摩托车都是居民的交通工具，随着经济的发展，居民家中的自行车越来越少，取而代之的是摩托车。在城镇家庭里面的自行车很多是电动自行车。第五，汽车是消耗品，只有经济状况特别好的家庭才会购买，汽车在反映家庭经济状况时的代表性在中等收入组条件的家庭并不是那么好。需要指出的是农村家庭中家畜拥有情况也和财富指数有关，在农村地区，家畜的饲养能够反映家庭的经济模式，从而在一定程度上反映家庭的经济状况。

通过相关模型计算得到所构造城镇家庭财富指数的平均值是 0.085，标准差是 0.315，最大值是 1.717，最小值是 -0.488，中位数是 0.033。农村家庭财富指数的平均值 -0.086，标准差是 0.258 8，最大值是 1.796，最小值是 -0.484，中位数是 -0.144。

2. 样本家庭财富指数与家庭收入支出情况

分别取城镇家庭财富指数、农村家庭财富指数的 20%、40%、60%、80%、100% 分位数，命名为低收入家庭、较低收入家庭、中等收入家庭、较高收入家庭和高收入家庭。由表 10-8 可以看出，随着家庭财富指数的提高，居民的家庭年收入、年支出的平均值、中位数也是在稳步提高。

表 10-8　　　　财富指数分组下家庭年收入、年支出的平均值　　　　单位：元

家庭经济水平	家庭年收入		家庭年支出	
	城镇	农村	城镇	农村
低收入组	17 253.51	7 990.77	14 394.45	8 433.96
较低收入组	26 196.74	12 641.14	18 244.08	11 487.99
中等收入组	33 096.89	16 350.49	20 711.84	12 212.54
较高收入组	38 659.31	19 347.18	24 155.06	15 855.89
高收入组	49 304.87	26 143.19	28 798.55	18 466.93
合计	32 883.14	16 348.86	18 466.93	21 262.75

注：财富指数分组下调查城镇居民家庭年收入、年支出 Pearson chi2(4) = 5.2e + 03　Pr = 0.000；财富指数分组下调查农村居民家庭年收入、年支出 Pearson chi2(2) = 4.1e + 03　Pr = 0.000。

对所构造的财富指数与家庭年收入和家庭年支出进行相关性检验，城镇家庭财富指数与家庭年收入的相关系数是 0.538，与家庭年支出的相关系数是 0.511。农村家庭财富指数与农村家庭年收入、家庭年支出的相关系数分别为 0.596、0.483。见表 10 - 9。

表 10 - 9   家庭财富指数与家庭年收入、年支出的相关性检验

财富指数	家庭年收入	家庭年支出
城镇居民家庭财富指数	0.538	0.511
农村居民家庭财富指数	0.596	0.483

（三）不同经济水平下居民卫生服务利用

1. 两周患病率

通过分析发现，调查城镇居民低收入组、较低收入组、中等收入组、较高收入组和高收入组五个家庭经济条件分组的患病率逐渐下降，即家庭经济条件越好，其居民患病率越低。低收入组家庭和高收入组家庭间的两周患病差别较大，低收入组家庭的患病率是高收入组家庭的 1.98 倍，是中等家庭的 1.45 倍。农村居民低收入组、较低收入组、中等收入组、较高收入组和高收入组五个家庭经济条件分组的患病率逐渐下降，即家庭经济条件越好，其居民患病率越低。低收入组家庭和高收入组家庭间的两周患病差别较大，低收入组家庭的患病率是高收入组家庭的 2.1 倍，是中等家庭的 1.57 倍。见表 10 - 10、表 10 - 11。

2. 两周就诊率

调查城镇居民低收入组、较低收入组、中等、较高收入组和高收入组五个家庭经济条件分组的患病后就诊率逐渐提高。高收入组家庭的就诊率明显高于低收入组家庭，而中等家庭与低收入组家庭的就诊率相差不大。农村居民低收入组、较低收入组、中等收入组、较高收入组和高收入组五个家庭经济条件分组的患病后就诊率大致呈上升趋势。低收入组家庭和高收入组家庭间的两周就诊差别较大，中等家庭和高收入组家庭相差不大，较高收入组家庭的两周就诊率高于低收入组家庭，却低于其他三组家庭。见表 10 - 10、表 10 - 11。

3. 两周未就诊比

调查城镇居民低收入组、较低收入组、中等收入组、较高收入组和高收入组五个家庭经济条件分组的患病后未就诊比例呈降低趋势。经济条件越好，患病后未就诊比例越低。农村居民低收入组、较低收入组、中等收入组、较高收入组和高收入组五个家庭经济条件分组的患病后未就诊率分别为 66.28%、51.89%、47.24%、62.42%、55.65%。低收入组家庭的未就诊率最高，其次是较高收入组家庭，未就诊率最低的是经济条件居于中等的家庭居民。见表10 - 10、表10 - 11。

4. 住院率

调查城镇居民低收入组、较低收入组、中等收入组、较高收入组和高收入组五个家庭经济条件分组的住院率分别为 11.21%、12.5%、12.67%、8.95%、8.62%。低收入家庭的居民住院率高于高收入家庭，中等经济水平家庭居民的住院率高于低收入家庭和高收入家庭。农村居民低收入组、较低收入组、中等收入组、较高收入组和高收入组五个家庭经济条件分组的住院率分别为 10.47%、8.98%、8.06%、10.82%、11.94%。高收入组家庭居民的住院率最高，家庭经济条件中等的家庭其居民住院率最低，而低收入家庭的居民住院率处于中间。见表 10 - 10、表 10 - 11。

5. 应住院而未住院比

调查城镇居民低收入组、较低收入组、中等收入组、较高收入组和高收入组五个家庭经济条件分组的应住院而未住院比例明显下降。低收入家庭居民的未住院比例是高收入家庭未住院率比例的 2.41 倍，是中等家庭的 1.96 倍。农村居民低收入组、较低收入组、中等收入组、较高收入组和高收入组五个家庭经济条件分组的应住院而未住院比例逐渐降低。低收入家庭和高收入家庭居民的未住院率差异显著，低收入家庭的未住院比例是高收入家庭的 2.19 倍，是中等家庭的 1.67 倍。见表 10 - 10、表 10 - 11。

表 10 - 10　　　财富指数分组下城镇居民卫生服务利用　　　单位：%

家庭经济水平	两周患病率	两周就诊率	两周未就诊比	住院率	未住院比
低收入组	34.11	34.7	63.47	11.21	42.97
较低收入组	30.56	31.82	65.66	12.50	32.54
中等收入组	21.48	34.53	67.63	12.67	21.91
较高收入组	19.29	37.60	61.6	8.95	21.62
高收入组	17.23	36.61	57.38	8.62	17.81
合计	24.51	34.68	64.31	10.79	29.25

表 10 – 11　　　　财富指数分组下农村居民家庭卫生服务利用　　　单位：%

家庭生活水平	两周患病率	两周就诊率	两周未就诊比	住院率	未住院比
低收入组	40.31	34.11	66.28	3.58	48.09
较低收入组	28.64	46.49	51.89	3.46	37.23
中等收入组	25.75	49.69	47.24	3.32	28.75
较高收入组	25.86	41.82	62.42	2.81	22.35
高收入组	19.22	50.00	55.65	2.34	22.00
合计	27.95	43.13	57.65	3.10	33.06

四、讨论

（一）因子分析法构建财富指数对家庭经济水平的代表性

家庭的财富是家庭收入累积的结果，与家庭年收入相比，以家庭耐用消费品作为家庭财产用来代表家庭的经济水平其稳定性更强，数据也更容易收集。研究所选取的家庭耐用消费品的购买价格作为构造财富指数的变量，从宏观上明确家庭经济所处的等级，方法是可取的。针对我国城市、农村二元经济结构的差异，对城市、农村地区分别选取不同的变量来做因子分析，构造财富指数。其中城市选取了家庭耐用消费品及住房等十四个变量，通过因子分析提取了五个公因子，从五个方面来分别反映家庭经济水平；农村除选取了城市所包含的指标外还增加了家禽、农用机器两个变量，因子分析后提取六个公因子，从六个方面来反映家庭财富指数。其中城市、农村公因子的内容相差不大，只是农村比城市多了家禽这一公因子。对所构造的财富指数与家庭年收入和家庭年支出进行相关性检验，城镇家庭财富指数与家庭年收入的相关系数是 0.5383，与家庭年支出的相关系数是 0.5112。农村家庭财富指数与农村家庭年收入、家庭年支出的相关系数分别为 0.5956、0.4833。相关性比较强，与国外同类研究中，主成分分析所得的财富指数与收入、支出的相关系数一般为 0.3 ~ 0.5 的结果一致。

（二）发展经济，增加低收入家庭居民收入，提高卫生服务利用的能力

在宏观层面，经济因素是患者是否进行就医的主要因素，同时经济落后还会引起居民因贫致病，继而因病致死，形成恶性循环。经济水平的提高不仅可以改

善居民的环境卫生质量、提高健康意识，而且也会带动卫生服务水平的提高。而微观层面，家庭经济水平低的低收入家庭其居民卫生服务的需要是很大的，但受其经济水平的限制，导致其卫生服务利用水平较低。提高这部分居民的卫生服务利用能力，最根本的就是要增加低收入家庭的收入。只有提高收入，使得这部分居民有负担卫生服务利用的经济能力，才能提高其卫生服务利用，改善其健康。

（三）完善基本医疗保障制度，促进居民卫生服务利用的提高

进一步完善城镇职工基本医疗保险制度、城镇居民基本医疗保险制度、新型农村合作医疗这些基本的医疗保障制度。虽然在宏观上我们基本制定了覆盖各个层次的医疗保障制度，但各个制度在运行中还存在诸如门槛费高等一系列问题，可以试图根据各个阶层居民的实际问题，采取降低门槛费、提高住院报销比、增加门诊报销等有针对性的措施，完善医疗保障制度，从而促进居民卫生服务利用的改进，真正做到保障居民健康。

（四）加强基层卫生服务机构建设，提高低收入家庭居民的卫生服务利用

低收入家庭其卫生服务利用率低本身除了其经济因素的制约外，还有可能是因为医院看病贵，花费多，需要看病承担的一些间接的费用过多。因而国家有必要大力发展基层卫生服务系统，采取政府主导，市场与政府结合的方式，加大政府投入的力度，完善政府投入的方式，提高基层卫生服务系统资金的使用效率和服务效率，最大程度上减少一些不必要的花费，使得居民能够在基层卫生服务机构解决一些花费少、容易治疗的病，这样做一方面提高了低收入家庭居民卫生服务利用的能力，另一方面也提高了卫生资源的利用效率。

（五）降低低收入人群的就医门槛，推行针对低收入人群的分层医疗救助

政府各级部门要从政策和经费上向低收入人群倾斜，例如基层卫生服务机构若为低收入人群提供公共卫生服务，那么政府可给予其一定的补助。同时在基层卫生服务内容中，开展有意识、有针对性的卫生服务措施，有效地降低低收入人群的就医门槛，使其能够得到有效及时的医疗帮助。

五、结论

研究的主要结论如下：第一，家庭财富指数可以用来反映家庭经济水平和居

民经济状况；第二，家庭经济水平差的低收入家庭的居民和未参保人群的卫生服务需要量大；第三，家庭经济水平越高，居民年人均医疗卫生支出越高，居民健康状况越好；第四，城镇参加医疗保险的居民住院服务利用较未参保居民高，而农村参加医疗保险的居民住院服务利用较未参保居民低；第五，参保居民比未参保居民年人均医疗卫生支出高，卫生服务利用较充分。

第三节　不同收入水平城镇居民卫生服务利用公平性研究

一、研究背景

随着居民生活水平的提高和健康意识的加强，人群卫生服务的需求也越来越高。医疗卫生服务的支出已成为食品、教育支出后的又一重大支出。同时，随着我国社会结构变迁、社会阶层不断分化，不同收入人群的医疗服务需求实际被满足的程度出现较大的差异。收入高的人群获得较好的满足，而低收入人群则由于经济等方面的原因其卫生服务需求未能得到满足。卫生服务行业的公共支出通常使富人受益更多。缺乏社会保障和保健支付能力低的人群，绝大多数在接受保健服务时就已身无分文，他们可能面对灾难性的巨额卫生费用。卫生服务不公平性的结果已严重影响城乡居民健康水平的提高、阻碍了和谐社会的建立和发展。公平、平等地享有医疗卫生服务成为全体国民和政府共同关注的热点问题。本书利用2009年陕西省宝鸡市三个社区城镇居民家庭健康问题入户调查资料，分析不同收入水平城镇居民卫生服务需求的特点及卫生服务利用公平性，为政府制定相关政策提供客观依据。

二、资料来源与方法

资料来源于2009年陕西省宝鸡市城镇居民健康状况家庭入户调查数据。调查采用分层整群抽样的方法，抽取了陕西省宝鸡市三个城镇社区，调查总户数1 235户，3 506人。调查内容包括家庭经济收入与支出情况、居民健康状况、卫生服务需要与利用情况、住院医疗费用支出以及医疗保险补偿情况等。调查员和质量控制由西安交通大学卫生政策与管理研究所研究人员完成。研究方法主要运用一般统计学方法进行基本情况的描述；用收入分组法、集中指数等方法对不同收入水平城镇居民卫生服务利用的公平性进行分析。

三、研究结果

(一) 人口学特征

1. 性别构成

本次调查样本人群为 3 506 人，家庭户均人口数为 3.26 人。其中，男性占51.28%，女性占到 48.72%，男女性别比为 1.02，高收入组男女性别比最高而中高收入组最低。

2. 年龄构成

样本人群年龄构成以 25～44 岁的中青年为主，比例达到 33.88%，其次为45～64 岁组人群占到 29.66%，而 15～24 岁组人群所占比例最少为 7.59%。

3. 文化程度

样本人群以高中文化程度为主占到 38.52%。初中文化程度主要集中于中低收入组人群，大专及以上文化程度主要集中于高收入组人群。不同收入组之间文化程度差异具有显著性（P＜0.001），经济收入水平越高，文化程度也较高。

4. 婚姻状况

调查人群中 15 岁及以上人口为 2 924 人，其中，未婚、已婚、离婚和丧偶的比例分别为 11.17%、83.82%、1.45% 和 3.56%。

5. 就业状况

样本人群中无业人员的比例分别为 46.25% 和 26.10%。其中，在业人员的比例随着收入水平的提高依次增加；失业或无业人员所占的比例随着收入水平的降低而增加，低收入组为 50.27%，高收入组为 10.39%。

6. 参加医疗保险情况

在调查的 3 506 个居民中，3 048 人参加基本医疗保险，参保率为 86.93%。从三种主体医疗保障制度来看，低、中低收入组人群以享受城镇居民基本医疗保险为主，分别为 50.09%、41.45%；中等收入组人群主要参加城镇职工基本医疗保险（占 40.35%）和城镇居民基本医疗保险（占 31.10%）；中高、高收入组人群以享受城镇职工基本医疗保险为主，分别为 52.41%、50.22%，不同收入组人群参加医疗保险统计学检验具有显著性。

(二) 家庭经济状况

各收入组人群家庭年人均收入为 15 060.50 元，其中，低收入组人群为

4 821.13 元，高收入组人群为 30 005.39 元，高收入组家庭年人均收入约为低收入组的 6 倍左右。各收入组家庭纯收入占调查家庭总收入百分比，高收入组为 38.70%，低收入组为 6.43%，高收入组约为低收入组的 6 倍以上。见表 10 - 12。

表 10 - 12　　　　　　不同收入组样本人群的经济状况

组别	人口数（人）	百分比（%）	家庭年收入		各组收入占总收入的百分比（%）
			人均（元）	总计（万元）	
低收入组	704	20.08	4 821.13	339.41	6.43
中低收入组	732	20.88	9 003.43	659.05	12.48
中等收入组	746	21.28	13 805.21	1 029.87	19.50
中高收入组	643	18.34	18 794.95	1 208.51	22.89
高收入组	681	19.42	30 005.39	2 043.37	38.70
合计	3 506	100.00	15 060.50	5 280.21	100.00

（三）卫生服务需求不平等性分析

1. 卫生服务需要差异

首先分析不同收入的样本人群中健康状况、卫生服务需要的公平性。主要以两周患病率和慢性病患病率指标来分析城镇居民卫生服务需要情况。随着收入组由高到低变化，两周患病率和慢性病患病率呈现增高的趋势。各收入组的两周患病率统计学检验存在显著性差异（$\alpha = 0.001$），慢性病患病率统计学检验有显著性差异（$\alpha = 0.05$）。

进一步分析不同收入人群两周患病率和慢性病患病率的集中指数。结果显示，不同人群两周患病率的集中指数为负值（ - 0.0014、 - 0.0005），患病人群主要集中在低收入人群；不同收入人群慢性病患病率的集中指数为正值（0.0145、0.0294），患慢性病的人群主要集中在高收入人群。集中指数结果显示了不同收入人群之间的健康存在一定的差距，健康公平性有待提高。见表 10 - 13。

表 10 - 13　　　　　不同收入组样本人群患病情况　　　　单位：%

组别和集中指数	卫生服务需要指标			
	两周患病率[*]	两周患病率[**]	慢性病患病率[*]	慢性病患病率[**]
低收入组	27.84	29.40	29.26	41.34
中低收入组	29.23	30.33	27.32	38.25
中等收入组	22.65	25.60	34.45	52.41

组别和集中指数	卫生服务需要指标			
	两周患病率*	两周患病率**	慢性病患病率*	慢性病患病率**
中高收入组	24.73	26.59	32.19	43.70
高收入组	18.36	19.82	27.31	39.21
合计	24.61	26.41	30.12	43.07
集中指数（CI）	-0.0014	-0.0005	0.0145	0.0294

注：* 表示患病率用患病人数计算，** 表示患病率用患病例数计算

不同收入组人群两周患病率卡方检验 Pearson chi2(4) = 28.2983　P = 0.000 < 0.001

不同收入组人群慢性病患病率卡方检验 Pearson chi2(4) = 13.4773　P = 0.009 < 0.05

2. 卫生服务利用的差异

（1）门诊利用差异

在 $\alpha = 0.05$ 水平上，不同收入组人群两周就诊率统计学检验具有显著性差异；两周就诊率的集中指数为正值，说明门诊服务利用较多地集中在高收入组人群；两周患病未就诊率和未治疗率集中指数为负，说明未就诊和未治疗的情况更多地集中在较低收入组人群。特别是患病后未治疗情况，低收入组（13.27%）未治疗比高于高收入组的未治疗比（1.60%），差异明显。随着收入级别的降低，两周患病未治疗率明显升高。详见表 10 - 14。

表 10 - 14　　　　不同收入组样本人群门诊卫生服务利用情况

组别和集中指数	两周患病就诊率（%）	两周患病未就诊比例（%）	两周患病未治疗比例（%）
低收入组	42.35	40.31	13.27
中低收入组	44.39	31.77	4.67
中等收入组	56.21	29.59	6.51
中高收入组	61.64	45.28	6.29
高收入组	77.60	38.40	1.60
合计	62.34	36.73	6.84
集中指数（CI）	0.1050	-0.0303	-0.3145

注：不同收入组人群两周就诊率的卡方检验 Pearson chi2(4) = 19.7759　P = 0.001。

（2）住院利用差异

不同收入人群住院服务的利用情况的统计学检验具有显著性差异（α = 0.05）。不同收入人群的年住院天数、年住院率的集中指数为正值，结果显示：住院更多的集中到高收入组人群；应住院未住院率和因经济困难未住院率集中指数均为负，说明应住院而未住院和因经济困难而未住院情况更多的集中于中低收入组人群。其中，因经济困难而未住院率指标在 17.39% ~ 73.68%，中低收入人群明显高于高收入组人群，住院卫生服务利用存在明显的不公平性。见表 10 – 15。

表 10 – 15 　　　　　　不同收入组样本人群住院卫生服务利用情况

组别和集中指数	年人均住院天数（天）	年住院率（%）	应住院未住院比（%）	因经济困难未住院比（%）
低收入组	12.24	8.10	62.74	73.68
中低收入组	13.38	10.38	46.48	65.79
中等收入组	12.68	17.43	28.18	36.11
中高收入组	14.59	13.53	25.64	36.00
高收入组	14.11	12.04	29.91	17.39
合计	13.34	12.32	39.15	51.96
集中指数（CI）	0.0360	0.0417	– 0.0217	– 0.1653

注：不同收入组人群年住院率卡方检验 Pearson chi2(4) = 9.5564　P = 0.049

不同收入组人群应住院而未住院率卡方检验 Pearson chi2(4) = 19.1953　P = 0.001

（3）医疗保险补偿前后，住院医疗费用的支出公平性

调查样本参保人群中，不同收入组人群次均住院费用为 5 166.67 元，次均补偿费用为 2 263.90 元。从住院费用补偿比来看，中低收入组最低为 41.07%，高收入组最高为 50.23%，住院费用补偿比平均为 43.82%。各收入组中收入水平较高的补偿比例高于低收入组。医疗保险报销后，自付住院费用占人均收入的比例和家庭收入的比例均随着收入水平的升高而降低。中低收入组的家庭医药负担十分沉重，低收入组自付住院费用占人均收入的 51.80%，占家庭年总收入的 27.00%，高收入组相应数据为 6.28% 和 3.38%。不同收入人群的次均住院费用、次均补偿费用的集中指数为负值、住院费用补偿比为正值，显示了费用负担主要集中在低收入组人群，而高收入组人群具有较高的补偿比例，呈现费用负担的不公平性。见表 10 – 16。

表 10 - 16　　　　　　　　不同收入组人群样本住院医疗费用及补偿情况比较

组别	次均住院费用（元）	次均补偿费用（元）	住院费用补偿比（%）	自付住院费用占人均收入比例（%）	自付住院费用占家庭收入比例（%）
低收入组	4 326.19	1 828.90	42.28	51.80	27.00
中低收入组	7 242.19	2 974.07	41.07	47.41	23.28
中等收入组	5 714.75	2 405.42	42.09	23.97	12.77
中高收入组	4 113.74	1 953.50	47.49	11.49	5.78
高收入组	3 787.27	1 902.50	50.23	6.28	3.38
合计	5 166.67	2 263.90	43.82	19.27	9.90

　　进一步分析居民医疗保险补偿前后不同收入组人群住院医疗费用及补偿情况的公平性。补偿前不同收入组人群住院费用集中指数为 - 0.0599，补偿后自付住院费用集中指数为 - 0.0756，补偿费用集中指数为 - 0.0291，表明补偿前住院医疗费用集中于低收入人群。相对于补偿前，补偿后自付住院医疗费用的分布依然集中于低收入人群，不公平程度也略有上升，从集中曲线的走向也可以清晰地看出。见图 10 - 1。

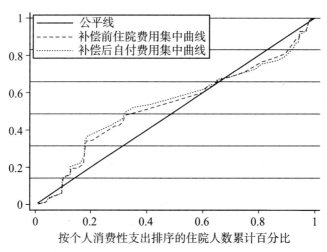

图 10 - 1　居民医疗保险补偿前后住院费用集中曲线

四、讨论

（一）不同收入组人群卫生服务需求差异明显

本次研究结果显示，不同收入组人群卫生服务需求存在差异，低收入组表现为"高需要、低利用"的特征。不同收入组人群两周患病率和慢性病患病率统计学检验有差异，中低、低收入组两周患病率分别为29.23%、27.84%，明显高于高收入组的18.36%；两周患病就诊率随着收入水平的降低而降低，两周患病未就诊和未治疗的情况更多地集中在较低收入组人群；低收入组年住院率为8.10%，比其他各组均低，应住院未住院和因经济困难而未住院的情况也更多的集中于中低收入组人群。由于受支付能力等因素的影响，不同收入组卫生服务可及性不同，低收入组人群对卫生服务的利用相对不足。研究结果与一些学者的研究的结果较为一致。

（二）不同收入组人群疾病经济负担存在差异

研究结果显示，不同收入组人群疾病经济负担不同，低收入组家庭疾病经济负担更为严重，因病致贫风险更大。低收入组家庭医药负担十分沉重，自付住院费用占人均收入的51.80%，占家庭年总收入的27.00%，而高收入组这两项指标分别为6.28%和3.38%。中低、低收入组疾病经济风险发生率高，以居民医疗保险报销后疾病经济风险发生率超过40%的比例说明，低收入组占21.49%，而高收入组占0.79%，差异明显。因此，寻求多种途径减轻低收入家庭的医疗费用负担十分必要。

（三）基本医疗保险对改善住院医疗费用公平性的作用有限

城镇居民医疗保险虽然有助于降低居民的疾病经济负担，但并没有提高住院医疗费用的公平性。运用集中指数的方法分析居民医疗保险补偿前后不同收入组人群住院医疗费用及补偿情况的公平性，结果表明，补偿前住院医疗费用主要集中于低收入人群，补偿后自付住院医疗费用的分布依然集中于低收入人群，并且这一现象比补偿前更为严重，不公平程度有所增加。由此可见，居民医疗保险虽然能从整体上降低居民的疾病经济负担，但不能提高住院医疗费用支出的公平性。

221

第四节 三种基本医疗保障制度下居民卫生服务利用比较研究

一、研究背景

近年来，我国的经济步入了快速稳定的发展阶段，国家综合实力逐渐增强，人民生活水平持续改善，社会公共事业全面进步，卫生事业也进入了历史上最快的发展时期。1998 年我国开始建立城镇职工基本医疗保障制度，在 2003 年又启动了新型农村合作医疗制度试点，建立了城乡医疗救助制度，2007 年 7 月，国务院发布《关于开展城镇居民基本医疗保险试点的指导意见》，开始着力解决城镇非就业人口的医疗保障问题。从政策层面来讲，城镇从业人员有职工基本医疗保险，城镇非从业居民也有城镇居民基本医疗保险，农村居民有新型农村合作医疗，至此我国已基本建立了适合不同区域、不同人群参加的全方位的社会医疗保障制度。

目前三种社会基本医疗保险自开展实施至今已取得了迅速发展，与此同时，城乡居民卫生服务需要和需求也发生了新的变化，对卫生服务的需求量逐步加大，并且对卫生服务的质量也有了更高的要求。过去的医疗改革没有把人的需要和需求放在第一位，而是更多的纵容了医疗卫生服务的利益化，把属于国家的责任推到了市场上，忽视了卫生服务的社会公益性，与医疗卫生事业的发展规律背道而驰，加剧了卫生服务市场的供需矛盾，导致了改革后的卫生服务既缺乏效益性又形成了不公平的现象，居民"看病难、看病贵"问题一直无法得到有效解决。

本研究利用西安交通大学卫生管理与政策研究所的家庭入户调查所得数据资料，并结合其他现有的相关统计数据，对我国不同医疗保险制度参合者的卫生服务需要、需求和利用情况进行比较，分析其中存在的差异，剖析影响医疗卫生服务利用的影响因素，重点分析医疗保障制度对医疗卫生服务利用的影响，为了解我国居民健康状况，完善我国基本医疗保障制度、正确制定医疗卫生政策、不断深化医疗卫生体制改革提供依据和参考。

二、资料来源与方法

本节利用 2009 年陕西省眉县入户调查资料，对不同医疗参保制度覆盖人群卫生服务需要和利用进行分析，采用卫生服务利用反映可及性，运用 Logistic 回归、Box - Cox 转换等多因素分析方法，探讨影响卫生服务可及性的主要因素。

三、研究结果

（一）不同医疗保障制度覆盖人群的卫生服务需要

调查结果显示，参加新型农村合作医疗的人群（农村居民）两周患病率最高，为 260.94‰，参加城镇职工基本医疗保险的人群两周患病率为 240.24‰，参加城镇居民基本医疗保险的人群两周患病率为 243.88‰，无医保人群的两周患病率最低，为 194.85%。在三种基本医疗保险中，城镇职工基本医疗保险参加者的两周患病天数最高，为 2.21 天；城镇居民基本医疗保险参加者的两周患病天数最低，为 2.04 天；在新型农村合作医疗的参加者两周患病天数为 2.13 天。参加城镇职工基本医疗保险的人群慢性病患病率最高，为 546.28‰，参加新型农村合作医疗的人群慢性病患病率最低，为 379.66‰，无医保人群的男女慢性病患病率皆低于有医保人群。见表 10 - 17。

表 10 - 17　　　　　　不同医疗保障制度人群卫生服务需要

医疗保险类型	两周患病率（‰）	两周患病天数	慢性病患病率（‰）
城镇职工基本医疗	240.24	2.21	546.28
城镇居民基本医疗	243.88	2.04	418.86
新型农村合作医疗	260.94	2.13	379.66
无医保人群	194.85	1.55	246.32

（二）不同医疗保障制度覆盖人群的卫生服务利用

在三种基本医疗保障制度中，新型农村合作医疗参加者的两周就诊率最高，城镇职工基本医疗保险参加者的两周就诊率最低，城镇居民基本医疗保险参加者居中，而两周患病未就诊比与两周就诊率的变化趋势相同，这表明新型农村合作医疗参加者的门诊服务利用最高，但是目前的医疗卫生服务却没能满足其需要，需要不能转化为有效的需求，进而不能转化为利用，城镇居民基本医疗保险参加者也面临相同的问题。新型农村合作医疗的年住院率最低，而应住院未住院比却最高，城镇职工基本医疗保险参加者的年住院率居中，应住院未住院比最低，新型农村合作医疗参加者的住院利用最低，住院服务需要却最高，其住院的需要也无法转化成有效的利用。无医保人群的两周就诊率高于城镇职工基本医保参加人群，但是低于其他两种基本医疗保障制度参加人群，而年住院率低于三种基本医疗保障制度覆盖人群，表明现阶段无医保人群的医疗卫生服务利用较低，并且无医保人群的应住院未住院比高于三种基本医疗保障制度覆盖人群，两周患病未就诊比也较高，表明无医保人群的医疗卫生服务需要没能有效地转化为医疗卫生服务利用，也就是说医疗卫生服务需要没有得到充分的满足。综合分析两周患病未就诊原因和应住院而未住院的原因，可以得出：相比较于城镇职工基本医疗保险参加人群，城镇居民基本医疗保险参加人群和新型农村合作医疗参合人群的疾病经济负担较重，由于经济困难的原因而未就诊和未住院的比例较高。见表 10－18。

表 10－18   不同医疗保障制度人群卫生服务利用

医疗保险类型	两周就诊率（‰）	两周患病未就诊比（%）	年住院率（‰）	人均住院天数	应住院未住院比（%）
城镇职工基本医疗	123.95	4.46	131.02	15.17	34.39
城镇居民基本医疗	174.98	6.32	137.96	13.25	34.93
新型农村合作医疗	200.45	8.02	123.53	11.62	37.21
无医保人群	161.76	5.66	85.34	10.55	39.47

（三）不同医疗保障制度覆盖人群的卫生服务费用使用情况

在三种基本医疗保障制度中，参加城镇职工基本医疗保险的人群平均直接门诊费用和直接门诊费用中位数皆是最高的，参加新型农村合作医疗人群的两个指标皆是最低的，而参加城镇居民基本医疗保险的人群皆处于中间位置。无医保人群的门诊平均直接费用和直接费用中位数皆高于新型农村合作医疗参合者，但是低于其他两个基本医疗保险覆盖人群。表明新型农村合作医疗覆盖人群的门诊服务利用水平低于城镇职工基本医疗保险和城镇居民基本医疗保险覆盖人群，无医保人群的门诊服务利用水平也较低。

城镇职工基本医疗保险参保人群平均直接住院费用低于城镇居民基本医疗保险参保人群，可能原因是有城镇职工基本医疗保险后，其住院的意愿高于城镇居民基本医疗保险参保人群，一些相对来说轻微的病情也进行了住院治疗，并且花费较少，从而拉低了平均直接住院费用；而农村的住院患者由于经济等各方面的原因，其对住院花费比较敏感，所以住院的平均直接费用和费用中位数皆最低。不同医疗保障制度人群住院直接费用的统计学检验无显著性差异，不同医疗保障制度人群门诊直接费用、门诊间接费用和住院间接费用的统计学检验具有显著性差异。见表 10 – 19。

表 10 – 19　　　　　　不同医疗保障制度人群门诊和住院费用　　　　　单位：元

费用指标	门诊				住院			
	城镇职工基本医疗	城镇居民基本医疗	新型农村合作医疗	无医保人群	城镇职工基本医疗	城镇居民基本医疗	新型农村合作医疗	无医保人群
平均直接费用	395.22	276.99	194.98	230.29	4 594.99	5 863.02	3 767.81	2 935
直接费用中位数	240	150	100	120	3 800	3 000	2 050	1 500
平均间接费用	19.15	11.87	10.80	18.68	321.76	370.77	330.98	420.97

注：不同医疗保障制度人群门诊直接费用方差检验 F = 1.54，Pr = 0.001；不同医疗保障制度人群门诊间接费用方差检验 F = 1.53，Pr = 0.032；不同医疗保障制度人群住院直接费用方差检验 F = 0.98，Pr = 0.546；不同医疗保障制度人群住院间接费用方差检验 F = 1.57，Pr = 0.003。

（四）门诊和住院概率的影响因素分析

门诊和住院概率的赋值为：0 表示未就诊和未住院，1 表示就诊和住院。影响 15 岁及以上患者门诊就诊的主要因素包括恩格尔系数和收入水平；影响住院概率的主要因素有恩格尔系数、收入水平、健康状况和是否参加了医疗保险及其医保类型。在控制其他因素后，恩格尔系数越高，该家庭成员的门诊就诊和住院概率越低；高收入组和中等收入组人群门诊就诊和住院概率都高于低收入组；慢性病患者的住院概率高于无慢性病患者；与自费者相比，参加医疗保险的患者住院概率较高。见表 10 – 20。

表 10 – 20　　　　15 岁及以上患者就诊和住院概率的 Logistic 回归模型

解释变量	门诊		住院	
	参数估计	P 值	参数估计	P 值
城乡（以 0 = 城市为对照）	0.3308	0.490	0.2808	0.443
性别（以 0 = 男性为对照）	0.0304	0.899	– 0.0505	0.794
年龄组（对照 = 15 ~ 24 岁）				

解释变量	门诊		住院	
	参数估计	P 值	参数估计	P 值
25~44 岁	-0.5639	0.471	-0.3161	0.575
45~64 岁	-0.6481	0.406	-0.2279	0.688
65 岁以上	-0.1325	0.875	0.3663	0.542
婚姻状况（对照组 = 未婚）				
已婚	0.5148	0.343	-0.1609	0.742
离婚	0.6024	0.271	-0.0736	0.933
丧偶	0.4661	0.493	-0.1241	0.832
文化程度（对照 = 文盲、小学）				
初中	-0.2834	0.325	-0.0539	0.813
高中、中专、技校	-0.3022	0.442	0.1662	0.565
大专及以上	-0.6636	0.267	0.2164	0.594
消费结构（占消费性支出比例）				
恩格尔系数	-0.9896	0.004	-0.6899	0.038
人均收入（对照组 = 低收入）				
中等收入	0.5804	0.038	0.8906	0.000
高收入	0.3204	0.042	1.3291	0.000
健康状况（对照组 = 无）				
有无慢性病	-0.0387	0.878	1.1057	0.000
医疗保险（对照组 = 自费）				
城镇职工基本医疗	-0.8217	0.153	0.8176	0.042
城镇居民基本医疗	-0.5072	0.298	1.0049	0.017
新型农村合作医疗	-1.1157	0.051	1.3461	0.002
常数项	3.4694		0.3388	

（五）门诊和住院费用的影响因素分析

由于门诊和住院费用不符合正态分布，本研究采用 Box – Cox 转换对资料进行处理。其形式为：

$$y^{(\lambda)} = \begin{cases} \dfrac{y^{\lambda} - 1}{\lambda}, & \text{if} \quad \lambda \neq 0 \\ \log y, & \text{if} \quad \lambda = 0 \end{cases} \tag{10.1}$$

15 岁及以上患者次均就诊费用的 Box – Cox 转换结果见表 10 – 21。该模型的检验假设具有统计学意义（P < 0.01）。在控制其他的影响因素之后，离婚人群的门诊就诊费用低于未婚者；高中、中专、技校和大专及以上文化程度的人群就诊费用低于文盲、小学文化程度的人，但是初中文化程度患者的门诊就诊费用与文盲、小学患者的门诊就诊费用没有显著性差异，造成这种差异的原因之一可能是文化程度越高，自我锻炼和保健的意识更强，身体素质更好；恩格尔系数对就诊费用的影响非常明，恩格尔系数越高，该家庭患者的次均就诊费用越少；有慢性病的患者次均就诊费用高于普通的患者；与自费者相比，新型农村合作医疗和城镇居民基本医疗保险人群的次均就诊费用较低。由此可见，从需方角度考察，患者健康状况（有无慢性病）、恩格尔系数（家庭贫困化程度）、医疗保障制度、文化程度和婚姻状况依次是影响患者门诊就诊费用的主要因素。

15 岁及以上患者次均住院费用的 Box – Cox 转换的检验假设具有统计学意义（P < 0.01）。在控制其他影响因素之后，农村住院患者的次均住院费用低于城市；恩格尔系数越高，该家庭住院患者的次均住院费用越低；高收入组和中等收入组人群次均住院费用均高于低收入组人群；患有慢性病的患者住院费用高于无慢性病的住院患者；城镇职工基本医疗保险覆盖人群的住院费用高于自费者。因此，影响住院费用的主要因素有医疗保障制度、城乡、收入水平、健康状况和恩格尔系数。

表 10 – 21　15 岁及以上患者次均就诊和住院费用的 Box – Cox 转换结果

解释变量	门诊		住院	
	参数估计	P 值	参数估计	P 值
城乡（以 0 = 城市为对照）	− 0.2392	0.365	− 0.1003	0.011
性别（以 0 = 男性为对照）	− 0.1074	0.103	− 0.0202	0.346
年龄组（对照 = 15 ~ 24 岁）				
25 ~ 44 岁	− 0.4844	0.193	− 0.0376	0.443
45 ~ 64 岁	− 0.3662	0.320	− 0.0111	0.823
65 岁以上	− 0.5127	0.192	− 0.0035	0.948
婚姻状况（对照组 = 未婚）				
已婚	− 0.0212	0.950	0.0392	0.403
离婚	− 3.0778	0.021	0.0224	0.827
丧偶	0.2967	0.449	0.0356	0.540
文化程度（对照 = 文盲、小学）				

227

续表

解释变量	门诊		住院	
	参数估计	P 值	参数估计	P 值
初中	− 0.0715	0.653	− 0.0236	0.355
高中、中专、技校	− 0.4516	0.042	− 0.0109	0.729
大专及以上	− 0.5378	0.034	− 0.0574	0.186
消费结构（占消费性支出比例）				
恩格尔系数	− 0.9669	0.008	− 0.2909	0.000
人均收入（对照组＝低收入）				
中等收入	− 0.0032	0.983	0.0562	0.031
高收入	− 0.1528	0.450	0.1374	0.042
健康状况（对照组＝无）				
有无慢性病	0.6606	0.000	0.0105	0.036
医疗保险（对照组＝自费）				
城镇职工基本医疗	0.4082	0.382	0.3085	0.042
城镇居民基本医疗	− 0.5563	0.027	0.1464	0.412
新型农村合作医疗	− 0.9744	0.002	− 0.0291	0.600
常数项	6.5398		4.5564	

（六）不同医疗保障制度覆盖人群门诊概率和门诊费用的影响因素分析

城镇职工基本医疗保险覆盖人群门诊就诊概率的影响因素有收入和恩格尔系数，在控制其他因素后，恩格尔系数越高，门诊就诊概率越低，中等收入组和高收入组人群的就诊概率高于低收入组人群，差异具有显著性。城镇居民基本医疗保险对门诊的影响很小，故不对城镇居民基本医疗保险参加人群的门诊就诊概率影响因素进行分析。恩格尔系数对新型农村合作医疗参合人群的门诊就诊概率有显著性影响，恩格尔系数越高，门诊就诊概率越低，差异具有显著性。在无医保人群中，控制其他因素的影响后，高年龄组人群就诊概率低于对照组，文化程度偏高的人群组也低于对照组，影响无医保人群门诊就诊概率的因素有年龄、文化程度和收入水平，差异具有显著性。缺失值表示数据中缺乏模型拟合需要的样本量，故不能分析出该变量对应变量是否具有显著性的影响。见表 10 - 22。

表 10 - 22 **医疗保障制度别 15 岁及以上患者门诊概率的**
Logistic 回归模型结果

解释变量	城镇职工基本医疗		新型农村合作医疗		无医保人群	
	参数估计	P 值	参数估计	P 值	参数估计	P 值
城乡（以 0 = 城市为对照）	—	—	0.1146	0.829	—	—
性别（以 0 = 男性为对照）	0.6775	0.352	- 0.2208	0.453	0.9376	0.162
年龄组（对照 = 15 ~ 24 岁）						
25 ~ 44 岁	- 0.6770	0.630	- 0.3332	0.704	- 16.8642	0.000（**）
45 ~ 64 岁	- 1.6097	0.163	- 0.6468	0.445	—	—
65 岁及以上	- 1.8721	0.217	- 0.1161	0.901	- 15.9373	0.000（**）
婚姻状况（对照组 = 未婚）						
已婚	—	—	0.8314	0.198	0.8279	0.479
离婚	—	—	0.6581	0.463	—	—
丧偶	—	—	0.4909	0.523		
文化程度（对照 = 文盲、小学）						
初中	- 0.2656	0.785	- 0.3561	0.272	- 16.1000	0.000（**）
高中、中专、技校	0.1089	0.922	- 0.1381	0.795	—	—
大专及以上	0.2143	0.816	—	—	- 16.8907	0.000（**）
消费结构（占消费性支出比例）						
恩格尔系数	- 2.3501	0.043（*）	- 1.2763	0.036（*）	2.8511	0.189
人均收入（对照组 = 低收入）						
中等收入	1.3744	0.040（*）	0.4808	0.116	- 15.9119	0.000（**）
高收入	1.2543	0.023（*）	0.0919	0.856	—	—
健康状况（对照组 = 无）						
有无慢性病	0.1788	0.820	- 0.0032	0.991	- 0.4274	0.549
常数项	3.1436		2.5211		50.4042	

城镇职工基本医疗保险参加人群次均就诊费用的影响因素有性别和健康状况，在控制其他变量后，女性的次均就诊费用高于男性，有慢性病的患者次均就诊费用高于无慢性病的就诊患者，差异具有显著性。由于城镇居民基本医疗保险主要是对城镇居民的住院服务进行保障，其对门诊服务利用产生的作用有限，故不对影响城镇居民基本医疗保险参加人群的次均就诊费用因素进行分析。影响新型农村合作医疗参合人群次均就诊费用的因素有恩格尔系数和健康状况，在控制其他变量后，恩格尔系数越高，次均就诊费用越低，患有慢性病人群的次均就诊费用高于没有慢性病的患者，差异具有显著性。无医保人群的次均就诊费用影响因素有年龄和婚姻状况，且具有显著性差异。缺失值表示数据中缺乏模型拟合需要的样本量，故不能分析出该变量对应变量是否具有显著性的影响。详见表 10 – 23。

表 10 – 23　　　　医疗保障制度别 15 岁及以上患者次均就诊
费用的 Box – Cox 转换结果

解释变量	城镇职工基本医疗		新型农村合作医疗		无医保人群	
	参数估计	P 值	参数估计	P 值	参数估计	P 值
城乡（以 0 = 城市为对照）	—	—	– 0.1891	0.466	– 0.5271	0.616
性别（以 0 = 男性对照）	0.7752	0.032	– 0.1851	0.186	– 0.4208	0.220
年龄组（对照 = 15 ~ 24 岁）						
25 ~ 44 岁	– 0.0208	1.000	– 0.6883	0.065	3.3422	0.036
45 ~ 64 岁	– 0.0097	1.000	– 0.6046	0.093	3.7408	0.020
65 岁及以上	– 0.0223	1.000	– 0.6654	0.092	3.0481	0.045
婚姻状况（对照组 = 未婚）						
已婚	– 1.6085	1.000	0.0996	0.776	– 0.9938	0.220
离婚	– 4.7318	1.000	0.1897	0.549	– 1.5108	0.107
丧偶	– 1.0275	1.000	0.3314	0.420	– 2.1091	0.042
文化程度（对照 = 文盲、小学）						
初中	0.1559	0.757	– 0.1397	0.394	0.3004	0.643
高中、中专、技校	– 0.3941	0.468	– 0.5104	0.070	– 0.1682	0.780

解释变量	城镇职工基本医疗		新型农村合作医疗		无医保人群	
	参数估计	P 值	参数估计	P 值	参数估计	P 值
大专及以上	0.9196	0.324	—	—	-0.4795	0.475
消费结构（占消费性支出比例）						
恩格尔系数	0.2478	0.751	-1.4588	0.000	-0.1001	0.924
人均收入（对照组＝低收入）						
中等收入	0.2003	0.660	-0.0321	0.823	0.5604	0.595
高收入	-0.5921	0.207	0.0058	0.981	0.5356	0.602
健康状况（对照组＝无）						
有无慢性病	1.1729	0.002	0.6030	0.000	0.3621	0.337
常数项	5.5511		5.5846		3.2251	

（七）不同医疗保障制度覆盖人群的住院概率和费用影响因素分析

影响城镇职工基本医疗保险参加人群住院概率的因素有年龄和健康状况，在控制其他影响因素后，有慢性病的人群住院概率高于无慢性病人群，25～44岁组人群和45～64岁组人群住院概率低于对照组，差异具有高度显著性。影响城镇居民基本医疗保险参加人群住院概率的主要因素有年龄、婚姻状况和收入，控制其他变量后，高收入组人群和中等收入组人群住院概率皆高于低收入组人群；25～44岁组人群以及其他年龄组人群住院概率皆高于对照组，差异具有显著性。在新型农村合作医疗参合人群中，对其住院概率有显著性影响的因素有健康状况和收入，在控制其他影响因素后，有慢性病的人群住院概率高于无慢性病人群，高收入组人群和中等收入组人群住院概率皆高于低收入组人群，差异具有高度显著性。影响无医保人群的住院概率的因素主要有性别和年龄，在控制其他变量后，女性住院概率高于男性，25～44岁组人群和45～64岁组人群住院概率高于对照组，差异具有显著性。缺失值表示数据中缺乏模型拟合需要的样本量，故不能分析出该变量对因变量是否具有显著性的影响。详见表10－24。

表 10 - 24　　　医疗保障制度别 15 岁及以上患者住院概率的
Logistic 回归模型结果

解释变量	城镇职工基本医疗		城镇居民基本医疗		新型农村合作医疗		无医保人群	
	参数估计	P 值	参数估计	P 值	参数估计	P 值	参数估计	P 值
城乡（以 0 = 城市为对照）	—	—	—	—	0.5002	0.328	- 0.1547	0.943
性别（以 0 = 男性为对照）	- 0.4761	0.200	0.1109	0.840	- 0.1075	0.713	36.6352	0.000 (＊＊)
年龄组（对照 = 15～24 岁）								
25～44 岁	- 17.3766	0.000 (＊＊)	20.2496	0.000 (＊＊)	- 0.8748	0.299	18.6191	0.000 (＊＊)
45～64 岁	- 17.1175	0.000 (＊＊)	21.0442	0.000 (＊＊)	- 0.7461	0.364	18.4755	0.000 (＊＊)
65 岁及以上	4.1531	0.427	21.8712	0.000 (＊＊)	- 0.3608	0.682	—	—
婚姻状况（对照组 = 未婚）								
已婚	- 0.6659	0.567	- 18.7624	0.000 (＊＊)	- 0.0458	0.952	—	—
离婚	- 0.2035	0.902	—	—	0.0542	0.973	—	—
丧偶	- 0.5055	0.721	- 19.8767	0.000 (＊＊)	0.3322	0.705	—	—
文化程度（对照 = 文盲、小学）								
初中	- 0.4055	0.470	0.2341	0.741	0.0563	0.859	- 0.0643	0.978
高中、技校	0.4714	0.401	0.3418	0.662	- 0.3412	0.510	- 0.3060	0.918
大专及以上	0.4478	0.477	- 1.4097	0.332	—	—	—	—
消费结构（占消费性支出比例）								
恩格尔系数	- 1.2238	0.300	- 0.6308	0.657	- 0.4486	0.614	1.6068	0.829
人均收入（对照组 = 低收入）								

解释变量	城镇职工基本医疗		城镇居民基本医疗		新型农村合作医疗		无医保人群	
	参数估计	P 值	参数估计	P 值	参数估计	P 值	参数估计	P 值
中等收入	− 0.7107	0.392	0.6588	0.041 (＊)	1.1597	0.000 (＊＊)	− 0.0704	0.971
高收入	− 0.1803	0.827	1.5673	0.028 (＊)	1.4339	0.010 (＊)	− 0.0416	0.984
健康状况（对照组＝无）								
有无慢性病	0.5018	0.020 (＊)	0.5677	0.332	1.4524	0.000 (＊＊)	—	—
常数项	19.9124		− 1.5827		2.0118		− 0.2516	

影响城镇职工基本医疗保险参加人群住院费用的因素主要有恩格尔系数、婚姻状况和健康状况，在控制其他变量后，恩格尔系数越高，次均住院费用越低，差异具有高度显著性；离婚组的次均住院费用高于未婚组；有慢性病的人群住院费用高于无慢性病人群，差异具有显著性。对城镇居民基本医疗保险参加人群的住院费用进行 Box – Cox 转换后，发现其他因素不能对其次均住院费用产生显著性的影响。对新型农村合作医疗参合人群次均就诊费用产生显著性影响的因素有城乡、恩格尔系数和收入水平，在控制其他影响因素后，农村的次均住院费用低于城市，差异具有显著性；恩格尔系数越高，次均住院费用越低，差异具有高度显著性；中等收入组人群次均住院费用高于低收入人群，高收入组人群次均住院费用也高于低收入组人群，差异具有显著性。影响无医保人群次均住院费用的主要因素有性别、婚姻状况和文化程度，在控制其他变量后，女性的次均住院费用低于男性，差异具有高度显著性；离婚组人群的次均住院费用低于未婚组人群，高中、中专、技校组次均住院费用高于文盲、小学组人群，差异皆具有显著性。缺失值表示数据中缺乏模型拟合需要的样本量，故不能分析出该变量对因变量是否具有显著性的影响。详见表 10 – 25。

**表 10 – 25   医疗保障制度别 15 岁及以上患者次均住院费用的
Box – Cox 转换结果**

解释变量	城镇职工基本医疗		城镇居民基本医疗		新型农村合作医疗		无医保人群	
	参数估计	P 值	参数估计	P 值	参数估计	P 值	参数估计	P 值
城乡（以 0 ＝城市为对照）	—	—	—	—	− 0.0789	0.039 (＊)	− 0.0965	0.397
性别（以 0 ＝男性为对照）	− 0.1249	0.222	− 0.0174	0.132	0.0103	0.660	− 0.2455	0.005 (＊＊)

续表

解释变量	城镇职工基本医疗		城镇居民基本医疗		新型农村合作医疗		无医保人群	
	参数估计	P 值	参数估计	P 值	参数估计	P 值	参数估计	P 值
年龄组（对照 = 15～24 岁）								
25～44 岁	0.1878	0.726	0.0369	0.464	-0.0508	0.281	0.1917	0.121
45～64 岁	0.4935	0.363	0.0313	0.553	-0.0174	0.709	-0.1705	0.386
65 岁及以上	0.3155	0.565	0.0427	0.418	0.0015	0.978	0.0251	0.864
婚姻状况（对照组 = 未婚）								
已婚	0.3899	0.112	-0.0174	0.454	0.0305	0.573	-0.0378	0.677
离婚	0.8922	0.024 (*)	-0.0782	0.133	-0.2284	0.207	-0.4092	0.045 (*)
丧偶	0.4819	0.111	-0.0156	0.605	0.0055	0.931	-0.4705	0.143
文化程度（对照 = 文盲、小学）								
初中	-0.2177	0.203	0.0087	0.496	-0.0028	0.913	-0.2794	0.080
高中、技校	0.0617	0.698	-0.0066	0.627	-0.0137	0.745	0.4419	0.016 (*)
大专及以上	-0.2074	0.236	-0.0328	0.462	0.1306	0.144	-0.3425	0.145
消费结构（占消费性支出比例）								
恩格尔系数	-1.3066	0.000 (**)	-0.0187	0.547	-0.2332	0.001 (**)	0.0806	0.839
人均收入（对照组 = 低收入）								
中等收入	-0.0704	0.772	0.0089	0.609	0.1252	0.006 (**)	-0.0313	0.839
高收入	-0.0506	0.832	0.0145	0.415	0.2571	0.049 (*)	-0.0759	0.690
健康状况（对照组 = 无）								
有无慢性病	0.5747	0.036 (*)	0.0004	0.971	-0.0088	0.714	0.3007	0.199
常数项	6.9103		2.6197		4.0356		4.2005	

四、讨论

（一）医疗保障制度对卫生服务需要的影响

城镇职工基本医疗保险参加人群的慢性病患病率在三种基本医疗保障制度中最高（546.28‰），新型农村合作医疗参合人群的慢性病患病率最低（379.66‰），而在两周患病率上恰好相反，新型农村合作医疗参合人群最高（260.94‰），城镇职工基本医疗保险参合人群最低（240.24‰），城镇职工基本医疗保险参合人群的慢性病患病率和两周患病率皆居中，并且以上两个指标的统计学检验皆具有显著性差异（P<0.05）；在两周患病天数这一指标上，城镇职工基本医疗保险参加人群高于新型农村合作医疗参加人群，城镇居民基本医疗保险参加人群的两周患病天数最低，三者间的差别不大，且统计学检验无显著性差异。而无医保人群的两周患病率、慢性病患病率和两周患病天数皆低于三种基本医疗保障制度的覆盖人群。

（二）医疗保障制度对卫生服务利用的影响

1. 医疗保障制度对门诊服务利用的影响

在三种基本医疗保障制度中，新型农村合作医疗参合人群的两周就诊率最高（200.45‰），而城镇职工基本医疗保险参加人群的两周就诊率最低（123.95‰），城镇居民基本医疗保险参加人群的两周就诊率居中，高于城镇职工基本医疗保险参加人群，但低于新型农村合作医疗参合人群；两周患病未就诊比与两周就诊率的变化趋势相同，新型农村合作医疗参合人群的两周患病未就诊比在三种基本医疗保障制度中最高（8.02%），城镇居民基本医疗保险参加人群的两周患病未就诊比居中（6.32%），而城镇职工基本医疗保险参加人群的两周患病未就诊比最低（4.46%）。无医保人群的两周患病率（161.76‰）和两周患病未就诊比（5.66%）皆高于城镇职工基本医疗保险覆盖人群，但低于其他两种基本医疗保险覆盖人群。

结果表明，新型农村合作医疗参加人群的门诊服务利用最高，但是目前的门诊医疗卫生服务却没能满足其需要，其两周患病未就诊比也是三种基本医疗保障制度中最高的，新型农村合作医疗参合人群的门诊医疗卫生服务需要不能转化为其有效的需求，进而也就无法转化为利用。说明在门诊医疗卫生服务需要转化为需求的过程中出现了影响因素，阻碍了需要的转化。可能原因在于经济条件等其他方面的因素。城镇居民基本医疗保险参加人群也面临相同的问题，其两周就诊率和两周患病未就诊比都高于城镇职工基本医疗保险参加人群，但是低于新型农村合作医疗参合人群，表明其门诊医疗卫生服务的需要较强，但没能全部转化为现实的需求。

2. 医疗保障制度对住院服务利用的影响

在三种基本医疗保障制度中，新型农村合作医疗参合人群的年住院率最低（123.53‰），然而应住院未住院比却最高（37.21%）；城镇职工基本医疗保险参加人群的年住院率居中（131.02‰），应住院未住院比最低（34.39%）；城镇居民基本医疗保险参加人群的年住院率最高（137.96‰），应住院未住院比居中（34.93%）；参加新型农村合作医疗住院患者的平均住院天数在三种基本医疗保障制度中最低（11.62 天），城镇居民基本医疗保险住院患者的平均住院天数居中（13.25 天），城镇职工基本医疗保险住院患者的平均住院天数最高（15.17天）。无医保人群的年住院率（85.34‰）和平均住院天数（10.55 天）皆低于三种基本医疗保障制度所覆盖的人群，而应住院未住院比（39.47%）却高于三种基本医疗保障制度所覆盖的人群。

结果表明在三种基本医疗保障制度中，新型农村合作医疗参合人群的住院服务利用最低，城镇居民基本医疗保险参加人群和城镇职工基本医疗保险参加人群的住院服务利用相对较高；并且新型农村合作医疗参合人群的住院服务需要最高。而无医保人群的住院服务利用低于三种基本医疗保障制度所覆盖的人群，并且住院服务需要没能转化为有效的利用，表明医保制度对住院服务利用产生了较大的影响。

（三）医疗保障制度对患者门诊就诊概率和费用的影响

1. 医疗保障制度对患者门诊就诊概率的影响

15 岁及以上患者的门诊就诊概率 Logistic 回归模型拟合表明，对门诊就诊概率有显著性影响的因素只有恩格尔系数（$P < 0.01$）和收入水平（$P < 0.05$）。三种基本医疗保障制度参加人群的门诊就诊概率与自费者的门诊就诊概率没有显著性的差异，医疗保障制度不能对患者门诊就诊概率产生显著性的影响，也就是说是否参加医疗保险与参加何种医疗保险并不能对患者是否进行门诊就诊产生显著性的影响。

2. 医疗保障制度对患者门诊就诊费用的影响

15 岁及以上患者就诊费用 Box - Cox 转换拟合结果表明：影响患者门诊就诊费用的主要因素有患者健康状况（$P < 0.01$）、恩格尔系数（$P < 0.01$）、医疗保障制度（$P < 0.01$）、文化程度（$P < 0.05$）和婚姻状况（$P < 0.05$）。医疗保障

制度能对患者门诊就诊费用产生显著性的影响，与自费者相比，新型农村合作医疗参合人群和城镇居民基本医疗保险参加人群的门诊就诊费用较低，尤其是新型农村合作医疗参加者与自费者的差异更为明显（P < 0.01），但城镇职工基本医疗保险参加人群的门诊就诊费用与自费者没有显著性差异。

（四）医疗保障制度对患者住院概率和费用的影响

1. 医疗保障制度对患者住院概率的影响

15 岁及以上患者住院概率的 Logistic 回归模型拟合表明：影响患者住院概率的主要因素有恩格尔系数（P < 0.05）、收入水平（P < 0.01）、健康状况（P < 0.01）和是否参加了医疗保险及其医保类型（P < 0.05）。三种基本医疗保障制度参加人群的住院概率与自费者的住院概率在统计学意义上有显著性的差异，医疗保障制度对患者是否住院能够产生显著性的影响，与自费者相比，参加了三种基本医疗保险人群的住院概率均高于自费者的住院概率。城镇职工基本医疗参加人群和城镇居民基本医疗参加人群与自费者的住院概率具有显著性差异（P < 0.05），并且新型农村合作医疗参合人群住院概率与自费者住院概率的差异更为明显（P < 0.01），表明有了医疗保障制度的人群，住院的胆量和底气更足，医疗保障制度对患者是否住院产生了积极性的影响。

2. 医疗保障制度对患者住院费用的影响

15 岁及以上患者次均住院费用的 Box – Cox 转换拟合表明：影响住院费用的主要因素有城乡（P < 0.05）、收入水平（P < 0.05）、健康状况（P < 0.05）、恩格尔系数（P < 0.01）和是否参加了医疗保险及其医保类型（P < 0.05）。城镇职工基本医疗保险覆盖人群的次均住院费用高于自费者，然而城镇居民基本医疗保险和新型农村合作医疗保险参加人群的住院费用与自费者的住院费用没有显著性差异，存在这种差异的原因，可能是相比较于城镇职工基本医疗保险参加人群，城镇居民基本医疗保险和新型农村合作医疗覆盖人群的个人经济状况较差，但也可能是城镇居民基本医疗保险和新型农村合作医疗的保障水平不够，在一定程度上致使医保参加者不能更充分的利用住院服务。

五、结论

第一，不同医疗保障制度覆盖人群之间的卫生服务需要和利用存在较大差异。具体表现为新型农村合作医疗覆盖人群的门诊服务需要和利用都较高，住院服务需求较高，但是其住院服务利用在三种医保覆盖人群中最低。

第二，影响居民门诊概率的因素有恩格尔系数和收入水平；影响居民门诊费用的因素有恩格尔系数、健康状况、文化程度、婚姻状况和医保制度。

第三，影响居民住院概率的因素有恩格尔系数、收入水平、健康状况和医保制度；影响居民住院费用的因素有恩格尔系数、健康状况、城乡、收入水平和医保制度。

第五节 基本医疗保障制度与卫生服务公平性研究

一、研究背景

《2000年世界卫生报告》提出卫生改革的方向与目标——公平、质量、效率、反应性和风险分摊，尤其应突出公平性。然而，中国在经济发展和社会转型中，卫生发展的不公平性，尤其是城乡卫生差距已经到了十分严重的程度。居民卫生服务利用的不公平性问题也越来越突出。

公平、平等地享有医疗卫生服务，不断提高健康水平是全体国民所关注的民生问题，同时，保证社会全体成员公平有效地获得卫生服务是政府在卫生领域一直追求的重要目标。从公平性角度出发，卫生服务利用应以需要为依据，"按需分配"。在我国医疗保障覆盖面不断扩宽的背景下，不同医疗保障制度参保人群之间的卫生服务利用公平性存在着明显差异。本研究从实证研究的角度对我国三种基本医疗保险制度参保人群的卫生服务利用公平性进行分析，探析影响卫生服务利用公平性的因素，为完善我国的基本医疗保障制度，提高卫生服务利用公平性提供政策依据。

二、资料来源与方法

（一）资料来源

利用陕西省眉县入户调查数据，通过负二项模型对卫生服务需要进行间接标准化，选取集中指数、集中曲线、卫生服务利用水平不公平指数来分析三种基本医疗保险制度参保人群内部卫生服务利用不公平程度。

（二）变量设置

卫生服务需要变量：参考以往文献，选取两周患病率、慢性病患病率、自评健康状况、年龄、性别等作为衡量卫生服务需要的指标；卫生服务利用变量：选取两周就诊次数和门诊费用、年住院次数和住院费用等；控制变量：是指与卫生服务利用不相关但在模型中遗漏后会导致需要变量回归系数产生偏倚的变量，选取人口经济状况、受教育程度、婚姻状况等。

（三）测量方法

卫生服务利用公平性主要包括水平公平性与垂直公平性。本书从门诊服务利用和住院服务利用两方面衡量卫生服务利用水平公平性，围绕"相同需要获得相等利用"，利用负二项模型等方法对居民的卫生服务需要变量进行标准化，控制非需要变量，然后通过比较不同保障制度下居民的卫生服务实际利用、需要预期利用和标准化利用，以及采用集中指数对不同制度参保人群的卫生服务利用公平性进行分析。

三、研究结果

（一）三种保障制度参保居民的卫生服务需要情况

在两周患病率方面，新农合居民的的两周患病率最高，城镇居民次之，城镇职工最低，女性居民的患病率要高于男性，特别是城镇居民；在慢性病患病率方面刚好相反，城镇职工最高，新农合次之，城镇居民最低，其中城镇居民和新农合女性居民的慢性病患病率要比男性居民高很多。见表10-26。

表10-26　三种医疗保障制度参保居民的卫生服务需要状况　　单位：‰

医疗保险类型	两周患病率			慢性病患病率		
	男	女	合计	男	女	合计
城镇职工	211.6	229.1	218.6	371.7	322.7	352.1
城镇居民	197.1	257.6	230.5	197.1	311.4	260.2
新农合	234.8	280.2	258.4	234.8	306.2	272.0

（二）三种保障制度居民的卫生服务利用情况

新农合的两周就诊率最高，城镇居民次之，城镇职工最低，两周患病未就诊比刚好相反。在次均门诊费用和平均住院天数方面，城镇职工高于城镇居民和新农合。城镇居民的平均住院费用最高（6 953.04 元），远高于城镇职工（4 688.50 元）和新农合居民（4 151.43 元）。见表 10 - 27。

表 10 - 27　　　　　三种医疗保障制度居民的卫生服务利用状况

医疗保险类型	两周就诊率（‰）	两周患病未就诊比（%）	次均门诊费用（元）	年住院率（‰）	平均住院天数（天）	应住未住院比（%）	平均住院费用（元）
城镇职工	106.30	18.23	211.05	134.10	15.31	6.62	4 688.50
城镇居民	178.92	11.29	148.48	137.31	13.52	9.43	6 953.04
新农合	209.61	9.45	117.25	138.21	11.96	9.26	4 151.43

（三）基本医疗保障制度参保人群的卫生服务利用公平性分析

若参保人群卫生服务利用具有水平公平性，则在控制需要后，不同社会经济状况的人群的医疗服务利用应该分布均衡。在需要相同时，不同社会经济状况人群应该利用相同数量的卫生服务。根据研究目的，本书分别对三种基本医疗保障制度下的参保居民，以两周就诊人次数和年住院人次数作为评价卫生服务利用水平的指标，用标准化卫生服务利用集中指数，来评价卫生服务利用的水平公平性，在此基础上，进一步对影响卫生服务利用公平性的因素进行分解分析，研究不同变量对卫生服务利用公平性的贡献率大小。

样本选取参加三种基本医疗保险制度的人群中，年龄在 15 周岁及以上的人群。选取两周患病情况、慢性病患病情况、自评健康状况、EQ - 5D 健康测量结果、年龄、性别作为需要变量，以婚姻状况、受教育程度、家庭人均消费性支出作为控制变量。

研究结果主要从以下三个方面来进行分析和解释：一是三种基本医疗保障制度下门诊和住院卫生服务利用影响因素分析；二是与经济相关的卫生服务利用公平性状况分析，主要是通过比较经济五分组后三种医疗保障制度参保人群的卫生服务实际利用、需要预期利用和标准化利用情况，以及两周门诊就诊次数和年住院次数的标准化集中指数和集中曲线，分析三种基本医疗保障制度参保人群的卫生服务利用公平性；三是对卫生服务利用公平性分解分析，从需要变量与非需要变量的角度对引起卫生服务利用差异的根源进行分析。

1. 城镇职工基本医疗保险参保人群的卫生服务利用公平性分析

（1）卫生服务实际利用、需要预测利用和标准化利用

标准化需要后的两周就诊率呈现出中间高，两端低的特点。经济水平较高和较低的两组人群的标准化住院服务利用高于其他三组。无论是门诊服务利用还是住院服务利用，参保人群中经济水平最低的组的卫生服务利用率都远远小于经济水平最高的组。见表 10 - 28。

表 10 - 28　　城镇职工基本医疗保险参保居民卫生服务利用　　单位：‰

人均消费性支出五分组	两周就诊率			年住院率		
	实际利用	需要预期利用	标准化利用	实际利用	需要预期利用	标准化利用
最低	36.73	53.39	64.70	89.80	137.14	85.49
较低	114.29	87.43	108.21	191.84	151.84	172.83
中等	143.44	91.95	132.85	127.05	141.12	118.76
较高	118.37	76.88	122.84	171.43	118.21	186.05
最高	118.85	97.23	102.98	90.16	115.82	107.18
合计	106.30	81.36	106.30	134.10	132.83	134.10

（2）集中指数与集中曲线

计算门诊和住院服务实际利用、需要预测利用和标准化利用的集中指数，在城镇职工基本医疗保险参保居民标准化卫生服务利用集中指数中，门诊和住院均为正值，说明门诊和住院卫生服务利用的分布倾向于经济水平较高的人群。见表 10 - 29。

表 10 - 29　　卫生服务实际利用、需要预期利用、标准化利用集中指数

项目	门诊次数			住院次数		
	集中指数	标准误	t 值	集中指数	标准误	t 值
实际利用	0.135	0.068	1.979	0.003	0.045	0.059
需要预期利用	0.074	0.037	2.012	-0.048	0.023	-2.068
标准化利用	0.078	0.060	1.292	0.050	0.040	1.256

从城镇职工基本医疗保险参保人群门诊服务利用集中曲线图（见图 10 - 2）中可以看到，集中指数下半段在对角线下方，上半段十分接近公平线。从门诊服务标准化利用集中指数为 0.078，说明城镇职工基本医疗保险参保居民门诊服务

利用不公平性较低。住院服务利用集中曲线与对角线十分接近，表明城镇职工基本医疗保险参保居民住院服务利用比较公平。见图 10 - 3。

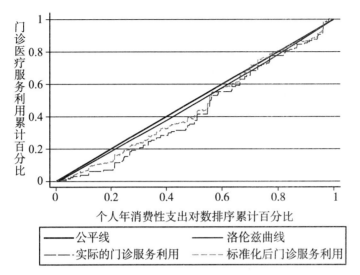

图 10 - 2　城镇职工基本医疗保险参保人群门诊服务利用集中曲线

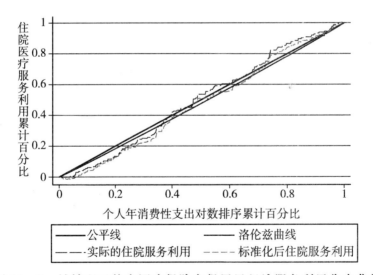

图 10 - 3　城镇职工基本医疗保险参保居民门诊服务利用集中曲线

（3）卫生服务利用公平性分解分析

基于负二项回归基础上的分解结果如表 10 - 30 所示，该表列出了以消费性支出划分的每个变量对总体住院不平等的贡献。集中指数表示不同经济人群该变量的分布，弹性表示该变量住院服务利用的边际效应。受教育水平是与经济水平和健康状况相关的一个重要的社会经济变量，与小学及小学以下组比较，大专及以上文化程度的人群的经济水平也较好（其集中指数为正），但其住院服务利用并不多（其弹性为负）。

负的贡献率能减少不平等，而正的贡献率增加不平等。在表 10－30 中可以看出，经济不平等使住院天数表现为亲富人的不平等。需要类变量的合计贡献率为负值（－0.235），表明需要导向的医疗服务资源分配能确保与经济相关的住院服务利用不平等缩小，否则，当需要不是医疗服务利用的主要因素时，与经济相关的住院服务利用不平等将会扩大。

表 10－30　　城镇职工基本医疗保险参保居民住院服务利用分解

项目	弹性	集中指数	贡献	贡献率
男性	－0.112	－0.034	0.004	1.448
中年	0.603	－0.070	－0.042	－15.895
老年	1.289	－0.058	－0.074	－28.057
两周患病	0.417	0.028	0.012	4.445
慢性病患病	2.174	－0.017	－0.037	－13.975
自评健康得分	－6.872	－0.002	0.014	5.207
行动有些不便	0.058	－0.262	－0.015	－5.726
卧病在床	0.047	0.083	0.004	1.461
自我照顾有些问题	－0.011	－0.206	0.002	0.861
无法自己盥洗或穿衣服	－0.007	－0.104	0.001	0.263
日常活动有些问题	0.114	－0.182	－0.021	－7.866
无法从事日常活动	0.051	－0.186	－0.010	－3.625
自觉身体中度疼痛或不适	0.085	－0.044	－0.004	－1.424
自觉身体极度疼痛或不适	－0.487	0.093	－0.045	－17.105
自觉中度焦虑或沮丧	0.259	－0.089	－0.023	－8.786
自觉极度焦虑或沮丧	0.009	－0.029	0.000	－0.099
在婚	－0.495	－0.009	0.004	1.649
离婚	0.070	0.158	0.011	4.198
丧偶	－0.064	0.022	－0.001	－0.534
初中	－0.098	－0.139	0.014	5.184
高中、中专	0.059	－0.031	－0.002	－0.683
大专及以上	－0.494	0.108	－0.053	－20.210
经济水平	11.535	0.034	0.395	149.448
需要变量合计贡献率	－0.235			
非需要变量合计贡献率	0.368			
水平不公平指数	0.238			

2. 城镇居民基本医疗保险参保人群的卫生服务利用公平性

（1）城镇居民基本医疗保险参保居民卫生服务实际利用、需要预测利用和标准化利用标准化前后，城镇居民基本医疗保险参保居民的门诊服务利用情况差别不明显。除了经济水平最低组人群外，其他四组参保居民的标准化门诊服务利用随着经济水平的提高呈现出递增的趋势。在住院服务利用方面，经济水平最低组人群的标准化利用远远小于经济水平最高组人群的住院服务利用。见表 10-31。

表 10-31　经济五分组下卫生服务实际利用、需要预期利用、标准化利用

单位：‰

家庭人均消费性支出分组	两周就诊率			年住院率		
	实际利用	需要预期利用	标准化利用	实际利用	需要预期利用	标准化利用
最低	178.08	161.87	185.23	68.49	118.87	70.54
较低	138.89	155.68	152.23	159.72	119.23	161.40
中等	180.56	183.18	166.40	97.22	116.70	101.43
较高	187.50	172.99	183.53	125.00	126.61	119.30
最高	209.79	171.51	207.31	237.76	123.18	235.49
合计	178.92	169.02	178.92	137.31	120.91	137.31

（2）集中指数与集中曲线

从集中指数的角度看，城镇居民基本医疗保险参保居民门诊和住院服务的集中指数均为正值，说明经济水平较好的人群的卫生服务利用要高于经济水平较差的人群。门诊次数的集中指数（0.064）低于住院服务利用的集中指数（0.154），说明城镇居民基本医疗保险参保人群住院服务利用的不公平性高于门诊。见表 10-32。

表 10-32　实际利用、需要预期利用和标准化利用集中指数

项目	门诊次数			住院次数		
	集中指数	标准差	t 值	集中指数	标准差	t 值
实际利用	0.074	0.087	0.848	0.160	0.063	2.528
需要预期利用	0.011	0.040	0.270	0.006	0.023	0.268
标准化利用	0.064	0.081	0.784	0.154	0.064	2.418

　　图 10 - 4 和图 10 - 5 分别显示的是城镇居民基本医疗保险参保人群门诊和住院服务利用的集中曲线。从图中可以看到，门诊服务利用的集中指数与对角线十分接近，说明城镇居民门诊服务利用不公平程度较低。住院服务利用集中曲线位于对角线的下方，表明城镇居民基本医疗保险参保人群的住院服务利用集中于经济状况较好的人群，住院服务利用存在着不公平。

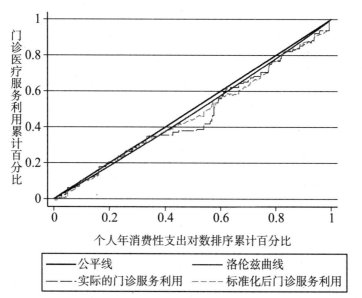

图 10 - 4　城镇居民基本医疗保险参保人群门诊服务利用集中曲线

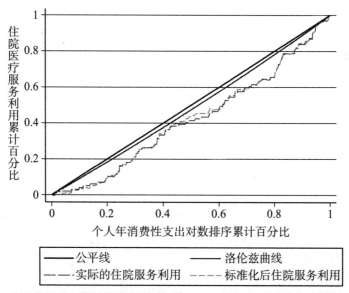

图 10 - 5　城镇居民基本医疗保险参保人群住院服务利用集中曲线

245

（3）城镇居民卫生服务利用公平性分解分析

表10-33中显示了以家庭人均消费性支出划分的需要类变量和控制变量对城镇居民基本医疗保险参保居民住院服务利用不平等的贡献。经济越不平等，住院边际利用的正值越大，消费性支出的正向贡献率也越大。从表10-33中可以看到，经济水平对住院服务利用不平等的贡献较大，为1.021。

表10-33　　　城镇居民基本医疗保险参保人群住院服务利用分解分析

项目	弹性	集中指数	贡献	贡献率
男性	-1.163	-0.045	0.053	0.330
中年	0.374	-0.029	-0.011	-0.069
老年	0.846	0.041	0.035	0.219
两周患病	1.219	0.016	0.019	0.121
慢性病患病	0.758	0.010	0.008	0.049
自评健康得分	-10.796	0.005	-0.056	-0.349
行动有些不便	0.015	-0.009	0.000	-0.001
卧病在床	0.039	0.125	0.005	0.030
自我照顾有些问题	-0.086	-0.060	0.005	0.032
无法自己盥洗或穿衣服	-0.059	0.119	-0.007	-0.044
日常活动有些问题	0.103	-0.015	-0.002	-0.009
无法从事日常活动	0.272	-0.087	-0.024	-0.149
自觉身体中度疼痛或不适	-0.502	-0.038	0.019	0.120
自觉中度焦虑或沮丧	0.010	-0.156	-0.002	-0.010
自觉极度焦虑或沮丧	-0.018	-0.169	0.003	0.019
在婚	1.707	0.004	0.006	0.038
离婚	-0.071	-0.033	0.002	0.015
丧偶	-0.226	-0.234	0.053	0.331
初中	-0.807	-0.010	0.008	0.052
高中、中专	-0.550	-0.019	0.011	0.066
大专及以上	-0.886	0.064	-0.057	-0.357
经济水平	28.174	0.036	1.021	6.392
需要变量合计贡献率	0.051			
非需要变量合计贡献率	1.044			
水平不公平指数	0.109			

3. 新型农村合作医疗保险参保人群的卫生服务利用公平性

（1）卫生服务实际利用、需要预测利用和标准化利用

表10－34显示的是标准化前后新农合参保居民的卫生服务利用情况。无论是标化前还是标化后，从经济水平最低组到最高组，新农合参保居民的住院服务利用都呈现出递增的趋势。经济水平最低组和较低组人群的实际住院服务利用小于由需要预测的住院服务利用，这说明新农合参保人群中经济水平较低的人群其住院服务利用不足。

表10－34　新农合参保居民住院服务实际利用、需要预期利用、标准化利用

单位：‰

家庭人均消费性支出分组	两周就诊率			年住院率		
	实际利用	需要预期利用	标准化利用	实际利用	需要预期利用	标准化利用
最低	191.90	163.22	175.03	80.98	153.11	58.36
较低	205.67	158.15	193.88	115.25	135.60	110.13
中等	254.42	147.85	252.91	153.71	126.89	157.31
较高	203.18	130.46	219.07	148.41	113.89	165.00
最高	192.92	132.02	207.25	192.92	122.85	200.55
合计	209.61	146.35	209.61	138.21	130.48	138.21

从图10－6新农合参保居民标准化后的卫生服务利用直方图中可以看到，中等经济水平人群的两周就诊率最高，中等经济水平以上人群的两周就诊率高于中

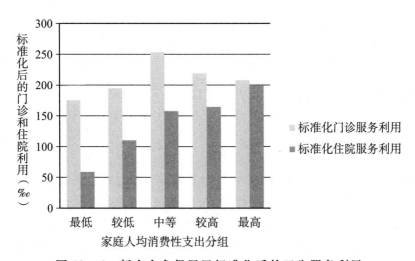

图10－6　新农合参保居民标准化后的卫生服务利用

247

等经济水平以下的人群。随着经济水平由低到高，新农合参保居民的年住院率呈现递增的趋势。

（2）集中指数与集中曲线

若集中指数为正值，则说明卫生服务利用的分布倾向于高收入人群，若为负值，则说明卫生服务利用的分布倾向于低收入人群。从新农合参保居民的卫生服务利用集中指数可以看出，标准化前，门诊服务利用集中指数均为负值，标准化后的门诊服务利用集中指数为正值（0.030），反映出新农合参保居民的门诊服务利用仍然存在一定程度的不公平。住院服务利用的集中指数均为正值，说明经济水平较高人群的住院服务利用高于经济水平较低的人群。见表 10-35。

表 10-35　　　　　实际利用集中指数、需要预期利用集中指数、
标准化利用集中指数

项目	门诊次数			住院次数		
	集中指数	标准差	t 值	集中指数	标准差	t 值
实际利用	-0.007	0.038	-0.183	0.169	0.034	4.950
需要预期利用	-0.052	0.018	-2.891	-0.052	0.011	-4.783
标准化利用	0.030	0.033	0.890	0.218	0.034	6.381

将集中曲线和绝对公平线比较，可以反映卫生服务利用的绝对公平程度。当集中曲线位于对角线上方时，卫生服务利用集中于低收入人群；当集中曲线位于对角线下方时，说明卫生服务利用集中在高收入人群中。当集中曲线和对角线重合，则说明卫生服务利用的分布与人口的分布一致。图 10-7 和图 10-8 分别显示的是新农合参保居民的门诊和住院服务利用的集中曲线。从图 10-7 可以看到，新农合参保居民的门诊服务利用集中曲线几乎与对角线重合，说明门诊服务利用的公平性较好。而住院服务利用的集中曲线位于对角线的下方，且离公平线较远，说明住院服务利用分布集中于高收入人群，新农合参保居民的住院服务利用存在着不公平现象（见图 10-8）。

新农合卫生服务利用公平性分析如下。

从新农合卫生服务利用公平性分解分析结果来看，需要类变量的贡献率为 -0.29，负值的贡献率表明该变量会降低"亲富人"的住院服务利用不公平。社会经济变量中，与文化程度为小学及以下人群相比，高中、大专及以上人群的经济水平较好（集中指数分别为 0.186、0.271，均为正值），但该变量对住院不平等的贡献率均为负值。新农合参保人群之间经济分配不平等程度较高（主要通过人均消费性支出衡量，其集中指数为 0.048），住院服务利用的边际效用也

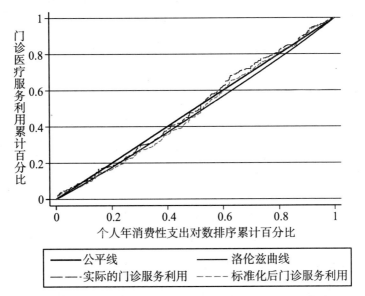

图 10 - 7 新农合参保居民门诊服务利用集中曲线

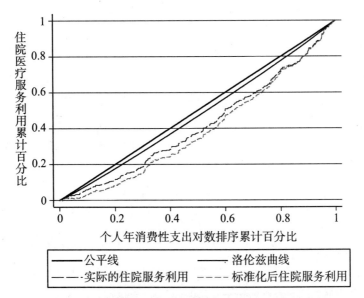

图 10 - 8 新农合参保居民住院服务利用集中曲线

较大（弹性值为 28.869），经济水平的正向贡献率也较大。经济不公平使住院服务利用分布集中于经济状况较好的人群。见表 10 - 36。

表 10 – 36　　　　新农合参保人群住院服务利用分解分析

变量	弹性	集中指数	贡献	贡献率
男性	– 0.110	– 0.026	0.003	0.017
中年	0.419	– 0.093	– 0.039	– 0.231
老年	0.467	– 0.107	– 0.050	– 0.297
两周患病	0.889	– 0.058	– 0.051	– 0.303
慢性病患病	0.798	– 0.008	– 0.006	– 0.038
自评健康得分	– 5.803	0.009	– 0.053	– 0.312
行动有些不便	0.059	– 0.136	– 0.008	– 0.048
卧病在床	0.024	– 0.134	– 0.003	– 0.019
自我照顾有些问题	– 0.012	– 0.169	0.002	0.012
无法自己盥洗或穿衣服	– 0.056	– 0.151	0.009	0.050
日常活动有些问题	0.403	– 0.163	– 0.066	– 0.389
无法从事日常活动	0.135	– 0.188	– 0.025	– 0.150
自觉身体中度疼痛或不适	0.195	– 0.069	– 0.013	– 0.079
自觉身体极度疼痛或不适	0.074	0.000	0.000	0.000
自觉中度焦虑或沮丧	– 0.130	– 0.098	0.013	0.075
自觉极度焦虑或沮丧	– 0.021	0.042	– 0.001	– 0.005
在婚	1.629	– 0.001	– 0.002	– 0.013
离婚	0.025	– 0.271	– 0.007	– 0.040
丧偶	0.106	– 0.078	– 0.008	– 0.049
初中	– 0.201	0.018	– 0.004	– 0.022
高中、中专	– 0.203	0.186	– 0.038	– 0.224
大专及以上	0.000	0.271	0.000	– 0.001
经济水平	28.869	0.048	1.388	8.220
需要变量合计贡献率	– 0.290			
非需要变量合计贡献率	1.329			
水平不公平指数	0.458			

四、讨论

(一) 三种基本医疗保障制度参保人群卫生服务需要、利用与卫生费用

样本人群的两周患病率为 175.96‰，慢性病患病率为 278.75‰，两周就诊率为 173.76‰，年住院率为 131.50‰，两周患病未就诊比为 13.99%，应住院未住院比为 7.36%。统计显示不同经济水平人群的年住院率、应住院未住院率、平均住院费用差异明显，在门诊服务利用上，不同经济水平人群之间差异不显著。

分别对三种基本医疗保障制度参保人群的卫生服务需要、利用和费用情况进行分析，结果显示，在城镇职工基本医疗保险参保人群中，无论是门诊还是住院，不同经济水平人群的卫生服务利用和费用差异不大。在参加城镇居民基本医疗保险的人群中，不同经济组人群的年住院率、应住院未住院率存在较为明显的差异，两周就诊率、次均门诊费用和平均住院费用差别不大。新农合参保居民中，不同经济水平人群的两周就诊率不存在较为明显的差异，年住院率、应住院未住院率和平均住院费用均存在显著的差异。

(二) 三种基本医疗保障制度参保人群卫生服务利用公平性情况

1. 城镇职工基本医疗保险参保人群卫生服务利用公平性

研究中选取两周就诊次数和年住院次数作为评价卫生服务利用的指标，采用负二项回归模型进行拟合。城镇职工基本医疗保险参保人群的卫生服务利用负二项回归结果显示，对门诊服务利用有显著影响的因素有两周患病状况，影响城镇职工基本医疗保险参保居民住院服务利用最主要的因素是慢性病患病状况和年龄。

标准化后的门诊服务利用集中指数和住院服务利用集中指数均为正值，说明城镇职工基本医疗保险参保居民的门诊和住院服务分布集中于经济水平较低的人群，但是集中指数绝对值较小（门诊为 0.078，住院为 0.050），表明城镇职工基本医疗保险参保居民卫生服务利用不公平性较小。门诊服务利用集中指数高于住院服务利用集中指数，表明城镇职工基本医疗保险参保居民的门诊服务利用不公平性高于住院服务利用不公平性。

在负二项回归的基础上对住院服务利用进行分解分析的结果显示，需要变量

合计贡献率为 −0.235，非需要变量的合计贡献率为 0.368，表明需要变量对与经济相关的住院服务利用不公平的贡献表现为"亲穷人"。经济水平对住院服务利用不公平的贡献为 0.395，表明经济水平对卫生服务利用的影响较大。

2. 城镇居民基本医疗保险参保居民卫生服务利用公平性

15 岁及以上的城镇居民基本医疗保险参保居民的标准化后的两周就诊率为 178.92‰，年住院率为 137.31‰。负二项回归结果表明，两周患病情况对城镇居民基本医疗保险参保人群的门诊服务利用有显著影响，需要变量和社会经济变量对住院服务利用影响显著。

城镇居民基本医疗保险标准化后的门诊服务和住院服务利用集中指数分别为 0.064 和 0.154，表明门诊服务和住院服务利用分别集中于经济状况较好的人群，标准化后的住院服务利用集中指数大于门诊服务利用集中指数，表明住院服务利用不公平程度高于门诊服务利用。城镇居民基本医疗保险参保居民门诊和住院服务利用的集中曲线图也反映了这一点。

从城镇居民基本医疗保险参保人群的住院服务利用分解结果来看，城镇居民基本医疗保险参保居民存在着经济不公平（消费性支出集中指数为 0.036），经济水平对住院服务利用的贡献为 1.021，这意味着如果城镇居民基本医疗保险参保人群经济分布公平，则其住院服务利用不公平就会下降。

3. 新农合参保居民卫生服务利用公平性

15 岁以上的新农合参保居民标准化后的两周就诊率为 213.85‰，年住院率为 138.21‰。标准化前后，不同经济组新农合参保居民的两周门诊就诊率差别不大。住院服务利用随着经济水平的提高呈现递增的趋势。负二项模型拟合后的结果表明，两周患病、自评健康得分、行动能力、日常活动能力、焦虑或沮丧对门诊服务利用影响显著，此外，受教育水平对门诊服务利用也存在着影响。影响住院服务利用的因素不仅有需要因素也有社会经济因素。对住院服务利用产生显著影响的需要因素有两周患病、慢性病患病、自评健康得分、日常行为能力，影响新农合参保居民住院服务利用的社会经济变量是经济水平（p < 0.001）。社会经济因素是限制新农合参保居民住院服务利用的一个重要因素。

新农合参保居民标准化后的门诊就诊次数的集中指数为 0.030，住院次数的集中指数为 0.218，住院服务利用集中曲线离公平线较远。这反映出新农合参保居民之间门诊和住院服务利用均集中于经济状况较好的人群，而且住院服务利用不公平程度高于门诊。这与高建民、周忠良[72]、李晓梅、何利平等人[73]的研究结果一致。

新农合参保人群住院服务利用分解分析结果表明，需要类变量对与经济水平相关的住院服务利用不公平的合计贡献率为 −0.290，经济不公平对住院服务利用不公平贡献较大（1.388）。

（三）三种基本医疗保障制度下卫生服务利用公平性比较

由于消除了卫生服务需要的影响，标准化后的门诊和住院服务利用与实际利用相比均有一定的变化。从表 10 - 37 中可以看出，三种基本医疗保障制度参保人群门诊和住院服务利用集中指数均为正值，说明卫生服务利用的分布均集中于经济状况较好的参保人群。经济水平较好的人群比经济水平较低的人群利用了更多的住院服务。

标准化前后，城镇职工基本医疗保险参保居民的门诊服务利用不公平性大于城镇居民基本医疗保险和新农合（标化后的集中指数分别为 0.078、0.064、0.033），住院服务利用不公平性低于城镇居民基本医疗保险和新农合（标准化后的集中指数分别为 0.050、0.154、0.218）。新农合参保居民门诊就诊次数的集中指数最小，说明新农合参保居民门诊服务利用公平性最好，但是在三种基本医疗保障制度中，其参保人群的住院不公平程度最高。标准化后，城镇居民基本医疗保险参保人群的两周门诊就诊次数和年住院次数的集中指数均介于城镇职工基本医疗保险和新农合之间。见表 10 - 37。

表 10 - 37　　三种基本医疗保障制度参保居民卫生服务利用公平性指标的集中指数

医疗保障制度	两周就诊次数		年住院次数	
	标准化前	标准化后	标准化前	标准化后
城镇职工基本医疗保险	0.135	0.078	0.003	0.050
城镇居民基本医疗保险	0.074	0.064	0.160	0.154
新型农村合作医疗保险	- 0.007	0.033	0.169	0.218

在卫生服务利用集中指数中消除"需要"变量的贡献后就是卫生服务利用的水平不公平指数。表 10 - 38 显示的是通过分解分析得出的，需要变量和非需要变量对三种基本医疗保障制度参保人群的，住院服务利用不公平的贡献率以及水平不公平指数。从表中可以看出，新农合的水平不公平指数大于城镇职工基本医疗保险和城镇居民基本医疗保险。也就是说，在消除需要对住院服务利用的影响后，新农合参保人群的住院不公平性程度最高，其次是城镇职工基本医疗保险参保人群和城镇居民基本医疗保险参保人群。

表 10 - 38　　　　三种基本医疗保障制度参保人群住院服务利用
分解分析结果

医疗保障制度	需要变量合计贡献率	非需要变量合计贡献率	水平不公平指数
城镇职工基本医疗保险	- 0.235	0.368	0.238
城镇居民基本医疗保险	0.051	1.044	0.109
新型农村合作医疗保险	- 0.290	1.329	0.458

五、结论

1. 从门诊服务利用和住院服务利用的角度看，门诊服务利用公平性要好于住院服务利用公平性。不同经济状况人群对门诊服务的利用差别不大，但是住院服务利用存在差异。在未控制需要时，统计检验结果显示不同经济水平参保人群之间的年住院率、应住院未住院比例差异显著。在标准化卫生服务需要后，住院服务的利用公平性受到经济状况的影响较为显著，尤其是对新农合参保居民。

2. 从三种基本医疗保障制度参保人群的卫生服务利用公平性程度来看，三种基本医疗保障制度下不同经济水平参保人群的门诊和住院服务利用均存在一定的不公平性。其中城镇职工基本医疗保险的住院服务的公平性大于城镇居民基本医疗保险和新农合基本医疗保险，而新农合和城镇居民基本医疗保险参保居民的门诊服务利用公平性高于城镇职工基本医疗保险。

3. 在控制需要因素的影响后，非需要变量对三种基本医疗保障制度参保人群的住院服务利用的贡献率分别为 0.368、1.044、1.329，说明城镇职工基本医疗保险参保居民卫生服务利用不公平程度最低，城镇居民基本医疗保险次之，新型农村合作医疗住院不公平性最差。

第六节　基本医疗保障制度与卫生服务可及性的公平性研究

一、研究背景

"看病难、看病贵"是当前社会反映强烈的热点问题，而其本质不仅体现了卫生服务的可及性较差，而且反映了卫生服务可及性的公平性也较差。目前我国建立了城镇职工基本医疗保险制度（简称城镇职工医保）、城镇居民基本医疗保险制度（简称城镇居民医保）和新型农村合作医疗制度（简称新农合），3 种保障制度在补偿标准及参保居民社会经济和人口学特征等方面的不同会对居民卫生服务可及性及其公平性产生一定影响。研究基本医疗保障制度卫生服务可及性及其公平性，期望为完善我国基本医疗保障制度提供科学依据。

二、资料来源与方法

利用 2009 年陕西省眉县入户调查数据，采用集中指数和卫生服务可及性标准化等方法，探讨城镇职工基本医疗保险、城镇居民基本医疗保险和新型农村合作医疗三种基本医疗保障制度卫生服务可及性及其公平性的现状和差别，期望为完善中国基本医疗保障制度提供科学依据。

三、研究结果

（一）卫生服务利用

由表 10 - 39 可知，不同医疗保障制度参保居民的年龄构成差异较大。为了比较其卫生服务利用，本书将三种制度参保居民人口之和作为"共同标准"，对两周门诊率和年住院率进行标准化，见表 10 - 40。由标准化后结果可以看出，城镇职工医疗保险参保居民的两周门诊率远远小于其他两种医疗保险参保居民，其中新农合参保居民的两周门诊率最高，为 201.5‰，是城镇职工参保居民的两倍还多。城镇职工、城镇居民和新农合参保居民的标准化年住院率差异不大，分别为 129.1‰、141.6‰和 133.6‰。

表 10 - 39　　　　　　不同医疗保障制度年龄构成　　　　　单位：%

年龄分组	城镇职工医疗保险	城镇居民医疗保险	新农合制度
青年	48.1	44.8	43.7
中年	27.0	32.5	35.7
老年	24.9	22.7	20.6

注：不同医疗保障制度年龄构成的 Pearson 卡方值为 30.9，$p < 0.001$。

表 10 - 40   不同医疗保障制度卫生服务利用的年龄构成标准化前后值

单位：‰

医疗保障制度类型	标准化前		标准化后	
	两周门诊率	年住院率	两周门诊率	年住院率
城镇职工医疗保险	97.7	130.3	98.4	129.1
城镇居民医疗保险	167.8	137.0	175.1	141.6
新农合制度	186.0	122.3	201.5	133.6

（二）卫生服务利用公平性

1. 负二项模型拟合结果

对于不同医疗保障制度参保居民，以两周门诊次数和年住院次数为因变量，需要变量和控制变量为自变量拟合负二项模型。各自变量的回归系数及 t 统计量，见表 10 - 41。

2. 集中指数和集中曲线

在负二项模型拟合结果的基础上，计算卫生服务需要预期利用和标准化利用，同时计算实际利用，结果见表 10 - 42。其中，实际利用是指调查得到的卫生服务利用；需要预期利用是指建立回归模型后由需要变量预测的卫生服务利用，标准化利用是指消除卫生服务需要本身对利用的影响后，由社会经济因素影响的卫生服务利用。

表 10 - 41   拟合负二项模型后回归系数及 t 统计量

	城镇职工医疗保险		城镇居民医疗保险		新农合制度	
	门诊次数	住院次数	门诊次数	住院次数	门诊次数	住院次数
男性	- 0.282	0.043	0.224	- 0.436	0.045	- 0.013
	(- 0.99)	(0.22)	(0.77)	(- 1.64)	(0.40)	(- 0.11)
中年	0.075	0.303	- 0.188	0.229	- 0.200	0.077
	(0.20)	(1.18)	(- 0.52)	(0.70)	(- 1.43)	(0.49)
老年	- 0.296	0.735 **	0.039	0.590	- 0.097	0.333
	(- 0.74)	(2.82)	(0.10)	(1.66)	(- 0.58)	(1.73)
两周患病	4.492 ***	0.371	4.605 ***	0.357	4.148 ***	0.537 ***
	(9.54)	(1.82)	(7.38)	(1.35)	(16.99)	(3.99)
慢性病患病	- 0.326	0.794 ***	- 0.103	0.346	- 0.042	0.394 **
	(- 1.02)	(3.59)	(- 0.30)	(1.22)	(- 0.36)	(2.88)

续表

	城镇职工医疗保险		城镇居民医疗保险		新农合制度	
	门诊次数	住院次数	门诊次数	住院次数	门诊次数	住院次数
健康自评分	0.011	− 0.018 ***	− 0.001	− 0.020 **	− 0.003	− 0.013 ***
	(1.14)	(− 3.30)	(− 0.14)	(− 3.07)	(− 1.13)	(− 4.01)
在婚	0.552	− 0.156	1.493	− 0.077	− 0.264	0.059
	(0.80)	(− 0.33)	(1.72)	(− 0.16)	(− 1.11)	(0.24)
离婚	− 16.050	0.954	1.248	− 0.549	− 19.140	− 0.389
	(− 0.01)	(1.21)	(0.96)	(− 0.48)	(− 0.00)	(− 0.35)
丧偶	0.562	0.453	1.698	− 0.224	− 0.089	− 0.023
	(0.60)	(0.76)	(1.74)	(− 0.34)	(− 0.31)	(− 0.07)
小学	− 1.642	0.808	− 0.320	− 0.268	− 0.019	− 0.140
	(− 1.68)	(0.95)	(− 0.61)	(− 0.73)	(− 0.13)	(− 0.81)
初中	− 1.245	0.743	0.217	− 0.706	− 0.171	− 0.130
	(− 1.46)	(0.89)	(0.44)	(− 1.94)	(− 1.10)	(− 0.71)
高中	− 1.473	0.912	0.366	− 0.336	− 0.369	− 0.348
	(− 1.74)	(1.10)	(0.67)	(− 0.85)	(− 1.54)	(− 1.36)
大专及以上	− 1.528	0.554	0.157	− 2.046	− 17.400	− 0.205
	(− 1.74)	(0.66)	(0.21)	(− 1.91)	(− 0.00)	(− 0.32)
经济水平	0.705 **	0.042	0.102	0.540 **	0.149 *	0.453 ***
	(2.64)	(0.26)	(0.47)	(2.95)	(2.06)	(5.81)
到医疗点距离	0.022	− 0.027	0.011	0.013	0.011	0.012
	(0.94)	(− 1.67)	(0.53)	(0.75)	(1.88)	(1.89)
LR chi^2	195.3	106.0	167.2	74.7	802.9	149.4
P	< 0.001	< 0.001	< 0.001	< 0.001	< 0.001	< 0.001
N	1 222	1 222	671	671	2 696	2 696

注：括号中为 t 统计量。

* p < 0.05， ** p < 0.01， *** p < 0.001。

表 10 - 42　卫生服务利用实际利用、需要预期利用和标准化利用　　单位：%

卫生服务利用	城镇职工医疗保险		城镇居民医疗保险		新农合制度	
	两周门诊率	年住院率	两周门诊率	年住院率	两周门诊率	年住院率
实际利用	100.5	133.2	173.6	142.4	202.0	133.2
需要预期利用	76.0	125.5	157.1	117.3	135.3	124.2
标准化利用	99.8	133.3	174.4	143.1	202.5	131.9

注：括号中为集中指数标准误。

利用公式 1 分别计算卫生服务实际利用、需要预期利用和标准化利用的集中指数（见表 10 - 43），其中标准化卫生服务利用集中指数即为水平不公平指数，用来测量卫生服务利用水平不公平性。由不同医疗保障制度标准化卫生服务利用集中指数可以看出：（1）三种保障制度参保人群的门诊和住院利用的水平不公平指数均为正值，说明经济水平较高人群的卫生服务利用高于经济水平较低人群，不公平性均有利于富人；（2）城镇职工参保居民门诊利用不公平性远远大于城镇居民和新农合参保居民（水平不公平指数分别为 0.1333、0.0500 和 0.0492）、住院利用不公平性远远小于后两者（水平不公平指数分别为 0.0072、0.1887 和 0.1837）。

表 10 - 43　卫生服务利用实际利用、需要预期利用和标准化利用集中指数

卫生服务利用	城镇职工医疗保险		城镇居民医疗保险		新农合制度	
	门诊次数	住院次数	门诊次数	住院次数	门诊次数	住院次数
实际利用	0.1889 (0.0785)	0.0284 (0.0536)	0.0793 (0.0765)	0.2141 (0.0713)	0.0211 (0.0334)	0.1674 (0.0364)
需要预期利用	0.0825 (0.0317)	0.0219 (0.0162)	0.0348 (0.0353)	0.0336 (0.0199)	-0.0425 (0.0166)	-0.0225 (0.0077)
标准化利用	0.1333 (0.0709)	0.0072 (0.0509)	0.0500 (0.0677)	0.1887 (0.0679)	0.0492 (0.0296)	0.1837 (0.0359)

四、讨论

（一）两周就诊率和年住院率

研究表明，新农合参保居民的门诊服务可及性高于城镇职工和城镇居民参保居民，这一结果与第四次国家卫生服务调查结果一致（两周就诊率：农村为 152‰，城市为 127‰）。尽管如此，本研究中城镇职工和城镇居民参保居民患病后进行治疗的比例却高于新农合参保居民（三者分别为 95.2%、94.05% 和 90.89%），进一步分析发现，在治疗方式上，城镇职工和城镇居民参保居民更愿意采用到药店或医疗机构买药（未就诊）的方式进行自我医疗，而新农合参保居民更喜欢找医生看病，三者采用自我医疗的比例分别为 36.01%、30.46% 和 22.67%，不同制度参保居民在患病后治疗方式的选择上存在较大差异。由住院服务可及性结果可以看出，城镇居民、新农合和城镇职工参保居民住院服务可及性依次降低，这一结果可能与城镇居民和新农合逐年提高住院补偿比后增加了居民对住院服务的需求有关。

（二）可及性影响因素

已有研究表明卫生服务的可及性包括经济可及性、地理可及性和文化可及性，但从本研究显示，除经济水平外，受教育水平和到医疗点的距离对卫生服务可及性的影响并不显著。经济水平对城镇职工和新农合参保居民门诊服务可及性、对城镇居民和新农合参保居民的住院服务可及性均有显著影响，且经济水平较高居民的卫生服务可及性也较高，说明提升经济水平对于提高我国居民卫生服务可及性至关重要。

（三）卫生服务可及性的公平性

门诊服务和住院服务可及性均存在有利于富人的不公平性，这一结果与高建民等的研究一致。相对于城镇居民和新农合参保居民，城镇职工参保居民的门诊服务可及性的不公平性较高，说明经济水平较低城镇职工参保居民门诊服务利用较少，这可能与其较高的门诊服务费用有关（城镇职工的次均门诊费用高于城镇居民和新农合，三者分别为 167 元、116 元和 74 元）。城镇居民和新农合参保居民住院服务可及性的不公平性远远高于城镇职工，说明这两个制度的经济水平较低的参保居民"住院难"问题依然严重。进一步分析发现，城镇居民和新农合的实际住院补偿比都很低，分别为 39.51% 和 36.52%，而这一比例城镇职工为 60.81%，因此为了增加经济水平较低居民的住院服务可及性，城镇居民和新农合的住院补偿比急需提高。

五、结论

由以上分析可以看出，我国城镇职工医疗保险、城镇居民医疗保险和新型农村合作医疗制度参保居民的卫生服务可及性及其公平性存在一定差异。相对于城镇职工参保居民，城镇居民和新农合参保居民的门诊服务可及性的不公平性较低，而住院服务可及性的不公平性较高。研究表明，提高贫困居民的经济水平、增加住院补偿比对于缓解"看病难"问题意义重大。

第七节　新型农村合作医疗改善卫生服务可及性、公平性效果评价

一、研究背景

为了为群众提供方便、廉价的医疗卫生服务，提高卫生服务可及性和公平性，我国从1998年开始逐步在全国建立了覆盖城乡居民的基本医疗保险制度。陕西省的新型农村合作医疗试点从2003年下半年开始启动，最初有3个试点县（洛川、镇安、彬县），2008年年底，实现了新农合对全省104个县（区）的全覆盖。2008年上半年，陕西省新农合人均年筹资额达到50元，其中个人缴纳10元，财政补助40元，主要用于家庭账户和大病统筹。家庭账户基金不高于家庭筹资金额的60%，归个人支配，可结账、继承，主要用于门诊服务利用的支出。大病统筹基金主要用于居民住院及因患有特殊门诊慢性病而就诊的居民产生的医疗费用的补偿。

本部分研究旨在通过比较新农合参保和未参保居民的卫生服务可及性和公平性，进而评价新农合对于改善农村居民卫生服务可及性、公平性的效果，期望为完善新农合制度提供科学依据。

二、资料来源与方法

（一）数据来源

研究资料来源于2008年6月15日~7月10日开展的陕西省第四次国家卫生服务调查中的家庭健康询问调查。陕西省卫生服务调查分国家样本点和西部扩大样本点。由于本研究的目的是分析新农合对卫生服务可及性的影响，同时又由于家庭健康询问调查表中仅对15岁及以上居民调查了影响居民参保意愿和卫生服务利用的重要变量——婚姻状况、文化程度、就业状况和健康状况自评分，因此，本书仅选择15岁及以上农村居民为研究对象。文中实际采用的样本量为3 162户（8 469人），其中新农合参保居民为8 010人，未参保居民为459人。

（二）分析思路

在分析新型农村合作制度对卫生服务可及性、公平性影响的过程中，为了增强参保人群和未参保人群的可比性，从而计算出新农合干预效果的无偏估计，本书首先采用了特征分配比法（PSM）分别对新农合参保和未参保居民进行了一对一匹配。然后采用匹配后的数据库分析新农合对卫生服务可及性、公平性的影响。在分析新农合对卫生服务实现的可及性影响时，除了分析新农合对总体的门诊和住院服务可及性的影响外，还对参保和未参保居民在不同级别医疗机构的门诊和住院服务可及性进行了比较（居民利用门诊服务时医疗机构分为诊所/卫生室、卫生院/服务中心、县区级及以上医院三级，居民利用住院服务时医疗机构分为县区级及以下医院、市地级医院和省级及以上医院三级）。分析新农合对卫生服务公平性影响时，主要采用集中指数法和集中指数分解法分别计算了各医疗保险制度参保和未参保居民门诊和住院服务的公平性，同时对门诊和住院服务公平性的影响因素进行了探讨。

（三）分析方法

1. 卫生服务利用

本研究选择两周内门诊就诊概率、两周内门诊就诊率、一年内住院概率和一年内住院率四个指标测量卫生服务利用。其中：门诊就诊概率是指两周内因病伤在门诊就诊的人数占总人数的比例；门诊就诊率是指两周内因病伤在门诊就诊的人次数与总人数的比率；住院概率指一年内因病伤住院的人数占总人数的比例；住院率指一年内因病伤住院的人次数与总人数的比率。

2. 特征分数配比法

本书在分析新型农村合作医疗对居民卫生服务可及性的影响之前采用特征分数配比法（Propensity Score Matching，PSM）对参加和未参加医疗保险的居民进行匹配，测算新农合对参保人群干预效果的无偏估计（ATT）。

（1）反事实理论

在评估性研究中，为了评估干预的效果，我们需要知道样本中个体在接受干预和未接受干预两种情况下分别会产生什么样的结果。然而，由于个体要么被干预，要么不被干预，因此我们只能观测到一个结果，而另一个结果却因为缺失数据而观测不到。当干预对象是随机选择的时候，由于随机化可以解决缺失数据的问题，干预效果可以通过直接对干预人群和未干预人群的结果进行比较而有效估计。然而，在现实中，大部分干预措施的实施对象是自愿的，所以接受干预的人群和不愿意接受干预的人群的特征可能有系统差别，如果直接对两组人群的结果进行比较就容易得出误导性的结论。由 Rubin 提出的反事实理论（Counterfactual Framework）已经被许多统计学家和计量经济学家采用，目的就是为了解决非随机化设置中缺失数据的问题。

假设 D = 1 表示参保人群，D = 0 表示未参保人群，Y_1 为参保人群的结果，Y_2 为未参保人群的结果。医疗保险对于参保人群的平均干预效果用 ATT 表示，为：

$$\Delta = E(Y_1 | D = 1) - E(Y_0 | D = 1) \tag{10.2}$$

对于参保人群来说，$(Y_1 | D = 1)$ 表示观测到的干预后的结果，$(Y_0 | D = 1)$ 表示如果参保人群不参保时的结果，这个结果是观测不到的。评估性研究的主要任务是建立各种各样的反事实，在这里，反事实便是 $(Y_0 | D = 1)$。

基于反事实理论，采用 PSM 可以无偏的估计干预组和对照组重叠部分结果变量的平均差异。

（2）PSM 的实施

PSM 的实施共分为五步（见图 10 – 9），由于文章篇幅所限，本书对新农合参保和未参保居民匹配时仅应用前四步。

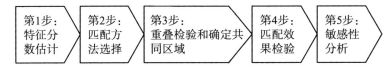

图 10 – 9   PSM 实施步骤

第 1 步：特征分数估计

在估计特征分数（Propensity Score Estimation）时需要做两个选择，第一个是选择估计的模型，第二个是选择模型中的变量。

1. 模型选择（Model Choice）

本书选择 logistic 模型估计参保和未参保人群的特征分数。模型中因变量为是否参加新农合，假设协变量为 X_k，$k = 1$，$\cdots$，K，利用 logistic 回归模型预测参加医疗保险的条件概率为：

$$P(Z = 1 | X_1, \cdots, X_K) = \frac{\exp\{\alpha_0 + \alpha_1 X_1 + \cdots + \alpha_K X_K\}}{1 + \exp\{\alpha_0 + \alpha_1 X_1 + \cdots + \alpha_K X_K\}} \tag{10.3}$$

$P(Z = 1 | X_1, \cdots, X_K)$ 即为估计的特征分数。

2. 变量选择（Variable Selection）

本书在拟合 logistic 回归模型时选择与干预效果和是否参保均有较强相关性的变量为模型的自变量，由于本书的干预效果为卫生服务利用，因此，选择既影响卫生服务利用又影响是否参保的变量为自变量。本书选择的自变量为性别、年龄、婚姻状况、教育水平、工作状况、参加商业医疗保险情况、健康状况自评分、居住地区、家庭人口数和个人经济水平。其中健康状况自评分指被调查者对调查当天自身健康水平的打分，健康最差为 0 分，最好为 100 分，经济水平用居民自报的消费性支出来衡量，反映居民的生活水平。Logistic 模型中自变量的设定和说明见表 10 - 44。

表 10 - 44 　　　　　　变量说明及描述（构成比/均值）

	变量说明	参保	未参保	p 值
经济水平（元）	根据家庭结构调整后个人年消费性支出，模型中为消费性支出自然对数	4 105	4 180	0.573
性别				
男 *	男性 = 1，女性 = 0	49.6	53.2	0.143
女	女性 = 1，男性 = 0	50.4	46.8	
年龄				
15～44 岁 *	15～44 岁 = 1，其他 = 0	49.6	54.0	< 0.001
45～59 岁	45～59 岁 = 1，其他 = 0	31.6	27.6	
> 59 岁	> 59 岁 = 1，其他 = 0	18.8	18.4	
健康自评分	健康状况自评打分，模型中为自然对数	79.9	80.5	0.413
婚姻状况				
未婚 *	未婚 = 1，其他 = 0	18.6	22.4	0.001
已婚	已婚 = 1，其他 = 0	72.6	64.9	
其他	其他 = 1，其他 = 0	8.8	12.8	
文化程度				
文盲 *	文盲 = 1，其他 = 0	21.1	20.4	< 0.001
小学	小学 = 1，其他 = 0	27.2	22.1	
初中	初中 = 1，其他 = 0	40.0	38.3	
高中	高中 = 1，其他 = 0	10.2	15.2	
大专	大专 = 1，其他 = 0	0.9	2.2	
大学以上	大学以上 = 1，其他 = 0	0.6	1.8	
工作状态				
在业 *	在业 = 1，其他 = 0	71.5	51.8	< 0.001
离退休	离退休 = 1，其他 = 0	0.6	3.6	
学生	学生 = 1，其他 = 0	9.7	10.7	
无业	无业 = 1，其他 = 0	18.2	33.9	

续表

	变量说明	参保	未参保	p 值
居住地区				
陕北 *	陕北 = 1，其他 = 0	10.9	16.99	< 0.001
关中	关中 = 1，其他 = 0	50.2	28.54	
陕南	陕南 = 1，其他 = 0	39.0	54.47	
商业保险				
参加	参保 = 1，未参保 = 0	4.7	3.1	0.109
未参加 *	未参保 = 1，参保 = 0	95.3	96.9	
家庭人口数	根据家庭结构调整后家庭人口数	2.51	2.12	< 0.001

注：城镇职工医保参保和未参保居民 15～44 岁年龄组仅包括年龄在 16～44 岁居民； * 对照变量；p 值用来表明变量在参保、未参保居民的差异是否有统计学意义。

第 2 步：匹配方法选择（Choose Matching Algorithm）

特征分数配比法的匹配方法包括一对一匹配、一对多匹配和多对多匹配。一对一匹配是指利用 Nearest-neighbor 匹配或 greedy 匹配挑选出特征分数与干预组人群最相近的对照组人群，将干预组和对照组人群匹配成对。与一对一匹配不同，一对多匹配是将干预组中一个样本与对照组中一个或多个样本进行匹配。一对多匹配具体方法包括 Kernel 匹配、k-nearest neighbors 匹配、Radius 匹配、Spline 匹配和 Mahalanobis 匹配。多对多匹配也称为完全匹配，是指干预组中多个个体与对照组中一个或多个个体的匹配。

本书选择一对一的匹配方法，在匹配过程中选择 Caliper 方法设定匹配组之间的距离，并将距离设定为预测特征分数标准误的四分之一。为了保证一对一匹配结果的准确性，文中还采用了 5 - nearest neighbors 匹配和 Kernel 匹配方法对参保和未参保组进行匹配，并将匹配结果和一对一匹配结果进行比较。

第 3 步：重叠检验和共同区域确定（Check Overlap/Common Support）

由于匹配前必须要求参保组和未参保组人群的特征分数的分布有一定程度的重叠，因此需要进行两组人群特征分数分布的重叠性检验并确定共同区域。本书采用观察两组特征分数的概率密度分布的方法进行重叠性检验，并采用最小值 - 最大值法确定参保组和未参保组特征分数的共同区域。最小值 - 最大值法的基本准则是分别比较两组人群特征分数的最小值和最大值，比较两组人群的最小值时，删除那些小于最小值中最大值的样本，比较两组人群的最大值时，删除那些大于最大值中最小值的样本，剩下的样本便处在共同区域之内了。

第 4 步：匹配效果检验（Matching Quality/Effective Estimation）

264

由于我们做 PSM 时仅仅对特征分数进行配对，而不是将所有的协变量分别进行配对，因此匹配结束后需要检验干预组和对照组各协变量间的差异。本书采用标准化偏倚和 t - 检验两种方法对匹配效果进行检验。

1. 标准化偏倚（Standard Bias）

标准化偏倚用来评估参保组和未参保组协变量边际贡献中的距离。匹配前，计算公式为：

$$SB_{before} = 100 \times \frac{\overline{X}_1 - \overline{X}_0}{\sqrt{0.5 \times (V_1(X) + V_0(X))}} \tag{10.4}$$

匹配后，计算公式为：

$$SB_{after} = 100 \times \frac{\overline{X}_{1M} - \overline{X}_{0M}}{\sqrt{0.5 \times (V_{1M}(X) + V_{0M}(X))}} \tag{10.5}$$

式中，$X_1(V_1)$ 和 $X_0(V_0)$ 分别为匹配前参保组和未参保组人群特征分数的均值（方差）。$X_{1M}(V_{1M})$ 和 $X_{0M}(V_{0M})$ 分别为匹配后参保组和未参保人群特征分数的均值（标准差）。当标准化偏倚小于 5% 时说明匹配效果较好。

2. t - 检验（t - test）

利用两样本 t - 检验的方法，分别检验匹配前后参保组和未参保组协变量均值是否有差异，当匹配后两组人群协变量之间的差异无统计学意义时说明匹配效果较好。

3. 集中指数和集中指数分解法

具体计算过程见"实证研究篇"中"公平性测量方法"。

三、研究结果

（一）匹配前变量描述

由表 10 - 44 可以看出，利用特征分数配比法对新农合参保和未参保居民匹配前，两组人群在年龄、婚姻状况、文化程度、工作状态、居住地区和家庭人口规模方面的构成均存在显著性差异。由于这些变量均为居民卫生服务可及性的潜在影响因素，因此在比较参保和未参保居民卫生服务可及性前需要对两组人群进行匹配，增强他们的可比性。

（二）参保和未参保匹配

1. 特征分数估计

本书按照研究方法中介绍的 PSM 实施步骤对参保和未参保居民进行匹配。首先选择 Logistic 回归模型估计居民特征分数，因变量为是否参加新农合，自变量如表 10 - 45 所示。本研究显示，陕西省 15 岁及以上农村居民参加新农合的比率为 94.9%。由表 10 - 45 可以看出，年龄、婚姻状况、文化程度、工作状态、居住地区以及家庭人口数对居民是否参加新农合有显著影响，其中老人、其他婚姻状态（如丧偶、未婚同居等）、文化程度较低居民、在业居民、关中居民以及家庭规模较大居民更愿意参加新型农村合作医疗。

表 10 - 45   Logistic 回归模型拟合结果

自变量	回归系数	标准误	自变量	回归系数	标准误
经济水平	0.02	0.08	离退休	-1.91^{***}	0.37
女性	0.07	0.11	学生	0.00	0.23
45~59 岁	0.21	0.14	无业	-0.73^{***}	0.13
>59 岁	0.45^{**}	0.19	关中	0.95^{***}	0.16
健康自评	-0.19	0.28	陕南	0.19	0.14
已婚	-0.12	0.17	参加商业保险	0.40	0.32
其他	-0.52^{**}	0.23	家庭人口数	0.88^{***}	0.12
小学	-0.11	0.17	常数项	2.45^{*}	1.43
初中	-0.38^{**}	0.18			
高中	-0.87^{***}	0.22			
大专	-1.21^{***}	0.41			
大学及以上	-1.60^{***}	0.46			

注：模型中 $LR = 211$，p 值 < 0.001；$*p < 0.1$，$**p < 0.05$，$***p < 0.01$。

根据拟合的 Logistic 回归模型对参保和未参保居民的特征分数进行预测，结果见表 10 - 46。可以看出，新农合参保居民的特征分数均值高于未参保居民、离散程度低于未参保居民。根据 PSM 实施步骤，利用 PSM 匹配前还需要对两组人群特征分数的重叠性进行检验，并确定特征分数的共同区域。

表 10 - 46　　　　　　　　　　居民特征分数

	均数	标准差	最小值	最大值
参保	0.95	0.04	0.520	0.995
未参保	0.92	0.07	0.459	0.991

2. 重叠检验和共同区域确定

本书选择了检验重叠性最直接的方法，即观察参保和未参保居民特征分数的分布情况。由图 10 - 10 可以看出，新农合参保和未参保居民特征分数的分布比较相近，说明重叠性较好，满足特征分数匹配的要求。为了进一步减少估计误差，需要确定两组人群特征分数的共同区域。本书采用最小值 - 最大值法确定共同区域，由表 10 - 46 可以看出，新农合参保居民特征分数的最小值和最大值分别为 0.520 和 0.995、未参保居民特征分数的最小值和最大值分别为 0.459 和0.991，取两组居民特征分数最小值中的最大值、最大值中的最小值（二者范围的交集）为共同区域，即为 0.520 ~ 0.991。共同区域确定以后，选择特征分数处于共同区域内的参保、未参保居民进行匹配，匹配时实际的样本量为参保居民7 569 人、非参保居民 403 人。

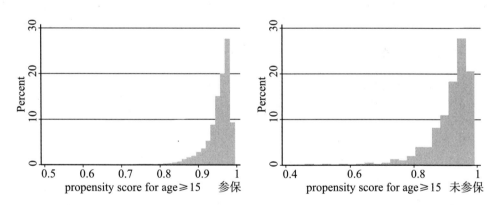

图 10 - 10　新农合参保和未参保居民特征分数分布

3. 匹配效果检验

本书主要采用一对一匹配（5 - nearest neighbors 匹配和 Kernel 匹配的应用仅仅是为了验证一对一匹配的准确性）。匹配效果如表 10 -47 所示，尽管匹配后新农合参保和未参保居民的部分协变量（如经济水平、已婚、其他婚姻状况、小学、离退休、陕南、参加商业医疗保险）的标准化偏倚仍大于 5%，但与匹配前相比，大部分协变量的标准化偏倚都有不同程度的减少，且匹配后所有协变量的标准化偏倚均小于 10%。由 t - 检验的结果也可以看出，匹配后所有参保、未参保居民协变量的差异均无统计学意义,说明匹配效果较好。

4. 匹配后样本量和特征分数

一对一匹配后,新农合参保和未参保居民样本量均为 395 人,特征分数分别为 0.923 和 0.922,差别无统计学意义。图 10 - 11 分别展示了匹配前后新农合参保和未参保居民特征分数的分布,可以看出,匹配前参保和未参保居民特征分数的分布存在较大差异,而匹配后两组人群特征分数的分布非常接近,进一步说明本书采用的一对一匹配的效果很好。

表 10 - 47　　匹配前后新农合参保和未参保居民协变量差异　　单位:%

	匹配前				匹配后			
	参保	未参保	标准化偏倚	p 值	参保	未参保	标准化偏倚	p 值
经济水平（元）	8.09	8.07	3.2	0.516	8.11	8.07	5.9	0.425
女性	50.3	47.4	5.8	0.258	47.1	47.1	0.0	1.000
45~59 岁	32.1	28.0	8.8	0.091	29.4	28.6	1.7	0.814
>59 岁	18.9	18.9	0.2	0.976	18.5	18.7	-0.6	0.927
健康自评分	4.36	4.36	0.5	0.922	4.36	4.36	-1.4	0.856
已婚	72.0	63.8	17.7	0.000	67.6	63.8	8.2	0.262
其他	9.0	12.9	-12.6	0.008	10.6	12.7	-6.5	0.376
小学	27.2	23.3	9.0	0.085	22.3	23.8	-3.5	0.613
初中	39.6	37.2	4.9	0.342	38.2	37.0	2.6	0.714
高中	10.3	14.4	-12.6	0.008	12.9	14.2	-3.9	0.604
大专以上	0.9	2.2	-10.4	0.011	2.8	2.3	4.1	0.651
小学	0.6	1.7	-10.8	0.005	2.5	1.5	9.5	0.313
离退休	0.6	2.5	-15.2	0.000	1.3	2.0	-6.2	0.402
学生	9.8	10.9	-3.5	0.481	11.1	11.1	0.0	1.000
无业	18.4	31.5	-30.7	0.000	28.9	30.9	-4.7	0.535
关中	50.5	30.5	41.5	0.000	30.1	31.1	-2.1	0.758
陕南	38.5	50.4	-24.1	0.000	52.9	49.6	6.7	0.355
参加商业保险	4.3	2.7	8.6	0.123	3.8	2.8	5.5	0.426
家庭人口数	1.41	1.24	38.4	0.000	1.18	1.19	3.0	0.694

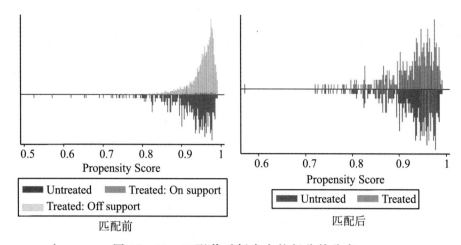

匹配前　　　　　　　　　　　匹配后

图 10 − 11　匹配前后新农合特征分数分布

注：Treated 为参保居民、Untreated 为未参保居民

（三）新农合对卫生服务可及性的影响

1. 总体卫生服务可及性

表 10 − 48 展示了采用一对一匹配、5 − nearest neighbors 匹配和 Kernel 匹配后新农合参保和未参保居民的卫生服务利用。匹配后两组人群卫生服务利用的差别可视为新农合的影响。可以看出，采用三种匹配方法匹配后新农合对卫生服务利用的影响结果基本一致：新农合提高了居民门诊概率、门诊就诊率、住院概率和住院率。一对一匹配结果显示，新农合分别使居民门诊概率、门诊就诊率、住院概率和住院率提高了 20.0、8.7、29.2 和 20.0 个百分点。

表 10 − 48　　匹配后新农合参保和未参保居民卫生服务利用　　　单位：%

	参保	未参保	差异	改变	标准误
门诊概率					
一对一匹配	6.33	5.06	1.27	20.0	1.65
5 − nearest neighbors	6.49	5.11	1.38	21.2	1.43
Kernel	6.49	4.91	1.58	24.4	1.35
门诊就诊率					
一对一匹配	11.65	10.63	1.02	8.7	4.14
5 − nearest neighbors	11.27	9.88	1.39	12.3	4.08
Kernel	11.27	9.75	1.52	13.5	3.85

续表

	参保	未参保	差异	改变	标准误
住院概率					
一对一匹配	6.08	4.30	1.78	29.2	1.58
5 - nearest neighbors	5.42	3.37	2.05	37.8	1.36
Kernel	5.42	3.76	1.66	30.6	1.28
住院率					
一对一匹配	6.33	5.06	1.27	20.0	1.80
5 - nearest neighbors	6.37	3.73	2.64	41.5	2.28
Kernel	6.37	4.11	2.26	35.4	2.16

注：标准误为匹配后参保、未参保人群卫生服务利用差值的标准误；＊p＜0.1，＊＊p＜0.05，＊＊＊p＜0.01。

2. 不同级别医疗机构卫生服务可及性

由表10－49可知，新农合使参保居民在基层医疗机构门诊就诊的概率提高了28.6个百分点，其中在诊所（卫生室）和卫生院（卫生服务中心）门诊就诊的概率分别提高了16.7和44.4个百分点，使居民在县区级及以上医疗机构门诊就诊的概率降低了25.0个百分点；在住院利用方面，新农合提高了居民在县区级及以下和省级及以上医院住院的概率，分别提高了42.1和33.3个百分点，同时，显著地降低了居民在市地级医院住院的概率。

表10－49　　匹配后新农合不同级别医疗机构门诊和住院概率　　单位：%

	参保	未参保	差异	改变	标准误
门诊利用					
诊所/卫生室	3.04	2.53	0.51	16.7	1.17
卫生院/服务中心	2.28	1.27	1.01	44.4	0.94
县区级及以上	1.01	1.27	− 0.26	− 25.0	0.76
合计	6.33	5.06	1.27	20.0	1.65
住院利用					
县区级及以下	4.81	2.78	2.03 *	42.1	1.40
市地级医院	0.51	1.01	− 0.51 **	− 100.0	0.50
省级及以上	0.76	0.51	0.25	33.3	0.56
合计	6.08	4.30	1.78	29.2	1.58

注：一对一匹配结果；标准误为匹配后参保、未参保人群卫生服务利用差值的标准误；＊p＜0.1，＊＊p＜0.05，＊＊＊p＜0.01。

（四）新农合对卫生服务公平性的影响

1. 变量设置

表 10 - 50 对新农合参保和未参保居民的卫生服务利用变量、需要变量和控制变量分别进行了描述，由于利用特征分数配比法对参保和未参保居民进行了匹配，因此参保和未参保居民的各需要变量和各控制变量的构成比或均值均非常接近。

表 10 - 50　　　　　新农合参保和未参保居民变量描述（构成比/均值）

变量名	变量说明	参保	未参保
卫生服务利用变量			
门诊概率	两周内门诊人数占总人数的比例	6.33	5.06
门诊率	两周内门诊人次数与总人数的比率	11.65	10.63
住院概率	一年内住院人数占总人数的比例	6.08	4.30
住院率	一年内住院人次数与总人数的比率	6.33	5.06
性别			
男性*	男性 = 1，女性 = 0	52.9	52.9
女性	女性 = 1，男性 = 0	47.1	47.1
年龄			
15 ~ 44 岁*	15 ~ 44 岁 = 1，其他 = 0	52.1	52.7
45 ~ 59 岁	45 ~ 59 岁 = 1，其他 = 0	29.4	28.6
> 59 岁	> 59 岁 = 1，其他 = 0	18.5	18.7
健康自评分	模型中为自然对数	79.8	80.3
两周患病			
患病	患病 = 1，未患病 = 0	17.5	16.0
未患病*	未患病 = 1，患病 = 0	82.5	84.0
慢性病患病			
患病	患病 = 1，未患病 = 0	17.2	16.7
未患病*	未患病 = 1，患病 = 0	82.8	83.3
控制变量			
经济水平（元）	个人消费性支出，模型中为自然对数	4 064	3 920
婚姻状况			
未婚*	未婚 = 1，其他 = 0	21.8	23.5

续表

变量名	变量说明	参保	未参保
已婚	已婚 = 1，其他 = 0	67.6	63.8
其他	其他 = 1，其他 = 0	10.6	12.7
商业医疗保险			
参保	参保 = 1，未参保 = 0	3.8	2.8
未参保*	未参保 = 1，参保 = 0	96.2	97.2
家庭人口数	户籍人口数和常住人口	3.9	3.9
最近医疗点距离（分钟）	模型中为时间的自然对数	19.7	17.6

注：* 在模型中为对照变量。

2. 构建回归模型

本书分别选用 probit 回归模型（因变量为门诊概率和住院概率）和负二项回归模型（因变量为门诊次数和住院次数）分析自变量对卫生服务利用的影响。表 10 - 51 展示了回归模型的偏回归系数及其标准误，偏回归系数的含义是：当变量为虚拟变量时，偏回归系数的大小表示了虚拟变量与对照变量相比使因变量增加或减少的程度；当变量为连续性变量时，偏回归系数表示变量每增加一个单位时，因变量增加或减少的程度。

由表 10 - 51 可知，对新农合参保居民的门诊概率有显著影响的变量是健康自评分、慢性病患病和离最近医疗点的距离，对未参保居民的门诊概率有显著影响的变量是 45 ~ 59 岁居民和家庭人口数。健康自评分越高、离最近医疗点距离越远，门诊概率越小；居民慢性病患病率越高，门诊概率越大。对新农合参保居民住院概率有显著影响的变量是经济水平、健康自评分和慢性病患病，对未参保居民住院概率有显著影响的变量是 45 ~ 59 岁居民、健康自评分和慢性病患病。经济水平越高、慢性病患病率越高，住院概率越大；健康及评分越高，住院概率越小。

表 10 - 51   **回归模型偏回归系数估计**

	门诊概率		门诊次数		住院概率		住院次数	
	参保	未参保	参保	未参保	参保	未参保	参保	未参保
经济水平	0.010 (0.014)	0.002 (0.014)	0.030 (0.021)	0.025 (0.028)	0.035** (0.016)	0.012 (0.010)	0.027** (0.014)	0.020** (0.009)
女性	− 0.012 (0.018)	− 0.004 (0.019)	− 0.009 (0.028)	− 0.019 (0.032)	− 0.010 (0.018)	0.016 (0.015)	− 0.010 (0.015)	0.008 (0.012)

续表

	门诊概率		门诊次数		住院概率		住院次数	
	参保	未参保	参保	未参保	参保	未参保	参保	未参保
45～59岁	0.029 (0.028)	0.094*** (0.046)	0.052 (0.048)	0.134 (0.107)	0.035 (0.029)	−0.030* (0.013)	0.033 (0.025)	−0.024* (0.012)
>59岁	−0.002 (0.030)	0.053 (0.053)	−0.005 (0.048)	0.057 (0.089)	−0.005 (0.028)	−0.022 (0.012)	0.000 (0.026)	−0.014 (0.011)
健康自评	−0.056* (0.032)	−0.041 (0.032)	−0.076 (0.065)	−0.138* (0.083)	−0.108*** (0.043)	−0.062*** (0.025)	−0.051*** (0.017)	−0.041** (0.017)
两周患病	—	—	—	—	0.002 (0.024)	−0.008 (0.017)	−0.002 (0.018)	−0.007 (0.013)
慢性病患病	0.125*** (0.050)	0.007 (0.022)	0.205 (0.134)	0.037 (0.026)	0.085** (0.051)	0.094*** (0.052)	0.069 (0.044)	0.101* (0.056)
已婚	0.015 (0.026)	−0.010 (0.033)	0.029 (0.037)	0.068 (0.052)	0.028 (0.023)	0.017 (0.018)	0.036** (0.017)	0.013 (0.016)
其他	0.000 (0.041)	−0.027 (0.022)	0.036 (0.099)	0.019 (0.104)	−0.025 (0.026)	0.032 (0.056)	—	0.021 (0.042)
参加商业保险	0.068 (0.081)	—	0.007 (0.068)	—	—	0.048 (0.078)	—	−0.002 (0.024)
家庭人口数	−0.021 (0.022)	−0.037* (0.020)	−0.003 (0.039)	−0.063 (0.039)	0.022 (0.025)	−0.009 (0.015)	0.008 (0.021)	−0.006 (0.011)
最近医疗点距离	−0.025*** (0.009)	0.003 (0.009)	−0.044*** (0.015)	−0.011 (0.015)	0.009 (0.009)	−0.004 (0.008)	0.005 (0.008)	0.000 (0.006)
LR	34.72	19.19	26.98	16.28	36.82	29.35	31.54	33.63
p值	<0.001	0.038	0.005	0.092	<0.001	0.004	<0.001	<0.001

注：门诊概率为因变量的模型为 Probit 模型，门诊次数为因变量的模型为负二项模型；括号中为偏回归系数标准误；* $p<0.1$，** $p<0.05$，*** $p<0.01$；"—"表示变量未引入模型。

3. 自变量对不平等性的贡献

表 10 – 52 展示了各"需要"变量和"控制"变量对新农合参保和未参保居民的卫生服务利用集中指数的贡献值和贡献率。自变量的贡献值为正，说明当该自变量是卫生服务利用唯一的影响因素时，卫生服务利用存在有利于高收入人群的不平等性（高收入人群利用的卫生服务多于低收入人群），反之，存在有利于

低收入人群的不平等性（低收入人群利用的卫生服务多于高收入人群）。例如，经济水平对卫生服务利用的贡献值为正，说明经济水平的贡献使高收入居民比低收入居民利用更多的卫生服务。此外，非观测变量（残差项）对卫生服务利用集中指数的贡献并没有在表 10 - 52 中列出。

表 10 - 52　　　　　　　　卫生服务利用集中指数的分解

	门诊概率		门诊次数		住院概率		住院次数	
	参保	未参保	参保	未参保	参保	未参保	参保	未参保
经济水平	0.0611 (70.7)	0.0167 (-13.3)	0.0941 (56.1)	0.0864 (-296.6)	0.2147 (206.9)	0.1056 (67.4)	0.1563 (82.7)	0.1426 (54.2)
女性	0.0050 (5.8)	-0.0013 (1.0)	0.0020 (1.2)	-0.0029 (10.0)	0.0047 (4.5)	0.0057 (3.6)	0.0045 (2.4)	0.0024 (0.9)
45～59 岁	-0.0096 (-11.1)	-0.0337 (27.0)	-0.0093 (-5.5)	-0.0230 (78.8)	-0.0121 (-11.7)	0.0126 (8.0)	-0.0108 (-5.7)	0.0085 (3.2)
>59 岁	0.0017 (1.9)	-0.0240 (19.2)	0.0026 (1.6)	-0.0123 (42.2)	0.0048 (4.6)	0.0118 (7.5)	-0.0004 (-0.2)	0.0065 (2.5)
健康自评	-0.0128 (-14.8)	-0.0216 (17.3)	-0.0094 (-5.6)	-0.0348 (119.5)	-0.0256 (-24.7)	-0.0382 (-24.4)	-0.0116 (-6.1)	-0.0216 (-8.2)
两周患病	—	—	—	—	0.0000 (0.0)	0.0022 (1.4)	0.0000 (0.0)	0.0016 (0.6)
慢性病患病	-0.0504 (-58.4)	-0.0024 (1.9)	-0.0448 (-26.7)	-0.0061 (20.8)	-0.0355 (-34.2)	-0.0378 (-24.1)	-0.0278 (-14.7)	-0.0343 (-13.0)
已婚	-0.0055 (-6.4)	-0.0069 (5.5)	-0.0057 (-3.4)	0.0229 (-78.7)	-0.0105 (-10.1)	0.0146 (9.3)	-0.0130 (-6.9)	0.0089 (3.4)
其他	0.0000 (0.0)	0.0155 (-12.4)	-0.0070 (-4.2)	-0.0051 (17.6)	0.0095 (9.2)	-0.0217 (-13.9)	—	-0.0120 (-4.6)
参加商业保险	0.0252 (29.1)	—	0.0014 (0.8)			0.0092 (5.9)		-0.0003 (-0.1)
家庭人口数	-0.0117 (-13.6)	-0.0040 (3.2)	-0.0009 (-0.5)	-0.0033 (11.3)	0.0124 (12.0)	-0.0011 (-0.7)	0.0045 (2.4)	-0.0006 (-0.2)
最近医疗点距离	0.0360 (41.7)	-0.0091 (7.3)	0.0346 (20.6)	0.0149 (-51.1)	-0.0139 (-13.4)	0.0116 (7.4)	-0.0067 (-3.6)	0.0001 (0.0)

注：括号中为各因素的贡献占卫生服务利用集中指数的百分比。

4. 新农合对卫生服务公平性的影响

由表 10 – 53 可知，新农合参保和未参保居民门诊概率水平不公平指数分别为 0.1525 和 – 0.0419，说明未参保居民中低收入人群利用门诊的概率多于高收入人群，而参保居民中高收入人群利用门诊的概率多于低收入人群。相对于未参保居民，参保居民门诊次数的水平不公平指数更高，达到了 0.2266，说明新农合实施后门诊次数的水平不公平性增加，高收入人群比低收入人群利用了更多的门诊服务。参保居民住院概率和住院次数的水平不公平指数均为正且小于未参保居民，说明相对于未参保居民，参保居民的有利于高收入人群的住院服务利用不公平性有所降低。

表 10 – 53　　　　　新农合卫生服务利用水平不公平性指数

	门诊概率	门诊次数	住院概率	住院次数
参保				
集中指数	0.0864	0.1677	0.1038	0.1889
需要变量贡献	– 0.0661	– 0.0589	– 0.0638	– 0.0461
水平不公平指数	0.1525	0.2266	0.1676	0.2350
未参保				
集中指数	– 0.1249	– 0.0291	0.1568	0.2629
需要变量贡献	– 0.0830	– 0.0790	– 0.0437	– 0.0369
水平不公平指数	– 0.0419	0.0499	0.2005	0.2998

四、讨论

（一）新农合对总体卫生服务可及性的影响

研究结果表明，我国实施的新农合制度提高了参保居民门诊和住院服务的可及性。由于新农合对卫生服务利用的影响与其补偿模式密不可分，因此，我们可以从其补偿模式入手分析新农合提高卫生服务可及性的原因。对于门诊补偿而言，新农合实施了家庭账户，由于门诊账户上的资金为私人财产，本质上与存在银行里的钱没有差别，因此，从需方（参保居民）的角度讲，并不会影响居民对门诊服务的需求。然而，从供方（医疗机构和医生）角度来讲，他们会把门诊账户资金看成是医疗保险补偿给居民的"免费资金"，因此会诱导病人过度利用门诊服务，进而提高门诊服务利用。新农合对门诊服务利用的影响结果很可能是由医疗服务提供方的诱导需求导致的。

与门诊补偿模式不同，新农合按照一定的补偿比例对住院服务利用进行补偿，而这样的补偿模式相当于降低了居民的住院价格。经济学理论表明，如果一种商品的需求量相对其价格有一定弹性时，商品价格的下降必然会导致需求量的增加。由李良军等的研究可知，我国居民住院服务利用的需求弹性在 -0.33 和 -0.44 之间，住院价格的下降必然会引起住院服务利用的增加。因此，本研究中基本医疗保险制度对住院服务利用的影响结果符合经济学理论，同时，也与大多数已有研究的结果相一致。

（二）新农合对不同级别医疗机构服务可及性的影响

对于门诊服务而言，新农合使居民在诊所（卫生室）和卫生院（卫生服务中心）的就诊概率有较大程度的提高，说明新农合主要引导居民到基层医疗机构门诊就诊。由于新农合在门诊补偿上实施家庭门诊账户政策，理论上来说，医疗服务提供方倾向于诱导有门诊账户的病人过多的利用医疗服务。由于基层医疗机构收入主要以门诊服务为主，所以相对于高级别的医疗机构，基层医疗机构更愿意诱导居民过度利用门诊服务，因此，导致了居民对基层门诊服务的利用高于高级别医疗机构。

在住院服务利用方面，居民选择到不同级别医院住院主要由两个因素决定的，一是医院的服务质量，二是医院的医疗价格。居民愿意到医疗服务质量高、价格便宜的医院住院。由于医疗服务质量高的医院往往价格也高，因此居民到底选择哪一级别的医院住院需要综合考虑这两个因素。方干等研究指出，新农合能够引导居民到基层医疗机构住院。本研究显示，新农合则提高了居民到县区级及以下和省级及以上医院住院的概率，降低了居民到市地级医院住院的概率。可能原因如下：当居民患有一般的住院疾病时，由于新农合对县区级及以下医院的补偿比例高于市地级医院，相对于医疗服务质量，居民更看重医疗服务价格，因此，新农合补偿后，居民更愿意到县区级及以下医院住院；当居民患有严重的住院疾病时，市地级医院的医疗质量不能满足病人的需要，病人只有到省级及以上医院住院，新农合的补偿提高了这部分患病严重的病人在省级及以上医院利用住院服务的需求。

（三）新农合对卫生服务公平性的影响

本书对卫生服务利用集中指数分解的主要目的是利用分解的结果计算卫生服务利用的水平公平性，进而评估医疗保险对卫生服务可及性的公平性的影响。除此之外，集中指数的分解结果还可以帮助我们探索降低卫生服务利用不平等性和不公平性的有效途径。由门诊概率和门诊次数集中指数的分解结果可知，对农村居民门诊服务利用集中指数有贡献的主要变量是经济水平、慢性病患病和离最近医疗点距离。因此，缩小贫富差距、降低慢性病患病率、增加居民对门诊服务利用的地理可及性是降低门诊服务利用不平等性的有效方法。同时，缩小贫富差距、增加居民对门诊服务利用的地理可及性又是提高门诊服务利用公平性的有效方法。由住院概率和住院次数集中指数的分解结果可知，降低农村居民住院服务利用不平等性的有效方法是缩小贫富差距的同时，降低慢性病患病率、提高全体居民健康水平。同时，缩小贫富差距也是提高卫生服务利用公平性的有效方法。

2008 年陕西省新农合实施的是"门诊账户 + 大病统筹"的补偿模式。由于新农合的门诊账户模式本身并没有对居民利用门诊服务进行补偿，理论上讲，门诊家庭账户并不会对门诊服务利用公平性产生影响。然而，由于新农合对住院服务按一定比例报销，这样容易使经济状况较差的病人为了得到补偿，倾向于放弃门诊服务，更多地利用住院服务，因此导致低收入人群的门诊服务利用下降（见表 10 - 54），表现在新农合降低了门诊服务利用公平性。在住院服务方面，新农合实施的大病统筹补偿模式减轻了患者的就医负担，从而提高了中低收入人群的住院服务利用（见表 10 - 54），进而减少了有利于高收入人群的住院服务利用的不公平性。

表 10 - 54　　　　　新农合参保和未参保居民卫生服务利用三等分

经济分组	门诊概率		门诊次数		住院概率		住院次数	
	参保	未参保	参保	未参保	参保	未参保	参保	未参保
最低收入组	3.79	4.51	6.06	8.27	3.93	3.76	3.03	3.76
中间收入组	7.58	7.63	12.12	16.03	7.58	3.05	7.58	3.05
最高收入组	7.63	3.05	16.79	7.63	6.73	6.11	8.40	8.40
合计	6.33	5.06	11.65	10.63	6.08	4.30	6.33	5.06

五、结论

本研究显示，新农合的门诊账户模式虽然在一定程度上提高了门诊服务可及性，引导了病人到基层医疗机构就诊，但这很可能是医疗服务提供方诱导居民过度利用门诊服务的结果；由新农合对不同级别医院住院服务可及性的影响可以看出，新农合能够引导居民到较低级别的医疗机构住院，这与其针对不同级别医疗机构实施差异化的补偿比例有关（医院级别越高补偿比例越低）；实施"门诊账户 + 大病统筹"补偿模式的新农合提高了农村居民住院服务利用公平性，但同时也扩大了低收入人群和高收入人群门诊服务利用的差距，降低了门诊服务利用公平性。为了提高卫生服务的可及性和公平性，同时引导居民到基层医疗机构就诊，建议新农合实施按比例补偿的门诊补偿模式，同时针对不同级别医院继续实施差异化的住院补偿比例。

第八节　城镇居民医疗保险制度与医疗救助制度衔接研究

一、研究背景

城市贫困和脆弱人群健康状况和卫生服务可及性是衡量和评价一个国家或地区社会卫生政策和健康公平程度的重要内容。我国城市贫困人口的构成主要分为以下三类：一是城市"三无人员"，即无法定抚养人和赡养人、无固定生活来源以及无劳动能力的城镇居民；二是由于无固定就业和固定收入所导致的收入水平低下者，或者由于过高的赡养系数所形成的贫困家庭，以及由于意外事故的发生所引起的贫困者等；三是因企业亏损和结构性调整而下岗的职工，破产企业的失业职工，停产和半停产企业的在职职工和退休职工等。城市贫困人口最基本的特征表现为收入水平低和消费水平低，因此，他们的健康状况一般也较差，患病率往往高于非贫困者。第三次国家卫生服务调查发现，低收入人群的卫生服务可及性和公平性均较差，"看病难、看病贵"的现象在城市低收入人群中更为普遍；同时低收入人群的医疗保障覆盖水平也较低。城镇地区无医疗保险人群的患病未治疗比例明显高于城镇职工医保覆盖人群的同一指标，二者分别为 13% 和 7.9%，而未治疗的原因是经济困难的比率分别为 54.3% 和 15.6%。总之，贫困人口中广泛存在因贫致病、贫病交加的状况，形成了"贫困—疾病"的恶性循环，使贫困人口背负沉重的经济负担和心理压力。

2007 年，国务院颁布了《关于开展城镇居民基本医疗保险试点的指导意见》和《关于做好城镇困难居民参加城镇居民基本医疗保险有关工作的通知》，预示着在现有医疗保障制度的基础上构建了一个新的制度安排，即城镇居民基本医疗保险制度，以解决前面两个制度之外的其他人群的医疗保障问题。2010 年在全国全面推开，逐步覆盖全体城镇非从业人员。城镇居民医保制度和贫困医疗救助制度的建立，有利于缓解城镇非从业居民看病难、看病贵的社会压力，大大提高卫生服务的可及性和医疗保障制度的公平性。但由于居民医保制度处于试点阶段，其政策设计、管理体制及运行机制等尚未健全和完善。在与贫困医疗救助制度衔接方面，由于各地的经济发展水平悬殊以及政策实施、部门协调、信息共享等的不均衡，制度在运行过程中难免出现这样那样的问题。

城镇居民基本医疗保险和城市医疗救助从两个不同层面发挥作用。城镇居民医疗保险是通过中央政府、地方政府和居民个人三方面筹资，保障城镇居民基本医疗服务；医疗救助是在保险的下一层面发挥"兜底"作用。只有这两项制度密切衔接，才能发挥医疗保障体系的整体保障功能。从理论上讲两个制度相辅相成，应该容易衔接，但是由于两项制度分别由社会保障部门和民政部门具体策划、设计和实施，独立运行，其结果可能会导致资源浪费，降低公共卫生资源的实际利用效果。目前在两种制度的衔接方面存在许多问题，比如，两种制度都设计有起付线和封顶线，使许多贫困救助对象不能受益；受财政投入的限制，城市医疗救助资金不足，不能资助所有困难群众参保，不能对保险支付后个人自付费用仍高的困难群众进行"二次救助"等。另外，我国医疗救助制度发展较晚，存在专业人员缺乏、技术力量薄弱和管理手段落后等问题，在实际操作过程中涉及到政策制定、救助方案设计、医疗费用审核以及医疗机构服务行为的监管等诸多环节，民政部门依靠其自身条件很难独立承担。

因此，城镇居民医疗保险和医疗救助制度只有通过衔接，双方优劣势得到互补，才能实现资源的共享与共用，既可以解决民政部门技术性、理念性障碍和资源不足等问题，又能最大限度地降低运行成本和交易成本。研究新时期城市居民基本医疗保险和医疗救助制度的有效衔接，对于保证城市居民基本医疗服务需求，改善贫困人群的健康水平，提高社会的公平程度等方面，具有重大的理论意义和应用价值。

二、资料来源与方法

1. 资料来源

选取关中 A 市、陕北 B 市和陕南 C 市进行典型案例分析。收集 2009 年城镇居民医疗保险、医疗救助相关数据资料，对政府相关部门进行访谈；此外，还参考第四次国家卫生服务调查数据等相关资料。

2. 研究方法

目前我国城市贫困人群定义为人均收入低于低保标准的城市家庭为绝对贫困

家庭；相对贫困线没有统一的标准，有用全体居民收入的 1/2 或 1/3 作为相对贫困线。本书以世界卫生组织所提议灾难性卫生支出的标准"当家庭的卫生支出超出家庭收入或消费的一定比例超过可任意支配收入的 40%"作为相对贫困标准。

三、研究结果

（一）城镇居民基本医疗保险制度现状

1. 陕西省城镇居民基本医疗保险制度建设总体情况

2007 年，陕西省在宝鸡、西安、咸阳、延安、榆林启动城镇居民基本医疗保险制度试点，其中，宝鸡、西安、咸阳三市为国家试点城市，延安、榆林两市为省试点城市。到 2008 年，全省 11 个市、区全部启动了城镇居民基本医疗保险制度试点工作，成为全国城镇居民基本医疗保险制度全覆盖的 15 个省份之一，比国务院确定全面推开试点的目标提前了 2 年。据统计，2008 年年底全省参加城镇居民医保人数达到 285 万人，新增 235.3 万人，参保率为 61.3%；征缴基金 3.18 亿元，享受待遇人数由试点初期的不到 3 000 人增到 6 万多人，城镇居民基本医疗保险制度的保障作用已经显现。

2. 参保对象和覆盖面

陕西省城镇居民医疗保险的参保对象是未纳入城镇职工基本医疗保险制度的城镇非从业居民，主要包括：老年居民、中小学生和少年儿童、残疾人、最低收入保障对象、非正规就业人员、失业或无业者以及其他无用人单位的城镇居民。在实际操作中，各城市可能还会将其他人群纳入居民医保参保范围，进行限定或将不同人群进行组合，分别进行筹资和管理。如宝鸡市将一些特殊群体（城镇灵活就业人员、困难企业职工、关闭解体企业退休人员、困难企业退休人员以及农民工）纳入了城镇职工医疗保险的参保范围。

A 市城镇居民基本医疗保险自 2007 年 7 月启动以来，试点工作取得了初步成效。截至 2009 年年底，参保人数从试点初的 17.02 万增长到 30 万人，参保率达到 90% 以上，实现了城镇居民医疗保险的有效覆盖，为医疗保险工作的有效运行奠定了基础。B 市城镇居民医保试点从 2007 年 8 月启动，当年参保人数为 5.4 万人，截至 2009 年，参保人数达到 29.6 万，其中成年人为 8.2 万人，学生儿童为 19.4 万人，占到很大比例，覆盖面不断扩大，有效地缓解了城镇弱势群体看病难、看病贵的问题。C 市城镇居民基本医保试点从 2008 年起全市普遍推开，当年参保率达到 60%，2009 年参保人数达到 33.8 万人，其中成年人为 17

万多人，学生儿童为 13 万多人，参保率达到 80%，2010 年基本覆盖全体城镇居民。

3. 筹资机制

城镇居民医疗保险的筹资补偿办法其实是整个制度运作的核心内容。筹资水平涉及到城镇居民参保率及参保居民在保问题，补偿机制则涉及到保险制度对于参保人的医疗保障水平和城镇居民卫生服务需求能否得到有效解决。运作良好的筹资补偿机制可以有效保障保险覆盖面的不断扩大，同时也能实现城镇居民医疗保险制度的可持续发展。

城镇居民基本医疗保险筹资渠道主要以参保居民个人缴费和各级财政补助为主，还包括一部分基金的利息收入和社会资助资金。2007 年到 2009 年城镇居民医疗保险调查资料表明，居民家庭缴费为基金来源主要渠道，同时各级财政承担了大部分城镇居民医保筹资责任。

从 2008 年到 2009 年，城镇居民医疗保险参保人中的大部分人群缴纳资金有所增长，如占据人数最多的一般人群和低保人群所缴资金大幅增长。但是，以重残人群为代表的部分人群的缴费减少。见表 10 - 55。

表 10 - 55　　　　城镇居民医疗保险月个人实缴资金　　　单位：万元

试点地区	年份	成年人						学生儿童				
		一般人群	低收入老年人	低保	重残	其他困难人群	合计	一般人群	低保	重残	其他困难人群	合计
A 市	2008	233.0	0.30	15.00	0.10	0.60	249.0	22.00	1.00	0.20	0.50	23.70
	2009	272.0	0.14	40.00	0.30	0.74	313.18	34.00	12.00	0.00	0.01	46.01
B 市	2008	256.0	58.00	0.00	0.00	0.00	314.0	53.00	1.00	0.00	—	54.00
	2009	642.0	4.00	158.0	0.00	1.00	805.0	202.0	2.00	1.00	—	205.0
C 市	2009	182.8	0.44	32.20	0.00	0.00	215.44	25.30	0.78	0.06	0.00	26.14

资料来源：陕西省 A、B、C 市人力资源与社会保障局。

2008 年与 2009 年相较，财政补助资金有了大幅度的增长，这不仅为城镇居民医疗保险的基金平衡提供了有效支撑，同时根据以需定供原则体现出参保人的大幅增长以及政府政策执行度的有效提高。但是财政对重残人员财政补助资金减少，结合城镇居民医疗保险个人实缴资金情况，说明重残人员的参与状况有所减少，或者是退保，或者是参保但由于其他方面原因并未进行资金缴纳。见表 10 - 56。

表 10 - 56　　　　　城镇居民医疗保险月财政实际补助资金　　　单位：万元

试点地区	年份	成年人						学生儿童				
		一般人群	低收入老年人	低保	重残	其他困难人群	合计	一般人群	低保	重残	其他困难人群	合计
A 市	2008	37.00	0.30	20.00	1.10	0.90	59.30	24.00	4.00	1.20	0.50	29.70
	2009	88.00	0.25	72.00	0.09	1.50	161.84	38.00	8.50	0.02	0.09	46.61
B 市	2008	171.0	86.00	0.00	—	—	257.00	303.0	33.00	0.00	—	336.0
	2009	750.0	23.00	289.0	4.00	0.00	1 066.0	111.0	40.00	0.00	—	151.0
C 市	2009	85.27	0.35	33.00	0.35	1.03	119.65	55.10	4.39	0.04	0.00	59.53

资料来源：陕西省 A、B、C 市城镇居民基本医疗保险调查表。

　　尽管 2009 年财政补助资金较 2008 年来说大幅增长，但财政未到位所造成的资金缺口反而扩大。见表 10 - 57。

表 10 - 57　　　　城镇居民医疗保险财政补助累计未到位资金　　　单位：万元

试点地区	年份	成年人						学生儿童				
		一般人群	低收入老年人	低保	重残	其他困难人群	合计	一般人群	低保	重残	其他困难人群	合计
A 市	2008	444.0	3.60	240.0	13.20	10.80	711.06	288.0	48.00	14.40	6.00	356.40
	2009	1056	3.00	864.0	1.08	18.00	1942.1	456.0	102.0	0.24	1.08	559.30
B 市	2008	387.0	196.0	—	—	—	583.00	691.0	130.0	0.00	—	821.00
	2009	28.00	14.00	1.00	—	—	43.00	56.00	2.00	0.00	—	58.00
C 市	2009	194.8	3.03	149.4	2.58	3.69	353.50	268.1	15.55	0.23	0.00	283.90

资料来源：陕西省 A、B、C 市城镇居民基本医疗保险调查表。

　　城镇居民基本医疗保险以家庭为单位整体参保，医疗保险费按年度缴纳。随着经济社会发展和居民生活水平的提高，医疗保险费缴费标准会作出相应的调整。目前，城镇居民医保筹资标准由各地根据当地经济社会发展水平和各方面承受能力确定。表 10 - 58 列出了试点地区自运行以来对各类人群的筹资标准及政府资助金额。可以看出，陕西省各地城镇居民医保筹资标准差异不大，但各类参保居民享受的财政资助水平和相对比例是不同的，低保、重残和低收入老年人等人群与普通城镇居民相比享受更高的缴费补助。同时，各地普遍将城镇参保居民按年龄纬度细分人群，至少将成年人和少年儿童分开的做法越来越被认可，这种人群划分方式考虑到人生不同阶段对医疗服务利用需求和医疗服务支付能力的影响，有望取代户籍制度成为决定人群医疗保障类型的新标准。

表 10－58　　城镇居民医疗保险筹资标准及财政资助金额　单位：元/人·年

试点地区	类型	成年人				学生儿童		
		一般人群	低收入老年人	低保	重残"三无"人员	一般人群	低保	重残
A 市	个人缴费	200	60	60	0	30	10	10
	财政资助	80	220	220	220	40	60	60
B 市	个人缴费	120	60	60	0	10	5	5
	财政资助	140	200	200	260	70	75	75
C 市	个人缴费	140	80	80	0	20	10	10
	财政资助	80	140	140	220	80	90	90

资料来源：陕西省 A、B、C 市城镇居民基本医疗保险调查表。

4. 补偿机制

城镇居民医疗保险补偿机制代表这一保险对参保人的保障水平，主要保障住院和门诊大病医疗。完善的补偿机制可有效解决城镇居民的医疗问题，同时也会减轻财政负担；相反，不完善的补偿机制不仅会造成财政资源的浪费，也会降低居民医疗保障水平，使得居民的参保积极性降低，阻碍城镇居民医疗保险制度的有效发展。

城镇医保参保居民在定点医疗机构发生的，符合医疗保险支付规定的住院医疗费用，实行确定起付标准、超过起付标准以上部分按医院级别分比例支付以及最高支付限额控制的办法，参保居民住院所发生的起付标准以下和最高支付限额以上的医疗费，城镇居民基本医疗保险基金不予支付。各试点地区在实际操作中均区分了成年人和学生儿童，一般而言，学生儿童的起付标准低于成年人或者相当，而最高支付限额大致为成年人的两倍左右。试点地区住院费用起付标准、个人负担比例与最高支付限额略有不同。详见表 10－59。

表 10 - 59　　城镇居民医保各级医疗机构住院费用起付标准、个人负担比例与最高支付限额

项目	医院等级	A 市		B 市		C 市	
		成年人	学生儿童	成年人	学生儿童	成年人	学生儿童
起付标准（元）	三级医疗机构	600	300	700	700	600	600
	二级医疗机构	480	200	500	500	400	400
	一级医疗机构	300	100	400	400	200	200
	其中：社区卫生服务机构	150	100	200	200	200	200
最高支付限额（万元）	三级医疗机构	2.4	7	4	7	2.5	6
	二级医疗机构	2.4	7	4	7	2.5	6
	一级医疗机构	2.4	7	4	7	2.5	6
	其中：社区卫生服务机构	2.4	7	4	7	2.5	6
个人自负比例（%）	三级医疗机构	40	40	40	40	55	45
	二级医疗机构	20	20	30	30	40	30
	一级医疗机构	10	10	20	20	30	20
	其中：社区卫生服务机构	10	10	15	15	30	20

资料来源：陕西省 A、B、C 市城镇居民基本医疗保险调查表。

　　调查地区城镇居民医保制度实施门诊医疗费补助制度、特殊病种和慢性病门诊医疗制度。如 A 市规定每年从个人缴纳的基本医疗保险统筹基金中划出 50 元的门诊补助费，主要用于支付个人门诊医疗费用和住院自付费用，也可用门诊医疗补助费在定点药店购药；B 市城镇居民每人每年补助 40 元，用于在定点医疗机构门诊就医和定点零售药店购药，超支不补，节余部分结转下年继续用于个人门诊医疗费用。A 市规定了包括各种癌症肿瘤中、晚期，慢性肾功能衰竭、肾移植手术后排异反应、精神病等在内的 10 种门诊慢性病报销制度；B 市规定，在一个参保年度内参保居民发生的符合居民医疗保险规定的肾透析、器官移植后服抗排异药和恶性肿瘤放化疗门诊医药费用，按 70% 的比例予以报销，最高支付限额为 4 万元；C 市规定，在定点医疗机构发生的门诊治疗慢性病的医疗费累计超过 300 元的，超过部分由统筹基金按照 50% 的标准支付，统筹基金最高支付限额为 2 500 元。

5. 基金收支情况

基金管理是城镇居民医疗保险制度运行的核心环节，对基金进行有效的管理可以确保参保人的合法权益得到有效保障，并实现政府资金利用的最大化。公共政策下的资金运作并非要求实现效益最大化，而是要遵循基金的收支平衡、略有结余的原则，确保资金的运行实现效率最大化。城镇居民基本医疗保险基金纳入社会保障基金财政专户统一管理，单独列账。

A 市和 B 市城镇居民医疗保险基金结余率均处于较高水平，2009 年分别达到 51.7% 和 33.9%。根据 2009 年人保部发布的《关于全面开展城镇居民基本医疗保险工作的通知》，基金结余较多的城市要根据基金收支状况适当调整基金支付政策，避免结余资金过多，要充分利用基层和社区医疗卫生服务，探索建立普通门诊费用统筹，扩大制度受益面。见表 10 – 60。

表 10 – 60　　　　　城镇居民基本医疗保险基金收支状况　　　　　单位：万元

试点地区\项目\时间	宝鸡 A		延安 B	
	2008 年	2009 年	2008 年	2009 年
基金收入	3 226	7 099	1 337	4 483
基金支出	2 179	3 429	239	2 964
当期结余	1 047	3 670	1 098	1 519
累计结余	2 281	5 960	1 821	3 341
基金结余率（%）	32.5	51.7	—	33.9

资料来源：陕西省 A、B、C 市人力资源与社会保障局。

（二）贫困人群医疗救助制度现状

1. 制度建设情况

2005 年陕西省政府办公厅转发了《关于建立城市医疗救助制度试点工作的意见》，在全省 25 个县（市、区）启动了城市医疗救助试点工作。2008 年制订了《关于全面建立城市医疗救助制度的意见》，2009 年省民政厅、财政厅、卫生厅和劳动保障厅 4 部门联合出台了《关于进一步完善城乡医疗救助制度的意见》规范了医疗救助的范围、服务内容、申请审批程序、救助方案、资金管理以及监督与处罚的相关要求，进一步完善城乡医疗救助制度，努力实现困难群众"病有所医"的目标。与此同时，全省各县（市、区）陆续出台了当地的医疗救助实施办法，并不断调整当地的医疗救助政策，降低救助门槛，提高救助比例，完善救助程序。

2. 城市贫困人口的医疗保障情况

陕西省劳动与社会保障厅2008年政府工作总结中指出，至2008年年底，全省参加城镇职工医疗保险人数达到437.9万人，城镇居民基本医疗保险参保人数达到285万人，参保率为61.3%，但患病尤其是患重大疾病给城市贫困人口带来极大的生活压力。据2009年中国民政统计年鉴数据，2008年全国城镇居民最低生活保障平均标准为205.3元/人·月，环比增长12.6%；城镇居民最低生活保障平均支出水平为143.7元/人·月，环比增长39.9%。而陕西省这两项指标分别为172.3元/人·月和151.2元/人·月，环比增长分别为9.3%和49.9%。2008年，陕西省城市居民最低生活保障家庭数有366 436户，城市居民最低生活保障人数为844 645人，其中，城市"三无人员"、残疾人、老年人分别为24 479人、38 566人、66 092人，登记失业人数为242 330人。目前，陕西省城镇居民已逐步享受基本医疗保险，但相对于较低的支出水平，贫困人口医疗负担仍相当沉重，特困家庭医疗费的支出在总支出中仍占很大的比例。

3. 城镇贫困医疗救助情况

据2009年中国民政统计年鉴数据，2008年全国城市医疗救助人次数为443.6万人次，环比增长0.4%；平均支出水平为483.5元/人·次，环比增长48%；民政部门资助参加医疗保险人次数为642.6万人。2008年陕西省民政厅等部门《关于全面建立城市医疗救助制度意见》指出，截至2007年，全省城市医疗救助试点县（市、区）达到62个，覆盖城市低保对象61万人，占全省城市低保总人数的75%。从2008年开始，城市医疗救助制度将覆盖全省所有县、市、区，逐步建立起能够为城乡困难群众提供方便、快捷服务的医疗救助制度。

（1）救助对象

陕西省城乡医疗救助在将农村五保对象、城乡低保对象、重点优抚对象全部纳入医疗救助范围的基础上，逐步将其他经济困难人群也纳入救助范围，主要包括低收入家庭重病患者、因遭遇重大疾病医疗费用负担过重导致家庭经济困难的人员以及市、县（区）人民政府规定的其他特殊困难人员。各市、县又结合本地实际情况，综合考虑经济水平、救助基金总量、人群支付能力以及卫生服务需求等因素，制定出具体的救助对象界定标准。如A市规定凡户籍在本市范围内参加了城镇职工、居民基本医疗保险和新农合的人员，均可享受社会医疗救助；C市城市医疗救助对象以城市低保对象为基础，将低保对象中未参加城镇医保人员或已参加城镇医保但个人负担仍然较重的人员以及其他困难群体也列入救助范围；B市将城市低保对象中因大病、重病需住院治疗的和因患大病、重病、慢性病常年卧床和需长期服药的以及因非人为因素造成城市居民家庭重大伤亡的均纳入医疗救助范围。

（2）救助标准

各试点地区结合本地医疗救助资金筹集总额等因素，不断完善医疗救助补助方案。如 A 市对城乡低保户和一般救助对象进行了区分，对于城市低保户单次住院医疗费按规定报销后，个人负担费用在 2 000 元（或年度累计超过 2 000元）以上部分按 50% 比例救助，而对于城市其他救助对象个人负担费用在 2 万元以上部分按 50% 比例救助，单次救助封顶线 3 万元，年度累计救助封顶线 5万元。

有的城市依据医院的不同等级对救助对象自付部分按一定比例给予救助。如 C 市对大病医疗救助的规定：社区卫生服务中心、一级医院按照自付部分总额的50% 给予救助。二级医院自付部分 5 000 元（含）以下的按 40% 给予救助；5 000 ~ 10 000 元（含）的按 45% 给予救助；10 000 元以上的按 50% 给予救助。三级医院自付部分 5 000 元（含）以下的按 35% 给予救助；5 000 ~ 10 000 元（含）的按 40% 给予救助；10 000 元以上的按 45% 给予救助，同时对农村和城镇地区的最高年救助金额也分别作了规定。为了解决好城市特困居民基本就医和特殊就医问题，有的城市，如 B 市，还将疾病按照一、二、三类确定不同的年度医疗救助方式。另外，对特殊困难人员，如家庭成员中有在校大专以上学生、重度残疾人或 80 岁以上老人两名的，在原标准基础上提高 500 ~ 1 000 元。2009年各试点地区大病救助标准。见表 10 - 61，表 10 - 62。

表 10 - 61　　2009 年 B 市地区大病医疗救助标准比较

B 市（按疾病类别分类）	
一类病人	患有恶性肿瘤、恶性肿瘤晚期、器官和组织移植、血液病的人员，年每人一次性救助不超过 4 000 元；
二类病人	患有急性心肌梗塞、脑中风（急性期）、急慢性肾功能衰竭、急性坏死性胰腺炎、急性重症肝炎、严重脑外伤、危及生命的良性脑瘤、重度精神病、消化道出血、心力衰竭、呼吸衰竭、严重意外创伤、高危孕妇住院分娩、脑拴塞、脑出血、胃十二指肠溃疡合并出血的人员，年每人一次性救助不超过 2 000 元；
三类病人	严重类风湿、癫痫持续状态、先天性心脏病、严重皮肤病、慢性阻塞性肺病、糖尿病及糖尿病合并症、慢性肝炎、二期及二期以上高血压、活动性肺结核、高脂血症、心、脑血管疾病合并症、严重风湿性关节炎、严重支气管哮喘、冠心病的人员，年每人一次性救助不超过 1 000 元。

表 10 - 62　　　　　　　　A 市、C 市大病医疗救助标准比较

地区	起付线	封顶线	补偿比例
A 市（按照救助对象的性质、是否参保、自付费用分类）			
"三无"人员	住院医疗费用按规定报销后的自付费用，不设置起付线	无	100%
城市低保户	单次住院医疗费按规定报销后，个人负担费用在 2 000 元以上部分	单次救助封顶线 3 万元，年度累计救助封顶线 5 万元	50%
其他救助对象	居民个人负担费用 2 万元以上部分	单次救助封顶线 3 万元，年度累计救助封顶线 5 万元	50%
C 市（按照救助对象的性质、自付费用、住院机构级别分类）			
"三无"人员	住院医疗费用按规定报销后的自付费用，不设置起付线	无	100%
一级医院	个人自付部分总额的一定比例救助，不设置起付线	农村累计不得超过 2 000 元；城市累计不得超过 2 500 元	自付部分总额的 50% 给予救助
二级医院	个人自付部分分段救助，不设置起付线	农村累计不得超过 5 000 元；城市累计不得超过 7 000 元	>5 000 元按 40%；5 000～10 000 元按 45%；>10 000 元按 50%
三级医院	个人自付部分分段救助，不设置起付线	农村累计不得超过 10 000 元；城市累计不得超过 15 000 元	>5 000 元按 35%；5 000～10 000 元按 40%；>10 000 元按 45%

（3）救助内容和救助方式

由于医疗救助主要保障的是居民最基本、最迫切的卫生服务需要，在医疗保障体系中处于最低层次，所以各试点地区一般将医疗费用较高的大重病和（或）住院医疗作为医疗救助的主要内容。同时，各地根据医疗救助对象的不同医疗需求，积极探索实践常见病和慢性病病种的基本门诊医疗救助。按照救助资金的支付时间来看，各地医疗救助普遍采取了医后救助的方式。部分城市根据不同的救助对象探索资助参保（合）、日常救助、事前救助和事后救助相结合的救助模式。

第一，资助参保。资助参保（合）是确保五保户、低保户（特困人口）等救助对象从制度中受益的必要条件和最基础条件。A市采取参合资助的形式，主要资助农村五保户和享受A类农村低保待遇的困难群众，其每人每年个人缴付的参合费由市民政局、财政局从社会医疗救助资金中支付。据统计，2008年A市共资助69 449名困难群众参加城镇居民基本医疗保险，支出金额为1 077.9万元；C市对资助参加城镇居民基本医疗保险和新型农村合作医疗保险的救助对象，分别按照其个人缴费标准给予全额资助，并由县区民政部门会同财政部门于每年12月10日前将批准确定的救助对象所需资助金额，统一划转至同级城镇居民基本医疗保险和新型农村合作医疗保险基金专户，并对救助对象进行公示。

第二，日常救助。试点地区通过发放医疗补助金等方式，开展针对城市医疗救助对象中"三无"人员、老弱病残人员、需长期院外维持治疗的重病人员等的日常医疗救助。A市日常医疗救助主要针对农村五保户、城市低保户中的"三无对象"、城乡低保对象中的重残人员和因病常年卧床不起需长期服药的人员，每人每年可享受200元的日常医疗救助；C市对城乡医疗救助对象中的"三无"人员、农村五保对象、老弱病残人员以及需长期院外维持治疗的重病人员等，由县区民政部门每年初将符合救助范围和条件的登记造册后，按照300元、500元、农村最高不超过700元、城市最高不超过1 000元的限额标准一次性核发医疗救助卡或医药补助金并直接发放到人，用于该救助对象门诊或购药的补助，余额可结转下年使用。

第三，医前救助。符合医前救助条件的城乡低保对象在医疗救治服务发生之前，通过申请医前救助，由定点医院垫资治疗，出院后不再救助。这种救助模式有助于救助对象充分利用医疗服务，但由于定点医院对患者垫付部分难以估算等原因，目前医前救助模式仅见政府相关文件规定，而尚未见在实践中执行。

第四，医后救助。医后救助主要资助救助对象在定点医疗机构住院治疗时，自己先垫付医疗费用，在服务结束后，凭有关证件、病历、医疗费用清单等材料到医疗救助经办单位申请救助，其治疗费用在按医疗保险、新农合的规定报销后，对自付部分按一定比例给予救助，但总额不得超过规定的年救助标准。试点城市对农村五保对象和城市"三无"人员住院医疗费用在按医疗保险或新农合规定的比例报销后，个人负担费用部分实行全额救助。这类救助方式要求救助对象在接受治疗时自付所有费用，有利于防止低收入人群产生过度医疗需求，控制医疗机构诱导需求，但这种模式的时限较长，对于那些没有能力先期垫付医疗费用的救助对象显然是不利的。

（4）救助程序

目前，陕西省医疗救助以现金补助为主，以发放医疗救助卡等其他方式作为补充。由于受工作力量与技术条件的限制，多数地方在救助程序上延续了传统的救济模式，即救助对象患病后所发生的医疗费用需个人垫付，然后凭相关证件或材料到民政部门申请享受医疗救助，经申请、审核、审批后实施，主要以医后救助为主。部分救助对象因为无力支付垫付费用或者不知道具体的办理程序而放弃治疗，因而影响了救助效果。

2009 年《关于进一步完善城乡医疗救助制度的意见》对进一步完善医疗救助程序作出宏观性的指导，民政、卫生等部门需加强交流与沟通，鼓励和推行定点医疗机构即时结算医疗救助费用的办法。同时，民政部门可结合实际提供必要的预付资金，积极探索并逐步实现医疗救助资金的社会化发放。救助程序的简化和工作流程的规范，能进一步提高贫困人口对医疗救助的利用。

（5）资金筹集和使用情况

从目前各试点城市的医疗救助方案来看，医疗救助资金主要来源于政府财政拨款，通过慈善和社会捐赠等渠道筹集资金对医疗救助资金的支持额变动性较大，来源不稳定。在资金的管理方面，县（市、区）财政部门在社会保障资金财政专户中设立城乡医疗救助资金专账，实行专户管理、专款专用，办理医疗救助资金的筹集、拨付。医疗救助资金当年累计结余率原则上不应超过筹集基金总额的 15%，确保有限的资金发挥最大的效益。

据统计，2008 年 A 市城市医疗救助资金筹集总额为 528 万元，其中包括 2007 年 5 万元的基金结转，2008 年需纳入医疗救助人数为 86 207 人，人均筹资额为 61.25 元，远低于全国平均水平。截至 2008 年年底，救助资金累计支出 522.99 万元，资金结余率为 0.95%，累计救助 8 123 人次，人均资助金额为 643.84 元；其中住院和门诊救助分别累计支出 399 万元和 123.99 万元，资助救助对象利用住院服务 3 990 人次，门诊服务 4 133 人次，人均资助额度分别达到 1 000 元和 300 元。

（6）部门协作情况

由于医疗救助牵涉多个部门的工作，民政、劳动和社会保障、卫生、财政等部门应密切配合，参与制定、实施和管理医疗救助制度。民政部门确定救助对象，统筹安排救助工作；劳动和社会保障部门加强医疗保险与医疗救助之间在政策和工作上的衔接；卫生部门制定相应政策指导并督促卫生服务提供方降低成本，合理收费，提供适当的服务；财政部门要按要求，落实财政配套资金，并监管资金的使用情况；监察、审计部门负责对医疗救助资金实施财务监管和审计，确保医疗救助资金按时拨付和合理使用；相关单位、组织和个人应当如实提供有关医疗救助的情况，配合医疗救助工作的调查。

（三）医疗救助"二次补偿"方案设计

本研究医疗救助测算方案包括两部分：一是依照医疗救助基金收支平衡原则，对城镇居民住院医疗救助补偿比进行测定并对方案作总体性评估；二是测算住院病人疾病经济负担，并据此调整医疗救助补偿方案。

1. 住院医疗救助补偿方案测定与评估

在医疗救助试行过程中，由于贫困患者增多、医疗费用上涨以及医疗救助经费拨付的不到位等问题，使得医疗救助资金需要与供给产生矛盾。因此，在医疗救助资金有限的情况下，应严格遵守"以收定支、收支平衡"的原则。"收"指的是城市医疗救助资金的筹资总额，"支"指的是医疗救助所需补偿资金。目前，医疗救助方案测算没有统一成熟的方法。本研究主要借鉴新农合方案测算和其他社会保障测算方法，探索住院医疗费用在城镇居民医疗保险报销后医疗救助方案的测算。

（1）住院医疗救助补偿方案评估原理

医疗救助方案是一个整体概念，包括救助内容、救助程序和救助方式等模块。部分试点城市根据不同的救助对象采取资助参保、门诊救助和住院救助相结合的救助模式。因此，医疗救助基金收支平衡可用下式表达：

城市医疗救助资金筹资总额 ＝ 预留风险基金 ＋ 资助参保 ＋ 门诊支出 ＋ 住院救助支出，据此式便可算出住院救助筹集基金。

在与城镇居民医疗保险衔接后的住院医疗救助应包含以下内容：为救助对象支付居民医疗保险起付线以下的费用；居民医疗保险报销后按比例救助或给予定额救助；对住院费用超过封顶线且影响救助对象基本生活，医疗救助再给予一次性定额救助。

若预算出住院救助所需费用后，与住院救助筹集基金进行比较，确认是否需要调整救助方案：若住院所需补偿费用略小于可用于住院救助资金，则表明预设的救助比例适当；若住院所需补偿费用 ＜ 可用于住院救助资金，则表明没有超支风险，可以适当调高救助的起付线或封顶线；若住院所需补偿费用 ＞ 可用于住院救助资金，则表明出现超支风险，可以适当降低封顶线或者调低预设比例。

（2）住院医疗救助补偿方案测算与评估

救助方案测算的过程本质上是测量救助对象的疾病经济风险，并在预算约束（筹资额度）内决定如何分担风险的过程。住院医疗救助方案测算的流程如下：

第一，根据城市医疗救助基金筹资情况，计算可用于住院救助的资金。2009年 A 市城市医疗救助资金筹资总额为 968.60 万元，其中 2008 年基金结转 364.00 万元，地方财政及彩票公益金筹资 604.60 万元。除去门诊支出和资助参保资金支出后，可用于补偿住院的基金 528.09 万元，提取 4% 的风险基金，预留风险基金为 21.12 万元，最终可用于住院救助的基金为 506.97 万元。

第二，确定住院所需补偿费用。具体分为以下几个步骤：

进行基线调查，收集次均住院费用和住院频度资料，测算救助对象的疾病风险。

$$住院率 = \frac{贫困人口住院人数}{贫困人口总数} \times 100\%$$

$$次均住院费用 = \frac{贫困人口住院总费用}{贫困人口住院人数} \times 100\%$$

预设不同级别医院的救助比例：

医疗救助住院补偿比要结合救助基金总额设定合理的比例，不宜过高或过低。如果设定的过低，就会存在过多的基金节余，影响医疗救助功能的发挥；如果设定的过高，可能会超过医疗救助的支付能力，同样不利于城镇贫困医疗救助的可持续发展。本书借鉴 A 市现行医疗救助政策，假定一级及其他医疗机构住院医疗救助补偿比为 85%，二级医疗机构住院补偿比为 70%，三级医疗机构住院补偿比为 45%，见表 10 - 63。

表 10 - 63　　　　　　　　　各级医疗机构相关指标

指标	一级及其他医疗机构	社区卫生服务中心	二级医疗机构	三级医疗机构
人均住院费用（元）	1 400.45	1 283.92	2 452.39	5 277.82
年住院率（%）	1.59	0.24	3.39	1.73
救助补偿比（%）	85	85	70	45
保险因子	2.666	2.581	2.120	1.585
增加系数	0.97	1.26	1.05	1.07

计算保险因子：

由于健康医疗保险的刺激作用，居民对卫生服务的利用会有不同程度的增加。保险因子反映的就是这种刺激作用导致的卫生服务利用增加和费用支出增高的因素。据相关研究，保险因子与补偿比有如下关系：

一级及其他医疗机构住院保险因子 = 1 + 1.96 × 一级及其他医疗机构住院补偿比
社区卫生服务中心住院保险因子 = 1 + 1.86 × 一级及其他医疗机构住院补偿比
二级医疗机构住院保险因子 = 1 + 1.60 × 二级医疗机构住院补偿比
三级医疗机构住院保险因子 = 1 + 1.30 × 三级医疗机构住院补偿比

计算增加系数：

医疗服务费用会随着药品价格的上涨和居民卫生服务需求的自然增长等因素而增加，因此测算时需要引入增加系数。这里应用比值法来测算增加系数，即采用后一年与前一年住院次均医药费用的比值，也可采用人均医药费用的比值。

增加系数 = 后一年各级医院住院次均费用／前一年各级医院住院次均费用

预算住院救助所需费用

住院救助费用 $= \sum$ ［人均住院费用×住院率×保险因子×（1+增加系数）×补偿比］$= 1\,400.45 \times 1.59\% \times 2.666 \times (1+0.97) \times 85\% + 1\,283.92 \times 0.24\% \times 2.581 \times (1+1.26) \times 85\% + 2\,452.39 \times 3.39\% \times 2.12 \times (1+1.05) \times 70\% + 5\,277.82 \times 1.73\% \times 1.585 \times (1+1.07) \times 45\% = 502.97$（万元）

按以上救助方案需要 502.97 万元，略小于实际可用于住院救助的基金 506.97 万元，表明按现行救助比例，方案总体上能实现基金的收支平衡。

2. 住院病人疾病经济负担测算

本研究从贫困角度提出了城镇医疗救助对象的确定标准，通过比较各标准下医疗救助补偿后，居民疾病经济负担下降的比例以及卫生服务公平性提高的程度，尝试对医疗救助的住院二次补偿进行测算。具体测算步骤如下：

（1）居民医疗保险补偿前后，不同收入组家庭住院医疗费用分析

表 10-64 中数据显示，不同收入组人群次均住院费用为 5 166.67 元，次均补偿费用为 2 263.90 元。从住院费用补偿比来看，中低收入组最低为 41.07%，高收入组最高为 50.23%，住院费用补偿比平均为 43.82%。各收入组中收入水平较低的补偿比较低，收入水平较高的补偿比也较高。在居民医疗保险报销后，自付住院费用占人均收入比例和家庭收入的比例均随着收入水平的升高而降低。中低收入组的家庭医药负担十分沉重，低收入组自付住院费用占人均收入的 51.80%，占家庭年总收入的 27.00%，这两项指标是高收入组（6.28% 和 3.38%）的 8 倍左右。因此，寻求多种途径减轻贫困人群的疾病负担十分必要。

表 10-64　　不同收入组人群住院医疗费用及补偿情况比较

组别	次均住院费用（元）	次均补偿费用（元）	住院费用补偿比（%）	自付住院费用占人均收入比例（%）	自付住院费用占家庭收入比例（%）
低收入组	4 326.19	1 828.90	42.28	51.80	27.00
中低收入组	7 242.19	2 974.07	41.07	47.41	23.28
中等收入组	5 714.75	2 405.42	42.09	23.97	12.77
中高收入组	4 113.74	1 953.50	47.49	11.49	5.78

续表

组别	次均住院费用（元）	次均补偿费用（元）	住院费用补偿比（%）	自付住院费用占人均收入比例（%）	自付住院费用占家庭收入比例（%）
高收入组	3 787.27	1 902.50	50.23	6.28	3.38
CI 值	−0.0378	−0.0381	0.0740	—	—
合计	5 166.67	2 263.90	43.82	19.27	9.90

（2）居民医疗保险补偿前后，不同收入组家庭疾病经济负担分析

疾病经济负担是指由于疾病、失能（残疾）和早死给患者、家庭和社会带来的经济损失以及为了防治疾病而消耗的卫生经济资源，它针对人群由于疾病所引起的经济耗费或经济损失进行测算和分析，从而从经济层面上研究或比较不同疾病对人群健康的影响。这里我们以 WHO 提出的"将灾难性卫生支出与家庭的可支付能力相联系，家庭的可支付能力通常通过可支配收入来反映"为依据，用居民一年内自付住院医疗费用占家庭年人均收入的比例来衡量疾病经济负担的严重程度。

具体来说，将疾病经济负担 30.00%、40.00%、50.00% 分别作为临界值，来衡量各收入组疾病经济负担情况。结果显示，在城镇居民医疗保险补偿前，各收入组疾病经济负担大于这三种临界值的比例分别为 3.97% ~ 31.40%；1.19% ~ 21.90%；0.40% ~ 19.01%；在城镇居民医疗保险补偿后，各收入组疾病经济负担在这三种临界值以上的比例有所下降，>30.00%、>40.00% 和 >50.00% 的家庭分别下降了 2.94%、1.95% 和 1.55%，说明城镇居民医疗保险对减少家庭大病医药负担起到一定的作用。但同时也显示，无论在补偿前后，疾病经济风险发生率均随着收入水平的下降而升高，低收入组疾病经济风险发生率明显高于其他各组。而在居民医疗保险补偿后下降比例相对大的是中等收入组和中高收入组，低收入组下降比例最低，这也体现了不同收入组人群医疗费用支出的不公平性。见表 10 – 65。

表 10 – 65   居民医疗保险补偿前后不同收入组家庭疾病经济负担比例

单位：%

组别	补偿前			补偿后			下降比例		
	>30%	>40%	>50%	>30%	>40%	>50%	>30%	>40%	>50%
低收入组	31.40	21.90	19.01	29.75	21.49	17.77	1.65	0.41	1.24
中低收入组	23.85	17.99	12.55	21.34	14.64	9.62	2.51	3.35	2.93

组别	补偿前			补偿后			下降比例		
	>30%	>40%	>50%	>30%	>40%	>50%	>30%	>40%	>50%
中等收入组	17.15	10.58	8.76	12.77	8.02	6.20	4.38	2.56	2.56
中高收入组	14.61	7.76	4.11	9.59	4.56	3.65	5.02	3.20	0.46
高收入组	3.97	1.19	0.40	2.78	0.79	0.00	1.19	0.40	0.40
合计	18.11	11.82	8.97	15.17	9.87	7.42	2.94	1.95	1.55

（3）居民医疗保险补偿前后，住院医疗费用支出公平性分析

本研究采用集中曲线和集中指数的方法，分析居民医疗保险补偿前后不同收入组人群住院医疗费用及补偿情况的公平性。补偿前不同收入组人群住院费用集中指数为 −0.0599，补偿后自付住院费用集中指数为 −0.0756，补偿费用集中指数为 −0.0291，表明补偿前住院医疗费用集中于低收入人群。相对于补偿前，补偿后自付住院医疗费用的分布依然集中于低收入人群，不公平程度也略有上升，从集中曲线的走向能清晰地看出这一点。

3. 医疗救助二次补偿方案设计

（1）医疗救助对象的认定标准

医疗救助补偿方案的设定需要考虑医疗救助对象的认定问题。在资金有限的情况下，如何确定"优先救助群体"是实施医疗救助的难题之一。是采用"低水平、广覆盖"的模式，还是集中资金救助最困难的家庭，尚没有统一的认识。我国现行医疗救助制度以家计调查为分类标准，将医疗救助对象大致分为 6 类："三无"人员、无劳动能力的低保病患者、伤病灾民、低保且年满 60 周岁的患病无业老人、16 周岁以下的患病未成年人、伤残军人、低收入家庭患病人员等；中英城市社区卫生服务与贫困救助项目（UHPP）认为城市医疗救助对象应该包括 6 类人群：失业和低薪人群、贫困老年人、残疾人、孕妇和儿童、需要抚养儿童的贫困家庭及城市外来务工人群；张欢等提出了一种以属性分析为基础的城市医疗救助对象分类方法，并将医疗救助对象分为残疾人家庭、儿童女性家庭、贫困老年人家庭、因病致贫家庭及其他低保边缘家庭。

本研究设计医疗救助方案是建立在与城镇居民医疗保险衔接的基础之上，居民在住院过程中发生的医疗费用首先通过居民医保进行报销，但是报销之后一些家庭的疾病经济负担仍然很重，导致因病致贫、返贫。医疗救助制度二次补偿试图解决经城镇居民医疗保险补偿后经济负担仍然很重的家庭，减轻其家庭的疾病经济负担，减少因病致贫、返贫的现象。在医疗救助对象的认定方面，本书以城镇贫困线为参考，通过衡量家庭年人均收入水平与城镇贫困线的差距来确定。由

于疾病造成家庭经济的损失，所以这里的家庭年人均收入不包括居民医保报销后的自付费用。贫困线分绝对贫困线和相对贫困线，绝对贫困线即城镇居民最低生活保障线，相对贫困线采用"城镇全体居民人均收入的一半"作为界定标准。A市 2010 年城市低保政策规定，凡是 A 市非农业户口的城市居民，家庭成员人均月收入低于当地城市居民最低生活保障标准（金台、渭滨、陈仓三区每人每月180 元，其余九县每人每月 160 元）的，均纳入城市居民最低生活保障范围。据此，本书取平均值 170 元/人·月，将城镇低保标准定为 2 040 元/人·年。相对贫困线据前文所测算的 A 市 2009 年的相对贫困标准 5 126 元。

这里我们参考 A 市的相关贫困标准，将低保线、150% 低保线（3 060 元）和相对贫困线作为临界值，来判定医疗救助对象的认定标准。具体分为两种情况：首先，对于家庭年人均收入小于等于城镇贫困线者，一律纳入医疗救助对象的范围。取消救助的起付线，按一、二、三级医院报销比例进行报销；其次，对于家庭年人均收入大于城镇贫困线者，若该病人经居民医保报销后，疾病经济负担仍大于 40.00% 且自付住院费用达到医疗救助的起付线，则可纳入医疗救助对象的范围。

（2）起付线、封顶线和救助比例的设定

医疗救助二次补偿方案设定的核心内容是要确定费用补偿的起付线、封顶线和不同级别医疗机构的补偿比例。由于起付线起到门槛费的作用，因此起付线的制定要适宜。本书将起付线设定为 2 000 元，单次救助封顶线设为 3 万元。设立费用补偿的起付线和封顶线有助于增强救助患者的费用意识，减少其道德风险。同样，补偿比例的设定也要合理。如果设定的过低，基金结余率过高，将会影响医疗救助制度功能的发挥；如果设定的过高，可能会超过医疗救助的支付能力，同样不利于贫困医疗救助制度的可持续发展。这里我们按前文测算的标准，即一级及其他医疗机构住院医疗救助补偿比为 85%，二级医疗机构住院补偿比为70%，三级医疗机构住院补偿比为 45%。据此，医疗救助二次报销费用公式如下：

（居民医保报销后自付住院费用 - 医疗救助起付线）×各级医疗机构救助补偿比例

（3）医疗救助补偿前后，住院医疗费用公平性与疾病经济负担分析

按低保线、150% 低保线和相对贫困线标准对医疗救助对象进行补偿后，补偿费用集中指数分别为 - 0.2587、- 0.2570、- 0.2538，如表 10 - 66 所示。可以看出，三种情况下补偿费用均集中于低收入人群。补偿后自付住院费用集中指数分别为 0.02098、0.02778、0.04470，相对于补偿前的 - 0.0756，补偿后自付费用集中指数为正且绝对值下降，表明补偿后自付住院费用向富人集中，不公平程度有很大的缓解。从图 10 - 12 集中曲线的走向来看，三条曲线均向公平性靠

拢，但是按低保线标准补偿公平性相对更好一些。

表 10 - 66　　　　　医疗救助补偿费用和自付住院费用集中指数

项　目	CI 值
医疗救助补偿费用（按低保线）	－ 0.2587
医疗救助补偿后自付住院费用（按低保线）	0.0210
医疗救助补偿费用（按 150% 低保线）	－ 0.2570
医疗救助补偿后自付住院费用（按 150% 低保线）	0.0278
医疗救助补偿费用（按相对贫困线）	－ 0.2538
医疗救助补偿后自付住院费用（按相对贫困线）	0.0447

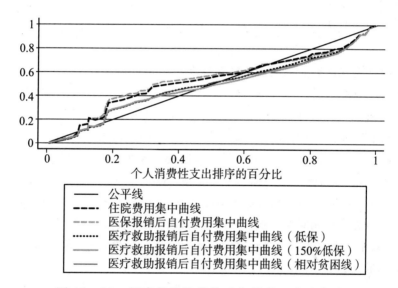

图 10 - 12　医疗救助补偿前后自付费用集中曲线

　　本部分所采用的数据是调查样本中，参加城镇居民医疗保险且近一年内患病住院者，样本人数为 150 人，经居民医疗保险报销后，疾病经济负担大于 30% 的有 48 人，大于 40% 的有 34 人，大于 50% 的有 31 人。通过对比城镇居民医疗保险报销前后疾病经济风险的发生率和下降比例，以及按三种贫困线标准进行医疗救助补偿以后，疾病经济风险发生率相对于居民医保报销后下降程度的差异，来说明医疗救助二次补偿降低居民疾病经济负担的效果。

　　从表 10 - 67 可看出，城镇居民医疗保险补偿后，居民疾病经济负担大于 30.00%、大于 40.00% 和大于 50.00% 的家庭分别下降了 15.33%、12.66% 和 10.00%，说明城镇居民医疗保险很大程度上减轻了家庭大病医药负担。但随着收入水平的下降，疾病经济风险发生的概率升高，中低收入组疾病经济风险发生的概率明显高于其他各组。

表 10 - 67　城镇居民基本医疗保险补偿前后疾病经济负担下降比例　　单位：%

组别	补偿前			补偿后			下降比例		
	> 30%	> 40%	> 50%	> 30%	> 40%	> 50%	> 30%	> 40%	> 50%
低收入组	83.87	70.97	67.74	70.97	54.84	51.61	12.90	16.13	16.13
中低收入组	65.25	44.82	34.48	41.38	20.69	20.69	23.87	24.13	13.79
中等收入组	45.71	34.28	28.57	28.57	20.00	17.14	17.14	14.28	11.43
中高收入组	25.93	18.52	18.52	11.11	11.11	11.11	14.82	7.41	7.41
高收入组	10.71	3.57	0.00	3.57	3.57	0.00	7.14	0.00	0.00
合计	47.33	35.33	30.67	32.00	22.67	20.67	15.33	12.66	10.00

表 10 - 68 反映的是在居民医疗保险报销的基础上，医疗救助分别按低保线、150% 低保线和相对贫困线标准补偿后，疾病经济风险发生率下降的比例。表中数据显示，三种补偿情况下中高、高等收入组家庭疾病经济风险发生率下降比例相同，中等收入组家庭按相对贫困线补偿较之前两种稍微有所改善；下降程度最明显的是中低、低等收入组家庭，低收入组按低保线和 150% 低保线标准补偿大于 30.00% 的下降比例分别为 22.58% 和 38.71%；中低收入组按低保线、150% 低保线和相对贫困线标准补偿大于 30.00% 的下降比例分别为 0.00%、3.45% 和 24.14%；可见，按相对贫困线标准补偿对改善中低收入组家庭的疾病经济负担有很大的效果，而对于低收入组家庭按相对贫困线标准补偿与按 150% 低保线标准补偿差异不大。

表 10 - 68　医疗救助按不同标准补偿前后疾病经济负担下降比例　　单位：%

组别	低保线			150% 低保线			相对贫困线		
	> 30%	> 40%	> 50%	> 30%	> 40%	> 50%	> 30%	> 40%	> 50%
低收入组	22.58	22.58	41.93	38.71	29.03	41.93	38.71	29.03	41.93
中低收入组	0.00	3.45	3.45	3.45	6.90	6.90	24.14	6.90	6.90
中等收入组	5.71	8.57	14.28	8.57	8.57	14.28	8.57	14.28	14.28
中高收入组	3.70	3.71	7.41	3.70	3.71	7.41	3.70	3.71	7.41
高收入组	3.57	3.57	0.00	3.57	3.57	0.00	3.57	3.57	0.00
合计	7.33	8.67	14.00	12.00	10.67	14.67	16.00	12.00	14.67

总体来说，医疗救助补偿后下降比例相对大的是低收入组，而中高和高收入组下降比例最低，这也体现了医疗救助"应救则救"、照顾贫困人群的原则。从疾病经济负担下降的程度看，相对贫困线标准优于150%低保线标准，而后者又优于低保线标准。

四、讨论

城镇居民基本医疗保险与贫困医疗救助制度衔接存在的问题有：

（一）部门协调不力，资源难以有效整合

目前的政策明确了各部门的职责，要求民政、社保和财政部门加强沟通与协调。民政部门负责医疗救助政策的审核管理和综合协调等工作；社保部门负责居民医疗保险制度的落实；财政部门负责资金的划拨，并对医疗救助资金的使用情况进行监督检查。但是，在管理实施过程中，各部门仅从各自利益出发考虑问题，对其他部门的工作不够了解，缺乏沟通，部门联合、资源优化的整体功能得不到发挥。笔者就两制度有效衔接问题访谈了有关社保经办机构和民政部门医疗救助科的相关人员，有些成立由上级主管领导（包括民政、社保、卫生和财政部门有关负责人员）组成的联席会议，制定出一些较好的医疗救助政策，例如，民政部门认定救助对象在定点医疗机构就诊时可不用交付押金先住院，出院后由民政部门与医院再进行结算等。但由于相关上级领导的协调、监管不力等原因最终未能付诸实践。另外，访谈中发现有些市的民政部门尚无专门的医疗救助管理科室。具体医疗救助工作是由其他相关科室兼顾，工作人员是由非专业人员兼任或从其他部门抽调过来。因此，医疗救助政策的调研和工作效率难以保证，民政部门在医疗服务质量和费用控制方面显得力不从心。

（二）报销程序及救助程序复杂，影响居民的满意度

城镇居民基本医疗保险补偿模式设计比较复杂，设定了起付线、封顶线和补偿比例，去不同级别的医疗机构就医复杂的报销程序给一部分居民带来了麻烦。在医疗救助中也存在同样的问题，由于受工作力量与技术条件的限制，多数地方在救助程序上延续了传统的救济模式，即救助对象患病后所发生的医疗费用需个人垫付，然后凭相关证件或材料到民政部门申请享受医疗救助，经申请、审核、审批后实施，主要以医后救助为主。许多困难群众因高昂的医药费用垫付和繁琐的补助手续而回避医疗服务，因而降低了贫困人口对医疗救助的利用率。虽然某

些试点城市文件中提出鼓励和推行定点医疗机构即时结算医疗救助费用的办法，简化救助程序和规范工作流程，但仅处在探索阶段，实践操作中尚未实行。

（三）信息共享平台建设落后

信息共享平台在一些地区已经建立并取得成效，但仍有许多地方特别是西部地区，由于经济发展滞后，信息技术支撑缺乏，加之领导认识和重视程度不够，居民医疗保险与医疗救助的衔接工作中没有形成统一的信息系统化管理。调查地区对民政部门和社会保障部门的职责均有明确的分工，民政部门负责救助对象的认定，贫困居民的家庭。经济条件和社会救助情况等信息的录入，社会保障部门负责参保居民的个人基本信息和医疗费用信息的录入，但两种医疗保障制度间的人员信息、就医信息和医疗费用等信息尚未整合，难以实现信息共享，也就未能建立起有效的动态管理机制。再者，由于数据的录入、整理与传输工作量较大，相关工作人员的综合分析和信息处理能力不足，医疗救助工作的监测能力也较弱。信息共享平台建设的落后降低了管理服务的效率和医疗保障的可及性。因此，只有尽快提供强大的信息技术支持平台，才能使民政、社保部门协调一致地参与贫困群体的医疗服务和救助工作。

（四）城市贫困医疗救助制度运行中存在的问题

1. 医疗救助对象的认定与实际需求不匹配。我国现行的医疗救助制度对医疗救助对象的确定是基于家庭调查的分类标准，即以个人或家庭收入来确定救助对象。这种方法通常是以最低生活保障对象为基础，其最大的好处就是操作比较简单，但始终存在着低保边缘人群无法纳入救助范围的矛盾，导致医疗救助集中于低保人群，造成低保人群与低保边缘人群间的福利悬崖。因此应着重从体制上加以改革，在资金允许的情况下，适度拓宽救助范围，充分考虑到低保边缘人群的医疗救助需求。

此外，医疗救助对象的确定应遵循动态原则。随着救助政策的落实和经济水平的提高，一部分救助对象必然会摆脱贫困；同时由于各种原因，又会有一些非贫困人群转为贫困。因此，医疗救助对象的确定并不是一劳永逸的，而要随着实际情况的变化不断调整，要从动态的角度予以考虑，遵循动态原则。

2. 医疗救助资金筹集渠道狭窄、筹资水平低

从目前医疗救助的实施情况来看，政府财政拨款是医疗救助资金最主要的来源，通过慈善和社会捐赠等渠道筹集资金对医疗救助资金的支持额变动性较大，来源不稳定。特别是对于一些财政收入并不宽裕的地区，难以完全依靠当地政府提供充足、稳定的医疗救助资金。医疗救助资金的供给远不能满足按照目前贫困

人口的大病发生率计算的资金需求，投入量与需求量缺口较大，医疗救助资金的不足成为制约医疗救助制度顺利开展的瓶颈问题。

3. 救助水平低，难以满足贫困居民就医需求

救助水平低主要表现为救助病种范围狭窄、起付线较高、封顶线过低以及救助比例偏低等。由于筹集的医疗救助资金本身并不能够满足所有城市贫困人群解决所有的疾病经济问题的需求，所以只能将资源首先提供给贫困人群最急需的大病医疗救助，并且需要设置病种范围、封顶线和补偿比例等种种关卡来确保救助资金不会超支，但过度的设置反而影响了救助资金的利用，造成资金结余率较高而利用率较低，同时，这些关卡的设置必然会将一部分有需要的贫困人群排除在医疗救助之外，难以缓解其看病难、看病贵的问题。所以，要解决这种可及性障碍，只能拓宽筹资渠道，加大筹资力度。

4. 医疗救助政策宣传程度不够，居民认知程度有待提高

许多地方民政部门从多种渠道对医疗救助政策开展了宣传，有助于提高居民对相关政策的认知。但笔者从访谈中了解到，大部分居民对医疗救助知晓率依然较低，对救助的具体内容缺乏了解或在认识上存在误区，这些将会导致医疗救助的受益主体参与缺位，对政策执行效果的监督也会缺失，直接影响到医疗救助受益公平性和社会保障功能的落实。另外，医疗救助和居民医疗保险制度均涉及到对象、内容、标准和程序等一系列的规定，具有极大的复杂性。因此，有必要通过各种形式加大对医疗救助政策的宣传力度，使救助对象明白相关的业务知识、流程等，提高其对政策的认识，让他们真正理解政策并合理运用政策。

5. 缺乏对救助效果和质量的监督

根据目前医疗救助实施管理程序，救助对象在接受医疗服务的过程中，对医疗救助定点机构提供的服务缺乏有效地监督。在医疗救助调查、救助申请、机构审批、救助实施、政府或社会监督等方面缺乏一套规范的程序，影响了医疗救助实施的效果。

五、结论

本书探讨如何根据城市医疗救助基金的筹资情况，测算医疗救助可用于补偿住院的基金；再根据医疗救助可用于补偿住院的资金，测算出医疗救助在各级医疗服务机构住院的报销比例，设计补偿方案的方法。该测算方法纳入医疗救助人群是以医疗保险报销后疾病经济负担大于40%的人群，而不只是城市的低保人群，扩大了救助的范围；该方法测算的补偿比例是以现有资金为基础计算的，不会出现资金不足的现象；另外，设计在各级医疗服务机构采用不同的医疗救助补偿比例，引导人群更为有效地利用卫生资源。

第九节　凉城县新型农村合作医疗制度与农村医疗救助制度有效衔接研究

一、研究背景

内蒙古凉城县属于国家的贫困县，农村贫困人口多，因病致贫、因病返贫现象也较为严重，只有将农村医疗救助与新型农村合作医疗制度有效衔接才能从根本上解决该地区贫困农民有病难医的问题，降低其因病所带来的经济风险，提高医疗卫生服务的可及性，改善该地区农民的健康状况。

农村医疗救助与新型农村合作医疗制度的有效衔接能否实现其预期目标，在很大程度上取决于制度设计的科学性。本研究立足于凉城县的实际情况，在了解该地区农村医疗救助与新型农村合作医疗制度衔接现状基础上，分析实施中存在的问题，提出实现两种制度有效衔接的对策建议。

二、资料来源于方法

2009 年 8 月 4 日至 10 日，教育部哲学社会科学重大课题攻关项目《"病有所医"与中国健康保障系统研究》项目课题组（下称课题组）对内蒙古自治区凉城县新型农村合作医疗和医疗救助情况进行调查，收集凉城县基本情况、新型农村合作医疗和医疗救助运行资料，并开展定性访谈研究。

三、研究结果

（一）凉城县农村医疗救助与新型农村合作医疗制度衔接的现状

1. 资助特困群体参合，使其享受新型农村合作医疗制度待遇

2008 年以后，凉城县形成了三大主体医保制度，即城镇职工基本医疗保险制度、城镇（乡）居民基本医疗保险和新型农村合作医疗制度，覆盖全民的发展态势，与此相对应，资助农村特困群体参合成为主要医疗救助形式。凉城县民政部门 2008 年筹资为 17 984 名农村五保户和低保户缴纳参合基金，2009 年筹资为 24 496 名农村五保户和低保户缴纳参合基金。

2. 享受、申请医疗救助者需要参加新型农村合作医疗制度

凉城县医疗救助方案要求农村医疗救助申请者参加新型农村合作医疗制度，否则不给予救助。制度中规定：申请对象需如实提供本年度所患疾病的由县医院出具的医疗诊断书、医疗的病史资料原件及医疗费用收据清单、户口、身份证、五保证或低保证、农村合作医疗报销凭证原件及复印件。

3. 新型农村合作医疗制度补偿方案和医疗救助资助方案的衔接

医疗救助制度和新型农村合作医疗制度衔接的核心内容是医疗救助对新型农村合作医疗制度起付线以下、封顶以上、起付线和封顶线之间的自负部分进行再次救助。凉城县医疗救助办法中规定，第一，每个救助对象每年累计救助金不超过 5 000 元，救助方式分一次性救助和分次救助。救助采取分级和分段的方法。一次住院发生费用 1 000 ~ 3 000 元（含 3 000 元）的补助 10%；3 000 ~ 6 000 元（含 6 000 元）的补助 15%；6 000 ~ 9 000 元的补助 20%；1 万 ~ 1.2 万元的补助 25%；1.2 万 ~ 1.5 万元的补助 30%，1.6 万元以上的补助 5 000 元，最多不超过 5 000 元。第二，常见病、慢性病定期定量救助标准控制在每人每年 300 ~ 800 元以内。第三，大病定额救助：对于患有重大疾病但无钱住院治疗的患者可采取医前大病定额救助，全年最多不超过 2 000 元。享受大病定额救助的病种：恶性肿瘤（癌症）、尿毒症（肾衰竭）、重症肝炎、肝硬化、严重脑血管疾病、重度精神病、重度烧伤和心功能 III 级。

4. 新型农村合作医疗制度补偿和医疗救助补贴分别结算

凉城县医疗救助由民政部门主管经办，合作医疗结算和医疗救助结算分别进行。救助办法规定，申请对象必须在医疗终结后按新型农村合作医疗的规定按比例报销后的余额部分先由救助对象预先垫付，然后在一个月内向户口及居住所在地村（居）委会提出书面申请，接受反复调查、公示，多环节审核、审批以后才予以报销。

5. 新型农村合作医疗制度和医疗救助制度管理和业务分割运行

目前，凉城县仍实行由民政部门主管医疗救助工作，负责医疗救助政策制定、方案设计和医疗救助基金管理，承担医疗救助登记、审核、审批及资金划拨等经办工作的管理运行体制。而新型农村合作医疗由卫生局合管办负责管理。

（二）凉城县农村医疗救助与新型农村合作医疗制度有效衔接优势

1. 两个制度的有效衔接很好地解决凉城县"新农合""覆盖盲区"

2006 年，凉城县正式被自治区政府批准为全区新型农村合作医疗新增试点县。凉城县自实施新型农村合作医疗制度以来，在一定程度上减轻了患病农民的经济负担，使该地农民的健康有了一定的保障。但是，由于新型农村合作医疗制度的特殊性及基金属性，综合补偿率比较低（凉城县只能在14%左右）。另外，由于凉城县实行的是先交钱、后看病，然后再报销的机制，这就使得贫困户中的绝大多数家庭没有能力预付医疗费而放弃或中断治疗，从而并没有享受到"新农合"的"参合"权益或权益享受不充分。这就是"新农合"所谓的"利富不利贫"效应。2008年，在对凉城县三个样本乡镇的调查中了解到，在被调查的347户贫困户和低保户中，其中50.43%的贫困家庭是因家庭成员的疾病或损伤所致（见表10-69），被调查的患病贫困人口应就诊而未就诊的占89.6%，应住院而未住院占67.78%，而应就诊而未就诊或因住院而未住院的主要原因就是经济困难（见表10-70）。所以，对于贫困农民及弱势人群特别是那些患重大疾病的贫困农民及弱势人群，单靠调整新型农村合作医疗基金补偿方案来增加补偿是不能有效地解决他们的实际困难的。如果没有有效的医疗救助，容易使"因病致贫，因病返贫"人口陷入患病——贫困——营养不良导致再次患病——患病导致进一步贫困的恶性循环；对这类人群进行治疗，恢复其健康，是切断恶性循环链条的关键。医疗救助作为对患病的农村特困人群实施救助的一种医疗保障制度，救助方式比较灵活，只有将新型农村合作医疗和农村贫困医疗救助有机结合，才能从根本上解决农村贫困人口有病难医的问题，降低农村贫困因病所带来的经济风险，提高农村贫困人口对医疗卫生服务的可及性。

表10-69　　　　　　　　2008年凉城县贫困人口基本情况

	调查住户致贫原因（%）
农业人口数：21.04万人	
贫困人口数及其比例：4.17万人；20%	
被调查的贫困户和低保户户数：347户	
劳动力人口少	23.05
自然条件差或灾害	9.51
因疾病损伤影响劳动能力	44.09
因治疗疾病	6.34
失业或无业	6.05
人为因素	2.31
其他	8.65

表 10 - 70　　2008 年被调查贫困户和低保户的患病及治疗情况

贫困人口数（人）	两周患病	两周未就诊		应住院	应住院未住院	
	人次数	人次数	比率（%）	人次数	人次数	比率（%）
700	359	322	89.6	90	61	67.78

2. 解决凉城县农村贫困人口的医疗问题，医疗救助制度必须依靠"新农合"

农村医疗救助作为一项辅助性制度，是一种"劫富济贫"式的单渠道或单方向的筹资机制，针对的是农村困难群体，人数相对较少，而且资金非常有限，只是医疗保障制度中的一小部分，因此，需要有一个主体制度作为支撑并与之紧密衔接以补其不足，这样才能够真正发挥医疗救助的作用。新农合正是农村医疗救助的有效载体，新农合的最终目标是建立覆盖全体农村居民的医疗保障制度。所以凉城县只有将两者有机衔接、捆绑运行，才能真正使全体农村居民的医疗得到保障，提高农村居民的健康水平。

3. 两种制度的有效衔接便于管理并能降低运行成本

两种制度衔接后可以使用一套管理系统，既可以使管理人员对两种制度及其实施情况有深入了解，并能及时发现实施中存在的问题，来进行调整，提高工作效率。同时也可以降低整个运行成本，因为如果要在县里单独建立一个医疗救助制度，与新型农村合作医疗一样就需要配置相当的人力和资金（新农合制度的运行包含着较高的筹资成本、启动成本和管理成本，包括日常办公经费和人员经费等），但它服务覆盖的人群只有农村人口的 5%，人均成本显然是太高了，而凉城县财政本身就非常紧张，因此，将医疗救助与新型农村合作医疗结合起来运行可以取得规模效益，即以此分散管理成本。

总之，"新农合"存在的制度缺陷需要医疗救助制度的补充，而医疗救助也需要通过与"新农合"的衔接来提高保障水平，两种制度的衔接对实现凉城县全体农村居民的健康保障具有重要意义。

（三）凉城县农村医疗救助与新型农村合作医疗制度衔接中存在的问题

1. 农村医疗救助资金不足，医疗救助覆盖面窄。按凉城县现行救助政策规定，农村医疗救助对象主要是农村五保户和特困户，因为这些人员是农村中最困难、最弱势的群体，属于农村绝对贫困线以下的困难群体，需要政府常年救济。但从实际情况看，在农村，"五保户"和特困户只是贫困人口中的极少数，除了他们，还有大量的次贫困人口存在。可由于县级财政吃紧，又缺乏捐赠等形式的社会集资，所以只能使医疗救助范围尽量从紧，纳入医疗救助对象的条件尽量苛刻，使许多本应享受医疗救助的家庭都无法享受到，使医疗救助制度实际流于形式。

2. 救助水平低。（1）给付水平太低。由于受救助资金不足的限制，凉城县农村医疗救助实施办法确定了救助的起付线、封顶线、救助标准以及救助病种。目前该县确定农村特困户个人一次住院发生费用累计超 1 000 元的，可申请享受医疗救助，救助金额原则上不低于自负医疗费用的 10%。这对于往往处于赤贫状态的特困家庭和"五保户"来说，也是个不小的数字。即使有些农民的医疗开支能够达到起付线，后面还有一个封顶线的限制，所以救助标准就被压缩在一个狭小的范围之内。贫困人口得了大病，花费可能是几万元甚至高达几十万元，由于封顶线的限制，他们只能得到 5 000 元的补助，因此对患大病的贫困农民来说，救助显得杯水车薪，根本起不到缓解因病致贫、因病返贫的作用。（2）救助范围狭窄。目前，现行救助政策对农村医疗救助限定了救助病种，主要是实施大病、重病（一般只限于几种或多则十几种病）救助。救助对象如果患的是没有列入规定范围的病种就得不到救助。由于受医疗救助病种限制，许多困难群体虽然参加了新农合，能够得到新农合医疗补偿，但可能由于得不到适当医疗救助，往往承担不起高额医疗费用，而不得不中断治疗。结果是医疗救助范围大大缩小，许多困难家庭被拒之医疗救助和新农合门外，为了支付高额医疗费，背上沉重债务包袱，生活陷入困境。

3. 报销程序繁琐，给救助对象带来不便

凉城县现行医疗救助政策规定，救助对象在医疗终结后先由新型农村合作医疗按比例报销，之后拿上合作医疗报销凭证及其他证明到民政部门进行剩余部分医疗费用的申请并经反复审核后报销，报销程序繁琐。而凉城县地广人稀，大多数贫困人口居住在边远山区，交通不便，来回往返困难，且费用较高，给救助对象带来很大不便，再加上报销比例偏低，有时救助报销的这部分医疗费还不抵为报销来回往返所花的费用，这种情况下，一些救助对象只能放弃。

4. 管理体制不顺。医疗救助制度是通过政府拨款和社会各界自愿捐助等多渠道筹资，对患大病的五保户和贫困农民家庭实行医疗救助的制度。从其属性来看，医疗救助属于社会救助的范畴，但在实践中存在着一些体制性障碍。目前，凉城县主管社会救助事务的是民政部门，并且救助资金是每年都列入财政预算的，专款专用。而新型农村合作医疗是由卫生部门的合管办主管。长期以来，由于两部门分割运行，且在医疗救助中的沟通欠缺，未能建立政府主导、部门配合的管理体制与运行机制，使管理成本加大，管理效率低下，影响了医疗救助效果。

（四）讨论

1. 提高筹资能力，拓宽资金来源

救助资金是困难群体得到救助的保障，是农村医疗救助与新农合衔接的物质基础，因此需要拓展医疗救助筹资渠道，提高救助水平。一是要争取财政投入，克服单纯依赖上级补助资金的倾向，县财政应按分担比例将救助资金列入财政预算，市财政也应适当划拨相应救助资金作为配套资金，以减轻县财政困难。二是从福利彩票公益金中提取一定比例的资金。三是加大社会救助力度。首先要规范社会捐赠行为，促进社会捐助活动有序发展。捐赠工作是广大公民参与扶贫济困的好形式，也是募集救助资金的重要渠道。应积极倡导和规范，充分发挥其良好的社会效益。其次要加强社会帮扶力度。应由政府统一组织，大力宣传，动员社会各界共同参与，扶持帮助贫困家庭发展生产，摆脱贫困。最后要大力培育、发展社会救助民间组织。这是解决农村贫困问题的重要途径。应采取有力的行政措施，推动社会力量举办多种类型和规模的慈善会、福利会、基金会，吸引社会各界人士广泛参加，承担起扶危、济困、安老助残等社会事务工作，使民间组织成为帮助农村社会困难群体的载体。另外，还要建立农村医疗救助资金筹集机制，以保障资金的稳定来源。

2. 取消大病医疗救助起付线，提高新型合作医疗报账后剩余部分分段报销比例

在新型农村合作医疗和医疗救助结合运行的情况下，起付线和补偿比就成了特困人口等医疗救助对象就医的"门槛"。所以，应取消大病医疗救助起付线，加大农村医疗救助的力度，对特困人口因患大病经合作医疗补助后个人负担医疗费用较高而影响家庭基本生活的，再给予适当的医疗救助，以提高医疗救助的实施效果。同时，民政局应根据本地的救助人数、规模及筹集到的救助资金，并参考当地新型农村合作医疗的同类标准来制定医疗救助的补助百分比和最高补助限额。

3. 科学规范救助病种，扩大医疗救助覆盖面

目前农村医疗救助划出了一个"病种"范围。这样，使得一些得了重病但是病种又在规定之外的亟须救助的贫困家庭被排除在救助范围之外。为此，在进行农村医疗救助制度设计时，应适时增加救助病种，将一些危害较大、所需治疗资金较多的常见病、慢性病也列入大病救助范围，使更多的困难群众享受到医疗救助的扶持，从而扩大医疗救助覆盖面，避免和减少因病致贫、因病返贫现象。

4. 充分利用农村合作医疗平台，简化农村救助申报程序

简化救助程序的主要办法是将审批权下放到农村合作医疗定点医院和乡镇社会救助管理站。具体做法是：在相关救助信息上实现乡镇社会救助管理站与农村合作医疗经办机构共享，如救助对象的确定、病种的规定、可报销药品的核定、

医疗费用等。这样符合条件的救助对象可直接到指定医院申请救助性的住院治疗，定点医院按规定初审后便可实施，边治疗边向所在乡镇救助管理站报告。乡镇救助站对救助对象身份进行现场确定，按相关规定与定点医院做好救助的衔接和申报工作。乡镇社会救助管理站将救助对象基本情况输入民政救助网页，上传至上级管理部门。县民政局或救助管理局实行网上查询，实地核实救助实施情况。救助资金先由医院垫付，县民政局或救助管理局与定点医院定期结算。这一救助方式极大地简化了申报程序，真正实行了"即病即救"。原来救助对象从申请到实施救助大约要一个月左右，现在当日就可实施救助。

5. 完善报销环节的对接，实现制度对接的"两便"原则

在实际报销中，注重发挥定点医疗机构作为制度衔接点的价值，实现在医疗费用支付环节与报销环节的结合，减轻救助对象的医疗经济负担。在试点县中，湖北省石门县的做法较有特色，在信息共享机制下，通过制作"住院医疗费结算单"实行"一单式"结算：该单中包括两部分，一部分记载住院者的基本信息，一部分记载住院药费以及合作医疗补偿、医疗保险补偿、医疗救助补偿、医院减免及个人支付费用，实现救助对象在一个窗口办理所有减免手续。但这种管理方法，需要卫生和民政两个部门的配合，需医院信息管理系统、新农合结算系统与医疗救助系统的有效结合实现信息共享。

6. 制度对接后的实施主体职责进行调整

制度的有效衔接需要部门间的协调配合。目前凉城县这种分割运行的管理体制影响了制度衔接的效率。对此，可以考虑对机构进行适当合并，成立一个相对独立于卫生部门、民政部门的机构或者将农村医疗救助的某些工作和职能并入合管办，统一负责对接后的制度实施；也可以建立有效的部门沟通机制，如部门联席会议，负责拟定对接后制度的设计，划分各自的权限与职责。基于行政部门的条块管理性质，建立新农合和农村医疗制度对接后部门之间的协调机制和明确划分其职能范围则尤为必要。

第十节　基本医疗保障制度下卫生系统反应性研究

一、研究背景

近年来，随着我国社会经济的快速发展，国家综合实力逐渐增强，人民生活水平和质量得到了明显改善，社会公共事业全面进步，卫生事业也进入了快速发展时期。目前，我国已基本建立了适合不同区域、不同人群参加的全方位的社会医疗保障制度。

在基本医疗保障制度迅速发展的同时，人们对卫生服务的需求也在增加，并出现了层次化、多样化，在关注自身健康的同时，还对尊严、保密性、自主性等非医疗技术方面有了很高的要求。因此，卫生系统在提供良好的卫生技术服务之外，还应注重非卫生技术质量的提高，满足人们对医疗机构非卫生技术方面的合理要求和期望。但长期以来，人们一直没有重视非医疗技术服务质量方面，而将关注的焦点都集中于卫生技术服务质量的提高以及患者满意度的改善。由于患者满意度的调查主要从卫生机构的管理者和卫生人员的角度去考虑问题，没有从服务对象本身的角度去反应卫生系统中存在的一些实际问题，也没有考虑到卫生系统及其子系统的整体情况，反而会成为医院营销的工具，其调查方法具有一定的缺陷，调查结果很少用来进行下一步改善行动，具有一定的局限性，所以很难找出问题存在的具体环节。要真正做到以服务对象为中心，从整体上评估卫生系统，必须从服务对象的角度出发，而卫生系统的反应性就是一种从服务对象角度向人们提供非卫生技术服务质量研究的新方法。

卫生系统的反应性是卫生系统的产出之一，它与健康、筹资的公平性共同作为评价卫生系统绩效的三大主要目标，是测量医疗卫生机构对个体普遍合理期望的认知和适当的反应，指卫生系统在多大程度上满足了人们对卫生系统中改善非健康方面的普遍的、合理的期望。与患者满意度相比，卫生系统的反应性能够真正从服务对象的角度对卫生系统的基本框架进行整体评估，评估卫生服务的可及性，人群是否得到了沟通交流解释的权利，是否参与诊疗决策并使其具有自主性，是否满足了他们对就诊环境设施的要求，是否提供有效的社会支持，是否能够方便查询费用、投诉，以及对他们的私人信息是否保密，来满足人群对卫生服务的社会期望。

本研究对我国不同医疗保险制度参合者的卫生系统反应性评价进行量化比较，分析其中存在的差异，剖析影响卫生系统反应性的因素，重点分析医疗保障制度对卫生系统反应性的影响，为提高卫生系统的绩效水平、完善我国基本医疗保障制度、制定和评价医疗卫生政策提供参考和依据。

二、资料与方法

本节采用 2009 年眉县入户调查资料，运用模糊综合评价法、不平等指数法、秩和比法及 Logistic 回归模型等来研究三种基本医疗保障制度下卫生系统的反应性及其影响因素，为评估卫生系统的绩效，制定相关卫生政策提供科学、系统的依据。

三、研究结果

（一）不同医疗保障制度参保人群对门诊服务的反应性评价

调查对象为调查前14天（近两周）内患病，并到医疗机构就诊的居民，了解他们在就诊过程中对门诊服务的看法和意见。内容包括：就诊的可及性、医护人员对就诊者的信息交流沟通和对他们的意见征求、就诊环境和就诊设施的舒适性、医药费用查询、投诉方便程度和对医护人员的信任程度等。

1. 门诊服务的可及性

调查问卷涉及门诊就诊可及性的问题是：本次去就诊，您感觉在医院候诊所花时间长短如何？在回答该问题时，67.76%的就诊者认为候诊时间"很短"或"较短"，15.88%的就诊者认为"一般"，15.22%的就诊者认为"很长"或"较长"。可以看出，门诊服务候诊时间上的可及性整体较好。

其中，无医保人群认为候诊时间"很短"或"较短"的比例最高（73.59%），而新型农村合作医疗参保人群要好于城镇职工和城镇居民医疗保险人群。可能的原因是城镇职工和城镇居民基本医疗保险覆盖人群所选择的医院一般为大型医疗机构，候诊人数较多，等待时间相对较长。通过统计学检验发现，不同医疗保障制度就诊者对候诊时间的反应性不具有显著性差异，见表10-71。

表10-71　　**不同医疗保障制度就诊者对候诊时间的反应**　　单位：%

候诊时间	城镇职工基本医疗	城镇居民基本医疗	新型农村合作医疗	无医保人群	总人群
很长+较长	22.54	17.82	13.99	9.43	15.22
一般	14.08	14.85	16.32	16.98	15.88
很短+较短	63.38	65.35	68.39	73.59	67.76
说不好	0.00	1.98	1.30	0.00	1.15
合计	100.00	100.00	100.00	100.00	100.00

注：不同医疗保障制度就诊者对候诊时间的反应性检验 Pearson chi2(9) = 7.4804，Pr = 0.587。

2. 医护人员与就诊者沟通、交流、解释的情况

调查问卷涉及医护人员与就诊者沟通、交流、解释情况的问题是：本次就诊

期间，您认为医护人员向您解释病情等问题的清晰程度如何？在回答该问题时，71.03%的就诊者认为医护人员向就诊者解释清晰程度"很好"或"好"，18.00%的就诊者认为"一般"，8.35%的就诊者认为"很差或没有解释"和"差"。可以看出，医护人员与就诊者沟通、交流、解释的情况整体较好。

其中，城镇居民基本医疗参保人群认为医护人员解释清晰程度"很好"或"好"的比例高于其他三类人群，而无医保人群评价"很好"或"好"的比例最低（66.04%）。通过统计学检验发现，不同医疗保障制度就诊者对医护人员解释清晰程度的反应性具有显著性差异，见表10-72。

表10-72　　不同医疗保障制度就诊者对医护人员解释清晰程度的反应

单位：%

清晰程度	城镇职工基本医疗	城镇居民基本医疗	新型农村合作医疗	无医保人群	总人群
很差或没有解释＋差	11.27	6.93	6.74	18.87	8.35
一般	21.13	5.94	20.98	15.09	18.00
很好＋好	67.60	81.19	69.69	66.04	71.03
说不好	0.00	5.94	2.59	0.00	2.62
合计	100.00	100.00	100.00	100.00	100.00

注：不同医疗保障制度就诊者对医护人员解释清晰程度的反应性检验 Pearson chi2（9）= 29.2724，Pr = 0.001。

3. 医生向病人征求治疗方案意见的反应性

调查问卷涉及医生向就诊者征求治疗方案意见的问题是：本次就诊期间，您认为医生向您征求治疗方案的意见方面做的怎么样？在回答该问题时，61.70%的就诊者认为医生向病人征求治疗方案意见时"很好"或"好"，18.49%的就诊者认为"一般"，15.88%的就诊者认为"很差或没有"和"差"。可以看出，医护人员向病人征求治疗方案意见方面整体一般。

其中，无医保人群的评价波动较大，城镇居民基本医疗保险参保者评价"很好"或"好"的比例最低（56.44%），说明新型农村合作医疗保险提高了参合者对医生征求治疗方案方面的反应性。通过统计学检验发现，不同医疗保障制度就诊者对医生向患者征求治疗方案意见的反应性不具有显著性差异，见表10-73。

表 10 –73　不同医疗保障制度就诊者对医生向患者征求意见的反应 单位：%

征求意见	城镇职工基本医疗	城镇居民基本医疗	新型农村合作医疗	无医保人群	总人群
很差或没有 + 差	15.49	19.80	14.25	20.75	15.88
一般	21.13	16.83	19.43	11.32	18.49
很好 + 好	61.97	56.44	62.44	66.04	61.70
说不好	1.41	6.93	3.89	1.89	3.93
合计	100.00	100.00	100.00	100.00	100.00

注：不同医疗保障制度就诊者对医生向患者征求意见的反应性检验 Pearson chi2（9）= 9.1797，Pr = 0.421。

4. 就诊及相关设施的反应性

调查问卷涉及就诊及相关设施的问题是：本次就诊期间，您认为就诊单位的设施和环境（包括厕所）如何？在回答该问题时，57.77% 的就诊者认为就诊设施及环境"很好"或"好"，36.66% 的就诊者认为"一般"，4.58% 的就诊者认为"很差"或"差"。可以看出，就诊设施和环境整体一般。

其中，城镇职工基本医疗和新农村合作参保人群认为就诊设施和环境"很好"或"好"的比例远高于城镇居民基本医疗参保者和无医保人群，说明城镇职工基本医疗和新型农村合作医疗保险改善了就诊患者对医疗机构环境设施的评价。通过统计学检验发现，不同医疗保障制度就诊者对就诊设施和环境的反应性不具有显著性差异，见表 10 –74。

表 10 –74　　不同医疗保障制度就诊者对设施和环境的反应 单位：%

设施环境	城镇职工基本医疗	城镇居民基本医疗	新型农村合作医疗	无医保人群	总人群
很差 + 差	5.64	5.94	3.89	5.66	4.58
一般	32.39	44.55	34.20	45.28	36.66
很好 + 好	61.97	47.52	60.88	49.06	57.77
说不好	0.00	1.98	1.04	0.00	0.98
合计	100.00	100.00	100.00	100.00	100.00

注：不同医疗保障制度就诊者对设施和环境的反应性检验 Pearson chi2（9）= 10.5529，Pr = 0.308。

5. 门诊服务费用查询方便的反应性

调查问卷涉及门诊服务费用查询方便程度的问题是：本次就诊期间，您认为查询医药费用的方便程度如何？在回答该问题时，46.32%的就诊者认为门诊服务费用查询方便程度"很好"或"好"，15.88%的就诊者认为"一般"，10.31%的就诊者认为"很差"或"差"，27.50%就诊者"说不好"。可以看出门诊服务费用查询方便性比较差。

其中，四类人群认为门诊服务费用查询方便程度"很好"或"好"的比例相差不大，在40%~50%，而认为"说不好"的比例却都较高，说明就诊者对医药费用查询方面不清楚。通过统计学检验发现，不同医疗保障制度就诊者对查询医药费用方便程度的反应性不具有显著性差异，见表10-75。

表10-75　　不同医疗保障制度就诊者对查询医药费用方便程度的反应

单位：%

方便程度	城镇职工基本医疗	城镇居民基本医疗	新型农村合作医疗	无医保人群	总人群
很差+差	8.45	13.86	8.81	16.98	10.31
一般	19.72	15.84	15.28	15.09	15.88
很好+好	46.48	46.53	46.12	47.17	46.32
说不好	25.35	23.76	29.79	20.75	27.50
合计	100.00	100.00	100.00	100.00	100.00

注：不同医疗保障制度就诊者对查询医药费用方便程度的反应性检验 Pearson chi2(9) = 7.6314，Pr = 0.572。

6. 门诊服务投诉方便的反应性

调查问卷涉及门诊服务投诉方便程度的问题是：本次就诊期间，您认为对医疗服务进行投诉的方便程度如何？在回答该问题时，19.64%的就诊者认为门诊服务投诉方便程度"很好"或"好"，10.64%的就诊者认为"一般"，10.80%的就诊者认为"很差"或"差"，58.92%的就诊者"说不好"。可以看出，门诊服务投诉方便程度整体很差。

其中，城镇职工医疗保险参保者评价高于其他三类人群，但四类人群认为"说不好"的比例很高，表明大多数就诊者较少投诉或不清楚投诉渠道，医疗机构需要改善投诉机制，加大投诉渠道的公开。通过统计学检验发现，不同医疗保障制度就诊者对投诉方便程度的反应性不具有显著性差异，见表10-76。

表 10-76　　不同医疗保障制度就诊者对投诉方便程度的反应　　单位: %

方便程度	城镇职工基本医疗	城镇居民基本医疗	新型农村合作医疗	无医保人群	总人群
很差 + 差	7.04	9.90	10.88	16.98	10.80
一般	9.86	6.93	12.18	7.55	10.64
很好 + 好	28.17	19.80	17.36	24.53	19.64
说不好	54.93	63.37	59.59	50.94	58.92
合计	100.00	100.00	100.00	100.00	100.00

注: 不同医疗保障制度就诊者对投诉方便程度的反应性检验 Pearson chi2(9) = 10.9924, Pr = 0.276。

7. 就诊者对医护人员信任程度的反应性

调查问卷涉及就诊者对医护人员信任程度的问题是: 本次就诊期间, 您对诊治您疾病的医生的信任程度如何? 在回答该问题时, 80.03% 的就诊者对医护人员"很信任"或"信任", 15.06% 的就诊者认为"一般", 2.78% 的就诊者认为"很不信任"或"不信任"。可以看出, 就诊者对医护人员信任程度很高。

其中, 无医保人群对医生的信任程度最高 (84.91%), 城镇职工基本医疗保险参保人群对医生的信任程度最低, 可能由于城镇职工基本医疗保险参保人群获得的卫生信息更多, 与其他人群相比, 更不易信任医护人员。通过统计学检验发现, 不同医疗保障制度就诊者对医护人员信任程度的反应性不具有显著性差异, 见表 10-77。

表 10-77　　不同医疗保障制度就诊者对医护人员信任程度的反应　　单位: %

信任程度	城镇职工基本医疗	城镇居民基本医疗	新型农村合作医疗	无医保人群	总人群
很不信任 + 不信任	4.23	2.97	2.07	5.66	2.78
一般	19.72	18.81	13.99	9.43	15.06
很信任 + 信任	71.83	75.25	82.13	84.91	80.03
说不好	4.23	2.97	1.81	0.00	2.13
合计	100.00	100.00	100.00	100.00	100.00

注: 不同医疗保障制度就诊者对医护人员信任程度的反应性检验 Pearson chi2(9) = 10.5624, Pr = 0.307。

（二）不同医疗保障制度参保人群对住院服务的反应性评价

1. 医护人员对住院者交流解释的反应性

调查问卷涉及医护人员对住院者交流解释情况的问题是：本次住院期间，您认为医护人员向您解释病情等问题的清晰程度如何？在回答该问题时，78.18%的住院者认为医护人员解释清晰程度"很好"或"好"，14.33%的住院者认为"一般"，5.57%的住院者认为"很差或没有解释"和"差"。可以看出，医护人员对住院者沟通、交流、解释的情况整体较好。

其中，城镇职工和城镇居民基本医疗参保人群认为医护人员解释清晰程度"很好"或"好"的比例高于新型农村合作医疗参保人群和无医保人群，可能与城镇职工和城镇居民医疗参加者的期望值较高有关。通过统计学检验发现，不同医疗保障制度住院者对医护人员解释清晰程度的反应性不具有显著性差异，见表10 - 78。

表10 - 78　　　不同医疗保障制度住院者对医护人员解释清晰程度的反应

单位：%

清晰程度	城镇职工基本医疗	城镇居民基本医疗	新型农村合作医疗	无医保人群	总人群
很差或没有解释 + 差	5.38	5.98	6.09	0.00	5.57
一般	13.85	13.68	13.91	22.22	14.33
很好 + 好	79.23	79.49	77.39	77.78	78.18
说不好	1.54	0.85	2.61	0.00	1.91
合计	100.00	100.00	100.00	100.00	100.00

注：不同医疗保障制度住院者对医护人员解释清晰程度的反应性检验 Pearson chi2(9) = 6.2926，Pr = 0.710。

2. 住院服务医生向病人征求治疗方案意见的反应性

调查问卷涉及医生向病人征求治疗方案意见的问题是：本次住院期间，您认为医生向您征求治疗方案的意见方面做得怎么样？在回答该问题时，65.93%的住院者认为医生向病人征求治疗方案意见时"很好"或"好"，17.83%的住院者认为"一般"，13.85%的住院者认为"很差或没有"和"差"。可以看出，医护人员向病人征求治疗方案意见方面整体一般。

其中，无医保人群认为医生向患者征求治疗方案的意见时"很好"或"好"的比例最高，为75.00%，城镇居民基本医疗和新型农村合作医疗参保者评价"很好"或"好"的比例较低。通过统计学检验发现，不同医疗保障制度住院患者对医生向患者征求治疗方案意见的反应性不具有显著性差异，见表 10 - 79。

表 10 - 79　　不同医疗保障制度住院患者对医护人员向患者
征求治疗方案意见的反应　　　　单位：%

征求意见	城镇职工基本医疗	城镇居民基本医疗	新型农村合作医疗	无医保人群	总人群
很差或没有 + 差	10.77	14.53	15.65	5.56	13.85
一般	20.77	18.80	16.52	16.67	17.83
很好 + 好	66.92	63.25	65.51	75.00	65.93
说不好	1.54	3.42	2.32	2.78	2.39
合计	100.00	100.00	100.00	100.00	100.00

注：不同医疗保障制度住院者对医护人员向患者征求治疗方案意见的反应性检验 Pearson chi2(9) = 6.1254，Pr = 0.727。

3. 住院服务的环境和相关设施的反应性

调查问卷涉及住院服务环境和相关设施的问题是：本次住院期间，您认为住院房间设施的舒适程度如何（如气味、光线、装饰及厕所的清洁程度等）？在回答该问题时，60.66% 的住院者认为房间及相关设施"很好"或"好"，29.94% 的住院者认为"一般"，9.24% 的住院者认为"很差"或"差"。可以看出，住院房间及相关设施整体一般。

其中，无医保人群认为就诊设施和环境"很好"或"好"的比例（50.00%）低于其他三类医疗保障制度，可能由于无医保人群没有参加医疗保障制度，处于经济角度的考虑，较易选择那些收费便宜，条件设施一般的医疗机构。通过统计学检验发现，不同医疗保障制度住院者对房间及相关设施的反应性不具有显著性差异，见表 10 - 80。

表 10 - 80　　不同医疗保障制度住院者对房间及相关设施的反应　　单位：%

设施环境	城镇职工基本医疗	城镇居民基本医疗	新型农村合作医疗	无医保人群	总人群
很差 + 差	10.00	7.69	8.99	13.89	9.24
一般	30.00	30.77	28.99	36.11	29.94
很好 + 好	60.00	61.54	61.74	50.00	60.66

设施环境	城镇职工基本医疗	城镇居民基本医疗	新型农村合作医疗	无医保人群	总人群
说不好	0.00	0.00	0.29	0.00	0.16
合计	100.00	100.00	100.00	100.00	100.00

注：不同医疗保障制度住院者对房间及相关设施的反应性检验 Pearson chi2(9) = 3.4264，Pr = 0.945。

4. 住院服务费用查询方便情况的反应性

调查问卷涉及住院服务费用查询方便程度的问题是：本次住院期间，您认为查询医药费用账单的方便程度如何？在回答该问题时，66.08%的住院者认为住院服务费用查询方便程度"很好"或"好"，10.67%的住院者认为"一般"，8.28%的住院者认为"很差"或"差"，14.97%的住院者"说不好"。可以看出，住院服务费用账单查询方便性整体一般。

其中，城镇职工医疗保险参保人群认为住院服务费用查询方便程度"很好"或"好"的比例最高（78.46%），无医保人群最低（55.56%），四类人群认为"说不好"的比例都较高，说明住院患者对医药费用查询方面不清楚。通过统计学检验发现，不同医疗保障制度住院患者对查询医药费用账单方便程度的反应性具有显著性差异，见表 10 − 81。

表 10 − 81　　　不同医疗保障制度住院患者对查询医药费用账单方便程度的反应

单位：%

方便程度	城镇职工基本医疗	城镇居民基本医疗	新型农村合作医疗	无医保人群	总人群
很差 + 差	5.39	5.98	9.86	11.11	8.28
一般	7.69	10.26	11.59	13.89	10.67
很好 + 好	78.46	74.36	59.71	55.56	66.08
说不好	8.46	9.40	18.84	19.44	14.97
合计	100.00	100.00	100.00	100.00	100.00

注：不同医疗保障制度住院者对查询医药费用账单方便程度的反应性检验 Pearson chi2(9) = 22.1571，Pr = 0.008。

5. 住院服务投诉方便的反应性

调查问卷涉及住院服务投诉方便程度的问题是：本次住院期间，您认为对医疗服务进行投诉的方便程度如何？在回答该问题时，29.46%的住院者认为投诉方便程度"很好"或"好"，8.92%的住院者认为"一般"，8.12%的住院者认为"很差"或"差"，53.50%的住院者"说不好"。可以看出，住院服务投诉方便程度性整体很差。

其中，城镇职工和城镇居民医疗保险参保者对住院服务投诉方便程度的评价高于新型农村合作医疗参保者和无医保人群，四类人群对于"说不好"的比例都较高，表明住院者不清楚投诉渠道或很少投诉，需要进行改善。通过统计学检验发现，不同医疗保障制度住院者对投诉医疗服务方便程度的反应性不具有显著性差异，见表10-82。

表10-82　　　　不同医疗保障制度住院者对投诉医疗服务
方便程度的反应

单位：%

方便程度	城镇职工基本医疗	城镇居民基本医疗	新型农村合作医疗	无医保人群	总人群
很差＋差	6.15	4.27	9.57	13.89	8.12
一般	9.23	4.27	10.43	8.33	8.92
很好＋好	32.31	31.62	27.54	30.56	29.46
说不好	52.31	59.83	52.46	47.22	53.50
合计	100.00	100.00	100.00	100.00	100.00

注：不同医疗保障制度住院者对投诉医疗服务方便程度的反应性检验 Pearson chi2(9) = 11.0983，Pr = 0.269。

6. 住院者对医护人员信任程度的反应性

调查问卷涉及住院者对医护人员信任程度的问题是：本次住院期间，您对诊治您疾病的医生的信任程度如何？在回答该问题时，81.21%的住院者对医护人员"很信任"或"信任"，13.54%的住院者认为"一般"，3.66%的住院者认为"很不信任"或"不信任"。可以看出，住院者对医护人员信任程度很高。

其中，四类人群对医生的信任程度差别不大，无医保人群评价"很信任"或"信任"的比例最高，为83.33%，城镇居民最低，为79.49%。通过统计学检验发现，不同医疗保障制度住院者对医护人员信任程度的反应性不具有显著性差异，见表10-83。

表 10 - 83　　不同医疗保障制度住院者对医护人员信任程度的反应　单位：%

信任程度	城镇职工基本医疗	城镇居民基本医疗	新型农村合作医疗	无医保人群	总人群
很不信任 + 不信任	4.62	4.27	3.48	0.00	3.66
一般	12.31	14.53	13.33	16.67	13.54
很信任 + 信任	81.54	79.49	81.45	83.33	81.21
说不好	1.54	1.71	1.74	0.00	1.59
合计	100.00	100.00	100.00	100.00	100.00

注：不同医疗保障制度住院者对医护人员信任程度的反应性检验 Pearson chi2（9）= 2.9928，Pr = 0.965。

（三）不同医疗保障制度参保人群对医疗服务的满意度评价

1. 门诊的满意度评价

四类人群对门诊服务无不满意的比例都为最高，城镇职工医疗就诊者最不满意医疗费用，其次认为技术水平低，城镇居民医疗保险就诊者认为设备条件差，其次不满意医疗费用，新型农村合作医疗就诊者最不满意医疗费用，其次认为设备条件差，无医保人群认为技术水平低，其次认为收费不合理。由此可看出不满意最多的方面是医疗费用高、技术水平低和设备条件差。通过统计学检验发现，不同医疗保障制度就诊者对就诊医院最不满意方面评价具有显著性差异，见表10 - 84。

表 10 - 84　　不同医疗保障制度就诊者对就诊医院最不满意方面的评价　单位：%

最不满意方面	城镇职工基本医疗	城镇居民基本医疗	新型农村合作医疗	无医保人群
无不满意	53.52	62.38	70.73	44.23
技术水平低	9.86	5.94	3.89	19.23
设备条件差	4.23	10.89	5.18	3.85
药品种类少	1.41	0.99	1.55	3.85
服务态度差	4.23	3.96	4.40	7.69
提供不必要服务	2.82	0.99	2.33	0.00
收费不合理	4.23	0.99	1.81	11.54
医疗费用高	15.49	8.91	8.03	5.77

续表

最不满意方面	城镇职工 基本医疗	城镇居民 基本医疗	新型农村 合作医疗	无医保人群
看病手续繁琐	1.41	1.98	0.52	1.92
等候时间过长	2.82	2.97	0.78	0.00
其他	0.00	0.00	0.78	1.92
合计	100.00	100.00	100.00	100.00

注：不同医疗保障制度就诊者对就诊医院最不满意方面评价的检验 Pearson chi2(30) = 67.8919，Pr = 0.000。

2. 住院的满意度评价

四类人群对住院服务无不满意的比例都为最高，都最不满意医疗费用，城镇职工和城镇居民医疗保险住院者其次认为医院技术水平低，新型农村合作医疗就诊者和无医保人群其次认为服务态度差。由此可看出医疗费用高、技术水平低以及服务态度差是影响住院患者满意度的重要因素。通过统计学检验发现，不同医疗保障制度住院者对就诊医院最不满意方面评价不具有显著性差异，见表 10 - 85。

表 10 - 85　　　　　不同医疗保障制度住院者对所住医院
最不满意方面的评价 单位：%

最不满意方面	城镇职工 基本医疗	城镇居民 基本医疗	新型农村 合作医疗	无医保人群
无不满意	51.54	53.85	52.46	36.11
技术水平低	6.92	10.26	5.51	5.56
设备条件差	5.38	3.42	5.80	8.33
药品种类少	0.77	2.56	1.16	2.78
服务态度差	4.62	5.13	6.96	16.67
提供不必要服务	5.38	5.13	2.32	2.78
收费不合理	3.85	1.71	2.03	2.78
医疗费用高	14.62	14.53	17.10	16.67
看病手续繁琐	0.00	1.71	2.61	0.00
等候时间过长	0.77	0.00	0.87	0.00
其他	6.15	1.71	3.19	8.33
合计	100.00	100.00	100.00	100.00

注：不同医疗保障制度住院者对所住医院最不满意方面评价的检验 Pearson chi2(30) = 32.0794，Pr = 0.364。

（四）卫生系统反应性水平的综合评分

本研究采用 Likert5 分类法来测量调查对象对反应性水平各条目的看法，方法如前所述，对每个调查对象的反应性指标量化评分："很差"计为 1 分，"差"计为 2 分，"一般"计为 3 分，"好"计为 4 分，"很好"计为 5 分，计算出初始值。

1. 门诊反应性水平各方面的评分值及排序

对门诊反应性水平的评分值进行计算，可得出各个均数及排序情况。从分值来看，新农村合作医疗参合人群与其他人群相比分值较高，其中，对医生的信任程度方面新农村合作医疗分值最高，城镇职工基本医疗分值最低，在投诉方面，无医保人群的分值最低；从排序来看，城镇职工基本医疗、新农村合作基本医疗和无医保人群得分排序与总人群基本一致，都为对医生的信任排第一，投诉情况排最后，只有城镇居民基本医疗排序第一的为解释病情方面。可以看出，在门诊反应性水平各方面中，基本医疗保障制度之间的差异性不大，评价较高的为对医生的信任方面，评价较低的为投诉方面，详见表 10 – 86。

表 10 – 86　　　　门诊反应性水平各方面的评分值及排序

反应性水平	城镇职工基本医疗		城镇居民基本医疗		新农村合作医疗		无医保人群		总人群	
	分值	排序	分值	排序	分值	排序	分值	排序	分值	排序
候诊时间	3.63	2	3.75	3	3.94	2	3.90	2	3.87	2
解释病情	3.58	4	3.89	1	3.79	3	3.60	3	3.77	3
征求方案	3.41	6	3.31	6	3.54	5	3.42	5	3.47	5
环境设施	3.61	3	3.44	4	3.68	4	3.45	4	3.61	4
查询费用	3.48	5	3.35	5	3.47	6	3.34	6	3.44	6
投诉	3.20	7	3.10	7	3.05	7	3.02	7	3.07	7
对医生信任	3.80	1	3.85	2	4.06	1	3.98	1	3.99	1

2. 住院反应性水平各方面的评分值及排序

对住院反应性水平的评分值进行计算，可得出各个均数及排序情况。从分值来看，无医保人群在解释病情、征求方案和对医生的信任方面分值最高，城镇职工基本医疗在查询费用方面分值最高，新农村合作医疗在环境设施方面分值最高；从排序来看，城镇居民基本医疗、新农村合作基本医疗和无医保人群得分排序与总人群基本一致，都为对医生的信任排第一，投诉情况排最后，只有城镇职工基本医疗排序第一的为查询费用方面。可以看出，在住院反应性水平各方面中，基本医疗保障制度之间的差异性不大，评价较高的为对医生的信任方面，评价较低的为投诉方面，详见表10-87。

表10-87　　　　　住院反应性水平各方面的评分值及排序

反应性水平	城镇职工基本医疗		城镇居民基本医疗		新农村合作医疗		无医保人群		总人群	
	分值	排序	分值	排序	分值	排序	分值	排序	分值	排序
解释病情	3.90	3	3.87	2	3.88	2	4.00	2	3.89	2
征求方案	3.65	4	3.50	5	3.57	5	3.83	3	3.59	5
环境设施	3.60	5	3.63	4	3.66	4	3.53	4	3.63	4
查询费用	3.95	1	3.85	3	3.69	3	3.50	5	3.76	3
投诉	3.34	6	3.32	6	3.21	6	3.22	6	3.26	6
对医生信任	3.92	2	3.90	1	3.99	1	4.06	1	3.96	1

（五）不同医疗保障制度参保人群对反应性水平的总评分

运用公式法可得到不同医疗保障制度参保人群分别对门诊和住院服务的反应性水平评分均值，见图10-13。在门诊服务中，评分值差别较大，新农村合作医疗参合者的评分值最高，城镇职工基本医疗参合者的评分值最低；在住院服务中，评分值差别较小，城镇职工基本医疗和无医保人群的评分值较高，城镇居民基本医疗参合者的评分值较低。

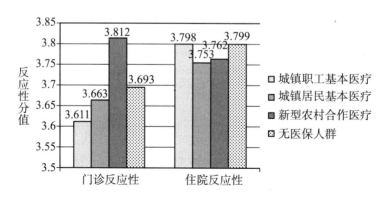

图10-13　不同医疗保障制度人群的反应性水平评分值

将反应性总评分分成四个等级：1~2分定义为差，2~3分定义为较差，3~4分定义为较好，4~5分定义为好，其构成情况见图10-14、图10-15、图

10 - 16 和图 10 - 17。

在四类人群的评分构成图中，都成左偏态分布，较好的比例最高。在门诊服务中，新型农村合作医疗参保人群评价好的比例最高，无医保人群评价较好的比例最高，不同医疗保障制度参保人群门诊反应性评分构成具有显著性差异；在住院服务中，无医保人群评价好的比例最高，城镇居民基本医疗参保人群评价较好的比例最高，不同医疗保障制度参保人群住院反应性评分构成不具有显著性差异。

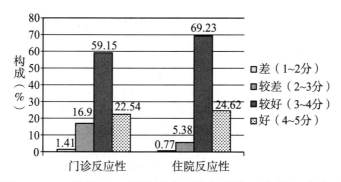

图 10 - 14　城镇职工基本医疗参保人群的反应性评分构成

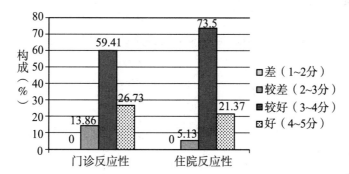

图 10 - 15　城镇居民基本医疗参保人群的反应性评分构成

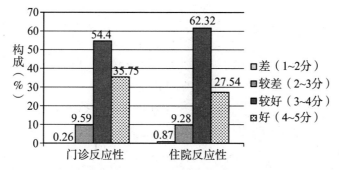

图 10 - 16　新型农村合作医疗参保人群的反应性评分构成

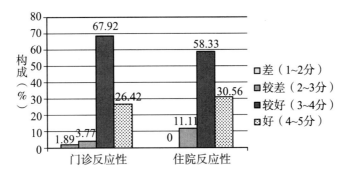

图 10 - 17　无医保人群的反应性评分构成

（六）卫生系统反应性的分布

反应性分布是指卫生系统所服务的个体之间反应性的差异值。WHO采用不平等指数来测量卫生系统反应性的分布，其形式为个体—均数差异（IMD），值介于 0 ~ 1 之间，反应性分布指数愈接近 0，分布就愈均衡。

在测算出卫生系统反应性水平指数的基础上，需进一步求出卫生系统反应性的分布指数。在本研究中，取 $\alpha = 2$，$\beta = 0$（当 $\alpha = 2$，$\beta = 0$ 时，IMD 为绝对指标；当 $\alpha = 2$，$\beta = 1$ 时，IMD 为相对指标，由于没有其他指标作比较，所以计算绝对指标）时，卫生系统反应性的分布公式为：

$$\text{IMD}(2, 0) = \frac{\sum_{i=1}^{n} |Y_i - \mu|^2}{n\mu^0} = \frac{\sum_{i=1}^{n} |Y_i - \mu|^2}{n} \tag{10.6}$$

可得：门诊服务 IMD = 0.3227，住院服务 IMD = 0.3101，所以接受门诊和住院服务的人群反应性分布较均衡。

（七）卫生系统反应性影响因素分析

1. 影响卫生系统反应性的单因素分析

把反应性分数值作为因变量，自变量包括城镇与农村人口、性别、年龄、婚姻状况、文化程度、职业状况、人均收入、健康状况、医疗保障制度。通过对门诊和住院服务进行单因素方差分析，发现城镇与农村人口、人均收入、医疗保险制度对门诊反应性在统计学上有高度显著性差异（P < 0.01）；而对住院反应性有显著性影响的因素只有婚姻状况，其他因素都不能对住院反应性产生显著性影响，见表 10 - 88。

在门诊服务中，不同区域的就诊患者在反应性的认同上有差别，农村就诊患者对反应性的评分均值高于城市就诊患者，可能是城市居民对门诊服务的反应性期望值较高,与实际差别较大的原因;人均收入五分组之间反应性差异明显,随着收入的增加,反应性的分值也越低,提示高收入组人群对门诊服务的反应性要求更高;医疗保障制度对反应性也有高度显著性影响,新型农村合作医疗参保人群对门诊反应性的评分最高,城镇职工基本医疗参保人群的评分最低,表示参加城镇职工基本医疗保险的人群对卫生服务机构的要求较严格。

在住院服务中,婚姻状况对反应性有显著性影响,丧偶人群对反应性的评分最高,其次为已婚和未婚人群,离婚人群对反应性的评分最低,可能由于丧偶人群的依赖性较强,对卫生机构更容易信任和满足,离婚人群受情绪及内心期望值的影响,对非医疗服务方面评价不高,见表10-88。

表10-88　　　卫生系统反应性单因素方差分析结果

变量名称	门诊			住院		
	均值	标准差	P值	均值	标准差	P值
城乡			0.0004(**)			0.4266
城市	3.654	0.562		3.788	0.543	
农村	3.820	0.564		3.753	0.571	
性别			0.2706			0.0662
男	3.781	0.556		3.814	0.529	
女	3.730	0.579		3.732	0.579	
年龄			0.2379			0.3315
15~24岁	3.562	0.651		3.843	0.530	
25~44岁	3.706	0.577		3.715	0.574	
45~64岁	3.740	0.553		3.765	0.591	
65岁及以上	3.791	0.544		3.832	0.502	
婚姻状况			0.9677			0.0345(*)
未婚	3.691	0.772		4.001	0.544	
已婚	3.738	0.549		3.768	0.556	
离婚	3.813	0.000		3.980	0.345	
丧偶	3.728	0.512		3.661	0.610	
文化程度			0.1202			0.7903
文盲、小学	3.772	0.534		3.777	0.591	
初中	3.746	0.582		3.753	0.539	
高中、中专	3.654	0.561		3.779	0.551	

变量名称	门诊			住院		
	均值	标准差	P 值	均值	标准差	P 值
大专及以上	3.556	0.640		3.851	0.559	
职业状况			0.0800			0.6692
在业	3.786	0.562		3.760	0.589	
离退休	3.629	0.548		3.783	0.511	
在校学生	3.693	0.604		3.961	0.244	
无业或失业	3.660	0.556		3.784	0.567	
人均收入			0.0081（**）			0.3180
低收入	3.845	0.538		3.778	0.574	
中低收入	3.789	0.573		3.812	0.467	
中等收入	3.786	0.585		3.753	0.580	
中高收入	3.678	0.566		3.827	0.529	
高收入	3.587	0.559		3.688	0.609	
健康状况			0.1655			0.1526
有慢性病	3.722	0.564		3.802	0.578	
无慢性病	3.785	0.572		3.738	0.534	
医疗保险			0.0084（**）			0.8992
城镇职工基本医疗	3.611	0.628		3.798	0.573	
城镇居民基本医疗	3.663	0.541		3.753	0.505	
新农村合作医疗	3.812	0.561		3.762	0.572	
无医保人群	3.693	0.545		3.799	0.536	

注：* 代表 P < 0.05（显著性差异），** 代表 P < 0.01（高度显著性差异）。恩格尔系数（Engel's Coefficient）是食品支出总额占个人消费支出总额的比重，一个国家或家庭生活越贫困，恩格尔系数就越大；反之，生活越富裕，恩格尔系数就越小。

2. 影响卫生系统反应性的多因素分析

由于上述单因素方差分析是从单一影响因素来分析反应性，但有可能存在性别、年龄、文化程度和医疗保障制度等因素的交互影响，进而影响研究结果。为了更好地分析影响反应性的因素，需要联合考虑人口、经济学等多个因素，故而本研究还采用了多因素分析方法。

（1）门诊和住院反应性影响因素分析

15 岁及以上患者就诊反应性的 Logistic 回归结果见表 10 - 89。门诊和住院反应性的赋值为：0 表示反应性得分小于等于反应性得分均数（门诊为 3.731，住院为 3.775），1 表示反应性得分大于反应性得分均数，以门诊和住院服务反应性作为因变量建立二分类 Logistic 回归模型。建立模型时具体选择的自变量包括以下几个：城镇与农村人口、性别、年龄组、婚姻状况、文化程度、职业状况、消费结构（恩格尔系数）、人均收入、健康状况和医疗保险。

通过分析可得，影响门诊服务反应性的因素有城镇与农村人口、年龄和职业状况，在控制其他因素后，农村就诊患者对门诊服务的反应性评分高于城市就诊患者，65 岁及以上年龄组人群对门诊服务的反应性评分高于 15～24 岁年龄组人群；无业或失业人员对门诊服务的反应性评分低于在业人员，差异具有显著性。

影响住院服务反应性的因素有城镇与农村人口、婚姻状况和人均收入，在控制其他因素后，与城市就诊患者相比，农村就诊患者对住院服务的反应性评分较低，这与门诊服务的反应性评价恰好相反，原因之一可能是农村住院患者由于自身经济状况较差，与城市人口相比，感觉住院费用较高有关，其差异具有显著性；已婚与丧偶人群对住院服务的反应性评价低于未婚人群，差异具有高度显著性；高收入组人群对住院服务的反应性评价低于低收入组人群，可能由于高收入组人群的期望更高，其差异在统计学上具有显著性，见表 10－89。

表 10－89　患者对就诊和住院反应性的 Logistic 回归模型结果

解释变量	门诊		住院	
	参数估计	P 值	参数估计	P 值
城乡（以 0＝城市为对照）	0.7784	0.021（*）	－0.5934	0.043（*）
性别（以 0＝男性为对照）	－0.1916	0.347	－0.1957	0.221
年龄（对照组＝15～24 岁）				
25～44 岁	0.6850	0.324	－0.2054	0.588
45～64 岁	0.8511	0.217	－0.0126	0.974
65 岁及以上	1.2130	0.039（*）	0.2387	0.562
婚姻状况（对照组＝未婚）				
已婚	－0.1201	0.820	－0.8434	0.018（*）
离婚	0.1137	0.947	－0.3784	0.619
丧偶	－0.2535	0.677	－1.1748	0.006（**）
文化程度（对照组＝文盲、小学）				
初中	0.1182	0.646	－0.0985	0.602
高中、中专	－0.0057	0.988	－0.1475	0.537

解释变量	门诊		住院	
	参数估计	P 值	参数估计	P 值
大专及以上	− 0.4167	0.448	0.1556	0.654
职业状况（对照组 = 在业）				
离退休	− 0.5009	0.236	− 0.3453	0.181
在校学生	− 0.0084	0.993	− 0.1739	0.779
无业或失业	− 0.6333	0.023（*）	− 0.1603	0.422
消费结构（占消费性支出比例）				
恩格尔系数	0.6038	0.299	0.1738	0.708
人均收入（对照组 = 低收入）				
中低收入	− 0.2129	0.449	− 0.1110	0.644
中等收入	− 0.0182	0.951	− 0.2643	0.245
中高收入	− 0.3621	0.271	− 0.1877	0.496
高收入	− 0.0850	0.834	− 0.5416	0.040（*）
健康状况（对照组 = 无）				
有慢性病	− 0.0789	0.711	0.1830	0.258
医疗保险（对照组 = 自费）				
城镇职工基本医疗	0.0267	0.961	− 0.0901	0.832
城镇居民基本医疗	− 0.1616	0.749	− 0.0268	0.948
新农村合作医疗	− 0.5033	0.380	0.0593	0.883
常数项	5.1411		7.1463	

注：* 代表 P < 0.05（显著性差异），** 代表 P < 0.01（高度显著性差异）。

（2）不同医疗保障制度参保人群的门诊和住院反应性影响因素分析

在本研究中，无医保人群的人数较少，对卫生系统反应性评价情况产生的作用有限，故在此只对城镇职工基本医疗、城镇居民基本医疗和新型农村合作医疗保险，做门诊和住院服务的反应性影响因素分析。

（3）不同医疗保障制度参保人群的门诊反应性影响因素分析

影响城镇职工基本医疗保险参保人群对门诊服务反应性评分的因素有年龄和人均收入，在控制其他变量后，年龄越大，反应性评分越高，二者成正比，65 岁及以上年龄组人群对门诊服务的反应性评分最高，其差异具有高度显著性（P < 0.01）；与低收入组相比，中等收入组、中高收入组和高收入组人群的反应性评分依次增加，高收入组人群对门诊服务的反应性评分最高，其差异具有高度显著

性。城镇居民基本医疗保险参保人群对门诊服务反应性评分的影响因素有年龄、婚姻状况、性别、文化程度和职业状况，在控制其他因素后，随着年龄的增加，反应性评分也在增加，差异具有高度显著性；已婚及丧偶人群对门诊服务的反应性评分低于未婚人群，差异具有高度显著性；女性患者对门诊服务的反应性评价低于男性，初中、高中和中专组人群对门诊服务的反应性评价高于文盲和小学组，无业或失业人员对门诊服务的反应性评价低于在业人员，差异具有显著性。影响新型农村合作医疗参保人群对门诊服务反应性评分的因素有年龄和职业状况，在控制其他因素后，65 岁及以上患者对门诊服务的反应性评分高于 15 ~ 24 岁患者，与在业人员相比，离退休人员对门诊服务的反应性评分更低，差异在统计学上具有显著性。详见表 10 - 90。

表 10 - 90 　　　　　　　不同医疗保障制度患者门诊反应性的
Logistic 回归模型结果

解释变量	城镇职工基本医疗		城镇居民基本医疗		新型农村合作医疗	
	参数估计	P 值	参数估计	P 值	参数估计	P 值
城乡（以 0 = 城市为对照）	—	—	0.7315	0.745	0.1821	0.656
性别（以 0 = 男性为对照）	- 0.6318	0.314	- 2.0273	0.046（*）	- 0.0145	0.942
年龄（对照组 = 15 ~ 24 岁）						
25 ~ 44 岁	14.8840	0.000（**）	16.8027	0.000（**）	0.6671	0.245
45 ~ 64 岁	14.4128	0.000（**）	16.7903	0.000（**）	0.9828	0.079
65 岁及以上	15.2183	0.000（**）	18.3365	0.000（**）	1.3059	0.031（*）
婚姻状况（对照组 = 未婚）						
已婚	1.8539	0.214	- 14.5153	0.000（**）	- 0.5307	0.307
离婚	- 0.4782	0.765	—			
丧偶	- 0.3976	0.844	- 12.5110	0.000（**）	- 0.7196	0.225
文化程度（对照组 = 文盲、小学）						
初中	- 0.9594	0.448	2.5257	0.047（*）	0.0967	0.682

解释变量	城镇职工基本医疗		城镇居民基本医疗		新型农村合作医疗	
	参数估计	P 值	参数估计	P 值	参数估计	P 值
高中、中专	− 0.6072	0.619	3.1460	0.018（*）	− 0.2175	0.639
大专及以上	− 0.3818	0.766	—		—	
职业状况（对照组＝在业）						
离退休	0.6935	0.526	− 1.6920	0.253	− 1.5945	0.040（*）
在校学生	—	—	—	—	0.1398	0.879
无业或失业	—	—	− 2.7763	0.025（*）	− 0.3184	0.232
消费结构（占消费性支出比例）						
恩格尔系数	2.5297	0.219	3.3651	0.133	0.1978	0.731
人均收入（对照组＝低收入）						
中低收入	—	—	0.9921	0.452	0.0300	0.900
中等收入	18.8558	0.000（**）	− 0.0419	0.973	− 0.2759	0.302
中高收入	16.0423	0.000（**）	1.8650	0.211	− 0.1740	0.583
高收入	17.1560	0.000（**）	− 0.9433	0.489	0.7437	0.203
健康状况（对照组＝无）						
有慢性病	− 0.7769	0.297	− 1.2802	0.159	− 0.2107	0.299
常数项	− 33.3307		− 2.9205		5.4300	

注：* 代表 $P < 0.05$（显著性差异），** 代表 $P < 0.01$（高度显著性差异）。

（4）不同医疗保障制度参保人群的住院反应性影响因素分析

影响城镇职工基本医疗保险参保人群对住院服务反应性评分的因素为文化程度，在控制其他变量后，文化程度越高，对住院服务反应性的评分越低，可能由于高学历的人群对反应性的期望也较高，差异具有显著性。对城镇居民基本医疗保险参保人群住院反应性评分进行多因素分析后，得出引入的这些因素（自变量）均不能对其产生显著性影响。新型农村合作医疗参保人群对住院服务反应性评分的影响因素有职业状况和健康状况，在控制其他因素后，离退休人员对住院服务的反应性评价低于在业人员，患有慢性病的患者对住院服务的反应性评价要高于无慢性病患者，差异具有显著性。详见表 10 - 91。

表 10 - 91   **不同医疗保障制度患者住院反应性的**
Logistic 回归模型结果

解释变量	城镇职工基本医疗		城镇居民基本医疗		新型农村合作医疗	
	参数估计	P 值	参数估计	P 值	参数估计	P 值
城乡（以 0 = 城市为对照）	—	—	—	—	- 0.7444	0.142
性别（以 0 = 男性为对照）	0.4456	0.338	- 0.2074	0.767	- 0.2085	0.466
年龄（对照组 = 15 ~ 24 岁）						
25 ~ 44 岁	0.1309	0.931	- 0.5344	0.866	- 0.5326	0.368
45 ~ 64 岁	0.0718	0.964	- 0.4204	0.901	- 0.5113	0.386
65 岁及以上	0.3599	0.828	0.2908	0.991	- 0.2128	0.737
婚姻状况（对照组 = 未婚）						
已婚	0.2705	0.802	- 1.3700	0.377	0.2536	0.728
离婚	0.4313	0.254	- 1.7812	0.854	- 0.6390	0.232
丧偶	- 0.5824	0.681	- 1.4016	0.482	0.0241	0.987
文化程度（对照组 = 文盲、小学）						
初中	- 2.7931	0.028（*）	0.0442	0.928	0.4042	0.197
高中、中专	- 2.8594	0.020（*）	- 0.0766	0.952	0.4904	0.334
大专及以上	- 2.8320	0.025（*）	- 0.5533	0.342	—	—
职业状况（对照组 = 在业）						
离退休	- 0.0662	0.906	0.2965	0.738	- 1.9593	0.045（*）
在校学生	—	—			- 0.1525	0.846
无业或失业	- 0.2849	0.841	0.5912	0.502	- 0.1316	0.670
消费结构（占消费性支出比例）						
恩格尔系数	- 0.7830	0.568	- 1.2826	0.459	0.0509	0.936

续表

解释变量	城镇职工基本医疗		城镇居民基本医疗		新型农村合作医疗	
	参数估计	P 值	参数估计	P 值	参数估计	P 值
人均收入（对照组 = 低收入）						
中低收入	—	—	2.2548	0.234	0.0372	0.927
中等收入	1.8215	0.311	1.5387	0.339	-0.0419	0.884
中高收入	1.5090	0.387	1.9188	0.242	0.0166	0.971
高收入	1.2472	0.473	1.5212	0.360	-0.6439	0.274
健康状况（对照组 = 无）						
有慢性病	0.1930	0.668	-0.0543	0.942	0.5974	0.029（*）
常数项	1.1964		0.6930		0.7936	

注：＊代表 $P < 0.05$（显著性差异），＊＊代表 $P < 0.01$（高度显著性差异）。

四、讨论

（一）医疗保障制度对卫生系统反应性各指标的影响

1. 医疗保障制度对门诊服务反应性各指标的影响

分别对三种医疗保障制度下每个指标进行卡方检验，结果表明：在门诊服务反应性的 7 个指标中，只有在评价解释病情方面，不同医疗保障制度之间才具有显著性差异（$P < 0.01$），城镇居民基本医疗参保人群认为医护人员解释清晰程度"很好"或"好"的比例高于其他三类人群，无医保人群评价最低，医疗保障制度对门诊服务的反应性中解释病情这一指标能够产生显著性影响。

2. 医疗保障制度对住院服务反应性各指标的影响

分别对三种医疗保障制度下每个指标进行卡方检验，结果表明：在住院服务反应性的 6 个指标中，只有在评价查询费用方面，不同医疗保障制度之间才具有显著性差异（$P < 0.01$），城镇职工医疗保险参保人群认为住院服务费用查询方便程度"很好"或"好"的比例最高（78.46%），无医保人群最低（55.56%），四类人群认为"说不好"的比例都较高，说明住院者对医药费用查询方面不清楚，医疗保障制度对住院服务的反应性中查询费用这一指标能够产生显著性影响。

（二）医疗保障制度对卫生系统反应性水平评分的影响

1. 医疗保障制度对门诊服务反应性水平评分的影响

运用模糊综合评判法计算卫生系统反应性得分，得出门诊服务的反应性得分为3.754，反应性水平处于一般和好之间；其中，新农村合作医疗参合者的评分值最高，为3.812，城镇职工基本医疗参合者的评分值最低，为3.611。

将门诊服务反应性得分分成四个等级，结果显示：在门诊反应性水平评分构成中，无医保人群评价好与较好的比例最高，城镇职工基本医疗保险参保者评价好与较好的比例最低，新型农村合作医疗和城镇居民基本医疗保险参保者的评价居中，说明城镇职工和城镇居民基本医疗保险参合者对门诊反应性水平的评价低于新型农村合作医疗参合者，其统计学检验具有显著性差异（P < 0.05），医疗保障制度对门诊服务反应性水平评分构成能够产生显著性影响。

2. 医疗保障制度对住院服务反应性水平评分的影响

运用模糊综合评判法计算卫生系统反应性得分，得出住院服务的反应性得分为3.770，反应性水平处于一般和好之间；其中，无医保人群的评分值最高，为3.799，城镇居民基本医疗参合者的评分值最低，为3.753。

将住院服务反应性得分分成四个等级，结果显示：在住院反应性水平评分构成中，无医保人群评价好与较好的比例最高，城镇职工基本医疗保险和城镇居民基本医疗保险参合者评价好与较好的比例高于新型农村合作医疗参保者，通过检验得出，不同医疗保障制度参保人群之间的反应性评分构成不具有显著性差异，故医疗保障制度不能对住院服务的反应性水平评分构成产生显著性影响。

（三）医疗保障制度对卫生系统反应性的影响

1. 医疗保障制度对门诊服务反应性的影响

对15岁及以上患者门诊服务的反应性做单因素分析得出，城镇与农村人口、人均收入和医疗保险制度对门诊服务的反应性有高度显著性影响（P < 0.01）。三种基本医疗保障制度参加人群与无医保人群的门诊服务反应性评分在统计学上有显著性差异，医疗保障制度对门诊服务的反应性能够产生显著性影响，评分从高到低依次是新型农村合作医疗、无医保人群、城镇居民基本医疗、城镇职工基本医疗，表明与无医保人群相比，新型农村合作医疗保障制度使就诊患者对门诊服务的反应性评价有所提高，参合者普遍得到了较高的非医疗方面服务，但同时也说明，城镇职工和城镇居民基本医疗保障制度对门诊就诊患者非医疗方面的服务还有待提高。

15岁及以上患者门诊服务反应性Logistic回归模型拟合表明，对门诊服务反应性有显著性影响的因素有城镇与农村人口、年龄和职业状况（P<0.05）。三种基本医疗保障制度参保人群对门诊服务的反应性评价与自费者相比没有显著性差异，故医疗保障制度不能对患者门诊服务的反应性评价产生显著性影响。

2. 医疗保障制度对住院服务反应性的影响

对15岁及以上患者住院服务的反应性做单因素分析得出，对住院服务反应性有显著性影响的因素只有婚姻状况（P<0.05）。三种基本医疗保障制度参保人群对住院服务的反应性评价与自费者相比没有显著性差异。

15岁及以上患者住院服务反应性 Logistic 回归模型拟合表明，对住院服务反应性有显著性影响的因素有婚姻状况（P<0.01）、城乡（P<0.05）和收入水平（P<0.05）。三种基本医疗保障制度参保人群对住院服务的反应性评价与自费者相比没有显著性差异，故通过单因素和多因素分析都表明，医疗保障制度不能对患者住院服务的反应性评价产生显著性影响。

五、结论

不同医疗保险参保人群对卫生系统反应性的评价存在差别。其中，新农合门诊服务反应性评价最高，而城镇职工住院服务反应性评价最高。

门诊服务的反应性水平指数为3.754，住院服务的反应性水平指数为3.770，反应性水平处于一般和好之间；门诊服务的反应性分布指数为0.3227，住院服务的反应性分布指数为0.3101，反应性分布较均衡。

对反应性进行多因素分析得出，影响居民门诊服务反应性的因素有城镇与农村人口、职业状况和年龄；影响居民住院服务反应性的因素有婚姻状况、收入水平以及城镇与农村人口。三种基本医疗保险参保人群对门诊和住院服务的反应性评价与自费者相比均没有显著性差异，故医疗保险不能对患者反应性评价产生显著性影响。

第十一章

案例研究

第一节 杭州市"城乡基本医疗卫生服务一体化"模式

一、浙江省推进城乡基本医疗卫生服务一体化发展背景及进展

(一)浙江省城乡基本医疗卫生服务一体化模式

党的十六大以来,按照中央"五个统筹"要求和浙江省委建设"平安浙江"、"文化大省"、"健康强省"的要求,浙江省制定并实施《浙江省统筹城乡发展推进城乡一体化纲要》(浙委发〔2004〕93号),提出了"到2010年基本形成城乡统筹发展的体制,加快推进城乡社会保障一体化"目标。同时浙江省根据自身城乡行政区划改革及城镇化建设,通过省级财政转移支付补助政策,以建设卫生强省、实行统筹城乡联动,发展社区卫生服务和农民健康工程为载体,推进了一系列城乡基本医疗卫生制度一体化综合配套改革措施。

1999年,浙江省出台了《浙江省发展城乡社区卫生服务的意见》(浙卫发

335

[1999] 第 446 号），在全国率先提出统筹城乡、城乡联动、乡村一体化发展社区卫生服务的理念并开展实践探索。在全省城市和农村区域建设城乡一体化的社区卫生服务体系，是浙江建立覆盖城乡居民基本医疗卫生服务制度的一个主要特点。

为了统筹城乡同步推进农村卫生综合配套改革，2005 年浙江制定并实施《浙江省统筹城乡发展、推进城乡一体化纲要》以及《关于加快建设文化大省的决定》，并把统筹城乡、建设卫生强省和大力推进农民健康工程作为建设文化大省的重要内容。其实质就是统筹城乡围绕农村卫生工作的薄弱环节，转变新型基本医疗卫生服务模式，让城乡居民均能"看得起病、有地方看病、加强预防少生病"，核心是构建与浙江城乡区域经济社会发展相适应、具有可持续发展能力的城乡新型基本医疗卫生服务制度。

"十一五"期间，浙江省在加强城乡基层社区卫生服务体系建设的基础上，通过购买和补贴公共卫生服务的方式，重点加强了直接面向农村居民的公共卫生服务，加快促进实现城乡居民公共卫生服务均等化的进程。2005 年 9 月浙江省人民政府出台了《关于加强农村公共卫生工作的实施意见》（浙政发 [2005] 50 号），前瞻性提出包括新农合便民服务在内的三大类 12 项农村公共卫生服务项目，具体内容一是保证农民享有基本卫生服务，包括健康教育、健康管理、基本医疗惠民服务和合作医疗便民服务；二是保证农村重点人群享有重点服务，包括儿童保健、妇女保健、老人和困难群体保健和重点疾病社区管理；三是保证农民享有基本卫生安全保障，包括公共卫生信息搜集报告、环境卫生协管、卫生监督协管和协助落实疾病防控措施等主要服务内容，见表 11 - 1。浙江省民政厅《关于加快推进农村医疗救助工作的通知》（浙民低 [2005] 155 号）明确要求，农村"低保、五保、贫困和特困"农民参加新农合的个人出资部分由政府资助并100% 参加。2005 年年底浙江省卫生厅联合省财政厅制定并实施了《农民健康体检项目管理办法（试行）》（浙卫发 [2005] 296 号）、《农村公共卫生服务项目实施方案（试行）》（浙卫发 [2005] 287 号），为参合农民免费提供两年一次的健康体检，并建立健康档案，经费由各级财政按照每人每年 10 元的标准承担，2008 年增至 15 元；将农民健康体检与预防接种、妇幼保健、慢病管理等社区卫生服务工作相结合，为农民建立综合、动态、连续的家庭健康档案，并实行动态跟踪健康管理。2006 年 7 月浙江省卫生厅制定《农村公共卫生服务项目工作要求（试行）》（浙卫发 [2006] 172 号）、《乡村卫技人员素质提升工程实施方案》（浙卫发 [2006] 113 号），提出了明确加强以农村社区责任医师为重点的卫技人员培训，提高农村卫生综合服务质量的细化工作职责和创新机制。2007 年浙江省人民政府《关于加快发展城乡社区卫生服务的意见》（浙政发 [2007] 35 号），进一步构建了夯实城乡社区卫生服务为基础、医疗卫生机构分工合理、协作密切的新型体系，加快构建覆盖城乡居民基本医疗卫生服务的框架。这些综合配套政策的即时制定和实施，有效推动了城乡基本医疗卫生综合服务能力的建设和提升，提高了统筹城乡卫生工作协调发展的综合功效。

表 11 – 1　　　　浙江省农村公共卫生服务项目（2005 年）

项目名称	服务内容	目标
一、保证农村居民享有基本卫生服务		
1. 健康教育	村村设置健康宣传栏，定期更新内容；户户获得健康教育资料，及时上门宣教；开展育龄妇女和学生的身心健康咨询与教育。	健康资料户覆盖率达到 80%；学校健康教育开课率达到 100%；农村居民健康知识知晓率达到 70%。
2. 健康管理	充分利用健康体检、临床诊疗、无偿献血、婚前检查、职业体检、重点人群服务等体检资料，结合主动上门服务，为农民逐步建立健康档案，并开展有针对性的健康干预。	农民健康档案建档率达到 70% 以上；每年开展免费健康随访、健康教育 4 次。
3. 基本医疗惠民服务	方便农民常见病、多发病的基本诊治；建立双向转诊制度；结合农忙和疾病防控等情况，及时组织开展社区巡诊，处理常见病患，访视重点对象，落实防控措施，做到小病不出村镇、大病及时救治；合理检查、合理用药，严格执行国家规定的医药收费政策，对困难群众适当减免诊疗费用。	农村患者在乡镇及以下医疗机构就诊比例达到 75% 以上。
4. 合作医疗	便民服务负责合作医疗相关问题的解答，协助做好政策宣传。及时了解本区域参加合作医疗人员就医情况。通知并协助参加合作医疗人员及时报销等。	合作医疗群众满意度达到 80% 以上。
二、保证农村重点人群享有重点服务		
5. 儿童保健	向 0～7 岁的儿童提供省免疫规划规定的 7 种一类疫苗的接种服务，确保接种率到 95% 以上；0～3 岁儿童在首次体格检查时建立系统管理档案，定期接受 8 次健康体检。	免疫规划建卡发证率达到 95%；五苗单苗接种率达到 95%；儿童入学入托查验证率达到 95%；42 天建册率达到 95%，儿童系统管理率达到 90% 以上。
6. 妇女保健	向孕产妇提供 5 次产前检查、3 次产后上门访视和 1 次产后常规检查；向育龄已婚妇女每三年提供 1 次常见妇女病检查。	婚前保健咨询率达 60%，产前检查率和产后访视率达 95%；年妇女病检查率达到 30%。

续表

项目名称	服务内容	目标
7. 老人和困难群体保健	为60岁以上老人和特困残疾人、低保家庭、五保户等困难群体配备社区责任医生，定期随访，跟踪服务，动态管理。	60岁以上老人和困难群体体检率达到80%，建档率达到80%，每年免费随访4次。
8. 重点疾病社区管理	结核病：发现病人及时登记报告并督导服药、复查； 血吸虫病：开展查灭螺、病人检查和药物治疗； 艾滋病：开展艾滋病咨询，协助做好艾滋病自愿检测和抗病毒药物治疗； 精神病：对农村精神病人进行监护指导和治疗指导； 主要慢性病：对高血压、肿瘤、糖尿病、肝炎等疾病开展咨询服务和用药指导。	肺结核病：项目规范管理合格率达90%； 血吸虫病：查灭螺、查治病工作任务完成率达95%； 艾滋病：成人艾滋病性病防治知识知晓率达70%； 精神病人综合管理覆盖率达80%； 居民重点慢病防治知识知晓率达80%。
三、保证农民享有基本卫生安全保障		
9. 公共卫生信息收集与报告	按规定要求收集和报告传染病疫情、集体中毒、职业危害及农村集体聚餐、饮用水污染、出生死亡、出生缺陷和外来人员等信息。	疫情和突发公卫事件规范报告率达95%；出生死亡、出生缺陷和外来人员等信息报告率达85%。
10. 环境卫生协管	配合做好村居环境综合整治和改水改厕工作，协助开展饮用水水质监测和除"四害"工作。	农村粪便无害化处理率达40%；村保洁制度覆盖率达75%；农村饮用水水质监测率达到95%以上。
11. 卫生监督协查	配合县级卫生监督派出机构对农村学校、医疗机构、相关企业和经营单位开展卫生检查。	从业人员体检率达到95%；食品从业人员五病调离率达到100%；学校、医疗机构每年每户检查次数达4次。
12. 协助落实疾病防控措施	承担或协助做好传染病病人的消毒隔离、治疗和其他防控工作，协助开展疾病监测和突发公共卫生事件应急处置工作。	配合查处突发公共卫生事件到位率达100%；重点传染病监测合格率达90%。

（二）浙江城乡基本医疗保障一体化模式

2003 年以来，在中央财政只有少量转移支付情况下，浙江省立足于统筹城乡协调发展的实际，以建立、推进和巩固提高新型农村合作医疗制度为重点，进一步探索与完善城乡居民"3＋1"基本医疗保障制度（城镇职工基本医疗保险、城镇居民基本医疗保险、新型农村合作医疗和城乡医疗救助）及一体化渐进发展模式，实现了全民基本医疗保障的全覆盖。截至 2009 年年底，城镇职工、城镇居民基本医保和新农合制度共覆盖 4 606 万人，覆盖率达 89.9%（三种制度分别为 90%、78%、92%），以住院＋门诊统筹的三类医保住院和门诊大病报销比分别达 76%、44%、37%，约半数县（市、区）新农合最高支付限额已达到当地农民人均纯收入 6 倍以上，约三成县（市、区）已实现城镇居民和新农合经办由社会保障机构负责的管理体制。见表 11－2。

表 11－2　　　　2009 年浙江省城乡基本医疗保障制度进展

基本医疗保障制度类型	参合人数（万人）	参合率（%）	人均筹资水平（元）	住院补偿率（%）	门诊补偿率（%）
新型农村合作医疗	3 040	92	179	37	22
城镇职工基本医疗保险	1 174	90	—	78	—
城镇居民医疗保险	488	78	—	44	—

2009 年，浙江省杭州市、嘉兴市实施了城乡居民基本医疗保障一体化市级统筹的试点工作，舟山市探索实施了新型农村合作医疗市级统筹，衢州等 4 市也启动了城镇职工和居民基本医疗保险市级统筹试点。2010 年全省已全面推进城镇职工和城镇居民基本医保的"统一主要政策、统一定点管理、统一经办流程"市级统筹工作。到 2011 年年底所有市全面实现城镇职工和城镇居民基本医疗保险市级统筹，做到"同城同缴费"、"同城同待遇"。并通过省级公共财政对不同经济类型县（市）城镇和农村居民逐年提高分类分档的干预补助，实现将三种基本医疗保险制度最高支付限额分别提高到城镇职工年平均工资、城镇居民可支配收入、农民人均纯收入 6 倍左右的保障水平。统筹城乡居民基本医疗保障制度协调发展的均等化趋势加快，较好地体现了浙江省直管县财政体制及统筹城乡发展政策的优势特色。

浙江各地在探索城乡基本医疗保障一体化发展模式方面，因地制宜，创新管理体制和运行机制。如杭州市 2008 年出台的《杭州市基本医疗保障办法》（杭市委〔2007〕42 号）、《杭州市区新型农村合作医疗实施办法》（杭政函〔2008〕

278号），以及2010年新修订的《杭州市基本医疗保障办法》（杭市委［2010］13号）均明确坚持，新农合的参保范围和对象不仅包括未参加本统筹地区基本医疗保险或异地医疗保险的杭州市区农村户籍居民，还包括因建设征地和撤村建居后的市区农转非人员，以及法定劳动年龄内的市区城镇非从业人员，农村居民也可以个人身份自愿选择参加城镇职工医疗保险。将城镇职工基本医疗保险、城镇居民基本医疗保险、新型农村合作医疗制度具体经办工作均放在本辖区内各级医保（社保）经办机构统一管理和实施。从2011年起，杭州市城镇居民基本医疗保险统筹基金和新型农村合作医疗统筹基金合并为城乡居民基本医疗保险统筹基金，保障对象可以在城镇职工医保和城乡居民医保制度之间自愿选择与转换，初步形成了城乡居民医保融合交叉的一体化模式。嘉兴市、绍兴市制定了以地级市为单位，各县（市、区）城乡居民逐步统一的城乡一体化筹资政策，以提高统筹城乡居民共济与抵御风险的能力。辖区内的城镇居民和非城镇（农村）居民均可以在城镇居民医疗保险和新型农村合作医疗之间选择参加，而常驻外来务工人员可以在城镇职工医疗保险和新型农村合作医疗选择参加。

综合分析浙江省各地逐步推进城乡基本医疗卫生制度及一体化改革与发展的实践发现，其带有明显的浙江区域经济社会发展的特征。浙江省域经济发达，既有杭、嘉、湖平原地区人口稠密的兴旺，又有临山临海的甬、台、温的繁荣，外来人口遍布城乡，而不仅是在城市。浙江以产业集聚方式发展，集聚的地点有的在地县市，但更多的是在乡镇和村，很多乡镇已经具有城市的结构和繁荣。城市化或城镇化是这些发展起来的乡镇的社会变革方向。在乡镇发展的基础上，形成了中心镇、中心村的结构形态，也产生了农村结构向城市（城镇）结构转变中的混合形态。浙江城乡经济社会发展变化及新型结构变迁，对推进覆盖城乡基本医疗卫生制度的一体化模式带来了发展要求和挑战。

二、统筹城乡基本医保政策及主要做法

浙江省是全国东部地区新农合制度试点地区，在国家政策要求下，浙江省根据统筹城乡经济社会发展体制、现有经济社会和文化特征以及医疗卫生制度体系的差异性，2003年选择27个县试点，2006年2月新农合率先全国实现所有农业县（市、区）的全覆盖。七年多来，浙江省以强化政府责任，构建公共政策为先导，以建设卫生强省、城乡联动发展农村社区卫生服务和农民健康工程为载体，统筹城乡促进新农合持续发展的核心绩效指标逐年提高和优化，见表11-3，为推行城乡基本医疗保障一体化发展模式奠定了基础。

表 11 - 3　　浙江省 2004 ~ 2009 年新型农村合作医疗运行情况

年份	参合人数（万人）	参合率（%）	人均筹资水平（元）	政府补助比例（%）	住院结报率（%）	住院补偿率（%）	门诊结报率（%）	门诊补偿率（%）	次均住院费用（元）	基金结余率（%）
2004	1 873	56	55.2	57	2.29	21.05	0.23	—	6 153	22.78
2005	2 478	72	57.9	58	3.15	20.60	14.25	14.46	7 109	33.08
2006	2 902	86	60.9	56	3.52	22.00	27.90	13.58	6 770	7.33
2007	3 000	89	90.4	64	3.93	24.39	65.54	14.62	6 253	26.56
2008	3 083	90	141.9	69	4.66	28.70	121.41	17.82	7 538	12.64
2009	3 040	92	179.0	69	5.41	32.39	183.90	21.80	7 828	7.03

（一）统筹城乡发展的政策目标与工作机制

2003 年以来，浙江省委省政府在中央财政只有少量转移支持的条件下，围绕统筹城乡经济协调发展的省情，以及构建政府推动、部门配合、农民互助、社会参与的新农合工作机制，省政府于 2003 年 8 月出台了《关于建立新农合制度的实施意见（试行）》（浙政发〔2003〕24 号），明确提出提前全国三年，即 2007 年全省建立基本覆盖农村居民的新农合目标，提高农民健康保障水平。成立了由卫生、财政、农业、民政、审计等部门参加的省新农合工作协调小组，并专门召开全省试点工作会议，下发了《新农合试点工作方案（2003 ~ 2004 年）》（浙政办发〔2003〕69 号），确定了经济欠发达及海岛县（10 个）、中等县（8 个）、经济强县（9 个）三类 27 个县（市、区）开展较大规模的先行试点工作，覆盖人口 1050 余万人，占全省农业人口 30.6%。2005 年 3 月，省政府再次召开全省工作会议，对 27 个试点县进展情况分析后，提出"积极稳妥、农民自愿、结合实际、分类指导"四原则和开展工作必须达到的七条标准，明确了试点和非试点县工作目标，出台了《关于积极稳妥推进新农合工作的指导意见》（浙政办发〔2005〕12 号）。截至 2006 年 2 月 87 个所有农业人口的县（市、区）率先实现了新农合全覆盖。2007 年 11 月省政府《关于进一步完善新农合制度的意见》（浙政办发〔2007〕23 号），明确要建立稳定可靠、合理增长的新农合筹资机制；实行"住院统筹为主、兼顾门诊统筹"补偿模式；信息化管理全覆盖，省级公共财政对经济欠发达地区信息化建设给予专项经费补助；做好参合农民健康体检及建档工作，发挥农村社区卫生服务机构对农民健康的促进作用，规范开展新农合制度和长效工作机制建设提出了明确目标和发展规划指导意见。省政府

341

坚持把建立新农合作为政府为民办实事的重点工作，列为地方党政领导班子和领导干部任期目标责任制考核的重要内容。省委把其列入日常重点督查内容，省人大把新农合工作作为省卫生厅长述职评议的重要内容，省政协将其列入持续跟踪统筹城乡社会保障制度建设的重点调研课题，形成的多份提议案为政府决策发挥了重要参考。各级党委、政府及其有关部门，把建立新农合制度作为全省统筹城乡经济社会全面协调可持续发展重点工作，县、乡镇政府和村（居）民委员会，分级落实责任，形成了各级政府主要领导亲自抓，分管业务领导具体抓，有关部门配合抓，全程、连续、多层次督促检查的工作机制。

（二）统筹城乡政策的价值取向和推进措施

浙江省委省政府从按照中央"五个统筹"和浙江强调实施"八八战略"要求和建设"平安浙江"的高度，以统筹城乡、和谐发展为价值取向，启动了新农合试点和全面推进工作。2005年7月浙江省委十一届八次全会上通过的《关于加快建设文化大省的决定》，站在建设文化大省的视角，提出以农村为重点的卫生强省建设战略，并作为大力发展社会主义先进文化，构建科学健康观的重点内容。8月省人民政府召开全省农村卫生工作会议，提出实施以"新农合制度为保障、推进农村社区卫生服务为平台、开展农民健康体检和公共卫生项目服务为抓手"的农民健康工程，并把其作为建设卫生强省和文化大省的重要举措，以促进实现让农村居民和城市居民同样享受"有地方看病、看得起病、加强预防少生病"的目标。11月省委十一届九次全会形成了将卫生强省建设纳入全省国民经济和社会发展第十一个五年规划纲要的建议。2006年9月省人民政府制定的《卫生强省建设与"十一五"卫生发展规划纲要》（浙政发〔2006〕55号），以城乡统筹发展和改善健康公平为价值取向原则，提出了加强政府领导，强化公共财政支撑功能，实施农民健康工程，健全城乡社会医疗保障制度，实现卫生与经济社会同步发展，缩小城乡、区域、群体之间公共卫生服务差距等目标、路径取向和措施等指导性意见。同年12月省卫生厅、发改委、财政厅联合制定《农民健康工程实施方案》（浙卫发〔2006〕366号），细化明确了以新农合可持续发展为重点的农民健康工程的基本内涵、任务、进程和保障措施等具体实施方案。

（三）统筹城乡发展的体制优势和财政政策

由于历史原因，新中国成立以来浙江是我国唯——直延续省直管县财政体制的省份，1992年起又先后进行了四轮扩大对经济发达县（市）经济和社会管理权的改革，全面实行扁平化行政管理体制，在统筹城乡经济差异，激活县域经济，增强省级对城乡协调发展的调控能力，绕开地（市）直接实现省对经济差异县公共财政补助，减少行政管理层次和成本，促进省域城乡社会经济协调发展和实现公共服务均等化卫生正义目标方面具有显著优势，也为近年来全国各省（市）推行省直管县财政体制试验改革发挥了示范作用。2003 年起，浙江省级财政通过转移支付方式，对经济欠发达地区和海岛地区、中等和省委办 ［2002］40 号文件确定的经济强县市实际参保农民分别给予每人每年 10 元、5 元和 3 元的补助。2007 年、2008 年连续两年再翻番。2008 年年底，省政府办公厅《关于做好 2009 年新农合工作的通知》（浙政办发明电 ［2008］271 号），再次明确将省级公共财政对经济欠发达、中等、发达地区参合农民在已有 40 元、20 元、12元补助的基础上再增加补助，新增补助标准根据各地经济发展水平不同按"二类六档"进行设置，其中一类一档、二档、三档分别增加 20、18 元、16 元，二类一档、二档、三档分别增加 12 元、8 元、4 元。浙江省级公共财政政策体现了体制机制和统筹城乡协调发展的优势特色。

（四）统筹城乡发展的管理制度与法规建设

为加强对新农合试点工作的有效领导、规范经办机构与基金管理，2004 年年初省新农合工作协调小组制定《新农合工作协调小组工作制度》，明确了各成员单位、协调小组办公室职责。省卫生厅、财政厅相继出台了《新农合经办机构规范化建设标准》（浙卫发 ［2004］123 号）、《新农合基金财务制度（试行）》（浙财社字 ［2004］33 号）、《新农合基金会计核算办法（试行）》（浙财会字 ［2004］33 号）。为保障参保农民基本医疗用药，合理控制药品费用，规范用药管理，省卫生厅制定了《新农合用药管理指导办法》 （浙卫发 ［2004］120 号）、《新农合定点医疗机构管理办法》（浙卫发 ［2004］121 号）等制度。在加强制度建设的同时，注重现代信息技术的应用开发，在杭州萧山区、嘉兴秀洲区、衢州开化县、宁波镇海区等地信息化管理探索的基础上，省卫生厅、财政厅制定了《新农合信息化管理系统基本功能规范（试行）》（浙卫发 ［2004］127 号），为新农合规范管理和实现信息共享与实时结报打下了基础。随后省财政厅、卫生厅制定的《省级新农合补助资金管理办法》（浙财社字 ［2005］81 号），省档案局、卫生厅出台的《新农合档案管理办法》（浙档 ［2005］84 号），对有效规范省级补助资金管理，及时加强工作档案科学化、规范化管理，为统计汇总、数据分析科学决策发挥了重要作用。2005 年起省政府法制办联合有关部门开展了新农合制度及其统筹城乡实现一体化的保障制度衔接的立法调研，2006 年年底草拟的《新农合管理办法》（征求意见稿），明确规定了管理机构、经办机构的职责，规定参合农民的权责义，选择

343

定点医疗机构的程序和方法，以及筹资标准水平和费用报销比例等内容，在广泛征求相关部门、学界和社会各方面意见后修改和完善。2010年省政府已把制定《浙江省新农合管理条例》列入年度地方立法计划，将使新农合制度的建设走向法制化管理的轨道。

（五）以县为主向地（市）统筹发展的一体化筹资机制

新农合制度的统筹层次以县为主向地（市）发展，在政府资助、农民缴费和集体扶持筹资渠道的基础上，各地积极探索和开展多形式筹资机制以提高城乡居民共济与抵御风险的能力。如嘉兴市制定了以地级市为单位，2004年起逐步推行以大病医保与门诊个人账户相结合为主、单纯大病型为过渡的城乡居民一体化新农合保险筹资政策；各县（市、区）普遍实行了"四级筹资、二级管理"办法，即由个人、省财政、县级财政、镇乡（街道）财政四级筹资，实行县、镇乡两级基金管理；县级新农合资金由财政预算资金和社会各界捐款组成，镇级资金由镇财政预算资金、村补助款及社会各界捐款组成；2007年起全市城乡区域实现了"市级统筹管理"、城乡居民并轨的筹资渠道和标准。杭州市2008年年底出台了《关于杭州市区新农合实施办法》（杭政函〔2008〕278号），八个所辖市城区作为一个市区统筹地区，统一了筹资渠道和管理。2009年起舟山全市范围内推行了市级统筹层次的新农合筹资。以地（市）为统筹层次的实践探索，降低了管理成本提高了保障能力，满足了城乡异地跨地市流动需求，也为下一步推进省域范围乃至全国省际间流动人口医保转移、实现城乡居民基本医保一体化奠定了基础和提供了依据。

2003～2008年的6年间，浙江省新农合累计筹资总额为114.1亿元，其中各级政府资助金额（含少量中央财政资助金额）73.2亿元，占筹资总额的64.1%，农民缴费41.9亿元；农民人均筹资水平从47.0元提高到141.9元，增幅为201.9%；农民人均个人缴费占农民人均纯收入的比例在0.40%左右；年度政府财政资助金额占筹资总额的比例从55.0%逐步增加到2009年的70.9%。2003年起试点期间，省财政对经济欠发达、中等、发达县不同经济类型的参合农民分别给予人均10元、5元、3元的补助；2007、2008年连续翻了两番，加大了省级财政对统筹不同经济类型地区的调控力度；2009年全省平均实际人均筹资达到179元，比全国111.5元的筹资水平高出60%。针对新农合总体上筹资水平和保障能力较低，地区之间发展不平衡的现状，嘉兴市政府规定各县（市、区）的人均筹资标准要以年均20%以上的幅度增长。杭州、宁波、舟山市规定人均筹资标准要达到当地上年农民人均纯收入的2%。绍兴、湖州市规定人均筹资标准按每年20%以上的比例递增，各级财政补助比例不低于50%。初步建立起与经济社会发展同步的、稳定可靠合理增长的筹资机制。

（六）不断扩大补偿范围、实施"住院为主、兼顾门诊"的基本补偿方案

各地结合统筹城乡居民基本医保衔接、整合并轨及一体化的实践进程，积极探索和扩大新农合的参保范围和补偿人群，最大限度地提升新农合制度的受益面。如嘉兴市将新农合发展为城乡居民一体化的合作医疗保险制度，把本地户籍非城镇职工基本医保对象的全部城镇居民，以及非本地户籍但在本地就业或就学并办理居住证的企业中非城镇职工基本医保对象和中小学生，也纳入新农合范围。杭州市根据六城区近 10 万农转非人员无医保的实际，将其纳入享受新农合的范围；杭州市萧山区除城镇职工医保的人员外，其余户籍在该区的所有人口均可参加新农合。衢州市开化县将无经济条件参加城镇职工基本医疗保险的城镇居民和学生纳入新农合统筹范围。温州市鹿城区规定凡在鹿城辖区内务工并与用人单位建立劳动关系的未参加城镇职工医保的非市区户籍人员均可参加。

以"住院为主、兼顾门诊"基本补偿方案的探索主要有：一是补偿住院医药费用以及指定病种的门诊大额医药费用；二是补偿住院医药费用及乡镇卫生院普通门诊医药费用；三是补偿住院医药费用及对未报销者每 2～3 年安排一次健康体检。如嘉兴市各县以乡镇级统筹补充解决小额住院费用和门诊补偿。台州市玉环县在乡镇卫生院实行参保农民医药费减免政策。杭州市萧山区确定了小病有优惠、住院可统筹、大病得救助的政策。宁波慈溪市规定参保农民在社区卫生服务站就诊 30% 的药费可减免。为鼓励农民可持续参合，嘉兴等地对连续参合的农民，年度最高补偿额每年增加 2 000 元，中断参加需重新计算；杭州市萧山区规定连续三年以上参保的，其住院补偿的封顶线上浮 5 000～10 000 元；丽水市遂昌县对连续三年整户未得到住院报销的对象给予提高 5% 的报销比；衢州市龙游县对连续参保且从未享受到补助的农民，在原报销标准基础上，每续保一年提高 0.5%，最高可提高到 5%。

在补偿程序上，坚持以方便农民为出发点，在新农合试点工作实践及规范、简便流程研究的基础上，各地建立并逐步实现了计算机联网出院实时结报和乡镇代理点结报、乡村专管员代办结报等方式。如杭州市萧山区、宁波市镇海区等地参保农民在办出院手续时予以实时报销；开化、德清等县经办机构在办完手续后，直接将报销款汇入金融机构，农民就近取款；多数试点县采取由联村干部将报销款送至农民家中的方式。为解决参合农民异地就医即时结报的问题，浙江省探索建立了省级新农合结报数据处理平台，实现了省级定点医院与县（市、区）信息互联互通，数据共享，参合人员在定点医院住院时不仅可以刷卡直接报销，

345

第一时间获得费用补偿，还可以避免过去经常出现的因就医资料丢失或不全，或者需要相关医疗证明文书等原因造成的，参合农民及家属多次往返的麻烦。

2003~2008 年的 6 年间，全省新农合累计住院补偿 491.5 万人次，住院补偿受益率呈逐年稳步提高趋势，6 年分别为 1.2%、2.7%、3.2%、3.5%、4.2%、4.7%，提高幅度为 291.6%，高出同期农民人均筹资水平增幅（201.9%）的 44.4%。累计门诊补偿 7 073.2 万人次，门诊补偿受益率呈明显提高趋势，6 年分别为 3.8%、7.9%、14.3%、28.6%、65.5%、121.4%，提高了 31.3 倍，提高幅度约是同期农民人均筹资水平增幅的 16 倍。参合农民实际发生累计住院医药费用 346.6 亿元，住院补偿累计医药费用 84 080 亿元，住院补偿率为 24.5%，住院次均补偿 1 720.3 元。通过省财政对不同经济类县（市）逐年提高分类分档的补助，实现了 2009 年全省平均住院补偿率达 36.5%，门诊补偿率 24%，有 41 个县（市、区）新农合的最高支付限额已达到当地农民人均纯收入的 6 倍以上，已初步达到城镇职工最高支付限额与年平均工资相对均等保障的卫生支付水平。

（七）统筹城乡发展的社保经办机构管理模式

浙江省约有三成县（市、区）已实现城乡基本医疗保障经办由社会保障机构管理的体制，即由政府劳动和社会保障部门主管的城乡基本医疗保障一体化整合的运作模式。农业人口相对较少的县（市）和部分城郊的市辖区，基本推行了市、县劳动保障部门主管，社保中心代理新农合日常报销业务。如在杭州市区、嘉兴市、舟山市等已开展市级统筹的地区，由市劳动社会保障部门负责主管、各区（县）劳动保障部门负责、各级社保经办机构负责新农合具体实施工作。此模式整合了社保办、医疗机构资源，实现城乡基本医疗卫生服务数据共享，节约运行成本；统一报销政策，规范报销操作；节约公共管理运行费用，提供专业化的公共服务；最重要的是有利于转变观念，为建立统筹城乡一体化的社会基本医疗保障体系作准备。尽管目前新农合在保障对象、参保方式、筹资渠道、保障程度、管理体制、法律与制度保障以及政府责任方面都与城镇医疗保险存在着差别，在较大区域范围实现城乡医疗保障的接轨还有一定困难，但从趋势判断，劳动社会保障部门经办模式比较符合城乡一体社会化的发展方向。

浙江各地统筹城乡全面建立、推进及发展新农合制度的实践演进轨迹，展示了"自强不息、坚忍不拔、勇于创新、讲求实效、求真务实"的浙江人文精神，以及坚持"民本卫生、和谐卫生"的发展逻辑。经总结其典型经验主要表现在：一是坚持把新农合制度融入统筹城乡经济社会发展的大局和各级政府责任考量中；二是以推进农民健康工程为载体，将新农合制度与大力发展农村社区卫生服务和农村卫生综合配套改革有机结合；三是探索多种城乡基本医疗保障一体化发展模式及运行机制；四是建立以新农合为重点的长效筹资和发展机制，为构建城乡居民基本医疗保障一体化发展模式提供实践探索与准备；五是整合资源加强信息化建设，发挥城乡基本医疗保障信息管理对城乡居民实施一体化健康管理的综合功效。

三、杭州市城乡居民基本医疗保障一体化发展进展及运行状况分析

（一）杭州市城乡居民基本医疗保险一体化发展模式及主要内容

近年来，为构建和谐、公平、有效的医疗保障体系，实现"人人享有基本医疗保障"的目标，杭州市委、市政府按照"城乡统筹、全民覆盖、一视同仁、分类享受"的原则，整合各项医疗保障制度，提升城乡居民基本医疗保险市级统筹层次，统一经办管理资源，加强经办能力建设，初步建立了覆盖城乡居民的医疗保障体系和管理服务平台，医疗保障事业取得较快发展。克服了由于各统筹地区经济发展水平不平衡、人口特征差异较大及"分灶吃饭"的财政体制，所导致的医保政策的差异和经办管理的封闭，城乡居民"同城不同待遇"、风险共济作用有限及异地就医结算不便等状况，有效增强医疗保障的公平性和保障能力，对统筹城乡区域及经济社会和谐发展，具有重要意义。

杭州城乡基本医疗保险一体化的具体实施主要内容及办法包括：统一医疗基本保障体系、统一基本医疗保险筹资与补偿政策、统一建立风险调剂基金、整合医保信息资源和统一规范经办管理流程五个方面。

1. 统一基本医疗保障体系。对现行的城镇职工医保、城镇居民医保、新农合和医疗困难救助在内的多层次医疗保障体系（简称"3＋1"保障体系）进行调整，将城镇居民医保和新农合归并为城乡居民基本医疗保险（简称城乡居民医保），统一构建包括职工医保、城乡居民医保和医疗救助在内的多层次医疗保障体系（简称"2＋1"保障体系）。实施"2＋1"保障体系，一方面有助于增强基金的互助共济和风险防范能力，另一方面也有利于医疗保障体系的统一，为统筹层次的提升奠定基础。这样调整主要基于以下现状：（1）原来全市8个统筹地区中，只有3个统筹地区建立了"3＋1"保障体系，其他5个统筹地区由于当地城镇居民人口较少，已将城镇居民医保和新农合归并为城乡居民医保运行，实施"2＋1"保障体系。（2）实施"3＋1"保障体系的统筹地区中，除了市本级城镇居民人口较多之外，其他2个统筹地区（萧山、建德）均呈现农业人口

多的特征，参保基数过小，致使基金的风险防范能力有限。（3）从原有运行情况看，3个统筹地区的城镇居民医保均面临基金支付危机，影响制度的可持续发展。

2. 统一基本医疗保险筹资与补偿政策。受制于统筹地区发展的不平衡，原来各县（市、区）统筹地区的医疗保险政策存有较大差异。杭州市为进一步统筹城乡完善城乡基本医疗保障一体化体系，构建覆盖城乡居民均等化的基本医疗保障水平，提高城乡居民的健康公平和生活品质，在实施《杭州市基本医疗保障办法》和《杭州市区新型农村合作医疗实施办法》的基础上，根据国家和浙江省推进新医改精神，结合杭州市城乡经济社会发展的现实基础和趋势，2011年起对杭州市本级城乡基本医疗保险部分政策做如下调整：杭州市城镇居民基本医疗保险统筹基金和新型农村合作医疗统筹基金合并为城乡居民基本医疗保险统筹基金，实行政府和个人共同承担，支付范围不变。城乡居民基本医保的筹资标准为每人每年1 200元（城乡居民个人缴纳400元、市区两级财政各补贴400元）和800元（城乡居民个人缴纳200元，市区两级财政各补贴300元）两档。城乡居民可以自愿选择分档参保，其中城镇非从业人员由个人全额缴纳医保费用。城乡居民门诊与住院起付标准和统筹基金报销比例，见表11-4。

表11-4　　　杭州市城乡居民基本医疗保险一体化门诊和住院起报标准及比例

类型	门诊			住院			
	起付标准（元）	统筹基金承担比例（%）		起付标准（元）	统筹基金承担比例（%）		
		个人缴费400元	个人缴费800元		起付标准~2万元（含）	2万~4万元（含）	4万~15万元（含）
三级医疗机构	300	40	25	800	55	60	65
二级医疗机构		50	35	600	60	65	70
社区医疗机构等		70	60	300	65	70	75

3. 统一建立风险调剂基金。有些统筹地区因经济发展水平较低，人口基数较小，造成基金规模过小，导致风险相对集中，使基金运行面临潜在的支付危机。建立风险调剂基金，可增强基金的风险防控能力及互助共济作用，有利于制度的可持续发展。但建立风险调剂基金也面临管理主体和管理权责的重新定位和划分，涉及各方利益的重新调整，是一项审慎而复杂的系统工程。因此，明确现阶段先建立市级风险调剂基金，在维持基金分级管理体制不变的基础上，一定程

348

度地化解各统筹地区的基金风险，增强社会保障的互助共济作用，同时对调剂金的建立、使用及监督与管理进行了严格规范，确保调剂金的有效使用。

4. 整合医保信息资源。主要依托"社会保障卡"应用和"金保工程"，实现统筹地区间系统互通，资源共享，逐步达到全市范围内经办机构与就医地定点医疗机构直接联网结算。这主要是基于以下两方面的考虑：一方面，随着经济全球化和城镇化进程的逐步深入，人口跨区域流动已成为一种趋势。据统计，各统筹地区（不包括市本级）常驻异地或在异地就医的就诊人次比例已达 10% ~ 40%，异地定点医疗机构的数量占比达到 20% ~ 50%；另一方面，由于原来经办管理的封闭性，造成各统筹地区的医保信息系统互不兼容，信息资源无法共享。如果单纯由各地经办机构与异地定点医疗机构建立"一对一"联网模式，不仅增加资源成本，同时还增加管理难度及服务成本，也不利于经办管理流程的统一和规范。因此，整合各统筹地区现有的医保信息资源，统一规范程序开发、数据接口、基础数据及功能模块，真正实现系统互通，资源共享。这不仅可切实缓解异地就医结算不便的突出矛盾，有效提高就医结算管理与服务能力，同时也是提升医疗保险统筹层次所必备的技术条件。

5. 统一规范经办管理流程。经办管理能力是政策得以落实的根本保证。原来的属地管理模式，因统筹层次较低，造成业务流程、管理方法及管理标准的统筹地区差异，也一定程度制约了城乡基本医疗保险统筹层次的提升。为此，全省统一明确了城乡医保业务流程规范和管理考核标准，按照内部控制管理要求规范业务经办流程，统一基金支付范围、标准及结算方式，建立经办机构间协作监管机制，在整合信息资源的同时，确保了医保信息系统可互通、可共享、可操作。

（二）不同经济类型城乡区域新农合制度运行状况比较分析

根据杭州市城乡各县（市、区）行政区划实际和社会经济综合发展情况，以农民人均收入为主要指标、人均 GDP 为辅助指标，结合专家咨询意见，把农民所在不同经济类型地区划分为城区（包括江干区、拱墅区、西湖区、滨江区）、郊区（包括萧山区、余杭区）、县（市）（包括桐庐县、淳安县、建德市、富阳市、临安市）。利用 2006 ~ 2010 年杭州市统计年鉴、2005 ~ 2009 年杭州市新农合相关年报统计及工作报告等资料，进行不同经济类型区域新农合制度运行状况的比较分析。全市 2009 年人均 GDP 比 2005 年增长 76.18%，农民人均纯收入 2009 年比 2005 年增长 64.03%。2005 ~ 2009 年不同经济类型城乡区域人均 GDP 和农民人均纯收入情况见表 11 - 5。

表 11 - 5   2005～2009 年杭州市不同经济类型地区农村基本经济情况

年份	城区		郊区		县（市）		全市	
	人均 GDP（万元）	农民人均纯收入（元）	人均 GDP（万元）	农民人均纯收入（元）	人均 GDP（万元）	农民人均纯收入（元）	人均 GDP（万元）	农民人均纯收入（元）
2005	8.65	9 486	5.04	8 310	2.91	6 019	4.24	7 207
2006	12.83	10 607	6.93	9 856	3.34	6 922	5.45	8 335
2007	8.62	11 055	8.28	10 242	3.40	7 166	6.83	9 849
2008	7.68	19 429	7.25	10 813	3.93	7 995	7.09	10 692
2009	10.48	14 400	7.29	12 875	4.01	8 779	7.47	11 822

注：根据杭州市行政区划与农村社会经济类型特点，划分为城区（江干区、拱墅区、西湖区、滨江区）、郊区（萧山区、余杭区）、县（市）（桐庐县、淳安县、建德市、富阳市、临安市）。2009 年由于农转非政策的实施，城区中仅江干区含农业人口，统计数据以江干区为主，下同。2008 年城区的人均 GDP 以及农民人均纯收入以江干区与西湖区的数据计算。

1. 参合率

截至 2009 年年底，全市共有 229 个乡（镇）、2 123 个行政村、346.35 万城乡居民参加了新农合，参合率为 100%。与 2005 年相比，2009 年城区和县（市）新农合参合率增幅分别为 6.51%、10.35%，全市参合率 2009 年比 2005 年增长 5.27%，均高于浙江全省平均水平。见表 11 - 6。

表 11 - 6   2005～2009 年杭州市不同类型地区新农合参合情况

年份	城区		郊区		县（市）		全市	
	参合人数（万人）	参合率（%）	参合人数（万人）	参合率（%）	参合人数（万人）	参合率（%）	参合人数（万人）	参合率（%）
2005	31.61	93.49	150.25	100.00	180.80	89.65	362.66	94.73
2006	33.01	100.00	154.89	100.00	182.41	91.75	370.31	100.00
2007	30.64	100.00	148.59	100.00	195.67	94.47	374.90	100.00
2008	23.82	100.00	144.95	100.00	198.19	99.97	366.96	100.00
2009	13.91	100.00	131.73	100.00	201.31	100.100	346.35	100.00

2. 筹资水平及构成

2009 年杭州全市新农合人均筹资水平达 263 元，人均筹资水平占上年农民

人均纯收入的 2.46%，其中城区、郊区、县（市）不同经济类型地区人均筹资
水平分别为 400 元、382 元、176 元，见表 11 - 7。2009 年与 2005 年相比五年
间，全市新农合人均筹资水平增幅为 286.04%，其中各级政府财政资助的比例
从 60% 提高至 70% 左右，城乡居民个人缴费比例从约 33% 下降至 26% 左右；其
中城区、郊区和县（市）人均筹资水平分别增幅为 103.4%、295.3%、
248.5%，见表 11 - 9，表 11 - 10。变异系数（CV）可以用来反映杭州市不同经
济类型地区新农合筹资水平的均等化程度，表 11 - 10 显示：2009 年人均筹资以
及政府资助、个人缴费和其他收入的变异系数分别为 0.42、0.34、0.56、0.79，
与 2005 年相比，分别下降了 46.69%、45.28%、24.99%、52.05%，不同经济
类型地区筹资水平及构成均等化程度呈现不断优化趋势。

表 11 - 7   2009 年杭州市不同经济类型地区新农合筹资与基金收入情况

类型	基金收入总额（亿元）	筹资总额（亿元）	人均筹资（元）	人均筹资占上年农民人均纯收入的百分比（%）	人均筹资占当年农民人均纯收入的百分比（%）
城区	0.56	0.56	400.20	1.68	1.61
郊区	5.75	5.04	382.33	3.54	2.97
县（市）	4.67	3.55	176.24	2.20	2.01
合计	10.98	9.15	263.47	2.46	2.23

表 11 - 8   2005 ~ 2009 年杭州市新农合筹资与基金收入情况

年份	基金收入总额（亿元）	筹资总额（亿元）	人均筹资（元）				人均筹资占上年农民人均纯收入的百分比（%）	人均筹资占农民当年人均纯收入的百分比（%）
			政府资助（%）	个人缴费（%）	其他收入（%）	合计		
2005	2.97	2.48	41.88 (61.36)	22.44 (32.88)	3.93 (5.76)	68.25	1.07	0.95
2006	3.43	2.72	43.96 (59.84)	23.11 (31.46)	6.39 (8.70)	73.47	1.02	0.88
2007	5.05	4.35	80.65 (69.51)	32.58 (28.08)	2.80 (2.41)	116.03	1.39	1.36

续表

年份	基金收入总额（亿元）	筹资总额（亿元）	人均筹资（元）				人均筹资占上年农民人均纯收入的百分比（%）	人均筹资占农民当年人均纯收入的百分比（%）
			政府资助（%）	个人缴费（%）	其他收入（%）	合计		
2008	8.86	7.02	137.26（71.79）	51.46（26.91）	2.49（1.30）	191.21	1.94	1.78
2009	10.98	9.15	183.25（69.55）	70.25（26.66）	9.97（3.79）	263.47	2.46	2.23

表 11－9　　　　　2005～2009 年杭州市不同经济类型地区
新农合人均筹资及构成情况

年份	城区				郊区				县（市）			
	政府资助（%）	个人缴费（%）	其他收入（%）	人均筹资（元）	政府资助（%）	个人缴费（%）	其他收入（%）	人均筹资（元）	政府资助（%）	个人缴费（%）	其他收入（%）	人均筹资（元）
2005	98.00（49.82）	60.9（30.99）	37.73（19.18）	196.71	44.25（69.91）	18.22（28.79）	0.82（1.30）	63.29	30.10（60.29）	19.22（38.50）	0.60（1.21）	49.92
2006	59.18（30.30）	67.16（34.39）	68.96（35.31）	195.30	44.05（74.02）	15.19（25.53）	0.27（0.45）	59.51	41.13（65.00）	21.87（34.57）	0.27（0.43）	63.27
2007	98.27（55.22）	61.36（34.48）	18.33（10.30）	177.96	100.26（72.65）	35.01（25.37）	2.73（1.98）	138.01	62.99（70.27）	26.24（29.27）	0.41（0.46）	89.64
2008	164.16（65.61）	70.16（28.04）	15.89（6.35）	250.21	169.60（73.42）	59.51（25.76）	1.89（0.82）	231.00	110.37（71.20）	43.32（27.95）	1.31（0.85）	155.00
2009	245.90（61.44）	134.16（33.52）	20.14（5.03）	400.20	173.37（69.30）	62.70（25.06）	14.11（5.64）	250.18	123.19（70.81）	49.09（28.22）	1.69（0.97）	173.98

表 11－10　　　　　2005～2009 年杭州市不同经济类型地区
新农合人均筹资变异系数

年份	政府资助	个人缴费	其他收入	人均筹资
2005	0.62	0.74	1.64	0.79
2006	0.20	0.81	1.71	0.73
2007	0.24	0.45	1.36	0.33

年份	政府资助	个人缴费	其他收入	人均筹资
2008	0.22	0.23	1.36	0.24
2009	0.34	0.56	0.79	0.42

3. 住院受益率和补偿率

2005～2009 年全市新农合累计住院补偿 73.87 万人次，住院受益率增幅为 97.81%，其中城区、郊区、县（市）住院受益率增幅分别为 26.43%、94.01%、125.23%，县（市）住院受益率增幅是城区的 4.74 倍，见表 11－11。

表 11－11　　　　　　　2005～2009 年杭州市不同经济类型地区
新农合参合住院受益情况

年份	城区		郊区		县（市）		全市	
	补偿人次数（万人次）	受益率（%）	补偿人次数（万人次）	受益率（%）	补偿人次数（万人次）	受益率（%）	补偿人次数（万人次）	受益率（%）
2005	1.16	3.67	4.76	3.17	4.02	2.22	9.94	2.74
2006	1.58	4.79	5.72	3.69	5.87	3.22	13.18	3.56
2007	1.36	4.44	6.55	4.41	7.17	3.67	15.08	4.02
2008	1.29	5.42	7.59	5.24	7.99	4.03	16.87	4.60
2009	0.65	4.64	8.10	6.15	10.06	5.00	18.80	5.42

2009 年全市参合农民住院补偿率为 40.59%，其中郊区住院补偿率最高（46.40%）。城区、郊区、县（市）住院补偿率之比为 0.99：1.31：1。2005～2009 年，全市参合农民实际发生累计住院医药费用 582 992.03 万元，新农合住院补偿累计医药费用 178 874.50 万元。与 2005 年相比，2009 年城区、郊区、县（市）住院补偿率增幅分别达 27.85%、160.82%、168.86%，县（市）住院补偿率增幅是城区的 6.06 倍，明显高于同期两类地区人均筹资水平的增幅（2.40 倍），见表 11－12。2009 年不同经济类型地区新农合参合农民住院补偿变异系数为 0.17，与 2005 年相比下降 54.05%，见表 11－13。

表 11 - 12　　　　2005～2009 年杭州市不同经济类型地区
新农合住院补偿情况

年份	城区		郊区		县（市）		全市	
	补偿医药费用（万元）	补偿率（%）	补偿医药费用（万元）	补偿率（%）	补偿医药费用（万元）	补偿率（%）	补偿医药费用（万元）	补偿率（%）
2005	2 820.08	27.40	5 683.76	17.79	6 143.00	13.20	14 646.84	16.50
2006	3 788.87	30.84	8 209.75	21.49	9 260.93	22.79	21 259.55	23.33
2007	2 873.91	22.78	14 967.16	30.23	12 763.91	26.96	30 604.98	27.96
2008	2 932.04	24.00	25 960.75	39.80	20 700.22	33.62	49 593.01	35.68
2009	2 347.01	35.03	33 641.48	46.40	26 781.59	35.49	62 770.08	40.59

表 11 - 13　　　　2005～2009 年杭州市不同经济类型地区
新农合住院与门诊补偿变异系数

年份	住院补偿	门诊补偿
2005	0.37	0.39
2006	0.20	0.30
2007	0.14	0.06
2008	0.25	0.13
2009	0.17	0.13

4. 门诊受益率和补偿率

2009 年全市参合农民门诊受益率为 280.76%，约是同期农民人均筹资水平增幅（286.04%）的 1.44 倍。2005～2009 年五年间，县（市）门诊受益率增长 17.07 倍，城区、郊区门诊受益率分别增长 1.87 倍、2.07 倍，见表 11 - 14。2005～2009 年全市参合农民实际发生累计门诊医药费用 265 553.50 万元，门诊补偿累计医药费用 56 406.25 万元，门诊补偿率增幅为 42.55%；其中城区、郊区和县（市）住院补偿率增幅分别为 11.74%、166.67%、54.18%，见表 11 - 15。2009 年不同经济类型地区新农合参合农民门诊补偿系数为 0.13，与 2005 年相比下降 58.97%，见表 11 - 13。

表 11 - 14　　　　　　　　 2005 ～ 2009 年杭州市不同经济类型地区
新农合门诊受益情况

年份	城区		郊区		县（市）		全市	
	补偿人次数（万人次）	受益率（%）	补偿人次数（万人次）	受益率（%）	补偿人次数（万人次）	受益率（%）	补偿人次数（万人次）	受益率（%）
2005	68.84	217.78	102.76	68.39	27.37	15.14	198.97	54.86
2006	115.11	348.71	114.88	74.17	93.19	51.09	323.18	87.27
2007	118.14	385.57	179.40	120.73	187.86	96.01	485.40	129.47
2008	87.94	369.27	257.91	177.93	375.77	189.60	721.62	196.65
2009	56.69	407.58	366.65	278.33	550.78	273.59	974.12	280.76

表 11 - 15　　　　　　　　 2005 ～ 2009 年杭州市不同经济类型
地区新农合门诊补偿情况

年份	城区		郊区		县（市）		全市	
	补偿医药费用（万元）	补偿率（%）	补偿医药费用（万元）	补偿率（%）	补偿医药费用（万元）	补偿率（%）	补偿医药费用（万元）	补偿率（%）
2005	2 315.69	26.67	1 349.46	12.18	411.67	12.33	4 076.82	17.65
2006	2 836.23	26.08	1 768.42	14.65	994.11	11.83	5 598.76	17.85
2007	1 692.75	18.49	3 957.83	19.74	2 310.28	13.91	7 960.86	17.38
2008	1 545.73	20.59	7 467.60	25.80	6 017.06	17.45	15 030.00	21.19
2009	1 728.35	29.80	12 483.47	32.48	9 527.99	19.01	23 739.81	25.16

5. 住院和门诊次均补偿医药费用

2005 ～ 2009 年全市参合农民累计实际发生住院次均医药费用 39 567.55 元，新农合住院次均累计补偿医药费用 11 393.68 元。2009 年城区、郊区、县（市）住院次均医药费用之比为 1.38 : 1.19 : 1，住院次均补偿医药费用之比为 1.36 : 1.56 : 1，与 2005 年相比，全市住院次均医药费用下降 7.89%，但新农合住院次均补偿医药费用提高 126.58%，见表 11 - 16、表 11 - 17。

表 11 - 16　　　　2009 年杭州市不同经济类型地区新农合住院与
门诊医药费用及补偿情况

类型	住院次均医药费用（元）	住院次均补偿医药费用（元）	门诊次均医药费用（元）	门诊次均补偿医药费用（元）
城区	10 376.03	3 634.83	102.32	30.49
郊区	8 953.71	4 154.55	104.81	34.05
县（市）	7 502.33	2 662.93	90.98	17.30
合计	8 226.15	3 338.76	96.84	24.37

表 11 - 17　　　　　　2005 ~ 2009 年杭州市新农合住院与
门诊医药费用及补偿情况

年份	住院次均医药费用（元）	住院次均补偿医药费用（元）	门诊次均医药费用（元）	门诊次均补偿医药费用（元）
2005	8 930.68	1 473.53	116.08	20.49
2006	6 913.85	1 613.02	97.00	17.32
2007	7 259.40	2 029.51	94.38	16.40
2008	8 237.47	2 938.86	98.28	20.83
2009	8 226.15	3 338.76	96.84	24.37

　　表 11 - 16、表 11 - 17 同时显示，2005 ~ 2009 年全市参合农民累计实际发生门诊次均医药费用 502.58 元，新农合门诊次均累计补偿医药费用 99.41 元。2009 年城区、郊区、县（市）门诊次均医药费用之比为 1.12∶1.15∶1，门诊次均补偿医药费用之比为 1.76∶1.97∶1，与 2005 年相比，全市门诊次均医药费用下降了 16.57%，但新农合门诊次均补偿医药费用却增加 18.94%。

　　6. 在不同级别医疗机构发生的住院和门诊补偿医药费用

　　2008 年全市县以上、县级和乡镇医疗机构新农合住院补偿医药费用分别占总住院补偿医药费用的 30.44%、64.81% 和 4.75%。从城乡不同经济区域来看，城区县以上医疗机构住院补偿医药费用的比例较大（61.48%），处于主体地位。郊区和县（市）区域县级医疗机构为住院补偿的主体，其住院医药补偿费用比例均超过 60.00%，见表 11 - 18。2005 ~ 2008 年四年间，在总住院补偿医药费用中，全市县以上医疗机构住院补偿医疗费用所占比例下降 27.56%，县级医疗机构所占比例提高了 22.91%，见表 11 - 19。

表 11 - 18　　　　2008 年杭州市不同经济类型地区新农合
住院补偿医药费用及构成情况

类型	县以上医疗机构费用（万元）及构成（%）	县级医疗机构费用（万元）及构成（%）	乡（镇）卫生机构费用（万元）及构成（%）	合计（万元）
城区	1 802.61 （61.48）	726.53 （24.78）	402.9 （13.74）	2 932.01
郊区	6 943.33 （26.75）	17 974.11 （69.23）	1 043.31 （4.02）	25 960.75
县（市）	6 350.10 （30.68）	13 438.38 （64.92）	911.74 （4.40）	20 700.22
全市	15 096.04 （30.44）	32 139.02 （64.81）	2 357.95 （4.75）	49 592.98

表 11 - 19　　　　2005 ～ 2008 年杭州市新型农村合作医疗
住院补偿医药费用构成情况

年份	县以上医疗机构费用（万元）及构成（%）	县级医疗机构费用（万元）及构成（%）	乡（镇）医疗机构费用（万元）及构成（%）	合计（万元）
2005	6 154.13 （42.02）	7 723.32 （52.73）	769.39 （5.25）	14 646.84
2006	9 384.86 （44.14）	11 177.48 （52.58）	697.21 （3.28）	21 259.55
2007	10 905.51 （35.63）	18 344.22 （59.94）	1 355.25 （4.43）	30 604.98
2008	15 096.04 （30.44）	32 139.02 （64.81）	2 357.95 （4.75）	49 592.98

　　从门诊补偿医药费用的分布来看，2008 年城区与郊区门诊补偿医药费用全部发生在乡（镇）医疗机构，县（市）区域乡（镇）和村医疗机构的门诊补偿费用分别占 89.51%、10.49%，见表 11 - 20。从 2006 ～ 2008 年三年间，全市门诊补偿医药费用中，县以上及县级医疗机构所占比例分别由 13.55%、18.26%下降至 0，村级医疗机构所占比例下降 58.13%，乡（镇）医疗机构所占比例增加 57.84%，达到 95.80%，见表 11 - 21。

表 11 - 20　　　　2008 年杭州市不同经济类型地区新农合
门诊补偿医药费用及构成情况

类型	乡（镇）医疗机构费用（万元）及构成（%）	村医疗机构费用（万元）及构成（%）	合计（万元）
城区	1 545.73 （100.00）	0.00 （0.00）	1 545.73
郊区	7 467.60 （100.00）	0.00 （0.00）	7 467.60

续表

类型	乡（镇）医疗机构费用（万元）及构成（%）	村医疗机构费用（万元）及构成（%）	合计（万元）
县（市）	5 386.06（89.51）	631.00（10.49）	6 017.06
全市	14 399.39（95.80）	631.00（4.20）	15 030.39

表 11 -21 　　　　　**2006～2008 年杭州市新型农村合作医疗
门诊补偿费用及构成情况**

年份	县以上医疗机构费用（万元）及构成（%）	县级医疗机构费用（万元）及构成（%）	乡（镇）医疗机构费用（万元）及构成（%）	村医疗机构费用（万元）及构成（%）	合计（万元）
2006	758.56（13.55）	1 022.55（18.26）	3 256.20（58.16）	561.45（10.03）	5 598.76
2007	548.90（6.89）	2 582.79（32.45）	4 320.56（54.27）	508.61（6.39）	7 960.86
2008	0.00（0.00）	0.00（0.00）	14 399.39（95.80）	631.00（4.20）	15 030.39

7. 结论

通过上述对 2005～2009 年杭州市不同经济类型城乡区域新农合制度运行绩效横向及纵向对比来看，参合程度、筹资与补偿水平体现了全市不同经济类型地区低点起步、逐步扩大提高、均等化趋势加快的发展特点；坚持实行了住院大病补偿为主、门诊补偿为补充的补偿模式；不同层次医疗卫生机构补偿医药费用构成比例、基金运行效率及农民满意度等各项主要指标均呈不断优化和提升的发展趋势。主要指标均明显优于浙江乃至全国 15 个副省级城市的平均水平。已为巩固提高和深入完善新农合制度、推进城乡基本医疗保障一体化提供了实践经验和发展基础。杭州市已初步实现了城乡居民基本医保衔接、整合和并轨一体化进程，必将为进一步提高城乡居民基本医保筹资水平、逐步缩小与城镇职工基本医疗保险的差距奠定了基础。

四、舟山市新农合市级统筹工作模式分析

（一）基本情况

舟山市是全国唯一以群岛设市的地级行政区划，有 1 390 个大小岛屿组成，其中住人岛屿 103 个。全市下辖 2 区 2 县，43 个乡镇（街道），2010 年年末户籍

人口总数 96.77 万人，渔农业人口 60.98 万人，人口密度 672 人/平方公里。2010 年，实现地区生产总值 633.45 亿元，财政总收入 98.53 亿元，城镇居民人均可支配收入 26 242 元，渔农村居民人均纯收入 14 265 元。2010 年 5 月，舟山被国务院确定为国家级海洋综合开发试验区。2011 年 3 月 14 日，舟山作为中国首个群岛新区，正式写入《中国国民经济和社会发展十二五规划纲要》。

截至 2010 年年末，全市共有各级各类医疗卫生机构 407 家，其中疾控中心与卫生监督所各 5 家，妇幼保健院（所）4 家，城乡社区卫生服务中心 43 家，社区卫生服务站 176 家，医院 21 家（综合医院 9 家，中医医院 6 家，专科医院 6 家）。全市共有卫生技术人员 6 169 人，执业医师（包括助理医师）2 524 人，注册护士 2 132 人。每千人床位数 4.19 张，千人卫技人员数 6.37 人，千人医生数 2.61 人，千人护士数 2.20 人。2010 年门急诊人次 686.48 万，住院人次 8.75 万。城市 15 分钟、渔农村 20 分钟"社区卫生服务圈"基本建成，市级以上规范化社区卫生服务机构达到 56.5%。重大传染病发病率控制在较低水平，连续四年实现孕产妇零死亡。

2004 年 1 月，舟山市普陀区、嵊泗县作为浙江省第一批试点县（区）正式实施新型渔农合作医疗制度。2005 年 10 月，新型渔农村合作医疗制度覆盖全市所有的县（区）、乡镇（街道）和村。2007 年，根据舟山海岛实际和新农合发展需要，提出分步实施市级统筹、"六个统一"方案。2009 年，全市新农合人均筹资统一达 188 元，比 2008 年增加 46 元，参合率达到 95.9%，

（二）新农合市级统筹工作方案制订与实施

1. 工作目标。通过实施市级统筹，统一各县（区）政策方案，加快整体推进速度，提高群众参合积极性；实施基金统一管理和部分统筹，加强基金的筹集和管理，提高基金使用效率；扩大新农合覆盖面，加强信息化建设，开展异地参合、异地结报工作，方便市内跨县（区）流动人口就近参合、就医和结报；加强经办机构建设，强化定点医疗机构监管和就医管理。

2. 主要内容。市级统筹的基本形式为"方案统一、分级管理、基金统筹、风险共担"，主要内容包括统一政策制度、筹资标准、补偿政策、基金管理、服务监管、信息管理等六个方面。

（1）统一政策制度。建立全市统一的新农合制度，实施全市统筹，市、县（区）分级管理。县（区）主要负责实施，原则上不制定新政策，工作性文件出台前须经市新型渔农村合作医疗工作领导小组办公室同意。

（2）统一筹资标准。统一各县（区）筹资额度、筹资方式、个人（含集体）及政府出资比例等标准要求。长期在市内其他县（区）居住的人员，可在

现居住地（异地）自愿选择参加新农合。2009年人均筹资总额为188元，其中市财政8元，县（区）财政和乡镇70元，个人（含村集体补助）50元。

（3）统一补偿政策。统一"以住院大病统筹为主，兼顾普通门诊和门诊指定项目补助"的补偿模式。统一包括起付线、封顶线、分段及补偿比例、门诊指定项目病种、普通门诊补偿比例等补偿政策。2009年全市的补助标准，既保持了新农合政策的连续性，同时也考虑了基金的承受能力和新农合的可持续发展。在具体操作时，原则上补偿标准就高不就低，补偿范围就大不就小，总体上使全人群都提高了补偿水平。

（4）统一基金管理。统一基金管理政策，包括基金统筹管理、基金监督管理、风险基金管理、县（区）间协调和结算、市内跨县（区）代办结报等制度。明确市与县（区）在基金筹措、使用、管理上的职责。加强基金预算和决算管理，实行市级统筹、统一管理、二级核算、集中决算。新农合基金的85%作为统筹医疗基金连同历年结余资金放在各县（区）使用；基金的15%作为统筹风险基金提交到市里，全市各县（区）统筹使用。建立风险备用金制度，市、县（区）政府安排规模适度的（基金总额的3%左右）风险备用金。

（5）统一服务监管。统一县（区）经办机构工作制度和服务规范。制定全市统一的定点医疗机构管理办法，实施定点医院协议管理和协议医师管理制度，实行市、县（区）分级管理，加强对定点医疗机构的稽查，规范其服务、收费、信息化管理和实时结报要求，努力控制医药费用过快上升趋势，扩大参合对象定点医疗机构的选择范围。对各定点医疗机构住院和门诊的均次费用和有效费用加强了监管控制，并及时在各类媒体上公示医疗服务费用信息。

（6）统一信息管理。建立覆盖全市定点医疗机构和市、县（区）经办机构的新农合信息管理系统，建成市、县（区）、乡镇（街道）、村（社区）四级联网并能统一实时结报的新农合市级信息交换平台，实现网上参合缴费、网上实时结报、网上审核监管和网上信息数据传输等管理，彻底改变了参合群众原来只能回户籍所在地参合、就医、结报的状况。

（三）新农合市级统筹主要成效

1. 统筹解决新农合发展的政策制约性

实施市级统筹，为新农合突破制度制约，解决发展中的瓶颈提供了条件。解决的主要问题是：（1）确保新农合政策保障的公平性。新农合市级统筹的实施，进一步提高了参合群众的受益率，解决了因政策方案不一、发展不平衡而引起的异议、误解，群众满意度大幅提高，新农合制度更加深入人心。（2）提高新农合政策操作的便捷性。实现异地参合、就医和结报。市内跨县（区）异地工作和定居的居民可在居住地缴费参合；跨县（区）就医可实时联网结报；县（区）间开展医疗费用代办结报服务，为市外就医的参合群众提供了方便，使其不需要回户籍地结报，适应了现代社会人口流动性强的特征。（3）提高保障政策的可及性。扩大定点医疗机构范围，突破原来各县（区）参合群众只能在本县（区）定点医疗机构享受普通门诊补助的政策，市内跨县（区）的普通门诊费用得到补偿。现有市内市级、县（区）级、乡镇级定点医疗机构 170 家，已覆盖了全市所有社区卫生服务机构。（4）提升新农合基金风险抵御能力。解决各县（区）因统筹规模小、基数差别大、运行风险高的缺陷，有利于新农合的进一步发展。（5）提供更高统筹层次的基础性。市级统筹政策的统一，为今后参与浙江全省联网结报提供了方便，也为更高层次的统筹奠定了基础。（6）增加相关信息系统的共享性。通过与医联卡的两卡合一，和居民全人、全程的健康信息系统的对接与整合提供了可能，将促进卫生信息化建设。

2. 统筹兼顾以保持新农合政策的连续性

（1）实施"渐进"发展模式，兼顾推进速度与群众接受程度。从 2007 年出台以"六统一"为主要内容的市级统筹初始模式，到 2008 年出台"政策统一、分级管理、基金统筹、风险共担"的市级统筹方案。结合农民的接受程度，把握市级统筹的推进速度。（2）以各县（区）现行补偿政策为基线，保持政策连续性。要设计全市各县（区）认同、兼顾各方、统筹平衡、科学合理的全市新农合方案难度较大，因为各县（区）已经实施了现行的为群众所了解和接受的补助标准，在制定市级统筹的补偿标准时势必要考虑以各县（区）最优惠的补助标准作为市级统筹补助标准基准线，总体补助只能提高，不能降低。（3）平衡筹资与补偿水平。在基本平衡县（区）政策的基础上，更多地关注基金的承受能力。为此，要从基金承载力实际出发，重点是适当调整好县（区）间差异较大的补助标准。（4）关注各方利益诉求。全市统筹方案可能会削弱原先县（区）统筹时对市内二、三级定点医疗结构之间的经济调控能力，使县（区）政府失去以转移支付形式主要投向本地医疗机构的调控手段，从而影响县（区）医疗机构的病人分布和经济利益。为此，要以维持农民利益和有利于新农合发展为主要目标，妥善处理，兼顾各方利益。

3. 实施分级管理以强化县（区）的责任性

（1）明晰市、县（区）级政府责任。市政府承担新农合市级统筹牵头任务，而县（区）政府为筹资和管理的责任主体的性质未改变。（2）在"分灶财政"体制下，市、县（区）共同探索新农合分级管理的方法。除强化县（区）政府对新农合领导和管理的责任性外，2009 年起市政府人均增资至 8 元，并安排人均 2 元的风险备用金用于责任共担。（3）加强管理经办机构建设。建立健全市、

361

县（区）两级管理（经办）组织，设立市级管理办公室，配备相应专职人员，市编办已批复市新农合办2个编制。加强现有县（区）经办机构建设，做到人员经费、工作经费足额及时到位。（4）进一步提高信息化管理水平，包括建立市级新农合信息管理平台，对县（区）管理系统进行改版升级，建立连接县（区）经办机构、市内定点医疗机构的信息管理网络，实行市内跨县（区）异地参合、异地就医结报。

4. 建立共担机制抵御合作医疗基金风险性

（1）合理安排基金。基金的85%作为统筹医疗基金同历年结余基金一起放在县（区）；15%的基金作为统筹风险基金提交市里统筹使用。把部分基金放在县（区），一是便于补助结报，二是可以增强县（区）管理的责任心。提取15%作为统筹风险基金，既符合基金运作规律，又符合上级风险基金提出管理政策，也适合当前基金全市统筹的水平。

（2）规定资金动用程序。结报使用留在县（区）的统筹医疗基金，不足时，先动用历年结余资金，再动用统筹风险基金，仍有不足时则动用风险备用金。

（3）建立新农合风险备用金制度。市、县（区）政府安排一定数额（基金总额的3%左右）的风险备用金。出现风险时，市承担40%，县（区）承担60%。这样既提高新农合基金风险管理水平，适应新农合发展迅速、政策变化大、影响因素多等情况，又加强基金预算管理。

（4）完善基金管理方式。如果85%的统筹医疗基金有结余，则将该结余转为历年结余，可降低县（区）在下一年可能出现基金亏损的风险，有利于提高县（区）积极性，控制不合理支出。如果实施"将全部基金提交市里"，则都在"总的基金盘子里"报销，会造成县（区）疏于管理的可能性。通过全市基金统筹和市、县（区）分级管理，实现市与县（区）间和县（区）之间的统筹使用和风险共担。

附录 11.1.1

浙江省人民政府关于加快发展城乡社区卫生服务的意见

（浙政发〔2007〕35号）

社区卫生服务是实现人人享有卫生保健目标的基础环节。大力发展社区卫生服务，构建以社区卫生服务为基础、社区卫生服务机构与医院和预防保健机构分工合理、协作密切的新型医疗卫生服务体系，对于优化卫生资源配置，解决群众关心的就医问题，构建基本卫生保健制度，具有十分重要的意义。

从 1999 年开始，我省按照统筹城乡发展的要求，积极推进城乡社区卫生服务，取得了一定成效。但从总体上看，我省社区卫生服务工作仍然比较薄弱，在医疗卫生服务中的基础性作用尚未得到充分发挥。为深化医疗卫生体制改革，全面推进卫生强省建设，根据《国务院关于发展城市社区卫生服务的指导意见》（国发〔2006〕10 号），现就加快发展我省城乡社区卫生服务提出以下意见。

一、发展社区卫生服务的指导思想、基本原则和工作目标

（一）指导思想。以邓小平理论和"三个代表"重要思想为指导，全面落实科学发展观，把发展社区卫生服务作为深化医疗卫生体制改革、有效缓解居民看病难、看病贵问题的重要举措，作为构建新型卫生服务体系的基础，着力推进体制、机制创新，努力满足群众基本卫生服务需求。

（二）基本原则。

——坚持公益性质，转换运行机制和投入方式，确保社区卫生服务的公平性和可及性。

——坚持政府主导，强化政府责任，鼓励社会参与，多渠道发展社区卫生服务。

——坚持实行区域卫生规划，立足于调整现有卫生资源，辅以改扩建和新建，健全社区卫生服务网络。

——坚持防治结合，公共卫生和基本医疗并重，中西医并重。

——坚持因地制宜，城乡统筹，开拓创新，使社区卫生服务与城镇化进程、新农村建设和社区建设同步发展。

（三）工作目标。以"户户拥有家庭医生，人人享有卫生保健"为长远目标，争取到 2010 年，在全省基本建成网络健全、配置合理、功能完善、保障有力、运行科学、监管规范的社区卫生服务体系，居民在社区可以享受到预防保健等公共卫生服务和一般常见病、多发病的基本医疗服务。市辖区和经济强县（市）要加快发展，力争提前实现上述目标。

二、推进社区卫生服务体系建设

（一）明确社区卫生服务机构功能定位。社区卫生服务机构主要提供公共卫生与基本医疗服务，具有公益性质，不以营利为目的。社区卫生服务机构应以社

区、家庭和居民为服务对象，以妇女、儿童、老年人、慢性病人、残疾人和贫困居民为重点，开展健康教育、预防、保健、康复、计划生育技术服务和基本医疗等服务，也可根据居民需要提供部分个性化的健康服务。社区卫生服务机构不得向医院模式发展，原则上不设住院病床，可根据需要按规划设置适量以护理、康复为主的床位。

（二）健全以政府为主导、社会力量参与的社区卫生服务网络。积极调整现有卫生资源，建立以社区卫生服务中心和站为主体，其他基层医疗卫生机构为补充的社区卫生服务网络。原则上政府按照街道办事处所辖范围或按 3～10 万人口举办 1 所社区卫生服务中心，根据需要设置若干社区卫生服务站，中心对站实行一体化管理。

社区卫生服务机构主要通过对市辖区的区级医院、街道卫生院和县（市）城区的城关卫生院等基层医疗机构进行转型改造设立。对于现有基层卫生资源不足的城区、开发区或新建小区，政府应加以补充完善，也可由公立大中型医院调整部分资源举办，但须实行人事、业务、财务的单独管理。要按照平等、竞争、择优的原则，统筹社区卫生服务机构发展，鼓励社会力量参与社区卫生服务，充分发挥社会力量举办的社区卫生服务机构的作用。

（三）加强社区卫生服务人才队伍建设。政府举办的社区卫生服务机构为公益性事业单位，要按精简高效的要求，核定相应的事业编制。加强高等医学院校的全科医学、社区护理学科教育，积极为社区培养全科医师、护士。认真实施基层卫生技术人员素质提升工程，争取到 2010 年完成所有社区卫生专业技术人员相应的岗位培训。强化公立大中型医院、疾病预防控制中心、妇幼保健机构和计划生育技术服务机构对社区卫生服务机构的业务指导和培训。要有计划地组织社区卫生工作人员到医院和预防保健机构进修学习、参加有关学术活动。鼓励大中型医院临床医生到社区卫生服务机构服务。采取有效措施，推动离退休医护人员积极参与社区卫生服务。

三、创新社区卫生服务工作机制

（一）深化人事分配制度改革。全面推行聘用制，实行定编定岗、公开招聘、合同聘用、岗位管理、绩效考核的办法。实行多种选拔任用方法，择优选聘社区卫生服务中心主任。制定社区卫生工作人员高级专业技术职务评聘政策，适当提高社区卫生服务机构高、中级专业技术职务比例，吸引大中型医院人才到社区卫生服务机构工作。加大分配制度改革力度，建立与服务数量、工作质量和群众满意度相挂钩的分配制度。合理确定工资总额增长幅度，使社区卫生工作人员安心在社区工作。

（二）大力推行社区责任医生制度。按照服务区域划分和人均服务 1 000 ~ 2 000 人口的要求，建立以社区责任医生为骨干，社区护理等人员共同组成的社区责任医生团队。社区责任医生要转变服务模式，采取主动服务、上门服务的方式，及时掌握责任区居民健康信息，科学利用健康档案，实施针对性健康服务，重点做好责任区内传染病、寄生虫病、地方病和慢性非传染性疾病的防控、妇幼和老年保健以及计划生育技术指导等工作。综合运用上门巡诊、家庭病床、全科门诊等措施，为社区居民就近提供基本医疗服务。社区责任医生对责任区内居民进行健康教育和巡诊等主动服务次数原则上每年不少于 4 次。根据服务对象的特殊需求，社区责任医生可通过签订健康合同等方式开展个性化的健康保健服务。

（三）创新财务管理制度。全面实行政府举办的社区卫生服务机构收支预算管理。有条件的地区可开展收支两条线管理试点，收入全额上缴同级卫生行政部门或财政部门，支出由同级卫生行政部门或财政部门按规定核定安排。鼓励社会力量通过捐赠支持社区卫生服务。

（四）建立分工合理的纵向协作机制。整合疾病预防控制、妇幼保健机构、大中型医院与社区卫生服务机构的职能，将适宜社区开展的公共卫生服务交由社区卫生服务机构承担，逐步将大中型医院承担的一般门诊、康复和护理等服务分流到社区卫生服务机构。加强大中型医院对社区卫生服务机构的支持，实施"医院牵手社区行动"，组织大中型医院与社区卫生服务中心挂钩结对，建立双向转诊制度，实行资源共享。大中型医院要落实相应的职能科室和人员，对社区卫生服务中心转来的患者优先提供科室选择、检查预约、住院安排等服务，将适宜社区诊疗的患者及其就诊资料及时转回社区，逐步形成"小病在社区、大病到医院、康复回社区"的分级医疗和双向转诊新格局。

（五）积极发挥中医药在社区卫生服务中的优势和作用。加强社区中医药服务能力建设，合理配备中医药专业技术人员，积极开展社区卫生工作人员的中医药基本知识和技能培训，切实提高社区卫生服务机构中医药服务水平。在预防、医疗、康复、健康教育等方面，积极利用中医药资源，应用中医药适宜技术，充分发挥中医药的特色优势。

四、完善发展社区卫生服务的政策措施

（一）制定实施社区卫生服务发展规划。各级政府要制定社区卫生服务中长期发展规划和年度发展计划，市辖区政府原则上不再举办新的医院，着力发展社区卫生服务。各市、县（市、区）政府要组织规划、卫生等部门编制社区卫生

服务设施布局专业规划，并纳入城乡规划。对按规划已设置但用房未达标的，根据中心、站的建筑面积分别不小于 1 000 平方米和 150 平方米的要求，由县（市、区）政府提出建设和改造方案，在 2007 年年底前予以解决；对现租房的社区卫生服务机构，出租房属于街道所有的一律免收租金，不属于街道所有的，租金由县（市、区）、街道共同分担。

在城市新建、扩建、旧城改造中，要充分考虑社区卫生服务机构设置的需要，优先安排社区卫生服务机构建设用地，有关规费除上缴中央的外，予以减免。城市房地产成片开发的，应当依据社区卫生服务设施布局专业规划和《城市居住区规划设计规范》等国家、省相关标准规范，将社区卫生服务用房作为公益性配套设施建设要求，纳入规划设计条件，并作为土地出让的前提条件，由开发建设单位同步建设后移交当地卫生行政部门统一管理。社区卫生服务用房必须用于社区卫生服务，不得挪作他用。

（二）加大对社区卫生服务的投入。各级政府要按照公共财政的要求，建立稳定的社区卫生服务筹资和投入机制，加大投入力度，将城市新增卫生投入主要用于社区卫生服务。以市、区和县（市）财政为主，统筹安排解决社区卫生服务机构基本建设、房屋修缮、基本设备配备和信息化建设经费，切实改善社区卫生服务条件。落实人员培训补贴、事业单位养老保险制度建立以前的离退休人员费用和基本医疗服务政策性亏损的补助，确保政府举办的社区卫生服务机构正常运营。全省按城市常住人口每人每年不低于 20 元的标准筹集补助资金，纳入财政预算，按照政府购买服务的要求专项用于对城市社区卫生服务机构提供公共卫生服务的补助，并随经济的发展逐步提高筹资标准。各级政府对大中型医院支援社区卫生服务工作开展好的要给予表彰和经费支持。

省财政按照公共卫生服务均等化的要求，安排社区卫生服务专项转移支付资金，按不同经济类别地区和社区卫生服务绩效给予补助。

（三）发挥社区卫生服务健康保障作用。发挥城镇职工基本医疗保险、城镇居民医疗保障以及医疗救助制度与社区卫生服务的相互促进作用，将符合条件的社区卫生服务机构纳入定点医疗机构范围，将符合规定的家庭病床相关费用纳入支付范围。拉开基本医疗保险基金对社区卫生服务机构和二、三级医疗机构的起付标准和支付比例档次，参保人员在社区卫生服务机构发生的符合支付规定的相关费用，降低起付标准，个人负担水平应分别较二、三级医疗机构低 15%、20% 以上。探索完善与社区卫生服务机构特点相适应的医疗费用结算办法，进一步研究制定支持社区首诊和双向转诊的政策措施，引导群众优先利用社区卫生服务资源。

（四）完善社区卫生服务监管机制。严格社区卫生服务机构、人员和技术服务项目的准入管理，加强社区卫生服务机构规范化建设，完善科学的考核、评价体系和管理信息系统，强化行业监管和质量控制。完善社区医药价格管理，推行药品集中采购，确保医药安全，降低药品价格。

五、扎实推进农村社区卫生服务工作

各地要根据省委、省政府有关农村卫生和社区卫生服务工作的要求，不断完善农村社区卫生服务。乡镇卫生院要切实转变服务模式，加快转型成为社区卫生服务中心。要把乡镇卫生院分院和村卫生室等现有农村卫生机构改造成为社区卫生服务站。到 2010 年，全省所有中心村要完成社区卫生服务站建设，社区卫生服务中心和站实行一体化管理。进一步深化联村医生、驻村医生等多种形式的社区责任医生制度，全面落实农村公共卫生三大类 12 项任务，切实做好农民健康体检工作。建立新型农村合作医疗社区首诊制度，拉开参合人员在社区卫生服务机构和县级以上医疗机构的住院起付标准和报销比例，引导农村居民充分利用社区卫生服务。通过城乡统筹发展，促进我省社区卫生服务再上新的台阶。

各市、县（市、区）政府要根据本意见，制定具体的实施办法，积极落实各项政策措施，组织督促有关部门和乡镇政府、街道办事处认真履行职责，保证发展社区卫生服务各项目标任务的实现。

浙江省人民政府
二〇〇七年六月十二日

附录 11.1.2

中共杭州市委、杭州市人民政府关于杭州市基本医疗保障办法（2010 年修订）

（杭市委〔2010〕13 号）

为进一步完善我市基本医疗保障制度，实现人人享有基本医疗保障的目标，促进经济社会和谐发展，根据国家和省有关医疗保障体系建设的规定，结合我市实际，制定本办法。

一、目标要求

（一）基本医疗保障制度由政府负责实施，并遵循以下原则：

1. 城乡统筹、全民覆盖。对本市所有城乡居民作出基本医疗保障制度安排。

2. 一视同仁、分类享受。保障城乡居民不同的基本医疗需求，逐步提高保障水平。

3. 适度筹资、合理分担。建立单位、个人缴费和政府补助相结合的筹资机制。

4. 制度贯通、自愿选择。符合参保条件的人员可以按规定选择和转换不同的医疗保险。

5. 属地管理、因地制宜。上城区、下城区、江干区、拱墅区、西湖区、杭州高新开发区（滨江）和杭州经济开发区、杭州西湖风景名胜区（以下简称杭州市区），萧山区、余杭区和各县（市）分别作为独立的统筹地区，负责基本医疗保障基金的筹集、使用和管理。

（二）基本医疗保障制度包括城镇职工基本医疗保险、城镇居民基本医疗保险、新型农村合作医疗和医疗困难救助制度。

（三）市劳动保障行政部门主管全市的基本医疗保障工作，各统筹地区劳动保障行政部门负责本辖区内的基本医疗保障工作。各级医保（社保）经办机构负责具体实施工作。

发改、经济、卫生、民政、财政、税务、物价、食品药品监管、教育、残联、信息、工商、审计、人事、公安、人口计生、总工会等部门按照各自职责，配合做好本办法的实施工作。

（四）建立健全由政府部门、参保人员、社会团体、新闻单位、医疗和药品服务机构等方面代表参加的医疗保障社会监督组织，加强对医保管理、服务、运行的监督。

二、城镇职工基本医疗保险

（六）城镇职工基本医疗保险（以下简称职工医保）的参保范围和对象为杭州市区下列单位和个人：

1. 各类用人单位及其在职职工；

2. 按规定协议缴纳基本养老保险费和基本医疗保险费的人员（以下简称协缴人员）；

3. 杭州市区户籍，按规定参加职工基本养老保险，尚未办理按月领取基本养老金手续的其他城乡居民，以及非杭州市区户籍，原已参加杭州市区职工医保并累计缴费满10年，现与用人单位终止或解除劳动关系的人员（以下统称灵活就业人员）；

4. 按规定参加职工医保并已办理按月领取基本养老金或退休费手续的人员。

……

（八）职工医保费按以下规定缴纳：

1. 各类企业、民办非企业和参照企业参保的单位（以下简称企业单位），每月按当月全部职工工资总额（以下简称单位缴费基数）的11.5%缴纳职工医保费。在计算企业单位缴费基数时，职工当年月平均工资高于上年度全省在岗职工月平均工资（以下简称省平均工资）300%以上部分，不计入单位缴费基数，低于60%的，按60%计入。国家机关、事业单位和社会团体编制内职工，由单位按个人缴费基数之和的15%缴纳职工医保费；编制外劳动合同制职工，由单位按职工个人缴费基数之和的11.5%缴纳职工医保费。其中缴费基数总额的0.2%计入重大疾病医疗补助资金，剩余部分用于建立统筹基金和个人账户。

2. 在职职工按本人上年度月平均工资的2%缴纳职工医保费，本人上年度月平均工资低于上年度省平均工资60%的，按60%核定缴费基数，超过300%的，按300%核定缴费基数。职工个人应缴纳的职工医保费由用人单位按月代扣代缴，用于建立个人账户。六级及以上残疾军人不缴纳。

3. 灵活就业人员由个人按上年度省平均工资的9%按月缴纳职工医保费，其中缴费基数的0.2%计入重大疾病医疗补助资金，剩余部分用于建立统筹基金。持有《杭州市就业援助证》的，自到社保经办机构办理登记手续的当月起，以上年度省平均工资的60%为基数缴纳；持有有效期内《杭州市困难家庭救助证》（以下简称《救助证》）、《杭州市残疾人基本生活保障证》（以下简称《残保证》）或二级及以上《中华人民共和国残疾人证》（以下简称《残疾证》）的，自到社保经办机构办理登记手续的当月起，其个人应缴纳的职工医保费由政府全额补贴。

……

（十八）在一个结算年度内，参保人员发生的符合医保开支范围的住院医疗费按以下规定办理：

1. 最高限额（以出院日期为准累计计算）为18万元。

2. 承担一个住院起付标准，具体为：三级及相应医疗机构（以下简称三级医疗机构）800元，二级及相应医疗机构（以下简称二级医疗机构）600元，其他医疗机构及社区卫生服务机构300元。

3. 起付标准以上最高限额以下部分医疗费，统筹基金承担的比例为：

住院起付标准以上至2万元（含），在三级医疗机构发生的，退休前76%，退休后 82%；在二级医疗机构发生的，退休前 80%，退休后 85%；在其他医疗机构发生的，退休前 84%，退休后 88%；在社区卫生服务机构发生的，退休前 86%，退休后 92%。

2 万元以上至 4 万元（含），在三级医疗机构发生的，退休前 82%，退休后 88%；在二级医疗机构发生的，退休前 85%，退休后 90%；在其他医疗机构发生的，退休前 88%，退休后 92%；在社区卫生服务机构发生的，退休前 90%，退休后 94%。

4 万元以上至 18 万元（含），在三级医疗机构发生的，退休前 88%，退休后 94%；在二级医疗机构发生的，退休前 90%，退休后 95%；在其他医疗机构和社区卫生服务机构发生的，退休前 92%，退休后 96%。

（十九）在一个结算年度内，参保人员发生的规定病种门诊医疗费按一次住院结算，但不设住院起付标准。该类病人结算年度内最高限额包括规定病种门诊医疗费和住院医疗费。

（二十）最高限额以上部分医疗费，由重大疾病医疗补助资金和个人共同承担，其中重大疾病医疗补助资金承担的比例为：三级医疗机构 88%；二级医疗机构 90%；其他医疗机构和社区卫生服务机构 92%。

（二十一）在一个结算年度内，参保人员发生的符合医保开支范围的普通门诊医疗费按以下规定办理：

1. 先由个人账户当年资金支付，个人账户当年资金不足支付的，由个人承担一个门诊起付标准。具体为：

（1）退休前的参保人员为 1 000 元；

（2）企业和参照企业参保的退休人员为 300 元，其他退休人员为 700 元；

（3）新中国成立前参加革命工作的老工人不设起付标准。

参保人员退休当年，其门诊起付标准按退休前后实际月份计算确定。

2. 门诊起付标准以上部分医疗费，统筹基金的承担比例为：在三级医疗机构发生的，退休前 76%，退休后 82%；在二级医疗机构发生的，退休前 80%，退休后 85%；在其他医疗机构发生的，退休前 84%，退休后 88%；在社区卫生服务机构发生的，退休前 86%，退休后 92%。新中国成立前参加革命工作的老工人分别为 94%、95%、96%、96%。

……

三、农民工医疗保险

（二十三）符合职工医保参保条件，且收入偏低的农民工，经本人申请也可参加"低缴费、保当期、保大病"的农民工大病住院基本医疗保险。

（二十四）农民工医保费由用人单位按当月本单位参加农民工医保的农民工工资总额的 3% 按月缴纳。农民工个人不缴费，不建立个人账户。

（二十五）用人单位每月应按当月全部职工工资总额的 11.5% 申报和计算单位当月缴费额，其按农民工医保缴费比例与按职工医保缴费比例缴纳的差额部分，由社保经办机构按照参加农民工医保的农民工个人缴费基数（按城镇职工个人缴费基数规定计算）的 8.5% 计算后提供给地税部门，地税部门在按月向用人单位征收基本医疗保险费时予以扣除。

……

（三十）农民工发生的符合医保开支范围的住院和规定病种门诊医疗费，按职工医保有关规定结算。其中最高限额根据参加杭州市区农民工医保的实际缴费年限确定：累计缴费年限不足 1 年的，最高限额为 2 万元；累计缴费年限满 1 年不足 3 年的，最高限额为 4 万元；累计缴费年限满 3 年不足 5 年的，最高限额为 6 万元；累计缴费年限满 5 年的，最高限额为 12 万元。最高限额以上部分医疗费由个人承担。

四、城镇居民基本医疗保险

（三十一）城镇居民基本医疗保险的参保范围和对象：

1. 杭州市区户籍，符合计划生育政策，未满 18 周岁的少年儿童或虽已满 18 周岁但仍在杭州市区中小学校就读的学生；非杭州市区户籍，符合计划生育政策，在杭州市区就读，且其父母一方已参加杭州市区社会保险的中小学生，以及在杭居住、其父母一方已参加杭州市区职工医保并累计缴费满 5 年的学龄前儿童。

2. 杭州市区户籍，超过法定退休年龄，未参加杭州市区职工医保、新型农村合作医疗，或未享受异地基本医疗保险待遇的老年居民（以下简称老年居民）。

3. 杭州市区户籍，法定劳动年龄内的非从业人员。

4. 本市行政区域内各类全日制高等学校（包括民办高校）、科研院所中接受普通高等学历教育的全日制本专科学生、全日制研究生（以下统称大学生）。在杭就读的外籍留学生不纳入本办法保障范围。

（三十四）城居医保费由参保人员按年度缴纳，政府适当补贴，用于建立统筹基金。具体按以下标准筹资：

1. 少年儿童每人缴纳 150 元，政府补贴每人 250 元。

2. 老年居民每人缴纳 400 元，政府补贴每人 500 元。

3. 大学生每人缴纳 30 元，政府补贴每人 90 元。

4. 非从业人员每人缴纳 900 元。

（三十五）在一个结算年度内，参保人员发生的符合医保开支范围的住院医疗费按以下规定办理：

1. 最高限额为 15 万元（除大学生外）。最高限额以上部分医疗费，由参保人员个人承担。

2. 承担一个住院起付标准，具体为：三级医疗机构 800 元，二级医疗机构 600 元，其他医疗机构和社区卫生服务机构 300 元。

3. 统筹基金承担的比例为：

（1）少年儿童

住院起付标准以上至 2 万元（含），在三级医疗机构发生的，基金承担 64%；在二级医疗机构发生的，基金承担 70%；在其他医疗机构和社区卫生服务机构发生的，基金承担 76%。

2 万元以上至 4 万元（含），在三级医疗机构发生的，基金承担 70%；在二级医疗机构发生的，基金承担 75%；在其他医疗机构和社区卫生服务机构发生的，基金承担 80%。

4 万元以上至 15 万元（含），在三级医疗机构发生的，基金承担 76%；在二级医疗机构发生的，基金承担 80%；在其他医疗机构和社区卫生服务机构发生的，基金承担 84%。

（2）大学生

住院起付标准以上至 2 万元（含），在三级医疗机构发生的，基金承担 64%；在二级医疗机构发生的，基金承担 70%；在其他医疗机构和社区卫生服务机构发生的，基金承担 76%。

2 万元以上至 4 万元（含），在三级医疗机构发生的，基金承担 70%；在二级医疗机构发生的，基金承担 75%；在其他医疗机构和社区卫生服务机构发生的，基金承担 80%。

4 万元以上至 15 万元（含），在三级医疗机构发生的，基金承担 76%；在二级医疗机构发生的，基金承担 80%；在其他医疗机构和社区卫生服务机构发生的，基金承担 84%。

15 万元以上，在三级医疗机构发生的，基金承担 82%；在二级医疗机构发生的，基金承担 85%；在其他医疗机构和社区卫生服务机构发生的，基金承担 88%。

（3）其他参保人员

住院起付标准以上至 1 万元（含），在三级医疗机构发生的，基金承担

40%；在二级医疗机构发生的，基金承担 50%；在其他医疗机构和社区卫生服务机构发生的，基金承担 60%。

1 万元以上至 2 万元（含），在三级医疗机构发生的，基金承担 46%；在二级医疗机构发生的，基金承担 55%；在其他医疗机构和社区卫生服务机构发生的，基金承担 64%。

2 万元以上至 4 万元（含），在三级医疗机构发生的，基金承担 52%；在二级医疗机构发生的，基金承担 60%；在其他医疗机构和社区卫生服务机构发生的，基金承担 68%。

4 万元以上至 6 万元（含），在三级医疗机构发生的，基金承担 58%；在二级医疗机构发生的，基金承担 65%；在其他医疗机构和社区卫生服务机构发生的，基金承担 72%。

6 万元以上至 15 万元（含），在三级医疗机构发生的，基金承担 64%；在二级医疗机构发生的，基金承担 70%；在其他医疗机构和社区卫生服务机构发生的，基金承担 76%。

（三十六）在一个结算年度内，规定病种门诊医疗费按一次住院结算，但不设住院起付标准。

（三十七）在一个结算年度内，参保人员（除大学生外）发生的符合医保开支范围的普通门诊医疗费按以下规定办理：

1. 先由个人承担一个门诊起付标准，具体为 300 元。

2. 门诊起付标准以上部分医疗费，统筹基金承担的比例为：在三级医疗机构发生的，基金承担 40%；在二级医疗机构发生的，基金承担 50%；在其他医疗机构或社区卫生服务机构发生的，基金承担 60%。

五、新型农村合作医疗

（三十八）新型农村合作医疗的参保范围和对象为：未参加杭州市区职工医保、城居医保，或未享受异地基本医疗保险待遇的杭州市区户籍居民（含农村居民、农转非人员和城镇居民）。

（四十）建立新农合统筹基金。统筹基金由个人缴纳、各级财政补助、集体扶助和基金利息等资金组成，用于参保人员住院、规定病种门诊和普通门诊医疗。统筹基金发生赤字时，由市、区财政各按 50% 比例承担。

（四十一）新农合医保费由参保人员按年度缴纳，同一结算年度内缴费标准不变。

杭州市区新农合的筹资标准为 360 元，其中农村居民（含农转非人员）个人缴纳 100 元，市补助 100 元（含国家、省补贴），区、街道（乡镇）补助 160 元。城镇居民每人每年缴纳 360 元。

持有有效期内《救助证》、《残保证》或二级及以上《残疾证》的人员，以及农村五保户、"三无"人员、重点优抚对象等的个人缴费部分，由市、区财政各按 50% 比例予以补贴。

（四十二）在一个结算年度内，参保人员发生的符合医保开支范围的住院医疗费按以下规定办理：

1. 最高限额为 10 万元。最高限额以上部分医疗费，由参保人员个人承担。

2. 承担一个住院起付标准，具体为：三级医疗机构 800 元，二级医疗机构 600 元，其他医疗机构和社区卫生服务机构 300 元。

3. 统筹基金承担比例为：

住院起付标准以上至 2 万元（含），在三级医疗机构发生的，基金承担 40%；在二级医疗机构（含其他医疗机构，下同）发生的，基金承担 45%；在社区卫生服务机构发生的，基金承担 50%。

2 万元以上至 4 万元（含），在三级医疗机构发生的，基金承担 45%；在二级医疗机构发生的，基金承担 50%；在社区卫生服务机构发生的，基金承担 55%。

4 万元以上至 10 万元（含），在三级医疗机构发生的，基金承担 50%；在二级医疗机构发生的，基金承担 55%；在社区卫生服务机构发生的，基金承担 60%。

（四十三）在一个结算年度内，规定病种门诊医疗费按一次住院结算，但不设住院起付标准。

（四十四）在一个结算年度内，参保人员发生的符合医保开支范围的普通门诊医疗费按以下规定办理：

1. 先由个人承担一个门诊起付标准，具体为 300 元。其中，参保人员自愿选择定点在居住地所在社区卫生服务机构就诊的，可在按规定实行"双向"转诊的同时，对其门诊医疗不设起付标准。

2. 门诊起付标准以上部分医疗费，统筹基金承担的比例为：在三级医疗机构发生的，基金承担 15%；在二级医疗机构发生的，基金承担 25%；在社区卫生服务机构发生的，基金承担 40%。

六、医疗困难救助

（四十五）杭州市区医疗困难救助的对象：

1. 持有有效期内《救助证》、《残保证》或二级及以上《残疾证》的人员。

2．按规定缴纳医疗困难救助资金的职工医保参保人员。

（四十六）医疗困难救助的资金来源：

1．自愿参加医疗困难救助的职工医保参保人员每人每月缴纳 1 元，与重大疾病医疗补助费一并缴纳。其中持有有效期内《救助证》、《残保证》或二级及以上《残疾证》的免缴。

2．政府每年安排一定的资金。

3．通过社会捐赠等形式筹集一定的资金。

4．利息收入等。

（四十七）医疗困难救助的条件：

1．住院和规定病种门诊医疗困难救助。

（1）持有有效期内《救助证》、《残保证》或二级及以上《残疾证》的人员，其当年个人负担的符合医保开支范围的住院和规定病种门诊医疗费。

（2）未持《救助证》、《残保证》或二级及以上《残疾证》的企业和参照企业参保的退休人员，其当年个人负担的符合医保开支范围的住院和规定病种门诊医疗费在 5 000 元以上的。

（3）未持《救助证》、《残保证》或二级及以上《残疾证》的其他职工医保参保人员，其当年个人负担的符合医保开支范围的住院和规定病种门诊医疗费在 2 万元以上的。

2．持有有效期内《救助证》、《残保证》或二级及以上《残疾证》的人员，可申请普通门诊医疗困难救助，在一个结算年度内补助额最高不超过 2 000 元。

……

七、风险调剂基金管理

（五十三）建立基本医疗保险调剂基金。每年从基本医疗保险费的总筹资额中提取 5% 作为调剂基金，用于各类基本医疗保险基金之间的调剂，以防范基金风险。

（五十四）在分级管理的基础上，建立市级医保风险调剂基金。调剂金来源于各统筹地区的统筹基金，以各统筹地区上年度统筹基金支付额为筹资基数，筹资比例暂定为 1%，资金规模原则上控制在全市上年度月平均支付水平。调剂金分步到位，逐步达到确定规模。今后根据调剂金运行情况，适时调整筹资比例。

……

附录 11.1.3

关于浙江省嘉兴市桐乡市城乡居民合作
医疗一体化发展的调研报告①

桐乡市位于浙江省北部，地处长江三角洲杭嘉湖平原腹地，居沪、杭、苏金三角中心，素有"鱼米之乡、丝绸之府、百花地面"之称。全市总面积727平方公里，辖9镇3街道，户籍总人口66.5万人，外来人口30多万人，是全国百强县市之一，经济比较发达。近几年，该市的城乡居民合作医疗一体化发展较快，现将有关情况报告如下。

一、基本情况和主要做法

近年来，桐乡市不断完善政策体系，逐年加大财政投入，健全管理机制，新型合作医疗制度得到长足发展。目前，全市共有499 476人参加城乡合作医疗，农村居民覆盖率达到97.2%，城镇居民覆盖率达91.28%，人均筹资水平为176元。该市的主要做法是：

一是统筹城乡居民参保，实现参保政策一体化。自2002年开始，桐乡市开始实施由政府补贴支持的新型合作医疗制度，起初的覆盖对象是农村居民。2006年，为了解决城镇非从业居民的医疗保障问题，该市将没有医疗保障的城镇居民全部纳入了合作医疗制度中。从2008年开始，在该市就业或就学并办理《暂住证》的非本市户籍人员也允许参加合作医疗。从参保对象看，除了参加城镇职工基本医疗保险之外的所有城乡居民，包括外来常住人口中的企业职工和中小学生，都纳入了制度覆盖范围，实现了合作医疗的城乡统筹。

二是加大财政投入，提高政府补贴水平。2002年，合作医疗制度初建之时，各级财政的补助只有每人每年6元，目前提高到每人每年110元，增长了近20倍。与此同时，人均筹资额也由26元提高到了176元。今后几年，桐乡市、镇（街道）两级财政的补助标准将按照每年不低于20%的比例递增，为城乡合作医疗的进一步发展提供财力保障。

三是统筹城乡医疗资源，引导医疗服务重点下移。随着合作医疗制度的完

---

① http：//www. ndrc. gov. cn/zjgx/t20080320_199050. htm。

善，农民健康需求逐年增长，桐乡市整合医疗卫生资源，根据服务半径和人口的要求，实施了社区卫生服务站的规范化建设，促使原有乡镇卫生院转向社区卫生服务。同时，通过合作医疗报销政策，合理引导、分流病人。该市合作医疗政策规定，凡在社区卫生服务中心（站）就诊的门诊费用报销 25%，在市级及以上医院就诊的报销 5%，住院费用报销首次在社区卫生服务中心的起付线从 500 元下降为 300 元。据统计，2007 年在社区就诊的人次达到 105.12 万人次，占合作医疗报销人次的 74.5%，同比翻了一番，"小病在社区、大病进医院"的就医格局初步形成。

四是加强基金管理，提高基金利用效率。从 2004 年开始，桐乡市合作医疗基金由市、镇"两级管理"转变为统一由市财政"一级管理"，加大了基金的统筹力度。同时，采取"一卡通"等信息化管理手段，对联网医院的每项诊断与用药是否相符、自费药品的比例控制等进行监督，在报销中减少人为因素，确保了合作医疗基金的安全运行。2005 年，该市合作医疗基金结余率为 0.37%，2006 年为 0.62%，2007 年基本持平，有限的基金都用在了参保者身上。

五是推动信息化建设，方便参保群众。2007 年，桐乡市投入 450 万元开展信息化建设，建立了合作医疗的数据中心、网络中心、管理中心。依托社区卫生服务网络、三级预防保健网络，建成了覆盖管理机构、经办机构、定点医疗机构和社区卫生服务站的专用计算机网络，实现了市内所有医疗机构实时报销、实时监控和实时管理。利用信息化建设优势，参保人员人手一张"医疗卡"，凭卡可以在不同医院挂号、就诊、办理住院、付费，信息共享，大大方便了参保群众。

二、思考与建议

进入 21 世纪以来，党中央、国务院更加重视民生问题，采取了一系列措施，切实解决关系人民群众切身利益的看病难、看病贵问题，建立了新型农村合作医疗制度和城镇居民基本医疗保险制度。2008 年，新型农村合作医疗将覆盖到所有农村居民，城镇居民基本医疗保险也将扩大到 229 个地级城市，并且各级财政的补助标准将从原来不低于人均 40 元提高到不低于人均 80 元。浙江省桐乡市根据自身经济发展条件和管理资源的现状，从本地实际出发，逐步实施了统一的城乡居民新型合作医疗，实现了城乡医疗保障的全覆盖。该市在合作医疗的统一制度、统一政策和统一管理等方面进行了有效的探索，取得了一定成效，为城乡一体化工作积累了经验。尤其是该市通过建设覆盖经办管理机构、医疗机构和参合群众的信息化系统，既节约了管理成本，又方便了群众，效果很好。结合桐乡市的经验，针对新型农村合作医疗和城镇居民基本医疗保险制度的发展提出一些粗浅的建议。

一是在县域范围内探索城乡医疗保险一体化试点。由于在县域范围内，城乡居民的收入水平和医疗消费水平差距不是太大，在东部发达地区尤其如此，并且县域内城镇居民的数量较少。因此，要鼓励这些地区的县市开展城乡一体化医疗保险试点，整合新型农村合作医疗和城镇居民基本医疗保险制度，探索在筹资水平、财政补助、报销比例等方面的一体化经验。具备条件的地区，要逐步实现新型农村合作医疗和城镇居民基本医疗保险向社会保险的转变，理顺管理体制，探索统一的经办管理，提高资源利用效率。

二是加大财政投入，建立稳定的筹资渠道。根据经济发展水平，逐步加大各级财政对民生领域的投入，确保财政对城乡合作医疗的补助水平达到个人缴费的 1~2 倍甚至以上。要根据城乡居民的收入水平，按比例确定缴费数额，力争达到城乡居民人均纯收入的 1%~2%。对于没有参加职工医疗保险的农民工，各类企业必须安排足额资金，支持农民工参加合作医疗，企业不能逃避缴费责任。

三是提高统筹层次，增强基金抗风险能力。新型农村合作医疗和城镇居民基本医疗保险都遵循"大数定律"，参合人数越多，基金互济能力越强。要改变目前新型农村合作医疗县级统筹的现状，提高统筹层次，实现地级市统筹或者更大范围统筹，做大统筹基金。

四是加强信息化建设，节约管理成本。为了解决很多地区面临的经办管理能力不足、人员编制紧张的问题，必须加强信息化建设，形成统一的信息管理网络，利用科技手段，实现实时报销、实时监控，节约管理资源和成本。

附录 11.1.4

杭州市人民政府办公厅关于调整杭州市
本级基本医疗保险的部分政策

（杭政办函［2010］339号）

为统筹城乡发展，进一步完善我市基本医疗保障体系，提高城镇居民健康水平和生活质量，促进经济社会和谐发展，根据国家、省有关规定以及《浙江省人民政府办公厅关于印发浙江省医药卫生体制五项重点改革 2010 年度主要工作安排的通知》（浙政办发［2010］71号）精神，经市政府同意，结合本市实际，现对市本级基本医疗保险部分政策做如下调整：

一、城镇居民基本医疗保险、新型农村合作医疗整合为城乡居民基本医疗保险（以下简称城乡居民医保），参保范围和对象不变。

二、城镇居民基本医疗保险统筹基金和新型农村合作医疗统筹基金合并为城乡居民医保统筹基金，实行政府和个人共同承担，支付范围不变。城乡居民医保统筹基金产生赤字时，且按规定使用市基本医疗保险调剂基金后仍不足弥补的部分，由市、区财政各按 50% 比例承担。

三、城乡居民医保的筹资标准设每人每年 1 200 元和 800 元两档。城乡居民可以选择参保，其中城镇非从业人员由个人全额缴纳医保费用。

（一）按每人每年 1 200 元标准参加医保的，城乡居民个人缴纳 400 元，市财政补贴 400 元，区财政补贴 400 元。

（二）按每人每年 800 元标准参加医保的，城乡居民个人缴纳 200 元，市财政补贴 300 元，区财政补贴 300 元。

（三）持有有效期内《杭州市困难家庭救助证》、《杭州市残疾人基本生活保障证》或二级及以上《中华人民共和国残疾人证》的人员、农村五保户、"三无"人员、低收入农户、重点优抚对象的个人缴费部分由财政予以全额补助。其中城镇居民由市财政予以全额补助，农村居民由市、区两级财政各按 50% 比例予以补助。

国家、省财政对城乡居民的医保补贴资金按各 50% 的比例划拨至市、区财政。

四、在一个结算年度内，城乡居民医保参保人员发生的符合基本医疗保险开支范围的住院医疗费用按以下规定办理：

（一）住院医疗费用最高限额为 15 万元。最高限额以上部分医疗费，由市财政统筹安排资金，按照 70% 的比例予以救助。

（二）参保人员承担一个住院起付标准。具体为：三级医疗机构 800 元，二级医疗机构 600 元，其他医疗机构和社区卫生服务机构 300 元。

（三）统筹基金按比例承担。

住院起付标准以上至 2 万元（含），在三级医疗机构发生的医疗费用，统筹基金承担 55%；在二级医疗机构发生的医疗费用，统筹基金承担 60%；在其他医疗机构和社区卫生服务机构发生的医疗费用，统筹基金承担 65%。

2 万元以上至 4 万元（含），在三级医疗机构发生的医疗费用，统筹基金承担 60%；在二级医疗机构发生的医疗费用，统筹基金承担 65%；在其他医疗机构和社区卫生服务机构发生的医疗费用，统筹基金承担 70%。

4 万元以上至 15 万元（含），在三级医疗机构发生的医疗费用，统筹基金承担 65%；在二级医疗机构发生的医疗费用，统筹基金承担 70%；在其他医疗机构和社区卫生服务机构发生的医疗费用，统筹基金承担 75%。

五、在一个结算年度内，规定病种门诊医疗费按一次住院结算，但不设住院起付标准。

六、在一个结算年度内，城乡居民医保参保人员发生的符合基本医疗保险开支范围的普通门诊医疗费按以下规定办理：

（一）先由个人承担 1 个门诊起付标准，即 300 元。其中，参保人员自愿选择定点在居住地所在社区卫生服务机构就诊的，可在按规定实行"双向转诊"的同时，对其门诊医疗费不设起付标准。

（二）门诊起付标准以上部分医疗费，统筹基金按比例承担。

城乡居民个人按 400 元标准缴纳医保费的，在三级医疗机构发生的医疗费用，统筹基金承担 40%；在二级医疗机构发生的医疗费用，统筹基金承担 50%；在其他医疗机构和社区卫生服务机构发生的医疗费用，统筹基金承担 70%。

城乡居民个人按 200 元标准缴纳医保费的，在三级医疗机构发生的医疗费用，统筹基金承担 25%；在二级医疗机构发生的医疗费用，统筹基金承担 35%；在其他医疗机构和社区卫生服务机构发生的医疗费用，统筹基金承担 60%。

七、本通知自 2011 年 1 月 1 日起施行。少年儿童和大学生相关基本医疗保险政策不列入本次调整范围。

杭州市人民政府办公厅

二〇一〇年十二月九日

附录 11. 1. 5

杭州市人民政府关于《杭州市区新型农村合作医疗实施办法》

（杭政函 ［2008］ 278 号）

为进一步完善我市基本医疗保障体系，提高城乡居民健康水平和生活质量，促进城乡经济社会和谐发展，根据《中共杭州市委杭州市人民政府关于印发〈杭州市基本医疗保障办法〉的通知》（市委 ［2007］ 42 号）精神以及国家、省的有关规定，结合我市实际，制定本实施办法。

一、本办法所称的新型农村合作医疗制度（以下简称新农合）是指由政府组织、引导和支持，农村居民自愿参加，个人、集体和政府多方筹资的医疗保险制度，是本市基本医疗保障体系的重要组成部分。

二、新农合由政府组织实施。农村居民除已参加城镇职工或城镇居民基本医疗保险外，应以家庭为单位参加新农合，履行缴费义务，遵守相关规定，享受统筹待遇。新农合实行个人缴费、集体扶助和政府补助相结合的筹资机制。杭州市区［包括上城区、下城区、江干区、拱墅区、西湖区、杭州高新开发区（滨江）和杭州经济技术开发区、杭州西湖风景名胜区］作为一个统筹地区，统一新农合资金的筹集、使用和管理。要坚持合理筹资、适度保障的原则，确定筹资水平、起付标准、基金承担比例和最高限额。

三、市政府成立由发改、劳动保障、卫生、财政、农业、民政、审计等部门和上城区、下城区、江干区、拱墅区、西湖区、杭州高新开发区（滨江）和杭州经济技术开发区、杭州西湖风景名胜区政府（管委会）组成的新农合工作领导小组，协调相关工作，加强指导和督查。领导小组下设办公室（设在市劳动保障局），负责具体工作。各成员单位要按照各自职责，配合做好本办法的实施工作。

四、市劳动保障部门负责主管全市的新农合工作，各区劳动保障部门负责本辖区内的新农合工作，各级医保（社保）经办机构负责具体实施工作。

五、开展新农合工作所需的工作业务经费列入同级财政预算，不得在新农合医疗资金中列支。

六、新农合的参保范围和对象为未参加本统筹地区基本医疗保险或异地医疗保险的杭州市区农村户籍居民，因建设征地和撤村建居后的市区农转非人员，以及法定劳动年龄内的市区城镇非从业人员。

……

十、建立新农合统筹基金。统筹基金由个人缴纳、各级财政补助、集体扶助和基金利息等资金组成，用于参保人员住院、规定病种门诊和普通门诊医疗。

十一、参保人员按年度一次性缴纳医疗保险费，同一结算年度内缴费标准不变。

2009年度杭州市区新农合的筹资标准为360元，其中农村居民（含农转非人员）个人缴纳100元，市补助100元（含国家、省补贴），区、街道（镇）补助160元。城镇非从业人员每人每年缴纳360元。今后新农合的筹资标准原则上每两年调整一次，具体调整办法由市劳动保障部门提出意见，报市政府核准后公布执行。

持有有效期内《杭州市困难家庭救助证》或二级及以上《中华人民共和国残疾人证》的人员、农村五保户、"三无"人员、重点优抚对象的个人缴费部分，由市、区财政各按50%比例予以补贴。

……

十三、新农合基金纳入市社会保障基金财政专户，实行专款专用，所得利息计入新农合基金。新农合基金发生赤字时，由市、区财政各承担50%。

劳动保障、财政、审计、卫生等部门应加强对新农合基金的监督管理，严禁任何单位和个人借支、挪用和不合理支付，确保基金安全、有效运作。

十四、参保人员按规定缴费后，可享受缴费所属结算年度内住院、规定病种门诊和普通门诊医疗待遇。

（一）在一个结算年度内，参保人员发生的符合医保开支范围的住院医疗费按以下规定办理：

1. 最高限额为10万元。最高限额以上部分的医疗费，由参保人员个人承担。

2. 承担一个住院起付标准，具体为：三级医疗机构800元，二级医疗机构600元，其他医疗机构和社区卫生服务机构300元。

3. 统筹基金承担比例为：

住院起付标准以上至2万元（含），在三级医疗机构发生的医疗费用，基金承担40%；在二级医疗机构（含其他医疗机构，下同）发生的医疗费用，基金承担45%；在社区卫生服务机构发生的医疗费用，基金承担50%。

2万元以上至4万元（含），在三级医疗机构发生的医疗费用，基金承担45%；在二级医疗机构发生的医疗费用，基金承担50%；在社区卫生服务机构发生的医疗费用，基金承担55%。

4万元以上至10万元（含），在三级医疗机构发生的医疗费用，基金承担50%；在二级医疗机构发生的医疗费用，基金承担55%；在社区卫生服务机构发生的医疗费用，基金承担60%。

（二）在一个结算年度内，规定病种门诊医疗费按一次住院结算，但不设住院起付标准。

（三）在一个结算年度内，参保人员发生的符合医保开支范围的普通门诊医疗费按以下规定办理：

1. 先由个人承担一个门诊起付标准，具体为300元。其中，参保人员自愿选择定点在居住地所在社区卫生服务机构就诊的，可在按规定实行"双向"转诊的同时，对其门诊医疗不设起付标准。

2. 门诊起付标准以上部分医疗费，统筹基金承担的比例为：在三级医疗机构发生的，基金承担15%；在二级医疗机构发生的，基金承担25%；在社区卫生服务机构发生的，基金承担40%。

十五、为基本保持参保人员原有的医疗保障水平，有条件的街道（镇）或行政村（社区）可对本辖区内的参保人员建立补充医疗保险。

十六、新农合的用药范围、医疗服务项目范围按照浙江省基本医疗保险有关规定执行。

十七、市民卡（社会保障卡）作为参保人员主要的就医凭证，由市民卡服务管理机构负责统一制发。参保人员的其他证（卡）由医保经办机构负责统一制发。

十八、参保人员可凭医保证（卡）在杭州市区定点医疗机构和定点零售药店范围内选择就医、购药，定点医疗机构和定点零售药店应当予以校验。其中，参保人员自愿选择定点在居住地所在的一家社区卫生服务机构门诊就诊的，一年内不得变更，因病情需要转至其他医疗机构门诊诊治的，由该定点医疗机构提出转诊意见后，转至相应的定点医疗机构诊治。

……

二十、《杭州市基本医疗保障办法》有规定而本办法未涉及的有关事项，按照《杭州市基本医疗保障办法》规定执行。

杭州市人民政府
二〇〇八年十二月二十三日

附录 11.1.6

浙江省杭州市桐庐县新型农村合作医疗"三医合一"管理模式及思考

一、"三医合一"管理模式的主要内涵

2004 年 6 月，杭州市桐庐县政府出台的《新型农村合作医疗"三医合一"工作方案》（桐政办［2004］101 号）规定，新型农村合作医疗报销、城乡困难群众医疗救助及优抚对象医疗费补助的操作职能划归社险办，即新型农村合作医疗报销、城乡困难群众医疗救助及优抚对象医疗费补助、城镇职工基本医疗保险三项职能由社会医疗保险办承担，称为"三医合一"。对于新型农村合作医疗，简单来说，就是组织实施、筹资注册、身份确认、监督管理在卫生局，而参加农村合作医疗对象发生医疗费用的申请拨付、费用审核、报销发放在社会医疗保险办。

二、"三医合一"管理模式的运行方法

（一）县农村合作医疗管理办公室设在卫生局，设立专职管理工作人员，主

要承担工作或职责是：

1. 定期向县农村合作医疗管理委员会报告工作，组织实施县农村合作医疗管理委员会的决议事项，根据上级有关规定制定合作医疗管理办法、工作计划、各项规章制度；

2. 负责新型农村合作医疗的具体实施、管理、检查与督导；

3. 负责合作医疗基金使用管理和定点医疗机构的管理与监督；

4. 负责新型农村合作医疗参合人员的身份确认、注册，合作医疗医疗证（卡）制作、发放及管理，受理合作医疗证卡的挂失、补办及废卡的更换；

5. 受理参加合作医疗的患者县外转院、非定点医疗机构就诊审批，急诊及专科专病等特殊情况申请报销的审批；

6. 开展调查研究，及时调解处理合作医疗实施过程中出现的问题及纠纷，对来信来访的答复解释工作；

7. 完成有关数据的统计报表工作，定期公布合作医疗基金收支情况和合作医疗审核报销情况。

（二）在社会医疗保险办服务大厅设立合作医疗窗口，指定专人负责审核报销，管理、会计、出纳、网管等均为兼职人员，主要承担工作或职责是：

1. 严格执行县新型农村合作医疗管理有关规定和医疗费用报销标准、比例与范围；

2. 医疗费用报销申报受理、审核、审批及合作医疗基金申请划拨、报销、发放等工作；

3. 定期进行业务、财务统计分析，每月财务报表送县农村合作医疗管理办公室备案，及时汇报合作医疗基金使用、报销情况和审核报销中遇到的问题，并提出处理意见与建议；

4. 负责管理参加新型农村合作医疗人员的参合信息、报销情况等有关档案资料；

5. 充分发挥窗口作用，积极向参合农民宣传合作医疗政策和报销规定，并做好相关具体业务的解释工作；

6. 负责参合农民患者诊疗过程中三大目录（药品目录、诊疗目录、报销范围）的监督；

7. 负责结报中心、各联网定点医疗机构的计算机、数据库、网络的检查、指导、监督、维护管理工作；

8. 完成上级和县农村合作医疗管理办公室交办的其他各项任务。

三、实行"三医合一"管理模式的目的

1. 整合社会医疗保险办、医疗机构资源，节约信息化建设成本，加快信息化建设步伐。

2. 实现数据共享，提升管理水平和能力。

3. 统一报销政策，规范报销操作。

4. 有利于转变观念，提高农民保障意识，为建立农村社会医疗保障体系作准备。

四、"三医合一"管理模式存在问题及进一步完善的设想

（一）"三医合一"管理模式主要存在的问题

1. 从严格意义上讲，桐庐县实施的"三医合一"管理模式由于跨部门、跨行业管理，不能形成独立或相对独立的机构，在机构建设、人员编制、工作经费等方面未明确。管理与报销两个部门，没有专职会计、出纳等，不能随时了解资金流向。

2. 管理办公室设在卫生局，仍然存在卫生部门既监管合作医疗，也监管医疗机构，"一手托两家"的严重弊端。

（二）进一步完善"三医合一"管理模式的设想

1. 加强经办机构建设，在人员编制、工作经费等方面保障经办机构有效运行，提高经办机构管理水平，促进经办机构能力建设。为进一步整合资源，把农村合作医疗管理职能同时划归县社险办：（1）机构独立具有法人资格；（2）管理人员、会计、出纳等由"兼职"转为合作医疗工作是其本职工作的"专职"；（3）有利于进一步有利于转变观念，提高农民保障意识。

2. 劳动与社会保障部门是政府专门从事社会保障的部门，而新型农村合作医疗从发展的观点看，也应是社会保障部门的重要组成部分。把合作医疗管理职能由社险办统一管理，有利于充分利用现有资源，理顺管理机制，避免由卫生局管理的弊端，进一步减少管理成本，巩固"三医合一"的管理模式，改变群众观念，提高群众对健康保障的认识，促进农村合作医疗制度的发展，加快农村合作医疗制度向农村农民基本医疗保险的转变，有利于实现城乡统筹，为促进建立

城乡一体化的医疗保障体系打下基础，促进新农村建设。

第二节 成都市"城乡基本医疗保障一体化"模式

统筹城乡经济社会发展、推进城乡一体化是新形势下解决"三农"问题的根本途径，是探索西部大开发新路径的有益尝试，是全面建设小康社会的重大举措，对于贯彻落实十六届三中全会精神、牢固树立科学的发展观、推动成都市经济社会事业全面发展具有重要的战略意义。

统筹城乡发展、实现城乡一体化，成都市走在了全国的前列。自 2003 年以来，成都市按照贯彻落实科学发展观的要求，以城乡一体化打破"二元"结构、以城乡统筹解决"三农"难题。以城乡规划为先导，确立"全域成都"发展格局，不仅通过"三个集中"统筹城乡产业发展，而且通过创新体制机制来统筹城乡公共服务和社会保障体系[①]。2004 年 2 月《中共成都市委成都市人民政府关于统筹城乡经济社会发展推进城乡一体化的意见》提出"突出建立和完善城乡基本统一的社会保障制度"的目标。2007 年 6 月 7 日，成都市全国统筹城乡综合配套改革试验区正式获得国务院批准，成为继上海市浦东新区和天津市滨海新区之后的又一个全国统筹城乡综合配套改革试验区，这标志着成都市城乡一体化进入了推进重点领域和关键环节体制机制改革及制度创新的新阶段，同时也为城乡基本医疗保障制度的一体化迎来了契机。

2008 年 11 月，成都市出台了《成都市城乡居民基本医疗保险暂行办法》，它将原有的城镇居民基本医疗保险、少儿住院医疗互助金和新型农村合作医疗统一整合为城乡居民基本医疗保险，采取三种制度对接并轨的方式，实现了城镇居民医疗保险和新型农村合作医疗的制度一体化，从而初步建立起城乡一体的居民基本医疗保障制度；同时也出台了《成都市城镇职工基本医疗保险办法》，对城镇职工基本医疗保险进行了完善，对原有办法进行了调整，进一步扩大了城镇职工基本医疗保险覆盖面，将过去未纳入该项制度的如灵活就业人员、自由职业者以及个体工商户等强制纳入城镇职工基本医疗保险制度。由此，以城乡居民基本医疗保险和城镇职工基本医疗保险所组成的"二元"基本医疗保障制度形成。

2009 年，四川省成都市出台了《深化医药卫生体制改革总体方案》，提出到

---

① 章合运：《城乡基本医疗保险衔接制度构建研究：以全域成都城乡一体社会保险为视野》，载于《成都理工大学学报》（社会科学版）2011 年第 4 期，第 72～76 页。

2011 年，达到基本医疗保障制度全覆盖，基本公共卫生服务均等化，"全域成都"的基本医疗卫生服务体系不断完善，建立起与国家基本药物制度相适应的药品供应保障体系，公立医院改革试点和多元化办医取得突破，有效缓解城乡居民"看病难、看病贵"，实现人人享有基本医疗卫生服务的目标。

一、成都社会经济情况

成都，简称"蓉"，别称"蓉城"，国家区域中心城市（西南）。管辖 9 区、6 县，代管 4 县级市。成都横跨四川盆地、川西高原两大自然景观，南部、中部海拔较低，西部海拔较高。成都兼有山景、平原、丘陵之美，气候温和，雨水充沛，年均气温 16℃，冬无严寒，夏无酷暑。成都土地肥沃、水利先进，物产十分富饶。成都东与德阳、资阳毗邻，南与眉山相连，西与雅安、阿坝接壤。成都幅员面积 12 390km²，东西最大横距 192km，南北最大纵距 166km。

2011 年，全市常住人口 1 407.08 万人（户籍人口 1 163.3 万人），男女性别比为 1:1。城镇人口占 67%，农村人口占 33%。全市人口出生率为 7.11‰，死亡率为 5.03‰，人口自然增长率为 2.08‰。2011 年，全市地区生产总值达 6 854.6 亿元，地区公共财政收入 680.7 亿元，城镇居民人均可支配收入 23 932 元，农民人均纯收入 9 895 元。

截至 2011 年年底，全市医疗卫生机构达 7 405 个，其中：医院 408 个、基层医疗卫生机构 6 907 个（内：乡镇卫生院 251 个、社区卫生服务中心（站）276 个、村卫生室 2 962 个）、专业公共卫生机构 76 个。卫生人力总量继续增加，学历水平有所提高。2011 年年底，全市卫生人员总数 13.04 万人，比上年增加 1.31 万人。根据卫生人力信息库汇总结果，2011 年全市卫生技术人员学历结构：本科及以上占 29.30%，大专占 43.28%，中专及中技占 24.15%，高中及以下占 3.27%。技术职称构成：高级占 8.23%，中级占 18.43%，初级占 60.55%，待聘占 12.79%。全市医疗卫生机构床位数 8.01 万张，其中：医院 6.22 万张。与上年比较，医疗卫生机构床位增加 1.06 万张，其中：医院增加 0.95 万张。每千人口床位数由 2010 年的 6.04 张提高到 2011 年的 6.89 张。

二、成都市城乡基本医疗保障一体化实践

（一）成都市城乡基本医疗保障制度一体化前的多元制度并存

从 2001 年年初至今，成都市在探索统筹城乡医保的道路上走过了十年的艰

难历程。2001 年年初，成都市按照社会统筹和个人账户相结合的原则，建立了城镇职工基本医疗保险制度。2003 年 1 月，实施"非城镇户籍从业人员综合社会保险"即农民工综合社会保险。2004 年，实施失地农民社会保险制度，并将农村户籍的居民全部纳入新型农村合作医疗参合范围。2005 年 8 月，实施少儿住院医疗互助金制度，将全市中小学生、婴幼儿纳入参保范围，填补了学生儿童医疗保障空白。2007 年，在全市推行城镇居民基本医疗保险制度，将城镇非从业人员及少儿住院医疗互助金整体纳入参保范围。2007 年 9 月，随着市属高校大学生基本医疗保险制度的出台，成都市实现了医疗保障制度对各类人群的全覆盖，初步突破了城乡分割的二元结构。在制度层面上，消除了区域性基本医疗保障的空白点，成为国内首个实现基本医疗保障制度全覆盖的区域性中心城市。尽管已有的多种基本医疗保障制度对城乡各类人群进行了全覆盖，但这些制度不仅覆盖的对象不一致，而且区县之间、险种之间政策差异均较大。下面是成都市四种主要的基本医疗保险比较（见表 11 - 22）。

从表 11 - 22 中可以看出，成都市在基本医疗保障制度建设方面针对五类人群制定了四种制度以此实现全覆盖[①]。从这四种制度来看，其参保原则、保障范围、资金筹集、基金构成、起付标准、最高支付额、报销比例、统筹层次、管理机构、监督机构等都不尽相同。它们都以户籍为依据，各自封闭运行，形成了多元分割运行的体制，使整个基本医疗保障制度被人为地分割成若干板块。

表 11 - 22 　　　　　　　成都市四种主要基本医疗保险比较

类别 内容	城镇职工基本 医疗保险	城镇居民基本 医疗保险	农村居民新型 合作医疗保险	农民工综合 社会保险
保障对象	有单位的职工，有雇工的城镇个体工商户及其雇工	少年儿童及未参加城镇职工基本医疗保险的本市户籍的城镇居民	农村户籍的居民（不含正在服役的义务兵）	非城镇户籍从业人员
参保原则	强制	自愿	自愿	强制
保障范围	门诊和住院医疗服务费	特殊疾病门诊和住院医疗费用（以大病统筹为主）	特殊疾病门诊和住院医疗服务（大病统筹为主，兼顾基本医疗）	门诊药品费、医疗器械费和住院医疗费

---

① 陈健生、陈家泽、余梦秋：《城乡基本医疗保障一体化：目标模式、发展路径与政策选择——以成都市城乡基本医疗保障统筹试点为例》，载于《理论与改革》2009 年第 6 期，第 74~78 页。

类别 内容	城镇职工基本医疗保险	城镇居民基本医疗保险	农村居民新型合作医疗保险	农民工综合社会保险
医保资金筹集	统筹结合，用人单位和职工双方共同负担。用人单位按职工工资总额的7.5%缴纳，职工按上一年工资的2%缴纳，个体工商户和自由职业人员全部由个人缴纳，退休人员不缴费。	家庭缴费为主，政府给予适当补助。中小学生每人每学年度80元（个人缴费：2007年40元，2008年35元）；其他居民按上一年成都市城镇居民家庭人均可支配收入的2.5%，其中个人缴纳政府补助后的差额部分。	个人缴费、集体扶持和政府资助相结合。每人每年筹资不低于10元，市、县两级财政对参加合作医疗的农民补助每人每年不低于20元。	用人单位和农民工双方共同负担。按上一年成都市职工平均工资的60%、80%、100%作为缴费基数，按20%进行缴纳，其中有用人单位的由单位承担14.5%，个人承担5.5%，无单位的全部由本人承担。
基金构成	个人账户和统筹基金	不设个人账户	家庭账户和统筹基金	个人账户和统筹基金
起付标准	一级医院为职工平均工资的5%；二级医院为职工平均工资的8%；三级医院为职工平均工资的12%	中小学生、婴幼儿不设统筹基金起付标准；其他人员的起付标准与城镇职工基本医疗保险一样	本区（市）县上年度农民人均纯收入的5%～10%	
最高支付额	累计为上一年职工平均工资的4倍	中小学生、婴幼儿最高金额不超过8万元；其他人员累计不超过成都市上一年城镇居民家庭人均可支配收入的4倍	按上年度农民人均纯收入的4～6倍为参照	累计不超过入院前6个月本人月平均缴费基数的48倍
报销比例	门诊医疗费和药费从个人账户中支付，超支自理；一次性住院医疗费在起付标准以上最高支付限额以下的部分，由统筹基金支付75%，在此比例上，每1周岁增加支付0.2%。	中小学生、婴幼儿医疗费用，20%由家长自理，80%由统筹基金分级距支付；其他人员医疗费用在起付标准以上最高支付限额以下的部分，由统筹基金分医院级别按不同比例支付。	各区（市）县对参加新型农村合作医疗的农民住院产生的医药费用的额度采取不同的报销比例，对在不同级别的医疗机构住院产生的医药费用采取不同的报销办法。	［一次性住院医疗费－（城镇职工基本医疗保险规定的起付标准＋应由个人自付的费用）］×（75%＋累计缴费年限数×0.5%）

类别 内容	城镇职工基本 医疗保险	城镇居民基本 医疗保险	农村居民新型 合作医疗保险	农民工综合 社会保险
统筹层次	以市和区（市）县为统筹单位，条件具备时再实行全市统一调剂	中小学生、婴幼儿参加部分实行全市统筹；其他城镇居民参加部分除五城区和高新区实行市级统筹外，其余以区（市）县为单位统筹	以区（市）县为单位统筹	市级统筹
管理机构	市和区（市）县劳动保障行政部门	市和区（市）县劳动保障行政部门	卫生部门新型农村合作医疗管理委员会	市和区（市）县劳动保障行政部门
监督机构	劳动保障部门行政和财政部门	劳动保障行政部门和财政部门	农村合作医疗监督委员会	劳动保障行政部门

注："城镇居民基本医疗保险"和"农村居民新型合作医疗保险"中都包括了医疗救助。医疗救助主要针对享受城市最低生活保障的家庭、农村五保户、贫困农民家庭等，各区（市）县还专门设立了农村医疗救助基金。

（二）成都市城乡基本医疗保障制度向一体化发展

1. 成都市城乡统筹医疗保障实践

由于受城乡二元结构和经济发展水平的限制，我国基本医疗保障制度建设，主要从人群结构出发进行制度设计，先后把城镇职工、农民、城镇居民纳入不同的制度范围，缺乏总体的规划和目标[1]。而在当今城乡一体化发展和人口流动不断加快的形势下，早期人群之间的特征已逐步淡化，现行医疗保障制度已不适应社会发展和群众需要，难以适应经济社会发展和城乡一体化进程的需要[2]。在同一个地区存在多种医疗保障制度，可能会满足不同人群的医疗需求，但在实践中存在一些问题。

早在 2006 年年初，成都市提出"着力突破既定体制机制，在制度构架上实现城乡统筹，在经办操作上实现城乡一致，在待遇标准上实现城乡衔接，在机构

---

[1] 李春根、颜园：《江西省城乡医疗保障制度现状、问题和一体化设计》，载于《求实》2010 年第 11 期，第 57～61 页。

[2] 胡大洋：《全民医保目标下的制度选择》，载于《中国卫生资源》2008 年第 11 期，第 182～184 页。

设置上实现城乡统一，在绩效考核上实现城乡同步"的发展思路①。在具体的改革实践上，成都市主要从 5 个方面来实现城乡医疗保障的统筹，见表 11 – 23。

表 11 – 23　　　　　　　　成都市城乡统筹医疗保障实施措施

制度构建统筹	1. 农民工、失地农民医疗保障与城乡直供基本医保接轨
	2. 住院医疗补助和异地就医管理融为一体
	3. 中小学生、婴幼儿住院医疗互助金归并城镇居民基本医疗保险
经办工作统筹	1. 改造城乡基本医疗保险信息系统，机构、医疗、药店"一卡通"
	2. 统一命名定点医疗机构，同意费用结算，同意业务考核
城乡待遇统筹	1. 逐步缩小城乡居民医疗保险筹资差距
	2. 逐步缩小城乡医疗保障待遇差距（以城镇职工医保制度为蓝本）
结构设置统筹	1. 设立街道、镇（乡）、社区劳动保障站，15 分钟就医健康圈
	2. 成立市以及各区（市）县医疗保障管理局，归口管理经办工作
绩效考核统筹	1. 市委、市政府统一下达、统一考核、统一表彰
	2. 与财政、卫生、残联等多个单位，齐抓共管

基于以上的统筹措施，在统筹城乡社会医疗保障的实践中，成都市在城乡医疗保障全覆盖、城乡衔接、统筹城乡医疗待遇等方面取得了突出的成效。随着城乡统筹、覆盖不同人群、兼顾不同层次医疗需求的医疗保险制度相关政策的不断完善，成都市城乡不同人群之间医疗保障水平正稳步缩小，城乡居民医疗负担明显减轻。成都市在统筹城乡医疗保障制度的同时，将城乡社会保障一体化纳入其整体战略中，通过不断改革现行城乡基本医疗保障制度，统筹完善现行各种基本医疗保障制度，实施有关推进城乡基本医疗保障一体化的政策措施。

2. 成都市城乡基本医疗保障制度向一体化发展

（1）实行城镇居民基本医疗保险与新型农村合作医疗制度并轨，初步建立起城乡一体化的居民基本医疗保障制度

2008 年 11 月，为完善城乡居民基本医疗保障体系，实现城镇居民基本医疗保险与新型农村合作医疗一体化，根据国家有关规定，结合实际情况，成都市出台了《成都市城乡居民基本医疗保险暂行办法》，该办法自 2009 年 1 月 1 日起施行，这标志着成都市在城乡一体化的基本医疗制度安排上已经跨出了第一步。它将原有的城镇居民基本医疗保险、新型农村合作医疗和中小学生、婴幼儿住院医

---

① 陈薇：《城乡一体化背景下的我国医疗保障模式研究——以我国试点城市为例》，西南交通大学论文，2010。

疗互助金统一整合为城乡居民基本医疗保险，采取三种制度对接并轨的方式，实现了城镇居民医疗保险和新型农村合作医疗的制度一体化，从而初步建立起城乡一体的居民基本医疗保障制度。该项制度具体包括以下内容，见表 11 –24[①]。

表 11 –24　　　　成都市城乡居民基本医疗保险主要内容

保障对象	市属高校、中小学校、中等职业学校（技校）、特殊教育学校在册学生，托幼机构在园幼儿以及具有本市户籍或者父母一方具有本市户籍或居住证的年龄满 1 个月以上的婴儿、散居学龄前儿童和因病（残）未入学的少年儿童（以下简称学生儿童）；具有本市户籍，男年满 60 周岁、女年满 50 周岁或从业年龄内未与用人单位建立劳动关系的城镇居民；具有本市户籍，年满 18 周岁的农村居民（不含现役军人）。
参保原则	自愿
保障范围	特殊疾病门诊和住院医疗费用（保大病）
资金筹集	个人缴费和财政补助，财政补助基本标准为每人每年 80 元，所选缴费档次剩余部分由个人缴纳。分为三档：第一档每人每年 100 元；第二档每人每年 200 元；第三档每人每年 300 元。学生儿童缴费标准全市统一为每人每年 120 元。
起付标准	乡镇卫生院 50 元，社区卫生服务中心和一级医院 100 元，二级医院 200 元，三级医院 500 元。市外转诊的起付标准为 1 000 元。
最高支付额	第一档：4 万元；第二档：5 万元；第三档：6 万元；参保学生儿童：8 万元。
报销比例	第一档：乡镇卫生院 65%，社区卫生服务中心和一级医院 60%，二级医院 55%，三级医院 35%； 第二档：乡镇卫生院 90%，社区卫生服务中心和一级医院 80%，二级医院 65%，三级医院 50%； 第三档：乡镇卫生院 90%，社区卫生服务中心和一级医院 85%，二级医院 80%，三级医院 65%； 学生儿童：乡镇卫生院 90%，社区卫生服务中心和一级医院 80%，二级医院 65%，三级医院 50%。
统筹层次	市级统筹
管理机构	市劳动和社会保障行政部门
监督机构	财政部门

---

① 2008 年《成都市城乡居民基本医疗保险暂行办法》（成都市人民政府 155 号令）。

同时，制度并轨后提高了财政补助的标准，提升了统筹层次，降低了住院起付标准，提高了报销比例和封顶线，增加了每人每年 16 元的门诊定额补助等。总之，提高了各类参保人员的医疗保障水平。

（2）扩大城镇职工基本医疗保险覆盖面，进一步完善城镇职工基本医疗保险制度

成都市为了进一步完善城镇职工基本医疗保险制度，规范基本医疗保险管理，保障城镇职工基本医疗需求，在 2008 年 11 月出台了《成都市城镇职工基本医疗保险办法》，对原有办法进行了调整，进一步扩大了城镇职工基本医疗保障覆盖面，将过去未纳入该项制度的如灵活就业人员、自由职业者以及个体工商户等强制纳入城镇职工基本医疗保险制度。并且，打破了城乡分置的职工基本医疗保险的划分方式，统一以是否就业为标准，将城乡就业人口全面纳入该制度体系中，实现制度层面全覆盖。实行市级统筹，统一参保范围、统一缴费标准、统一待遇水平、统一管理办法，降低了统筹基金起付标准，新增了报销项目，增加了报销比例等等，让各类参保人员少缴费，多报销，提高补偿水平和保障水平①。（见表 11 - 25）。

表 11 - 25　　　　成都市城镇职工基本医疗保险主要内容

保障对象	企业及其职工；国家机关及其工作人员、事业单位及其职工、社会团体及其专职人员；民办非企业单位及其职工；个体工商户及其雇工、自由职业者、灵活就业人员；法律、法规规定或经省、市政府批准的其他单位和人员。
参保原则	强制
保障范围	门诊和住院医疗费用
资金筹集	单位和个人共同缴纳。由单位缴纳基本医疗保险费，以全部职工工资总额为缴费基数，缴费费率为 7.5%；由雇工的个体工商户缴纳基本医疗保险费，以雇主和全部雇工的工资总额为缴费基数，缴费费率为 7.5%；由职工或个体工商户雇主和雇工个人缴纳基本医疗保险费，以本人上月工资为缴费基数，缴费费率为 2%，由所在单位或雇主在工资中代扣代缴；个体参保人员缴纳基本医疗保险费，可按上一年度成都市职工平均工资的 80% 为缴费基数，缴费费率为 9.5%；也可按上一年度成都市职工平均工资为缴费基数，缴费费率为 4%，不建个人账户，享受住院医疗保险待遇。

---

① 2008 年出台了《成都市城镇职工基本医疗保险办法》（成都市人民政府 154 号令）。

起付标准	一级医院 200 元，二级医院 400 元，三级医院 800 元，符合条件并与医疗保险经办机构签订住院医疗服务协议的社区卫生服务中心（含乡镇卫生院）160 元，市外转诊起付标准为 2 000 元。
最高支付额	一个自然年度内统筹基金为个人支付的医疗费累计不超过上一年度成都市职工平均工资的 4 倍。
报销比例	一次性住院医疗费用由统筹基金根据医院级别按比例支付：三级医院 85%，二级医院 90%，一级医院 92%，与医疗保险经办机构签订了住院医疗服务协议的社区卫生服务中心 95%。在此基础上，年满 50 周岁的增加 2%，年满 60 周岁的增加 4%，年满 70 周岁的增加 6%，年满 80 周岁的增加 8%，年满 90 周岁的增加 10%。根据年龄增加后的医疗费报销比例，不得超过 100%。年满 100 周岁及以上参保人员在定点医疗机构发生的符合基本医疗保险报销范围的住院医疗费报销比例为 100%。
统筹层次	市级统筹
管理机构	市和区（市）县劳动和社会保障行政部门
监督机构	财政部门

　　同时，为了切实维护医疗保险参保人员的保险权益，成都市还出台了《关于医疗保险关系转移和接续有关问题的通知》，对参加城镇职工基本医疗保险、城乡居民基本医疗保险和农民工综合保险之间的关系转移和接续制定了具体方法。

　　将城乡社会保障一体化纳入成都市统筹城乡经济社会发展整体战略中，通过不断改革和完善现行城乡基本医疗保险制度，统筹现行各种基本医疗保险制度，实施有关推进城乡基本医疗保障一体化的政策措施，打破了原有按照户籍划分城乡社会保障体系的做法，率先实现城镇居民基本医疗保险与新型农村合作医疗的制度并轨，建立起城乡统一的居民基本医疗保险制度，可以说实现了城乡基本医疗保障一体化的最低阶段性目标。其结果，只要是成都市居民，无论城市或农村，均能够按相同的筹资模式和缴费标准实现大致相当的基本医疗服务受益水平。

三、成都市城乡基本医疗保障一体化的目标、路径与政策选择

（一）目标模式：从"普惠"到"公平"

　　在统筹城乡医疗保障发展格局和城乡基本医疗保障制度一体化的战略背景

下，成都市作为全国区域性特大城市和西部地区中心城市，在"普惠"方面，首先将多元并存的基本医疗保障制度碎片整合成为相对统一、城乡融合的二元制度，构成"2＋1"型医疗保障体系，从而在制度层面上实现了基本医疗保障的全面覆盖。再通过制度的重新安排和政策的优化设计，逐步形成区域性一体化的市民基本医疗保障制度，建立起"一元制度、分档选择"的一体化基本医疗保险模式，确保区域内人人享有较充分的基本医疗保障。在"公平"方面，"更加公平地享有医疗保障"则成为医疗保障制度建设进程中的下一个重要目标，而统筹城乡医疗保障体系的理论研究价值亦得以彰显在"低水平、广覆盖"的现行基本医疗保障模式下，应逐步提高医疗保障水平和医疗服务水平，缩小医保缴费和受益的档次差距，实现区域性基本医疗保障的普惠和公平，最终在区域内确保实现人人"享有健康"的目标，不断提高国民健康水平[1]。

（二）发展路径：从"碎片"到"整合"

为实现成都市城乡基本医疗保障制度一体化的目标，需要采取渐进的发展路径，将原有的多元并存的制度碎片，通过各自的制度调整和政策安排，采取同质制度整合与异质制度衔接"两步走"的发展战略，实现制度的有机整合并相应建立起区域性一体化的市民基本医疗保障制度，其发展演进图见图 11 - 1[2]。

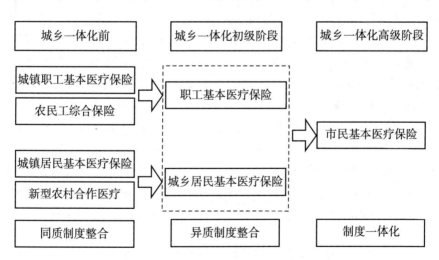

图 11 - 1　成都市基本医疗保障制度的发展演进

---

① 郑功成：《中国医疗保障改革与发展战略：病有所医及其发展路径》，载于《东岳论丛》2010 年第 31 期，第 11～17 页。

② 陈健生、陈家泽、余梦秋：《城乡基本医疗保障一体化：目标模式、发展路径与政策选择——以成都市城乡基本医疗保障统筹试点为例》，载于《理论与改革》2009 年第 6 期，第 74～78 页。

从成都市基本医疗保障制度的发展演进图得知，成都市城乡基本医疗保障制度一体化采用的是"两步走"战略。

第一步：从制度碎片转向制度整合阶段，也就是把相互分割、多元并存的制度通过制度并轨建立起二元制度结构，即城镇职工基本医疗保险和农民工综合保险合为职工基本医疗保险；城镇居民基本医疗保险和新型农村合作医疗合为城乡居民基本医疗保险。

第二步：从制度整合走向制度一体化阶段，即实现职工基本医疗保险与城乡居民基本医疗保险制度框架的基本统一，从而建成区域性基本医疗保险制度，也就是"一元制度，分档选择"即在一元化的制度安排下，设置多种档次的缴费标准。区域内全体市民（不分城乡）按照各自不同的收入水平和医疗需求，选择存在一定差别的基本医疗保险和基本医疗服务，实现制度一体化、服务多样化和受益差别化的区域性基本医疗保障目标。

四、小结

成都作为西部区域中心城市，在统筹医疗保障制度和推动城乡基本医疗保障制度一体化的进程中，一直在西部乃至全国起着范例作用。"成都模式"的建立和推广，为西部地区城乡基本医疗保障制度的发展提供了宝贵经验。城乡基本医疗制度的衔接问题是贯彻党中央建设社会主义新农村的重要举措。在统筹城乡建设、构建和谐社会的今天，必须加强城乡基本医疗保障制度尤其是城镇居民医保和新型农村合作医疗之间的制度衔接，逐步建立城乡一体化的医疗保障制度。同时，推进城乡社会经济协调发展，提高广大农民补偿比例和受益范围，解决突出存在的"因病致贫"、"因病返贫"现象。本书以成都市城乡基本医疗保障制度一体化，全域成都城乡一体模式为视野，介绍了成都市"二元"基本医疗保障制度、实现路径等，希望为西部的城乡基本医疗一体化提供一些思考，以实现温家宝同志在十一届全国人大四次会议所宣布号召的："我们要持之以恒，努力让全体人民老有所养、病有所医、住有所居的宏伟目标"。

第三节　神木县"全民免费医疗"模式

目前，中国基本医疗保障制度包括城镇职工基本医疗保险（简称"职工医保"）、城镇居民基本医疗保险（简称"居民医保"）、新型农村合作医疗（简称

"新农合") 三种类型。作为中国基本医疗保障制度, 目前国内多数地区三种保障制度各自独立运行, 针对不同的目标人群, 实行不同的筹资、补偿、基金监管等制度。三种保障制度各自独立运行是目前占主导地位的医保运行模式, 例如本研究的样本地区眉县和凉城县均实施了基本医疗保障制度。

随着经济社会发展, 一些地区开始把居民医保与新农合统一合并运行, 称为"新型城乡合作医疗"或"城乡一体化医保", 但城镇职工基本医疗保险仍然独立运行, 该模式在部分试点地区运行, 例如本课题案例研究的另一个地区杭州市"城乡基本医疗卫生服务一体化"模式。

改革最彻底的是将三种基本医疗保障制度合并后统一运行, 该模式的典型代表为神木"全民免费医疗"模式 (简称"神木模式")。神木模式也是中国目前最早实行"全民免费医疗"的典型代表。

2009 年 3 月 1 日, 神木县实行"全民免费医疗", 将现行的三种基本医疗保障制度统一起来, 进行无缝隙衔接。"全民免费医疗"是一种全新的基本医疗保障制度运行模式, 一经推出, 即在社会上引起巨大反响。"全民免费医疗"模式的起源是什么? 它如何筹资、怎样补偿、基金是否安全? 它对当前的"看病贵、看病难"现象有何影响? 作为中国"全民免费医疗"的先行者, 该模式有何特点? 它与现行的基本医保模式有何差异? 该模式对于中国新医改有何意义与启示? 本研究利用机构调查和定性访谈的结果, 应用卫生经济学理论以及来自其他国家的实践证据, 对以上问题进行深入探讨。

一、实施背景

(一) 神木县基本信息

神木县位于晋陕蒙三省区交界地带, 是杨家将的故乡, 著名革命老区, 陕北能源化工基地的核心区域。全县总面积 7 635 平方公里, 是陕西省面积最大的县, 共辖 15 镇 4 乡 629 个行政村。

2009 年, 全县常住人口 41.42 万人 (户籍人口 40.65 万人), 其中男性占52.5%, 女性占 47.5%, 男女性别比为 110.5。城镇人口占 26%, 农村人口占74%。全县人口出生率为 10.13‰, 死亡率为 6.07‰, 人口自然增长率为 4.06‰。

2009 年, 全县地区生产总值达 452.72 亿元, 财政总收入 93.6 亿元, 在岗职工年平均工资 50 960 元, 城镇居民人均可支配收入 19 210 元, 农民人均纯收入 7 223 元。2008 年, 县域经济综合实力位居全国第 59 位, 西部第 5 位, 陕西省第 1 位。

截至 2009 年年底，全县有县级卫生单位 5 个（疾病控制中心、卫生监督所、妇幼保健站、地病办、农合办），各级各类医疗机构 344 个，其中：县级医疗机构 15 个（县医院 1 所、民营医院 14 所），乡镇卫生院 21 个，村卫生室 258 个，个体诊所 50 个。卫生技术人员 1 593 人，病床 1 656 张，每千人拥有卫生技术人员 3.9 人、床位 3.8 张。

实行"全民免费医疗"前，神木县基本医疗保障体系经历了三个关键阶段。

第一阶段：城镇职工基本医疗保险（2000 年 7 月～2004 年 12 月）。2000 年神木县启动城镇职工基本医保制度，由县人力与社会保障局管理。筹资来源为职工个人（2% 年工资）和企事业单位（2006 年前：6% 年工资，2006 年后：8% 年工资）两部分。福利包设计包括个人账户和住院服务报销。对于不同年龄的职工，个人账户费用分别为年工资 2.8%、3.1%、4% 和 4.5%（见表 11 - 26）。住院服务福利包见表 11 -27。

表 11 - 26　　2000～2009 年不同年龄组城镇职工个人账户费用

城镇职工	个人账户费用（年工资%）
年龄≤41 岁的职工	2.8
41～49 岁的职工	3.1
年龄≥50 岁职工	4
退休职工	4.5

资料来源：神木县人力和社会保障局。

表 11 -27　　　　2000～2008 年城镇职工住院服务福利包设计

职工类型和医疗费用	起付线（元）	报销比例（%）		封顶线（元）
		县内医院	县外医院	
在岗职工				
医疗费用＜1 500 元	500	80	70	1 500
医疗费用≥1 500 元	500	70	60	30 000
退休职工				
医疗费用＜1 500 元	500	85	80	1 500
医疗费用≥1 500 元	500	80	70	30 000

资料来源：神木县人力和社会保障局。

第二阶段：新型农村合作医疗（2004 年 12 月～2006 年 2 月）。2004 年神木县启动新农合，由县卫生局管理。筹资来源包括个人保费（10 元）和政府补贴

（中央 10 元，省级 4 元，市级 3 元，县级 3 元）。福利包设计主要侧重于大病的住院服务。此阶段，99.6% 的城镇职工，81.69% 的农村居民参加了医保，仍有 6 ~ 7 万城镇居民未参加医疗保障制度。

第三阶段：新型城乡合作医疗（2006 年 3 月 ~ 2009 年 2 月）。2006 年 3 月起，神木县以新农合管理机构为依托，采用新农合的管理机制，创造性地试行了城乡居民合作医疗。对于农村居民中央、省、市、县各级财政分别筹资 40 元、16 元、12 元和 12 元，对于城镇居民县财政承担 80 元。个人保费农村居民为 10 元，城镇居民为 20 元。

表 11 - 28　　　　　　　新型城乡合作医疗住院补助标准

定点医院	起报点 （元/人次）	起付线 （元/人次）	报销比例（%）	封顶线（元）
省级医院	三级：5 000 二级：3 500	—	40	每户每年 30 000
市级医院	—	800	45	
县级医院	—	300	60	
乡镇卫生院	—	80	70	

资料来源：神木县卫生局。

（二）起源

神木县为什么实行"全民免费医疗"？时任县委书记的郭宝成坦言，神木推行"全民免费医疗"的目的很简单：就是老百姓急切的需求。他认为，中国目前的民生建设有上学、看病和住房三大问题。在县级城市，住房问题相对不突出，神木已经实行 12 年免费教育，眼下群众呼声最为强烈的就是"看病难、看病贵"。"我们试图把老百姓几千年来的看病难、看病贵的问题，从源头上来解决。"

早在推行全民免费医疗前一年，即 2008 年年初，神木县就成立了康复工作委员会，下设办公室（以下简称康复办），负责全县"全民免费医疗"有关工作。康复办组织有关部门开展了一年多的调研论证工作，一方面对全县医疗卫生资源进行了全面摸底，对前三年医疗费用支出和资金来源情况进行了详细测算分析，推算出实施"全民免费医疗"的资金需求。另一方面调查了 130 多个医药单位和 16 个部门以及部分村、镇，广泛征求有关部门和群众意见。经过反复论证，研究制定了神木县全民免费医疗实施办法及实施细则，提交县委常委会讨论通过后，在网上发布，向社会各界公开征求意见。在此基础上进行修改完善，最终定稿。

2009 年 3 月 1 日,神木县实行《神木县全民免费医疗实施办法(试行)》(简称实施办法),推行"全民免费医疗"将城镇职工基本医疗保险、城乡居民医保无缝对接,进行统一运行管理。

二、制度设计

(一)基本原则

按照《实施办法》的规定,"全民免费医疗"的基本原则为"坚持以人为本、城乡一体、全民受惠;财政为主、多渠道筹集资金;统筹安排、合理利用医疗资源;加强管理、节约使用医疗资金;积极推进、逐步完善相关制度。""全民免费医疗"制度设计者的思路很明显:用最大认同、最可操作的方式推进医改,让人人享有福利性质的公平、统一的医疗服务。

(二)目标人群

按照制度设计,"全民免费医疗"对象为具有神木县户籍的全县干部职工和城乡居民,未参加城乡居民合作医疗和职工基本医疗保险的人员不予享受免费医疗。

(三)筹资制度

1. 筹资来源。"全民免费医疗"基金来源包括:县医保办收缴的基本医疗保险基金、县合疗办收缴的合作医疗基金、社会募捐的资金、县财政拨付的资金。其中,县财政拨付的资金占 80% 以上。

2. 筹资标准。为了不增加参保者的参保负担,参保人群仍然实行"全民免费医疗"前的参保标准。城镇职工筹资标准参照 2009 年《陕西省神木县城镇职工基本医疗保险制度》的规定:一般职工筹资标准 = 年工资 × 2%(个人缴纳) + 年工资 × 8%(单位缴纳);单位平均工资低于同级统筹单位平均工资 60% 的职工 = 年工资 × 2% × 60%(个人缴纳) + 年工资 × 8% × 60%(单位缴纳);单位平均工资高于同级统筹单位平均工资 300% 的职工 = 年工资 × 2% × 300%(个人缴纳) + 年工资 × 8% × 300%(单位缴纳);国企下岗职工筹资标准 = 年工资 × 2% × 60%(个人缴纳) + 年工资的 × 8% × 60%(单位缴纳),个人与单位部分均由企业再就业代缴。

根据 2009 年在岗职工年平均工资 50 960 元，由此测算出城镇职工缴费标准见表 11 - 29。

表 11 - 29　　　　　　　**2009 年城镇职工筹资标准**　　　　　单位：元/人

城镇职工	个人缴纳	单位缴纳	企业再就业服务中心	合计
在岗职工				
其中：一般单位职工	1 019	4 077	—	5 096
低于同级统筹单位平均工资 60% 的职工	612	2 446	—	3 058
高于同级统筹单位平均工资 300% 的职工	3 057	12 231	—	15 288
国企下岗职工	—	—	3 058	3 058

资料来源：陕西省神木县医保办、统计局。

城乡居民的筹资标准为每人每年 100 元，个人缴纳 20 元，财政匹配 80 元，见表 11 - 30。根据 2009 年年人均纯收入城镇居民 19 210 元、农村居民 7 223 元测算，城镇居民、农村居民个人自付筹资占人均纯收入比例依次为 0.10%、0.14%。

表 11 - 30　　　　　　　**2009 年城乡居民筹资标准**　　　　　单位：元/人

		个人缴纳		中央财政	地方财政		
	居民类型	自付	医疗救助代缴		省级	市级	县级
农村居民	一般人群	10	10	40	16	12	12
	低保户、五保户、残疾人、老红军、独生子女户、双生女户		20	40	16	12	12
城镇居民	一般人群	20					80
	低保户、五保户、残疾人		20				80

资料来源：陕西省神木县康复办。

3. 筹资方式。城镇职工个人自付的基本医疗保险费用由参保单位代为扣缴，与单位缴纳的部分共同由单位向医疗保险经办机构指定的银行缴纳。属神木籍户口的城乡居民，在缴费时间内（每年的 12 月份），持户口簿、全家合影照片或合作医疗证（上年度已参保的）直接到户籍所在地的乡镇政府（街道办、村〈居〉委会）办理参保手续。

（四）补偿制度

"全民免费医疗"实行个人账户 + 门诊服务 + 住院服务的福利包设计。

1. 个人账户城乡居民为每人每年 100 元。城镇职工标准参照《陕西省神木县城镇职工基本医疗保险制度》2009 年规定，各人群的个人账户标准为：≤40 岁职工 = 年工资 × 3.3.% ；41 ~ 50 岁职工 = 年工资 × 3.6% ；≥51 岁职工 = 年工资 × 4.5%。根据 2009 年在岗职工年平均工资 50 960 元，由此测算出城镇职工的账户金额，见表 11 - 31。

表 11 - 31　　　　　2009 年参保对象的个人账户规定

金额（元）	补偿对象	报销方式
100/人 · 年	城乡居民	
1 681.68 *	≤40 岁职工	现时划卡，按月结算
1 835	41 ~ 50 岁职工	
2 293	≥51 岁职工	
2 548	退休职工	

注：职工个人账户，本人计算。
资料来源：陕西省神木县康复办。

2. 门诊补偿。除了老红军、离休人员、二等 6 级以上伤残军人门诊医疗费用（定点医院）全额报销外，其他人群的 23 种慢性疾病可以进行门诊补偿，见表 11 - 32。23 种慢性病的门诊补偿为"全民免费医疗"的亮点之一。

表 11 - 32　　　　　2009 年"全民免费医疗"门诊补偿

门诊补偿模式	补偿标准（元）	补偿对象	报销方式
特殊病种门诊补偿	月限额：150 ~ 5 000 全年限额：1 800 ~ 60 000	规定的 23 种慢性病的患者	患者先垫付医药费，每年第四季度结算时间内到医保办、合疗办凭票据按规定予以报销。

资料来源：陕西省神木县康复办。

3. 住院补偿。县内居住的"全民免费医疗"参保对象住院补偿，见表 11 - 33。外出务工和异地居住的神木籍人员在住所地住院治疗的，比照县内住院规定执行。但在地市级医院以上住院的，按转境外医院报销规定执行。住院分娩实行定额补偿。

表11-33   2009年"全民免费医疗"住院补偿

住院福利包设计		乡镇卫生院	县级定点医院	县外定点医院
报销比例（%）	起付线（元/人次）	200	400	3 000
	范围内医药费	100	100	70
	特殊检查费、特殊病血费、国产特殊医用材料	90	90	—
	特殊病营养药费	80	80	—
	进口特殊医用材料	70	70	—
	范围外医药费	—	—	—
	封顶线（元/人年）	300 000	300 000	300 000

注：老红军、离休人员、二等6级以上伤残军人和五保户的住院医疗费用全额报销。

资料来源：陕西省神木县康复办。

4. 住院报销。"全民免费医疗"报销流程如图11-2所示。可以看出，"全民免费医疗"通过住院报销环节进一步加强了对县外定点医院就医的严格控制。

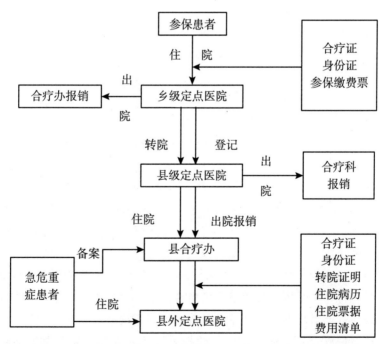

图11-2   2009年"全民免费医疗"住院报销流程图

资料来源：神木县康复办。

（五）基金监管

1. 监管机构

神木县于 2008 年年初设立的康复办是负责总体协调和组织落实全民免费医疗的所有工作的主要监管机构，它同时还负责实施全民免费医疗经办机构和医疗机构的考核工作。康复办下设有医保办和合疗办两个办公室，其中医保办负责全县干部、职工免费医疗的各项工作，合疗办负责全县城乡居民免费医疗的各项工作。

神木县共指定了 7 所县级定点医院。一个病人从进入定点医院就诊开始，首先要受到医院的监督审查。医院会对参保患者的身份、是否需要住院治疗、出院报销等各个环节，按照规定，逐一进行审核。医保办、合疗办的组织人员定期开展检查，同时卫生局、康复办每天会收集相关数据并按月统计分析。另外，在每个医院里都驻派有县康复办的工作人员，负责对各医院的工作开展进行实时监督并解决处理相关问题。此外，县监察局还成立了一支全民免费医疗监察大队，专门负责对定点医院进行抽查。

2. 监管规章

正式推行"全民免费医疗"前，神木县出台了《神木县全民免费医疗实施办法》（试行）及《实施细则》，为改革的全面展开提供了基础。接下来，为了保障全民免费医疗的顺利实施，神木县制定了《关于神木县全民免费医疗定点医疗机构的通知》、《关于对慢性病门诊治疗全年限额报销的规定》、《关于慢性病门诊治疗的有关规定和评审标准》、《关于做好神木县全民免费医疗统计信息工作的通知》、《关于神木县全民免费定额付费办法的规定》等一系列相关配套制度。

一套好的制度要远比人可靠，神木县"全民免费医疗"中的制度设计，为监管提供了良好的制度环境。仅以报销程序为例，神木县的"免费"并不是患者不掏一分钱，而是采取"患者先行垫付，出院后医院退款"的模式。经过门诊就诊后，患者首先持住院证以及门诊病历在公疗、合疗办公室进行登记，再去住院（此时是患者自行缴费）。等到出院时，医院结算处会对费用进行审核，扣除自费部分，将补贴及剩余部分退还给患者。整个过程中，是康复办在对费用进行审核，但在资金的流动中，却是县财政对医院直接进行划拨，康复办只负责上报金额。这种俗称"管事的不见钱"的模式，大大提高了监管的有效性，在防止腐败发生这一问题上起到了很好的效果。

3. 监管内容

医疗监管在内容上主要涉及对医疗机构的监管、对医疗服务及药品的监管和对患者的监管，这三个方面共同构成了监管的中心环节。

（1）医疗机构监管主要包括医疗机构准入、患者满意度、药品采购等方面。

医疗机构准入：从 2009 年 3 月 1 日起，神木县境外的 16 所医院、境内的 7 所县级医院、5 家县级定点药店和 21 家乡镇定点卫生院通过严格的检查评定，被确定为神木县全民免费医疗的定点医院和定点药店。同时对定点医院进行动态管理，若医院违反医疗费用控制相关规定，情节严重者可取消定点资格。

患者满意度：康复办每个月都会对患者进行满意度调查，对于满意率不足 90% 的定点医院会有相应的处理措施。另外，各部门都设置有意见箱、举报箱。医生素质不行，医院服务不行，政府鼓励群众随时投诉。

药品采购：实行"统一采购、统一价格、统一配送"（简称"三统一"）政策，以政府为主导，规范药品价格。神木县制定了《基层医疗机构药品使用目录》《基层医疗机构暂不统一采购药品品种》，对于需要自行采购的药品，由卫生行政部门负责审核备案。在整个实施过程中，都有监察、纠风部门负责对"三统一"工作进行监督，对违规违纪行为进行查处。

（2）医疗服务及药品的监管主要是对医疗服务、药品的价格及质量的监管。这一点对于费用控制和服务质量的保证有重要意义。为加强定点医院管理，神木县制定了一套控制医院和医务人员行为的指标体系。如规定，一般住院患者平均每日住院费用在乡镇卫生院不得超过 200 元、在县级医院不得超过 400 元、危急重症患者在县级医院不得超过 1 600 元，人均住院总费用不得超过 4 000 元，检查阳性率不得低于 75%，药品费用不得超过 50%，自费药所占比重不得超过 10% 等，见表 11-34。为有效控制医疗费用，神木县对 30 种常见病探索实行单病种付费办法，如规定阑尾炎手术 2 200 元、肾结石手术 3 800 元、住院分娩 900 元等。

（3）患者的监管主要是对其医疗行为的监管，包括康复程度等方面。这一方面的监管主要是为了避免出现医疗资源的虚置情况。

4. 监管手段

由于神木医改具有某种试点性，其实施也无法通过经济政策影响到全国范围内的市场环境，因此神木县医疗监管手段本质上主要是行政手段。行政手段的优点在于其针对性强、见效快，缺点在于具有一定的随意性，可能对整体情况考虑不周。就目前而言，神木县在监管过程中体现出了审慎监管的精神，严格依照其制定的各类规章行事，在没有法律规范的情况下自觉建立日常监管的规则，将行政手段的使用限制在事后的控制反馈环节中。

表 11 – 34   2009～2010 年医疗费用控制指标规定

指标	2009 年	2010 年
参保患者床位费（元／日）	乡镇卫生院≤6； 县级医院≤20； 县外医院≤30； 一般理疗患者≤10； 超出部分患者自付。	同 2009 年
人均住院费用（元）	县级医院≤4 000； 乡级医院≤1 000。	县级医院 4 档：≤4 600、≤4 000、 ≤3 600、≤2 500； 乡级医院 2 档：≤1 600、≤1 200
日均住院费用（元）	县级医院≤400； 乡级医院≤200。	同 2009 年
B 超、CT、核磁共振检查阳性率	县级医院≥75%	县级医院分为 2 档：≥50%、≥75%； 乡级医院分为 2 档：≥70%、≥75%
药品占总费用比例	县级医院≤50%	县级医院分为 2 档：≤50%、≤30%； 乡级医院分为 2 档：≤55%、≤78%；
自费药品占总费用比例	县级医院≤10%	县级医院分为 2 档：≤10%、≤12%； 乡级医院≤6%
平均住院天数（天）	—	县级医院分为 3 档：≤11、≤10、≤5； 乡级医院分为 2 档：≤8、≤6。

资料来源：神木县康复办。

日常监管方面，神木县采取的是现场检查与非现场监督并重的方式。神木县康复办对各定点医院每月的就诊记录都会进行抽查，将病历等资料送到市里甚至是省上进行检查，对规范医院的行为产生了一定的作用。神木县每所定点医院平均每月都会送检 30 份病历（县医院 50 份）。神木在医疗监管中引入电子系统，使用专用服务器记录所有免费医疗服务对象的个人信息及医疗记录，由全民免费医疗管理中心办公室进行管理。医疗档案全县联网，便于对每个人的医疗行为进行监督，同时还可以很好地把握全县的整体指标。目前神木县正在实施"网络控制医师医嘱药费"的办法，对某科室的某个医师负责的每床日平均医嘱药品费用进行限制，一旦费用超过限制标准，系统会自动限制该医师网络开药的权限，从而他只能使用科室公用账户进行下药。所有用药信息都会有记录，每月汇总一次，对不合规的行为进行处理。这种方法能够敦促医师在用药时注意控制用量，既可以避免不必要的浪费又不会耽误病人治疗。

事后控制主要体现在康复办根据指标考核的情况，对医院和医务人员相应采取不同的处罚措施上，包括通报批评、责令限期整改，给予经济处罚，直至最终取消定点资格。一个典型的例子是，2009年免费医疗运行结果显示，县级医院人均住院费用中药品所占比例略微超标（50.76%），此后，各定点医院康复办监管人员对药品费用的监控更趋严格。根据抽查的数据，监管人员对部分医生提出警告，声明如果再出现费用超额就要进行处罚。这样的反馈机制及时遏制住了费用上涨的势头。

（六）管理模式

"全民免费医疗"工作在县康复工作委员会（下设县康复委员会办公室简称"县康复办"）统一指导下由县医保办和合疗办具体实施，见图11-3。各机构的设置与职能如下：

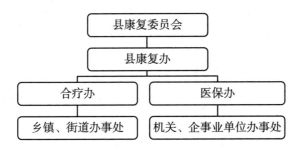

图11-3 "全民免费医疗"管理机构设置

资料来源：神木县康复办。

1. **县康复办**：机构设置在卫生局。履行下列职责：负责全民免费医疗工作的总体协调和组织落实；负责督促全民免费医疗政策、制度的贯彻实施；负责实施全民免费医疗经办机构和医疗机构的考核工作；负责全民免费医疗资金运行监管工作；负责全民免费医疗制度的宣传咨询、信息收集等相关工作。

2. **县医保办**：机构设置在县人事与劳动保障局。履行下列职责：负责免费医疗制度的推行工作，经办全县干部、职工免费医疗的各项业务工作；负责对干部、职工免费医疗基金和门诊医疗卡资金的筹集、管理和使用；负责认定免费医疗的干部、职工身份；负责干部、职工慢性病门诊治疗的审核报销工作；检查定点医疗机构的管理和服务情况；协调解决干部、职工免费医疗工作中的有关问题。

3. **县合疗办**：机构设置在卫生局。履行下列职责：负责全民免费医疗制度的推行工作，经办全县城乡居民免费医疗的各项业务工作；负责城乡居民参合基金和门诊医疗卡资金的筹集、管理和使用；负责认定免费医疗的城乡居民身份；负责城乡居民慢性病门诊治疗的审核报销工作；检查定点医疗机构的管理和服务情况；协调解决城乡居民免费医疗工作中的有关问题。

4. 乡镇、机关、事企业单位办事处：设立全民免费医疗专门管理机构并配备专（兼）职管理人员。履行下列职责：认真执行全民免费医疗的政策、规章、制度，制定具体管理办法；负责搞好全民免费医疗的宣传教育和相关服务工作；负责基金的筹集和上缴，做好造册登记工作；负责对城乡居民或干部职工门诊医疗卡发放工作。

三、"神木模式"的成效

（一）参保人群住院利用增加，"看病难"现象缓解

案例 1：

陕西神木县"全民免费医疗"已实行一年书记称让政府大赚

2010 年 5 月 20 日，神木县县委书记郭宝成在接受记者采访时坦言，"我们算一算账，花了 1.5 个亿，把老百姓看病的问题解决了，老百姓爆发出来生产的热情，这种生产的积极性，这种巨大的社会合力推动了神木的发展，说实话要算经济账的话，我们政府赚了一大笔钱。民生建设，如果搞得好，按照市场经济规律去运行和推进，也是一个高回报的投资"。

——重庆晚报，2010 年 6 月 4 日

案例 2：

陕西神木实施"全民免费医疗"每年报销上限为 30 万元

神木县第二人民医院院长王宗学介绍，在免费医疗刚开始的三四月份，该院住院病人一下子增加了 20% 多，床位的使用率从原先的 70% 上升到 90% 多。

——央视网，2009 年 10 月 12 日

如表 11-35 所示，与 2008 年相比，2009 年参保人口住院率大幅上升。从人群分组来看，除城镇职工住院率略有下降外，城镇居民、农村居民住院率均有不同程度上升。不同人群间的最大差距由 2008 年的 6.37% 下降到 2009 年的 1.74%。数据表明"全民免费医疗"增加了住院服务利用，"看病难"现象有所缓解。同时不同人群间住院率的差距缩小，说明住院服务利用的水平公平性有所增加。

表 11-35　　　　　　　2008～2009 年参保人口住院率变化

参保人群	2008 年	2009 年 *	变化	人群间差距		差距改变
				2008 年	2009 年	
城镇职工	10.61%	8.12%	-2.49% *	——	——	——
城镇居民	6.24%	9.86%	3.62% *	4.37% *	-1.74% *	6.11%
农村居民	4.24%	8.60%	4.36% *	6.37% *	-0.48% ※	6.85%
合计	4.90%	8.75%	3.85%	——	——	——

注：2009 年数据按 2008 年神木县消费价格指数 103 调整。* $P < 0.001$. ※ $P < 0.025$。
资料来源：陕西省神木县康复办。

（二）参保人口住院费用下降，"看病贵"现象缓解

案例 3：

陕西神木实施全民免费医疗每年报销上限为 30 万元

王怀杰是神木县贺家川镇下王家坪村村民，14 年前得了糖尿病，后来病情不断恶化，最终发展成尿毒症。为了治病，几年下来，王怀杰家花在治病上的费用已经是一个天文数字。他说："到现在为止差不多花了有 80 万元了，还欠着 30 万元。"神木县实施"全民免费医疗"政策之后，王怀杰再次前往神木县第二人民医院住院治疗，与以往每次出院时的心情不同，这次全家上下都显得很轻松。"这次住院花了 5 200 元，报了 4 400 元。"他说。

——央视网，2009 年 10 月 12 日

与 2008 年相比，2009 年参保人群的次均住院费用大幅下降。其中城镇职工下降比例最大，农村居民下降比例最小。不同人群间的最大差距由 2008 年的 900 元下降到 2009 年的 245 元。数据表明，"全民免费医疗"对医疗费用的控制是有效的，"看病贵"现象有所缓解。见表 11 - 36。

表 11 - 36　　　　2008 ~ 2009 年参保人群次均住院费用变化　　　单位：元

参保人群	2008 年	2009 年*	变化	人群间差距		差距改变
				2008 年	2009 年	
城镇职工	8 270	7 267	- 1 003	—	—	—
城镇居民	5 955	4 964	- 991	- 2 315	- 2 303	12
农村居民	4 908	5 254	346	- 3 362	- 2 013	1 350
合计	5 557	5 331	- 226	—	—	

注：2009 年数据按 2008 年神木县消费价格指数 103 调整。
资料来源：陕西省神木县。

与 2008 年相比，2009 年参保人群次均自付住院费用下降 1436 元，其中城镇居民下降幅度最大，农村居民其次，城镇职工下降最少。2008 年城镇居民次均自付费用高于城镇职工 900 元，2009 年则低于城镇职工 230 元。农村居民次均自付费用高于城镇职工 68 元，2009 年减少至 16 元。见表 11 - 37。

表 11 - 37　　　　2008 ~ 2009 年参保人群次均自付住院费用变化　　单位：元

参保人群	2008 年	2009 年*	变化	人群间差距		差距改变
				2008 年	2009 年	
城镇职工	2 912	1 672	- 1 241	—	—	—
城镇居民	3 812	1 442	- 2 371	- 900	230	1 130
农村居民	2 980	1 688	- 1 292	- 68	- 16	52
合计	3 084	1 647	- 1 436	—	—	—

注：2009 年数据按 2008 年神木县消费价格指数 103 调整。
资料来源：神木县康复办。

与 2008 年相比，2009 年参保人口住院费用自付比大幅下降，各人群均有不同程度的下降，其中城镇居民最多，农村居民其次，城镇职工最少。2008 年最大差距由 2008 年的 28.79 个百分点下降到 2009 年的 9.12 个百分点。见表 11 - 38。

表 11 - 38　　　　　　2008~2009 年参保人口住院费用自付比

参保人群	2008 年（%）	2009 年 *（%）	变化（%）	人群间差距		差距改变
				2008 年	2009 年	
城镇职工	35.21	23.00	- 12.21 *	—	—	—
城镇居民	64.01	29.04	- 34.97 *	- 28.80 *	- 6.04 *	22.76
农村居民	60.71	32.12	- 28.59 *	- 25.51 *	- 9.12 *	16.39
合计	55.49	30.90	- 24.59 *	—	—	—

注：2009 年数据按 2008 年神木县消费价格指数 103 调整，* p < 0.001。
资料来源：陕西省神木县康复办。

（三）参保人口疾病经济负担减轻

如表 11 - 39 所示，与 2008 年相比，2009 年参保人口住院医疗费用占人均纯收入的比重下降 50% 以上，城镇居民下降最多，农村居民最少。各人群间的最大差距由 2008 年的 41.55 个百分点下降到 2009 年的 21.14 个百分点。数据表明"全民免费医疗"实施后参保人口疾病经济负担有所减轻，尤其城镇居民减轻最为明显。

表 11 - 39　　　　2008~2009 年参保人口住院自付医药
费用占人均纯收入的比重　　　　　单位：%

	城镇职工	城镇居民	农村居民
2008 年	7.05	23.72	48.60
2009 * 年	2.93	7.73	24.07
下降比例	58.44	67.41	50.47

注：2009 年数据按 2008 年神木县消费价格指数 103 调整。
资料来源：陕西省神木县合疗办、医保办、统计局。

案例 4：

神木医改半年"全民免费医疗"百姓实惠多少？

在神木县医院内一科病房，53 岁的王双堂看起来身体虚弱，同时患有肺气肿、支气管炎、胃肠炎等多种疾病的他，以前却一直没有住院好好治疗过。"没

411

有钱，看不起，实在扛不住了，就找个小诊所输几天液。"王双堂孤身一人，是农村低保户。自 3 月 1 日起，他分别在神木县高新医院、县第二医院和县医院住院。"在高新医院住了 19 天，共花费 6 213 元，报销了 5 549 元；在第二医院住了 18 天，花费 5 728 元，报销 5 019 元。现在县医院已经住了 9 天。"王双堂说，因为身体总不见好，所以转了几次院，住了较长时间，免费医疗帮了大忙，否则哪里住得起？

——河北日报，2009 年 11 月 2 日

陕西神木"全民免费医疗"根本解决百姓看病难题

端午节前夕，陕西神木县人民医院住院部的一间病房里，记者见到解家堡乡农民王双怀。61 岁的王双怀因患胃癌，胃部被切除，先后住院 9 个月，医药费花了 2 万多元，自己仅负担 1 400 多元。王双怀含泪对记者说："如果没有免费医疗，我得的这种病，只好窝在家里等死。现在花不多的钱，就重获新生！"

——人民日报，2010 年 6 月 24 日

四、"神木模式"的特点

卫生筹资系统的基本原则是公平地向人群提供基本医疗服务，并确保卫生服务的有效利用。神木模式制度设计遵循以上原则，具有以下特点。

（一）累进的筹资机制，体现筹资纵向公平性

卫生筹资机制主要有累进筹资、累退筹资、等比例筹资。一般认为，一个国家或地区卫生筹资机制属于累进筹资，表示这一个国家或地区的卫生筹资机制比较先进。神木模式中个人筹资水平，城镇职工＞城镇居民＞农村居民，这种按支付能力进行不同水平的累进性筹资，体现了筹资水平纵向公平性。

（二）政府承担主要的筹资责任，体现筹资的底线公平性

卫生筹资来源包括政府、社会和个人三个部分。其中政府承担主要的卫生筹资责任。WHO 规定，政府卫生支出占 GDP 的比重应该达到 5%。"全民免费医疗"前，神木县卫生支出占 GDP 比例为 2.26%，"全民免费医疗"后，该比例

上升为 5.12%。筹资基金来源中 80% 来自县政府，县政府在筹资中担负起主要责任，充分体现了"全民免费医疗"筹资制度设计的底线公平性，即政府履行了相应的筹资责任。

（三）不同人群平等享有相同的补偿制度，体现补偿水平公平性

"全民免费医疗"意味每个人具有相同的卫生服务可及性。"全民免费医疗"前，三组人群实行不同的补偿制度。"全民免费医疗"实施后，三组人群统一为一组，并享有统一的门诊补偿和住院补偿制度。"全民免费医疗"在县域范围内打破了身份、城乡户籍的区分，将职工、城乡居民纳入统一的医保制度。实现了"城乡一体"的基本原则。正如郭宝成书记介绍，干部的医疗保障几乎保持了原来的水平，而职工和农民的保障水平都与干部在同一个水平上了。然而与现行的基本医保模式相同，"全民免费医疗"对象仍然定位为户籍人口，非户籍人口不享受该项医保政策，医保对象具有明显的地域化特征。

（四）补偿范围和力度扩大，提高了参保者的抗疾病风险能力

慢性疾病通常需要终生治疗，带来沉重的疾病负担。据估计 2003 年，中国慢性病经济负担占总疾病经济负担的 71.5%，占 GDP 的 7.3%。通常，慢性病医疗费用主要发生在门诊治疗。据估计，慢性病 54% 的医疗费用消耗在门诊治疗，如高血压医疗费用中门诊费用占 67%，类风湿性关节炎医疗费用中门诊费用占 74%。因此，将门诊服务纳入补偿制度非常重要。"全民免费医疗"后，23 种慢性病治疗被纳入门诊补偿范围。此外，住院补偿的范围和报销比例均进一步加大。

住院补偿把包括安装人工器官、器官移植等特殊检查费、治疗费和材料费也列为报销范围，每人每年报销上限为 30 万元。同时，《实施办法》对特殊病报销都有相应的报销比例，如癌症、肝硬化、肾病和严重消耗性疾病等不能进食，需要靠营养液维持生命的，或者某些特殊疾病必须用生物制剂治疗的，使用营养药品费用报销 80%；血液系统疾病、其他疾病引发严重贫血或者各种手术中大出血的，必须使用血液制品的费用报销 90%。"这些报销比例在国内都是相对较高的。"一位卫生系统的官员评价说。

综上所述，"全民免费医疗"补偿制度提高了基金补偿能力，提高了参保者的抗疾病风险能力。

（五）高效的管理模式

如图 11-4 所示，与现行基本医疗保障管理模式不同，"全民免费医疗"管

理模式上引入第三方独立机构，将合疗办、医保办纳入统一体系，实现"一体化"管理格局。同时将政策制定、监督与执行相剥离，由第三方独立机构进行政策制定、监管，合疗办、医保办进行政策执行，实现"管办分离"格局，提高运行效率。

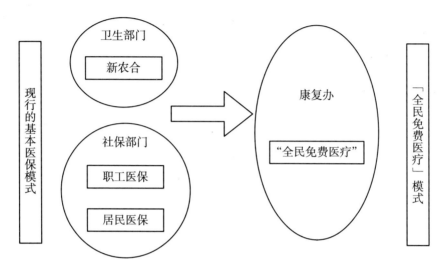

图 11-4　"全民免费医疗"管理模式与现行基本医保管理模式比较

（六）通过第三方购买服务等措施，有效控制医疗费用

由于道德风险，参保者倾向于使用更多的卫生服务。同时，医院经常提供过多的医疗服务。因此，合理地控制医疗费用是保障基金可持续性的前提。"全民免费医疗"实施前，医院的医保收入来自于职工医保、居民医保、新农合三种医疗保障制度。医疗保障管理的"碎片化"使医疗费用控制变得困难和复杂。"全民免费医疗"后，医院绝大部分的病人来自"全民免费医疗"的参保者。相应地，康复办成为主要的服务购买方，在医疗费用控制中发挥重要的第三方作用。

对医院医疗费用控制采取更加具体和严格的措施，总体来说，众多规章构建起一个较为完备的监督控制体系。第一，量化了对定点医院的考核指标：在个人住院费用，平均住院天数，药品所占比例、检查阳性率以及自费药品比例等方面明确设立标准，医院方面超出标准即违规。并且对于医院的检查采取评分制，各种违规行为都对应有负分，最后总得分对应相应的奖惩措施。第二，从检查到各病症的用药以及慢性病的诊治等方面，对用何种药及用多少药都有着明确的规定。

定点医院能进能出的动态管理机制，正如郭宝成书记所说，"医疗做得好就纳入进来，做得不好就出去。各个医院都有危机感，服务质量提高了，服务态度好了"。

"神木模式"成效表明,以上措施使医疗费用得到有效控制,"看病贵"现象有所缓解。

(七) 住院服务利用和费用不平等性减少,水平公平性增加

根据相关理论和实证经验,医疗保障可以促进服务利用,减少费用。"全民免费医疗"后,住院率增加,尤其对于农村居民。对于城镇居民,自付费用和自付比显著下降。城镇职工与城镇居民、农村居民之间的住院率差距缩小。"全民免费医疗"后,城镇职工与农村居民之间的住院率差距减少 6.85%。同样,城镇职工与城镇居民、农村居民之间住院费用差距有所减少。例如,城镇职工与农村居民间自付比差距减少 16.39%。

综上所述,神木模式与现行基本医保模式主要存在以下差异,见表 11-40。

表 11-40　"神木模式"与现行基本医保模式主要差异

区别点	现行基本医疗保障模式	神木模式
参保对象	按城镇职工、城镇居民、农村居民划分的户籍人口	户籍人口,无身份、城乡户籍限制
管理模式	卫生、社保两个平行管理	康复办统一管理
运行机制	管办不分	管办分离
筹资机制	均等水平	按个人收入水平累进筹资
基金池设置	三个独立分散的基金池	统一的基金池
个人账户设置	因人群而异,3 类标准	因人群而异,2 类标准
门诊统筹补偿制度	因人群各异	统一
住院统筹补偿制度	因人群各异	统一
定点医院管理	只进不出	能进能出的动态管理
医疗费用控制	措施粗糙,效果不明显	较为细化的措施,效果明显
住院利用公平性	较差	有所增加

五、借鉴与启示

(一) "神木模式" 的意义

陕西省神木县的基本医疗保障体系经历了三种基本医疗保障制度独立运行的

主流模式—"新型城乡合作医疗"—"全民免费医疗"三个阶段，是中国基本医疗保障体系改革的缩影。"神木模式"首次在国内进行了三种基本医保制度的无缝隙衔接，从根本上解决了"看病难、看病贵"问题，实现了"病有所医"；同时确定了中国基本医疗保障制度城乡一体化的筹资模式、基金管理、福利包设计和医疗费用控制等一整套政策措施；实现了卫生筹资的纵向公平和卫生服务利用的横向公平；"神木模式"为中国医药卫生体制改革提供了标杆，意义重大。

神木模式虽然只是一个县的大胆尝试，实践中也不可避免地存在一些问题，例如未考虑神木非户籍人口的医疗问题等，但总体来说，神木的探索留给人们的启示是极为深刻的。正像许多专家指出的，神木"全民免费医疗"最大的特点，是把初级的门诊医疗和高级的住院医疗，一步到位同时解决，以较低的成本满足了广大人民群众的基本医疗服务需求，使普通老百姓、特别是广大农民享受到了改革开放的巨大成果。这一制度设计的最大亮点是，体现公平和公益，使城乡居民实现免费医疗一体化。这一制度能够快速实施，体现了政府以人为本的理念和为民办事的责任感。当然，神木实施全民免费医疗的直接成效，还在于他们利用信息网络管理系统，将所有的就医者、医疗服务提供者纳入一个统筹管控的信息化平台，从而实现了对服务质量的精细化控制，促使医院自觉改善服务质量，降低医疗成本。毫无疑问，神木的这些探索，对我国推进医疗保障制度改革，提供了一个难得的范本。

（二）"神木模式"推行的可行性

"神木模式"能否在更多地方推行？这个问题的争议与讨论已经有相当长的时间。随着"神木模式"两年多来的平稳运行，取得了公众普遍认可的卫生成就，并没有呈现先前那些反对者提出的、可能发生的种种危机与负面效应，并很好地解决了民众的就医问题。当这种模式逐渐得到更多人们的认可，就很容易产生一种倒逼效应。公众会情不自禁地追问，那些经济同样富裕，甚至更为富裕的地方，是不是也应该学习与借鉴这一种卫生经验与医疗模式？比如，在前一段时间，一位官员就坦言，广东省完全有财力与能力复制"神木模式"。

在这个过程中，最重要的是，各级政府决策者们怎么去看待与认识它？遗憾的是，一直以来，卫生部门颁布的新医改意见与实施方案中，几乎没有触及任何"神木模式"的内容。并且在不久前，多位卫生部官员在不同场合，都强调过相似的观点，中国医改的目标不是"全民免费医疗"，而是努力保障国民看得起病，看得好病，医改做不到"全民免费医疗"。这种直接否定的口吻与判断，无疑与现时"神木模式"的初步试验成功与好口碑，以及广泛的民意支持度形成了一种尖锐的冲突。

一个乐观的信号是，前不久，针对沸沸扬扬的神木模式，在经过亲身考察调研后，时任卫生部部长陈竺给予了肯定意见，他认为可以推广。他表示，在百强县肯定做得到，实际上前三百到四百强的县都可以做到。他说："如果县长们都像神木那样的话，我想恐怕 300 元的目标，大概五分之一的县里可以做起来。"

在不同场合，广东卫生厅副厅长廖新波则更直接地表达了一种相似的判断。他提出，由此可见，我国今后医疗卫生发展的道路"绝对是一个向着全民免费医疗的方向去走。"他认为，医院要从创收中心，变成服务中心、成本中心，"只要政府办医院的观念转变了，就一定可以实现"。

（三）"神木模式"的启示

在未来，如果神木医疗模式被更多的时间与经验证明，这是一条完全可行的卫生发展路子，能够在根本上真正解决公众看病难的问题，是一种成功的医改模式。那么，在那些条件具备的地方，如何推广"神木模式"，实现"全民免费医疗"？"神木模式"给我们的启示是什么？

1. 政府决策者的认识与决心是"全民免费医疗"的前提

"神木模式"之所以能够成功实践，其重要前提为神木县级决策者对开展"神木模式"的决心。正如访谈中，神木县副县长双亚萍所言，"党中央提出要'以人为本'，学习科学发展观，我们当地政府的执政理念就是这个，要搞 GDP 突飞猛进入百强县还是关注民生，人在发展过程中起的是决定性的作用，我们的领导要是认识不到这个问题，整天搞 GDP，我们的老百姓就是东亚病夫了"。因此，政府决策者的决心是推行"神木模式"的重要前提。

2. 政府加大卫生投入是"全民免费医疗"的保障

加快建设保障制度，最大的问题是需要政府加大投入。"神木模式"从构思到实践的重要保障是政府对卫生的投入。"神木模式"中 80% 以上的资金来源于政府投入。正如访谈中神木县委书记郭宝成所言，"国家财政补助医疗卫生，比补助其他方面好多了"。

3. 医保制度的完善决定"全民免费医疗"的执行力度

（1）基本医保无缝衔接将职工医保、居民医保、新农合进行衔接，统一管理，对城镇职工、城镇居民、农村居民实行相同的补偿制度。

（2）筹资水平保持现有的个人筹资水平不变，加大各级政府卫生筹资比例。同时合理划分中央政府、地方政府的财政分担比例，对于经济发达地区，地方政府应分担较高的比例，而对于经济欠发达地区，中央政府应分担较高的比例。

（3）福利包设计取消个人账户，实行门诊统筹补偿与住院统筹补偿。通过科学测算，提高现有补偿范围与补偿比例。

417

（4）基金管理重视民营医疗机构的作用，积极将合格的民营医院纳入定点医院体系，形成公私立医院良好的伙伴关系。同时加强单病种付费、疾病诊断分组（DRGs）等支付制度改革，细化医疗费用控制指标，对定点医院实行动态管理。

（5）信息系统建设有效整合现有的职工医保信息系统、居民医保信息系统、新农合信息系统，建设统一的医保信息管理平台，对需方、供方进行实时监控。

4. 相关配套制度的完善影响"全民免费医疗"的持续性

"神木模式"从医疗保障的角度，缓解了"看病难、看病贵"的现象。然而，从根本上解决"看病难、看病贵"的问题，实现"病有所医"，还需要其他相关配套措施。例如，加强公共卫生、医疗服务体系等方面的建设。正如访谈中，神木县副县长双亚萍所言，"从管理、人员配置、结构完善上采取了一些措施，乡镇卫生院长实行'聘用制'，县级医疗机构乡镇卫生院采取合作形式，实施卫生规范化管理，县医院基础设施完善。我们在疾病预防与控制上还有一些想法，有病治病，没病防病"。同样，神木县委书记郭宝成也说，"下一步要建立预防或监控体系，提前预防一个是节约了医疗费用，一个是老百姓减少了很多痛苦"。

附录 11.3.1

现场访谈记录

案例 5：

神木"全民免费医疗"运行状况

焦点组访谈记录

时间：2009 年 8 月 6 日下午 3:30

地点：神木县天都大酒店五楼会议室

被访谈人：双亚萍（神木县政府主管卫生副县长）、张波（卫生局副局长）、牛建生（科技局）、李军峰（政府办）、冯炳华（统计局）、贺丙乾（财政局）、张继忠（合疗办副主任）、冯树东（医保办）、县医院副院长等人

访谈人：高建民（教授）、朱正威（西安交通大学公管学院院长、教授）

整理人：尚宁（硕士生）、刘旭（硕士生）、刘艳（博士生）

双亚萍：由卫生局张局长大致介绍我们县相关情况，高教授、朱院长还有什么不清楚的地方需要提问的，可以采取座谈会的形式进行座谈，我们也需要你们给一些指导性的意见或建议，有利于我们更完善，把实事办好。

朱正威：西安交通大学公管学院高教授领衔教育部的一个重大项目，课题叫做"'病有所医'中国健康保障系统研究"，神木实现的就是病有所医，在这个过程中发生一些事很正常，包括说发生病床拥挤，其实我想说紧张是正常的，这么多年欠账这么多，不紧张才怪了，好不容易盼到这么个机会，大家还守着不来，这说明这个政策有问题，热闹点儿是正常的，床位从两百张增加到四百张，医疗条件好了，我们是从这么一个角度来看的，我们的首席专家是高教授，我作为课题组主要成员，陪高老师一起来调研，下面由高老师再介绍一下情况。

高建民：这次来神木县调研是一个国家课题，今后5~10年中国医疗保障制度该走哪条路？现在我们是三个保障制度："城镇职工"、"新农合"、"城镇居民"，这三种是权宜之计，我们来神木县有几个目的：

①学习，从专业角度，你们的全民免费医疗有很多特点，理论、实践上，都值得学习。

②实际了解在运行过程中取得成功的经验是什么或者最大的收获是什么？群众的反应是什么？包括机构、政府各方面经验，运行中有哪些问题？

③有没有我们需要提出意见或建议的。

④更重要的是，政府拿钱出来做这个事情，我们想深入对制度特点或是运行机制做一下剖析，给今后中国医疗保障制度提建议，给国家提建议。就像我们1993年开始在农村建立合作医疗的时候，被认为是增加农民负担，但经过10年以后终于在2003年推开做了。我们现在这个政策环境还是比较好的，所以这是有价值的一件事情。

⑤神木县全民免费医疗意义重大。最近奥巴马在搞医改，他有两个原则，一个就是全民覆盖，这个神木已经做到了；另一个就是控制医疗费用。我认为中国医改最核心的问题还是医疗保障制度的问题，把这个做好其他问题都能解决，这个做不好，用什么办法都难解决"看病贵、看病难"的问题。我们这次来就是想深入合作，把神木县全民免费医疗做好，在技术上我们会尽力提供帮助。

张波：下面我就来介绍下神木县情况：①基本县情；②全民免费医疗实施的起因和背景；③全民免费医疗的基本做法；④免费医疗运行情况：自3月1日实行全民免费医疗以来，截止到7月，全县累计报销13 720人，县境内是12 791人，县境外是929人，累计报销医药费5 640万元，平均每人1 128元，县境内医院门诊住院费4 170万元，人均住院费375元，人均报销3 525元，报销总差额达到 81.4%，药品所占比例是 51.2%，乡镇卫生院人均费用为 994 元，人均住院费 107 元，人均报销 772 元，报销总差额 77.6%，药品所占比例为 82.4%。从五个月来看，全民免费医疗运行良好，从住院来看，人均住院为 93.2%，干部占 6.8%，广大人民群众为直接受益者，从根本上解决了"看病难、看病贵"的问题，各项指标均在控制范围内；⑤存在问题及打算。

双亚萍：我们响应国家医改政策，从管理、人员配置、结构完善上采取了一些措施，具体的是：

①乡镇卫生院长实行"聘用制"，公开聘用，大家投票，民主评议，组织考察，任期五年内采用目标考核办法，比如说乡镇卫生院长一年完不成疾病控制与预防任务的给黄牌警告，连续两年完不成任务的撤销职务，原来工资 100% 是县里给的，从今年开始 70% 的工资是基本工资，30% 的工资是绩效工资，如果完成了任务，你就可以拿 30% 的绩效工资，不然就只能拿 70% 的基本工资。

②县级医疗机构乡镇卫生院采取合作形式，西安交大与县医院有合作，解决疑难杂症，有专业特长的群众认可的医生也搞，老百姓需要这些人才，减少不合理开支，比如说车旅费、住宿费。

③实施卫生规范化管理，我们县有 629 个行政村，对于有发展潜力的行政村，我们实施规范化管理，建设规范的卫生室，标准为，面积六十平方米以上，三室分开，诊断室、诊疗室、配药室分开，对于、墙面、地板等的处理都有统一标准，对村卫生室实行规范化管理。

④我们对县医院投资了近 2 个亿，基建工程将近 1.3 个亿，国际上贷款 4 200 万引进先进的机器设备，基础设施完善了，设备配置也比较先进，医院也是由设计院专家设计，基础设施改善，医疗公共服务均等化为免费医疗奠定了基础。

我介绍一下我们神木县的具体情况：神木县位于陕西省北部，地广人稀，76 人/平方米，与上海比起来可以说是地广人稀，地下资源丰富，但区域分布不平衡。资源开发前，老百姓很贫困很艰苦，温饱问题都解决不了。改革开放以后，国家几届领导人对我们神木开发也很关注，开采了煤矿，抓住了天时地利人和，经济得到了超速发展，财政状况有所改善。2008 年全国百强县我们是 92 名，今年是 59 名，财政状况比较好，发展比较快，县上是富了，但是少数人的富裕掩盖了大多数人的贫穷，富财政穷百姓，百姓是"三三制"：三分之一的人确实很富裕，在北京都有豪宅，有豪华车；三分之一的人生活达到小康；三分之一的老百姓在衣食住行、子女上学、医疗保障方面都有局限性。富裕了，我们该往哪儿投？如果用在修路、建桥、建汽车站等基础设施上两三年就能见效，GDP 会增长很快，但我们为什么要搞免费教育、全民免费医疗呢？这个是隐性的东西，见效很慢，就像免费教育，从上小学到十八九岁上大学，再到工作，到为社会做贡献，不知道要有多少年。但党中央提出要"以人为本"，学习科学发展观，我们当地政府的执政理念就是这个，看是要搞 GDP 突飞猛进进入百强县还是关注民生，人在发展过程中期的是决定性的因素，我们的领导要是认识不到这个问题，整天搞 GDP，我们的老百姓就是东亚病夫了。我们的问题引起这么多的关注，主要也是国家现在医改，老百姓"看病难、看病贵"的问题是迫切需要解决的问题，这个一解决就都来关注、都来关心、都来支持，有褒也有贬。我们从很早就开始实行"十大惠民政策"，涉及面比较广，在教育上真正的免费教育，除了不交任何学杂费外，住校学生还给生活伙食补助，我们叫做"五免一补"，我们在教育、医疗、扶贫、文化、社保、就业、住房、交通、安全、人居上各个领域实行惠民政策，2008 年投资 8.2 个亿，大社保投资了 3.36 个亿，直接发到手里，人均 800 元钱，到 2009 年预计投资 12.9 个亿，投资最大的三项是：免费教育 1.6 个亿，免费医疗 7.5 个亿，残疾人老年人供养花了 7 000 万。

我介绍一下我们的有利条件：

①人少，全县 7 000 万平方米，居住了 42 万人，仅指有神木户籍的，外面来打工的我们不算，地广人稀，人比较少，好照看；

②神木人体质好，发病率低，有结实的体魄；

③财政收入后续财源可观，围绕煤炭生产的发展直接进行财政调整，不是直接把煤挖出来廉价地卖出去，正在投资的陶瓷产业 5.6 个亿，不只是去年 17.1 个亿，估计要翻几倍，带动其他产业发展，财力有保障；

④基础设施设备比较先进，县医院大型诊疗设备 CT 机、核磁共振和血管造影等较先进，管理也比较先进，投入了 298 万到总务后勤，总务后勤设备化管理。

说一下神木现象：我们有钱了只是想为老百姓谋利益，对也罢错也罢，我们暂且不谈，老百姓满不满意是我们工作的出发点，只要老百姓赞成，我们会一如既往地继续下去。工作刚开始时，有些媒体很关注，他们不说我们给你宣传、排忧解难，他们和我们谈条件，说要正面报道一次，我们给你多少钱，我们不需要，于是他们就偷偷地到医院采访，捕风捉影，没见到我们任何一个领导，有些就不经过调查就爆出，我们领导很重视这个事情，第二天就开了新闻发布会，请了很多大媒体，允许到我们医院采访，调查后觉得和爆出的截然不一样，完全不是媒体上所说的那样。也不说正面报道，起码要实事求是的报道。

高教授刚说了有一些建议或意见，体现基本医疗保障制度一体化，我有一个小建议就是怎样控制不合理费用的增长，比如进药价格，生产一支青霉素，你在网上公布价格，我们直接去采购，不要通过二级三级批发，层层加费用，这样我们可以搞其他东西，比如说降低门槛等，这个要国家管，光我们自己不行，直接到厂家提，不要中介商赚了，借这个机会提一个小小建议，看能不能在进货渠道上控制不合理的费用。

高建民：从专业角度看，"全民免费医疗"的制度设计还是考虑比较周到的，筹资、补偿、支付、监管都有措施和办法，从四五个月的运行看，费用控制得很好，虽然住院率在增加，运行还是平稳的、比较成功，很难得。政府提供了大量的医保基金，补偿力度很大，因为新农合报销一般为30%，这几年多些，也就是30%~40%，这几个月你们已经达到了80%，县医院达到了88%，补偿的力度非常大。

张波：因为它是有起付线的，占10%。

高建民：有起付线、特殊药品自付是对的，医疗服务有很大特殊性，有一些是报不了的，这个制度很有思想，比较符合我们专业上的要求，做法也不错。下面我有几个问题不是很清楚，想要问一下：因为是免费医疗，住院后有没有不愿意出院的？比如说我三天五天就可以出院，但是因为反正住院是免费的，就不愿意出院，有没有这样的情况？

张波：医院现在就在做这个工作，我们要对医院进行考核，比如说他病已经好了，但是他不出院，这样医院指标就会超标，如果超标就要处罚，一个人一天平均400元钱。

高建民：现在控制的咋样？

张波：现在控制的都比较好。

高建民：就是说不同的医院都有不同的指标控制？

张波：我们规定是一样的，县级医院一个指标，乡级医院一个指标。

双亚萍：县里政策是这样定的，但是这样的情况也不多，不能说100%没有这样的情况，有个别情况，就是原来不搞这个全民免费医疗，也有这样的情况，比如说老红军、老八路。

高建民：那是些特殊情况。

双亚萍：所以我们看东西要一分为二看待。

张波：这也是个医疗需求，你好了出院，病了再住进来。

李军峰：从根本上讲，我们通过制度实行来加强医院管理，来控制这个不合理的现象，通过医院管理来控制。

高建民：全世界都会有这样一个情况，这是正常的。

张波：到现在我们医院这个现象还不是很明显。

县医院副院长：我们现在住院天数是十一天，县级医院这个条件设备比较好，重病人抢救比较多，时间就会长一些。

高建民：我有点替你们担心，有一些上级医院，比如说北京的大型医院，病人在那里治疗，这个费用是非常高的，这个县外医院费用是怎么控制的？

李军峰：我们有定点医院，起付线是 3 000 元。

双亚萍：县外医院这个确实不好控制，我们也设法尽可能控制，但是要拒绝会耽误病情，也不客观。

张波：我们提高起付线也是尽量控制，报销的比例是检查费不报，出去就不好控制了。

朱正威：这可以说明一个问题，境外医院难以控制，我们有个疑问，怎样能形成好的合作？

高建民：是这样，在选定点医院的时候，就把条件说好，再签合同。

张波：大医院他们觉得无所谓，不签就算了，不在乎，别说一个县了，一个省都无所谓。

县医院副院长：我们也是请专家过来看病，与西京医院都有联系，就是想尽量留住病人，但也不能强留。

高建民：实行全民免费医疗，对医院来说，工作量也会增加，医务人员的收入有没有增加？这个收入是怎么体现的？工作量增加了医务人员的积极性如何调动？

县医院副院长：去年我们就知道要实施这个制度，我们又是定点医院，所以在实施这个制度之前，我们就要求从思想上高度认识，不能从这上面挣钱，病人多，但收益变化不大，工资没有提高，但也没有影响积极性。

高建民：医院现在还是差额拨款？

县医院副院长：是，还是差额拨款。

高建民：那县里一年拨款多少？

县医院副院长：按人头是 30%。

高建民：一年的全部收入是多少？

县医院副院长：去年是不到 5 000 万。

高建民：政府给你拨多少？是 150 万？

县医院副院长：按人头的 30% 拨款。

高建民：一年能拨多少钱，奖金是按工作量呢还是？

县医院副院长：按工作量。

高建民：咱医院有没有化验、检查、药品的提成呢？

县医院副院长：没有。

高建民：我有这样一个问题一直没有搞明白，比如我是医生，你是药品销售代表，我开个单子你要给我提成，有的是在医院，现在医院卡住了不让提成，但是卡不住医院的医生，我一开了你就可以直接找我啊！他们仍然会给我，你们遇到过这样的问题没有？

张波：我们是按照医院药品目录开药，没有那个药品你们就用不上。

高建民：还有一些特殊材料，比如导管、支架、钛板等这些东西怎么办？

县医院副院长：这些特殊材料没有办法。

高建民：这个东西投入多少都没有用，我曾经算过这样一笔账，就是把工资都算进去，简单说就是一分钱不给你发，你按照价格收费，就能把整个医院管起来，不说药品，光算医疗服务价格，算的时候把工资都算进去了，换句话说，什么意思？先不算药品，光提供医疗服务就能全管住，药品还有15% ~30%，设备房屋投入还是政府另外给的，然后再算一下所有投入，所以说医院亏损我都不相信，除非是没病人，那肯定要亏损，如果只要维持在平均水平，就不会亏损，如果我们看下工资单，我相信绝不会低于公务员的平均水平。

张波：民营医院会亏，公立医院不会亏。

高建民：民营医院只要执行这个价格也不会亏。

张波：民营医院设备房屋要自己买。

李军峰：没有30%的差额补助。

高建民：没有补助，而且这个药品补助医生更拿不到手。

冯树东：民营医院改革可是要下功夫，它管理不细，运行机制不行，开支费用很庞大，吃大锅饭，难控制。

高建民：我们当时定医疗服务价格时，李厅长就说把那个人浮于事的人、不应该涉及科室的那些人，你都应该把它除外，你再去定价格，我说你这个做不到，为什么做不到呢？你这部分人就没钱吃饭了，为什么呢？财政拨款差额拨款其实是管离退休人员的，那么这部分人我们在定价格时又把它排除在外，如果是在医院里，我们就要全部算进去。

双亚萍：比较难管理。

高建民：其实也不难管理，就是要看怎么管。我的想法是如果医保搞的好，医院的主要收入应依靠争取病人，靠医疗服务来维持或是增加收入。其实现在公立医院是几个方面都在拿钱，国家投入房屋、设备，然后提供人才，医疗服务价格已经能把医院维持，还有药品，尤其是一些大型医院比大型企业收入还高，因为从正常渠道它已经可以生存的很好了，医院有充分的资金来源，医院给病人提供好服务，医院要靠质量和效益增加收益。

双亚萍：国家医改为什么要这样，全把它推向社会不就完了。

李军峰：那样不行。

高建民：当然公立医院还要承担社会责任，出现突发公共事件时，它要发挥救治伤病员的作用，是不计成本和代价的，从这个角度来说，我们的公立医院也要很好的发展。

李军峰：我觉得我们可以从教育上看待医疗，教育上民办的很少，没有生存余地了，只有个别民办大学高校才能生存，所以教育改革成功了，没有民办了，医疗改革以后慢慢也是公立医院占主导地位，民办医院慢慢萎缩，没有市场，改革就成功了，只有个别有特色有竞争力的医院才能生存下来。

朱正威：其实不是这么简单，在我们教育界，现在教育改革，把民办学校打死，这是个错误的，现在教育光靠国家投入，本来民间资本有办学的积极性，这不是很好的事么？美国最好的大学都是私立的，比如哈佛、斯坦福大学，而中国好大学都是国家的，民营的好不容易才争取个三本，从长远看，这并不是一个很好的现象。

李军峰：现在教育支出占到家庭收入的60%～70%，这是教育成本太高的一种体现。

朱正威：公立学校并不能减少家庭的负担。

冯树东：这个百分之六七十时间里在人均收入很低的情况下。

高建民：教育、住房、医保是三座大山。还想问一下城镇的医保现在和农民是一样的了吧？

冯树东：是一样的。

高建民：那城镇居民会不会有一些想法呢？

冯树东：其实老百姓42万人，可能40万人会举双手赞成，他们都是受益者，只是有一块群体，他们过去享受特殊待遇，长期以来他们就形成了一种我比老百姓高一等的想法，免费医疗一搞以后，他们就和老百姓一样了，他觉得城乡一体化他就没有什么特殊性优越感了，这是个心理问题。还有一个就是看病时不合理的需求，稍有点疑难问题，（就认为）当地医院就满足不了他的需求，我认为这是一种心理需求，当地医院本来可以很好的处理，比如说胆结石，县医院可以做，都有这个条件，但他就要到西京医院或是交大一附院看，这都是最低了，在西安就首选西京，下来就是唐都，再下来就是交大一附院，人民医院都不在选择范围内。

高建民：为什么会有意见呢？

冯树东：过去医院转外就诊起付500元，500元以上定点医院转外就诊报85%，非定点医院转诊的报80%，现在报销比例县内外都提高到90%，实行免费医疗就是要把干部和城乡居民放在一个水平上，（职工医保）县外医院起付线3 000元，报销比例70%，老百姓大幅度提升，干部低就一下。

高建民：你们原来人均医疗费用是多少？

冯树东：人均支付两万五千元。

高建民：不是，你说的只是看病的，我说的是包括没看病的，你们现在是平均每人400元钱，我是想问去年城镇职工人均花了多少钱？

冯树东：你说的是住院的？

高建民：不是住院的，是全部的。

冯树东：去年城镇职工人均医疗花费2 000元。

高建民：那你现在是往下拉从2 000元变成400元这个意思？

冯树东：筹资水平现在仍然不变，还和去年一样，只是转外就诊住院报销会稍低，因为这部分是他有病他不想在这里看，他想到外面大医院看，起付线3 000元，有一个导向作用，尽量控制在外就诊，所以对转外就诊这块会有些意见。

高建民：那现在有职工多少人呢？

冯树东：两万五千元，实施以来他们的待遇有所下降，所以会不满，（因为）基本上大部分会到县外医院就诊。

高建民：我总的评价一下神木全民免费医疗，这肯定是个好事情。为什么呢？中国的问题是政府对卫生事业投入太少，只占卫生总费用的15%～20%，而国际上标准是个人就医自付比例达到50%就绝对不公平，而中国是50%以上，非常不公平，所以才会出现"看病难、看病贵"的问题，这些年一直加快建设保障制度，但是光靠老百姓自己投入是不行的，最终还是需要政府加大投入，神木就做了这件事，神木的优点在于：①神木政府加大财政投入是一个典范，可以起示范作用，督促各级政府加大投入。②政府投了这么多钱，卫生系统很负责任，没有趁火打劫，大夫如果管不好，收钱是很容易的，神木这一点做得很好。卫生局确实很负责任，你们一直在抓这个监督、检查、监管报销，而且费用管得很好。希望今后你们能够继续做下去，就像双县长说的把好事做成实事。

我给出一些建议：

①信息系统：这不是你们的问题，新农合从2003年实施开始到现在六年了，都没有一个信息系统，想办法去开发，把所有县级医疗机构和所有医疗制度搞成一个管理信息平台，提高效率，实时监控，容易做总结、分析、评价。

②评价一个医疗保障制度的最终指标是：制度的公平性、可及性、制度本身运行的效率和提供服务的质量。具体点比如说：公平性就是说公疗办的人可以比较一下公疗办的住院率是多少，现在虽然筹资不同，但都用同一个报销比例，那合疗住院率是多少，城市居民住院率是多少，一眼可以看出，如果这三个都差不多，至少粗看是较为公平的，如果其中一个比例很高，另外两个很低，那就说明这个人群的利用率很高，免费医疗他比别人享受的多，高一到两倍，这是我们对不同人群来讲，对同一个人群，我们也有很多技术方法，去比较它是否公平。可

及性评估是说哪些人看了病，看了多少，是不是最需要看病的人看了病，比如说简单的，你有钱我没钱，结果我是得了支气管炎发烧了，我还没去看，你得了小感冒，你就住了一个礼拜，这就是可及性，对我来说这个医疗服务不可及，对你来说可及。还有就是我们通过这样一个保障制度解决了多少贫困人口因病致贫、因病返贫的问题。从专业角度看，这个制度减少了多少贫困人口因病致贫、因病返贫的问题，我们最终的目标是提高整个人群的健康水平。

李军峰：最重要的就是政府如何将这个制度长期坚持下去，这对人的一生总会受益的。

高建民：我们评价一个制度好不好有两个最终指标，第一个标准是筹资的纵向公平，这一点神木县做到了，不同的人群，他的经济状况不同，比如城镇职工交 2 000 元，但农民只交 10 元钱，就是钱多的要多交钱；第二个是卫生服务利用的横向公平。虽然我交钱不一样，但是我得病后享受的报销和补偿是一样的，神木县也做到了。一个医保制度能做到筹资的纵向公平和服务的横向公平，我们就可以认为是一个比较好的制度了，这就是我对神木免费医疗制度的评价和结论，至少我认为你们这两点真是做到了，做得很好。

双亚萍：再次感谢你们在百忙中来调研我们神木，给了我们很好的评价，我们的压力也很大，我们神木县的老板还是很乐意做社会事业、办医院，老百姓选择市场更大一些，我们更好管理一些，这项工作能不能搞好，我们还有一些问题需要你们帮助，把好事办实，把实事办好，我们也有一些困惑，比如县境外医院的管理，确实不好管理，县医院是很听话的，你们从国家政策上、宏观调控上，我们还需要你们的帮助。

朱正威：我们不是领导，我们就是教师和学者，所以我们看问题会站在相对公平的角度，当然我们都是党员，我们会站在党和人民的利益方面去看问题，会很负责地对待，我们在一起知无不言，在一起讨论。

案例 6：

神木"全民免费医疗"与医疗救助

神木县民政局管理人员访谈记录
时间：2009 年 8 月 7 日早上 8:30
地点：神木天都大酒店一楼

被访谈人：李庆伟（神木县民政局）

访谈人：高建民、朱正威

整理人：尚宁、刘旭、刘艳

李庆伟：我们给与适当补助，少则一两千，多则一万，免费医疗封顶两万元。

高建民：这两万是免费医疗以前？

李庆伟：以前以后都是两万。

高建民：现在是免费医疗了。

李庆伟：免费医疗，但是还有些特殊病，比如白血病、癌症病花费相当大，这部分人因为这个病造成生活困难，我们给他救助的依据就是根据他的花费情况和报销情况，事实上不是免费医疗。

高建民：也不是全民免费医疗？

李庆伟：嗯，有按报销目录报销不了的。

高建民：哦，有按报销目录报销不了的或是他已经超过封顶线的。

李庆伟：他要是因为这个病造成生活困难，我们根据情况给与救助。

高建民：教育金费一年有多少呢？

李庆伟：我们今年是六百万。

高建民：全部用在医疗救助上还是（被打断）……？

李庆伟：各方面的，我们这个临时救助是用在突发事件，患大病、车祸、自然灾害。

高建民：嗯，一共六百万，那去年是多少？

李庆伟：去年我们花了三百万。

高建民：你们有没有统计这三百万都花在哪里？

李庆伟：那个我们统计不起来。

高建民：统计不起来？花完就完了？

李庆伟：哎（表示同意），花完就完了，那个档案资料特别多，本人要到乡镇去。

高建民：到乡镇去领。

李庆伟：嗯，我们不管钱。

高建民：还有一个问题我不太了解，咱怎么知道这个人是贫困人口呢？

李庆伟：就是根据贫困人口他申请，当地政府给他做报告，当地政府了解这个，根据这个问题给他打报告。

高建民：假定你现在是当地政府，我说我是贫困人口，你给我打报告？

李庆伟：打报告，但是要带一些证件，你为什么贫困的证件。

高建民：要带一些附件。

李庆伟：哎（表示同意），比如说你病了，你有什么病，要这个病的复印件，呵呵（笑）不过这个确实不好掌握。

高建民：对啊！比如说你们镇上一年怎么认定这个贫困户呢？

李庆伟：就根据那个（被打断）……

高建民：那个是说我在报销时才说我是贫困户，还有就是这个村有一百户，你怎么知道哪些户是贫困，这是民政上管的吧？

李庆伟：这个当然是民政上管，他们这个救助我给你说，有城乡低保、五保，然后是临时救助。

高建民：嗯，我现在就说城乡低保和低保户，你怎么知道怎么认定他是低保户的？

李庆伟：这个就是根据他家里财产，民众评议，然后张榜公布。

高建民：哦，还是要自己申请，村民评议，张榜公布，然后在（被打断）。

李庆伟：然后再报到镇上，通过镇上这一级下乡干部入户调查开始。

高建民：下乡干部还要入户调查？

李庆伟：哎（表示同意）。

高建民：你们有没有一个比例，比如说一百户你该认定多少户是贫困户，有比例吗？

李庆伟：有，有呢！

高建民：一般是多少？

李庆伟：我们现在农村贫困人口中享受低保的比例是12%。

高建民：12%？

李庆伟：嗯，就是35 000人。

高建民：35 000人，这个12%是谁定的呢？是你们自己还是？

李庆伟：事实上市里给我们确定了一个指导意见。

高建民：指导意见是什么？

李庆伟：嗯，就是你们的农村低保要达到多少人。

高建民：呵呵（笑）。

李庆伟：就是个指导意见，再通过我们自己制定个保障线，我们的保障线是一千元钱，一千元以下的就是低保户。

高建民：然后给不给他钱呢？

李庆伟：给。

高建民：给救助？

李庆伟：给救助，每个人一个月平均66.5元。

高建民：这类人得了病再给他救助？

429

李庆伟：得了病再给救助。

高建民：那城市的呢？

李庆伟：城市的也是有低保，城市居民也是低保。

高建民：也是这样一个认定？

李庆伟：认定。城市居民这个低保怎么认定呢？本人申请，专门有个低保办组织进行入户调查，包括各种形式走访、邻居、查看他的家庭状况，然后公示。

高建民：也是公示？

李庆伟：哎，公示。

高建民：那个是不是也有个比例呢？

李庆伟：那个没有比例，只要他符合条件。

高建民：那个你们城市给他保障是怎么保障的，这个评估线是怎么划得？

李庆伟：一个人一个月给190元。

高建民：给190元？

李庆伟：嗯，纳入低保，190元以下的这部分还有分类型，比如他是因为什么原因造成的，年轻三四十岁有劳动能力不愿意劳动造成贫困，我们不给他。

高建民：呵呵（笑），还要看原因，三四十岁不干活的还不给。

李庆伟：哎，如果是因病或是其他劳动这个可以报，现在是包括子女上大学这些花费大，原先是农村人，把户口转在城里，他没有地方住租房子，这些要优先考虑。

高建民：哦，要优先考虑，那一个月给他多少钱呢？

李庆伟：这个我们现在平均达到236元。

高建民：每个月236元？

李庆伟：嗯，平均。

高建民：城镇的这种低保户有多少呢？

李庆伟：现在有11 613人。

高建民：11 613人，每个人每个月是多少？

李庆伟：236元，平均236元，我们当时这个分五个档次（翻资料）。

高建民：这个可以给我们吗？（指资料）

李庆伟：可以，我们还有一个救助就是康复人群救助。

高建民：对。

李庆伟：康复人群专项救助就是指生活不能自理的这部分人，比低保给的多，城镇一个人一个月给300元钱，农村的一个人给240元钱，专门把他从低保户中分离出来，专项救助。

高建民：这叫特殊人群专项救助，这部分是什么人呢？

李庆伟：就是生活不能自理的人。

高建民：哦，没有生活自理能力的。

李庆伟：重度残疾的

高建民：那残疾人不是有些就业的优惠政策吗？

李庆伟：有。

高建民：那就业了呢？还给补助吗？

李庆伟：就业了就不给了。

高建民：还有一个问题，民政系统管这个医疗救助，你们有多少人管这个？

李庆伟：这里分管当然是我分管，但具体实施这个事的人就多了，乡镇的、社区的都管这个事。

高建民：比如说社区的居委会。

李庆伟：哎（同意），就是。

高建民：乡镇的就是村委会。

李庆伟：哎，村委会，他们推荐，他们对当地贫困人口清楚。

高建民：还有一个就是你们贫困医疗救助，你有没有印象是城市的人申请得多还是农村的人多？

李庆伟：农村。

高建民：还是农村申请的人多。

李庆伟：嗯。

高建民：他们的手续是怎么办的？是他们得了大病再来写申请找你们？

李庆伟：嗯，他们是以前通过合作医疗报销后，剩余部分还很多，负担比较重，我们给他们减轻一些负担。

高建民：再减轻一些，最多是到两万元钱？一年大概能减轻这样的多少人呢？

李庆伟：要几千人。

高建民：一年还要几千人？

李庆伟：嗯。

高建民：他这个手续办起来麻不麻烦？

李庆伟：也不麻烦，主要是他实实在在贫困，他的病复印一个单据，现在就是报销以后的单据，自付部分看他们付了多少和得病情况，有些大病就花费太大（电话响，接电话）我们这个救助不叫医疗救助，叫临时救助。

高建民：你们叫临时救助，它包括（被打断）……

李庆伟：实际上还是包括医疗救助，事实上还是医疗救助在花钱。

高建民：那车祸花的多不多？

李庆伟：也不少，主要是医疗，现在得病的人得的是怪病。

431

高建民：（笑）。

李庆伟：我们这个是因为病，生活出了问题才临时救助这个提法。

高建民：不叫医疗救助，叫临时救助。

李庆伟：嗯。

高建民：谢谢你！

案例 7：

神木"全民免费医疗"制度设计

神木县委书记郭宝成访谈记录

时间：2009 年 8 月 8 日上午 8 点 ~ 10 点

地点：西安奥罗国际大酒店 917 号房间

被访谈人：郭宝成（时任神木县委书记）

访谈人：高建民、朱正威

整理人：尚宁、刘旭、刘艳

高建民："看病难、看病贵"成为近年来社会关注的热点问题。我的看法，主要原因还是中国的医疗保障制度不健全。2008 年，我参加对榆林市政府的公共绩效考核，负责考核神木县新型城乡合作医疗，当时中国城镇居民医疗保险制度才刚开始试点，我认为神木的做法非常有意义、很超前。专家们经过认真讨论投票，神木新型城乡合作医疗项目考核被评为第一。2009 年 3 月份，神木县又提出了"全民免费医疗"，它的特点、经验、很多做法很有新意，因为你是这个项目的总体设计师，我们主要想听听郭书记对这个项目的想法和意见。

郭宝成：神木的做法是经济发展到这个程度，贫富差距这么大，而自然发生的。实际上我觉得中国到现在也应该考虑。

神木这个事情实际上是"墙里开花墙外香"。开始还是伴着负面影响出现，最终报道转向正面。中央新闻台在下午报道了，这次完全正面化了，它写着神木解决了当地户口人民医疗保障问题。这个事情先先后后有 150 多家杂志或报纸报道过。这件事情我认为它本身不是件坏事，报道就会逐渐正面化。为什么这个事情从外面受到关注呢？我们当时考虑这件事情是件新事情，在中国一个县来实施，是没有历史材料、没有先河的。因此我们静静的做，看看半年以后还有什么大的问题，再不断的校正、修正。当时有些担心，因为 2008 年有个领导到神木两次，第二次来时我就跟他说过这个设想，神木经济发展到今天，免费上学已经实现了，免费供养孤寡老人、供助残疾人，第三个是免费医疗。他跟我讲前两个好办，免费医疗这件事情复杂。当时考虑实施免费医疗，就诊高峰期会来，因为多年积攒的病，老百姓看不起的病，现在免费了，他们来看是正常的。过去老医院200张床，现在新医院400张床，实在不够，把老医院的200张床用起来。那200张床没启用，高峰期很快就过去了。三月份高峰期还没到，四月份真正的高峰期到了。四月一个月过去就好了，到现在完全正常了。

为什么研究这个，不是为了出名，而是为了把县上的事情办好，咱们有这个实力。一开始拒绝媒体采访，后来不得不接受采访，出来说明。因为这个事情我心里有底，在这之前我也了解世界的走向，像英国、巴西，特别是印度。印度人口现在与我们差不多，从1949年就开始实施全民免费医疗到现在，它的资金怎么运行。印度对我们启发很大，我们一边调研，一边考虑。农村贫困户、低保户无一例外是残疾或有病。怎么解决因病致贫这是一个考虑，第二个考虑神木具有特殊性。神木42万人三分之一很富裕，三分之一中间段，三分之一在神木而言就是贫困户。上面三分之一和下面三分之一贫富悬殊很大，神木的富裕是一个暴富的过程。十多年前还是贫困县，现在成全国百强县，今年的数字我们上升到59位了。这样的情况各种人都没有思想准备，富人应付不了这种场面，穷人更没办法应付，包括各级干部官员。贫富差距这么大必然引起社会动荡，仇富心理。在这一方面我们采取了许多措施。去年民生工程8亿元，今年民生工程13亿元，用于医疗、住房和道路等方面。今年民生工程农民直接能得到6亿元，每人1 380元。我们这些年是有序推进的，免费教育之后是免费医疗。免费教育、免费医疗、免费供养孤寡老人残疾人，这是缩小贫富差距，向弱势群体倾斜，保障社会和谐。我们搞过"双百帮扶"工程，就是选择了200家民营企业帮200个村子，实行三年，今年下来是第三年，大概600个村。这些年企业家帮助农村基础设施建设、交通、其他方面。这个思想与我们长期引导有关系。富人要保护你的财富，最好的办法就是你周围都不穷。通过"双百帮扶"工程达到了效果，穷人对富人的态度好了，企业家的自尊心也得到了尊重。县里的治安改善了，特别近年打击流窜犯罪。

看免费医疗前三年平均医疗费的测算，今年测算是1.5个亿，现在看花不完。管理人员、监管人员的素质不像他们说得那么差。不像他们说的"小病大养"，没有病了也不出院。"小病大养"是有工资的人，而不是要干活的农民。农民住着院谁养家糊口。有一次到医院问个小伙子，现在免费医疗了为什么急着出院。他说现在家里五口人，住一天损失100元到120元，就是打工一天也赚这么多钱，五口人还靠我生活。而且还有门槛费，要住院先交400元钱的门槛费。这是一个问题，另一个就考虑特别是经济发展问题。第一个是实行这个制度农民无后顾之忧，人格上得到尊重，跟干部一样报的医药费。另一个农民有三座大山，上学没钱，看病没钱，孤寡老人。把这三个问题解决了，就没有后顾之忧了。把这三个问题解决了率先实现了十七大提出的"2020年消除绝对贫困"。老百姓没有后顾之忧，消费信心有了。第三个一有病就去看，得大病不用愁，直接投入生产建设。免费医疗让人感到高兴的是40多万人疾病能得到及时救治，从死亡线上救起看不起病的。人的生命是最宝贵的，科学发展观最重要的是以人为本。现在有个想法：一方面一手支持富人发展，富人都是企业家；一方面从富人那里筹资使穷人摆脱贫困，温饱以后还能进行其他消费。如果说我们是百强县，老百姓还得不到实惠，那百强徒有虚名。有人说神木现象不可复制，我们就没想推广。我们对省上对国家的贡献都很大。按理说我们去年财政收入70多亿元，实际上130多亿元。市政府一声令下，在神木的企业所有税费全部拿走，60亿元。我们72亿元向中央上交35亿元，向省上交一部分，向市上交一部分，自己才17亿元。我觉得国家实施全国免费医疗好像时机也基本成熟了。国家财政补助医疗卫生，比其他补助好多了。比方说前一阵他们来神木进行机场建设，我说机场建设肯定不好，高速修建以后到榆林机场不到一个小时，在这个地方修机场劳民伤财，所以我说一切从实际出发。这个政策深入人心，老百姓欢迎，这件事不会因为我告老还乡而终止。开弓哪有回头箭的道理，谁上来只能在这个制度上再完善再提高。那时他们说我们陷入尴尬境地，承受了巨大的压力，我没感觉到压力。现在第一个月960万元，第二个月1 270万元，第三个月1 200万元，到了六月份1 100万元。比我们预想花的钱少。下一步对教授有个请求：能不能在专业和理论基础上把它加以完善，我们设想了很多东西，因为这是个新东西，应该说大的方向没什么问题，但是还存在缺点，第二个能不能建立预防监控体系。我想这个无可非议的坚持下来，下一步建立预防或监控的体系。提前预防了一个是节约医疗费用，一个是老百姓减少了很多痛苦。请高教授设计一个好的预防监控体系。这个事情是全民共享的，他们后来对全民也有点看法，一个是全民、一个不是免费，免费就要百分百免费？我们都覆盖99.07%了。名称不能变，变了引起老百姓的恐慌。要等稳定了再慢慢处理。

朱正威：我们去县医院看老百姓报销，老百姓给我们解释。老百姓懂了，这是一个了不起的成就。

郭宝成：我们这个办法的实施达到了其他两个未曾预想的目的，一个是：有的人担心你开展免费医疗就可能医患勾结，政府的钱流失。后来我进行调查，减轻了老百姓的负担，我们要求报销的药品都是政府规定的基本药品目录，超过这个医生开药要跟患者商量。特别有钱的人不算，他们不在县医院看。以后大病患者直接跟网上联系跟医院合作，把医生请来就解决了，避免病人跑到上海北京花更多的钱。第二个是把公立医院和市场竞争有机结合，定点医院都是动态管理，其中一家是公立医院其他都是私立医院。我们县城一共有十家二十家这样的医院。医疗做得好就纳入进来，做得不好就出去。包括县医院，八家定点医院。各个医院都有危机感，服务质量提高了，服务态度好了。

朱正威：院长反映压力很大。神木的干部都很有想法，几个环节他都能说出一些想法来。

郭宝成：这个制度实行过程中，干部可能多少有点想法，出去看有 3 000 元的门槛费。现在可支配收入全省最高。神木这个想法有两三年了，实施之前，调研了一年半。

高建民：2006 年我们想找一个县研究全民医疗。当时去了陕北一个县，我们算的是一个人 150 元，农民和干部放在一起，一个县需要几千万，没有谈成。

郭宝成：有人说这个冲击很大，有些穷的县还没法开展。

朱正威：神木等于在自己可支配的财政收入中拿掉一部分钱，实际上减少你县委书记 1.5 个亿的自由度，这些钱你可以干别的事情。这件事就使得强迫自己把这些钱用于民生，老百姓身上。经济增长，贫富差距，再不采取措施会产生问题。这是件很好的事情，无论长远还是眼前。这次去是看看神木是在做什么。不到两天的时间里走访了政府，走访了医院，跟市民、病人进行了接触。给我们很大的信心。我们希望下一步多次到神木，到乡镇、村里去，真正跟老百姓接触。事情像您说的农民受益，在县医院看病主要是农民。这个研究，不是我们来指导，在一个学习的过程中了解。从一个专业的角度提一些建议。你们干部局长说没有发生资源紧张的事情。我说有段时间紧张是非常正常的，这是一个释放的过程。今天您讲的这个事情就更加验证了一条，您甚至考虑到了老医院，600 张床足够了吧，神木是有备而来。

郭宝成：考虑了第一个是床位，第二个是经费。

高建民：我觉得"神木模式"既有理论又有实践，为完善和发展中国基本医疗保障制度找到了一条很好的路。

附录 11.3.2

神木县"全民免费医疗"实施办法（试行）

第一章 总 则

第一条 为建立城乡一体化基本医疗保障体系，彻底解决全县人民"看病难、看病贵"问题，使改革发展成果真正惠及全县人民，促进和谐社会建设，结合实际，制定本办法。

第二条　全民免费医疗工作坚持以人为本、全民受惠，广集资金、财政为主，统筹安排、综合管理的原则。

第二章　免 费 对 象

第三条　全民免费医疗对象为全县干部职工和城乡居民。具体包括县属党政机关和事业单位的干部职工，县属国有企业、社会团体、民营企业、私营企业中神木籍户口的职工，神木籍户口的城乡居民。

第四条　未参加城乡居民合作医疗和职工基本医疗保险的人员不予享受免费医疗。

第五条　中、省、市驻神各单位、各企业职工的基本医疗保险继续执行《神木县城镇职工基本医疗保险制度实施办法》。

第三章　管 理 机 构

第六条　全民免费医疗工作在县康复工作委员会统一指导下由县医保办和合疗办具体实施。

第七条　县康复办履行下列职责：

（一）负责全民免费医疗工作的总体协调和组织落实；

（二）负责督促全民免费医疗政策、制度的贯彻实施；

（三）负责实施全民免费医疗经办机构和医疗机构的考核工作；

（四）负责全民免费医疗资金运行监管工作；

（五）负责全民免费医疗制度的宣传咨询、信息收集等相关工作。

第八条　县医保办履行下列职责：

（一）负责免费医疗制度的推行工作，经办全县干部、职工免费医疗的各项业务工作；

（二）负责对干部、职工免费医疗基金和门诊医疗卡资金的筹集、管理和使用；

（三）负责认定免费医疗的干部、职工身份；

（四）负责干部、职工慢性病门诊治疗的审核报销工作；

（五）检查定点医疗机构的管理和服务情况；

（六）协调解决干部、职工免费医疗工作中的有关问题。

第九条　县合疗办履行下列职责：

（一）负责全民免费医疗制度的推行工作，经办全县城乡居民免费医疗的各项业务工作；

（二）负责城乡居民参合基金和门诊医疗卡资金的筹集、管理和使用；

（三）负责认定免费医疗的城乡居民身份；

（四）负责城乡居民慢性病门诊治疗的审核报销工作；

（五）检查定点医疗机构的管理和服务情况；

（六）协调解决城乡居民免费医疗工作中的有关问题。

第十条 乡镇、机关、事企业单位履行下列职责：

（一）设立全民免费医疗专门管理机构并配备专（兼）职管理人员；

（二）认真执行全民免费医疗的政策、规定、制度，制定具体管理办法；

（三）负责搞好全民免费医疗的宣传教育和相关服务工作；

（四）负责基金的筹集和上缴，做好造册登记工作；

（五）负责对城乡居民或干部职工门诊医疗卡发放工作。

第四章　基 金 筹 管

第十一条 全民免费医疗基金组成为：

（一）县医保办收缴的基本医疗保险基金；

（二）县合疗办收缴的合作医疗基金；

（三）社会募捐的资金；

（四）县财政拨付的资金。

第十二条 全民免费医疗基金由财政局社保科设立专户管理，专款专用。具体由医保办和合疗办根据全民免费医疗支出需要报康复办审定后，财政局社保科予以及时拨付。

第五章　门 诊 医 疗

第十三条 实行全民门诊医疗卡制度。凡缴纳合作医疗基金的城乡居民均可享受每人每年 100 元门诊医疗卡待遇；干部职工医疗卡资金按《神木县城镇职工基本医疗保险制度实施办法》规定从收缴的基金中直接划入。门诊医疗卡结余资金可以结转使用和继承。

第十四条 老红军、离休人员、二等 6 级以上伤残军人门诊医疗费用（定点医院）全额报销。

第十五条 慢性病患者长期在门诊治疗的医药费用，实行全年限额报销制度。

第六章　住 院 医 疗

第十六条 实行住院报销起付线制度。起付线以下（含起付线）住院医疗费用由本人自付，起付线以上费用予以报销，但每人每年累计报销医药费不超过

30万元。起付线标准为：

（一）乡镇医院为每人次200元；

（二）县级医院为每人次400元；

（三）县境外医院为每人次3 000元。

第十七条 住院免费范围：

（一）一般检查费、治疗费、药费、手术费、普通床位费、护理费；

（二）安装人工器官、器官移植等特殊检查、治疗费和材料费。

第十八条 下列医疗行为不予免费：

（一）自行到非定点医疗机构就诊住院的医药费；

（二）治疗期间与病情无关的医药费，超范围的检查费和无医嘱的医药费；

（三）急救车费和空调费；

（四）各种整容、美容、矫形、健美手术、计划外分娩住院医药费以及镶牙，配镜和个人使用新型健美器具费；

（五）病人自用的按摩、理疗器具及自用的磁疗用品（如磁疗胸罩、磁疗背心、降压仪表等）费；

（六）病人自用诊治材料和器具（如体温计、药枕、药垫、胃托、子宫托、拐杖等）费；

（七）因违法犯罪、打架斗殴、酗酒服毒、自残、工伤和交通，医疗事故所致的医药费；

（八）疗养、康复费和不必要的营养药品费；

（九）本地区发生大范围严重自然灾害或疾病暴发流行等意外风险时所发生的医疗费用；

（十）其他不符合规定的医药费。

第十九条 本县住院因特殊病情需要营养药品的，按以下规定报销：

（一）癌症、肝硬化、肾病和严重消耗性疾病等不能进食，需要靠营养液维持生命的，或者某些特殊疾病必须用生物制剂治疗的，使用营养药品费用报销80%。

（二）血液系统疾病、其他疾病引发严重贫血或者各种手术中大出血的，必须使用血液制品的费用报销90%。

第二十条 本县住院需大型医疗设备诊断检查、特殊医用材料治疗的，按以下规定报销：

（一）因病情需要，需做CT、ECT、核磁共振等大型仪器、设备检查的，其费用报销90%。

（二）因病情需要做器官移植或导管、支架等介入治疗的，国产材料报销

90%，进口材料报销70%。

第二十一条　患者在县境外医院治疗的，就诊前需按程序报县医保办或合疗办备案；属于急诊的，应在就诊三日内及时报告。县境外医院治疗的各种检查费由本人自付，医药费按70%比例给予报销。

第二十二条　外出务工和异地居住的神木籍人员在住所地住院治疗的，比照县内住院规定执行。但在地市级医院以上住院的，按转境外医院报销规定执行。

第二十三条　老红军、离休人员、二等六级以上伤残军人和"五保"户的住院医疗费用全额报销。

第七章　费 用 结 算

第二十四条　门诊医疗费用一般由个人门诊医疗卡支付，县医保办和合疗办按月结算。老红军、慢性病等的门诊费用由县医保办和合疗办按规定报销。

第二十五条　住院患者的医疗费用先由患者自付，待出院后按规定到县医保办或合疗办报销。县医保办和合疗办采用"直通车"方式报销住院费用。

第八章　监 管 奖 惩

第二十六条　县卫生、人劳等相关部门要各司其职，加强管理，相互配合，共同做好全民免费医疗工作。县监察、审计、财政要切实加强对全民免费医疗工作的监督，确保基金安全运行。

第二十七条　定点医疗单位有下列行为之一的，给予通报批评、限期整改；情节严重的，取消定点资格：

（一）身份证件审查不严，将外籍人员列入全民免费医疗范围的；

（二）虚挂病床号，套取或浪费医疗费用的；

（三）不按规定限量开药或开非治疗性药品的；

（四）多开药或开提成药的；

（五）擅自提高收费标准，任意增加收费项目和不执行药品批零差价规定计价的；

（六）擅自超出《陕西省基本医疗保险和工伤保险药品目录》开药的；

（七）有其他违规行为的。

第二十八条　享受全民免费医疗对象有下列行为之一的，追回报销的医疗费用，并永久取消全民免费医疗资格，涉嫌犯罪的，交由司法机关依法追究刑事责任：

（一）将本人证件转借他人就诊的或用他人证件冒名就诊的；

（二）私自涂改处方、结算票据，虚报冒领的；

（三）利用假票，设法加大住院费用的；

（四）有其他违规行为的。

第二十九条 县医保办和合疗办工作人员有下列行为之一的，给予通报批评或行政处分，直至追究法律责任：

（一）利用职权和工作之便徇私舞弊、索取贿赂、谋取私利的；

（二）工作失职或违反财经纪律造成医疗费用损失的；

（三）有其他违规行为的。

第三十条 对在全民免费医疗工作中表现突出的单位和个人予以表彰奖励。

第九章　附　　则

第三十一条 县康复办、医保办、合疗办要与定点医疗医院和定点药店签订全民免费医疗服务协议，明确相互之间的权利和义务。

第三十二条 《神木县城镇职工基本医疗保险制度实施办法》和《神木县农村合作医疗管理办法》与本办法不一致的，以本办法为准。

第三十三条 本办法从 2009 年 3 月 1 日起执行。

二〇〇九年二月九日

第四篇

政策建议篇

第十二章

实现"病有所医"的战略选择

第一节　总体战略目标

一、构建城乡一体化基本医疗保障制度，实现"病有所医"目标

"病有所医"是我国社会建设的一项重要任务。国内外实践经验表明，"病有所医"实现的载体是健康保障系统，建立并逐步完善健康保障系统是实现"病有所医"的制度保证。

以历史的眼光来看，实现"病有所医"是人类社会政治与经济文明进程中的重要一环。无论在发达国家，还是发展中国家，政策制定者和学者都清醒地认识到健康是人的基本权利，是人全面发展的基础。就社会发展而言，健康是人力资本的重要组成部分，健康和经济发展之间有着相互依存的关系。

现阶段，要在基本医疗保障制度实现全民覆盖的基础上，对城镇职工基本医疗保险制度、城镇居民基本医疗保险制度和新型农村合作医疗制度进行一体化整合①。

---

① 翟绍果、仇雨临：《城乡医疗保障制度的统筹衔接机制研究》，载于《天府新论》2010 年第 1 期，第 90~95 页。

整合后的基本医疗保障制度主要目标是保障全体人民在获得基本医疗服务方面能够"病有所医"，通过大幅度降低个人自付医疗费用比例，以提高卫生服务的可及性和公平性，有效缓解和解决"看病难、看病贵"问题。整合内容包括筹资、管理、补偿和选择购买者；整合时间可用2~3年完成。

"整合后的基本医疗保障制度"应具备如下七个特征：政府举办，实行全民社会健康保险；统一费率；强制入保，防止逆选择和道德风险；国家财政补贴个体劳动者、流动人口和低收入人群参保；补偿范围包括大多数的医疗服务（门诊、住院）；实行单一支付者，以有效控制医疗费用；公立、私立医疗机构竞争；商业保险作为补充保险，并规范商业保险以配合社会保险。

整合后的基本医疗保障制度以"病有所医"为目标，通过完善基本医疗保障制度，充分发挥购买者的作用，改变医疗费用支付方式，有效控制供方行为和医疗费用上涨；同时根据疾病谱和经济社会发展水平，合理确定基本医疗范围，不使任何一个人因为经济原因而有病不去治疗。

总之，城乡一体化基本医疗保障制度的建立和完善，其作用一方面可表现为居民健康状况的改善和增进，提高劳动力素质和劳动生产力，减少疾病带来的经济负担和超额风险；另一方面又能有效改善和扩大社会边际消费规模，除了预防保健和基本医疗保健的消费本身，健康的人正常消费需求和实际消费能力，要远远大于身患疾病的不健康的人。因此可以说，医疗保障制度的有效安排，不仅是生产健康、维护健康和增进健康的需要，也是扩大有效需求、均衡经济发展的需要①。

二、以"提高健康水平"为目标，建立惠及全民的健康保障系统

健康权是一项基本人权，健康公平在本质上体现了人的社会核心价值。健康公平与国家的强盛和国人的幸福、尊严紧密相连。健康权指政府必须创造条件使人人能够尽可能健康，这些条件包括确保获得卫生服务，健康和安全的工作条件，适足的住房和有营养的食物。健康权不仅仅是指身体健康的权利。

良好的健康状况是人类福祉和经济与社会持续发展不可或缺的，不断改善人群健康是社会发展的目标之一。多年来国际组织和各个国家采取各种措施改善社会经济状况和人群的健康状况。2000年9月，世界各国领导人签署了《联合国

---

① 夏迎秋、景鑫亮、段沁江：《我国城乡居民基本医疗保险制度衔接的现状、问题与建议》，载于《中国卫生政策研究》2010年第1期，第43~48页。

千年宣言》,《联合国千年宣言》中提出千年发展目标,它是联合国全体 191 个
会员国一致同意力争到 2015 年实现的目标,目标具体包括消灭贫困、普及初等
教育、降低儿童死亡率、改善产妇健康、与疾病作斗争、环境可持续力、全球伙
伴,其中三个目标和健康相关。世界卫生组织指出,健康是金,如果一个人失去
了健康,那么,他原来所拥有的、正在创造的和即将拥有的统统为零,因此其宗
旨是使全世界人民获得尽可能高水平的健康。2000 年 7 月,世界卫生组织发布
了题为卫生系统改进业绩的《2000 年世界卫生报告》,提出卫生系统三个主要目
标是:(1)增进健康;(2)对人民合理期望的反应程度;(3)费用负担的公平
性。由此看来,增进健康、提高居民的满意度、提高费用负担的公平性,已成为
国际社会的共识。世界卫生组织成员国已经为自己制定了发展其卫生筹资系统的
目标,以确保所有人都能利用卫生服务,同时也要确保不能因为他们为这些服务
交费而遭受经济困难。

胡锦涛同志指出,健康是人全面发展的基础。卫生部部长陈竺"把维护和
保障人民群众健康权益作为最高使命,让 13 亿中国人病有所医、人人都能健康
地生活"的讲话也表明卫生部门在改善和提高居民健康状况方面的决心。中国
居民主要健康指标从 1990 年到 2008 年已经有了很大提高,出生期望寿命从 68
岁提高到 74 岁,婴儿死亡率从 37‰下降为 18‰,五岁以下儿童死亡率由 46‰下
降为 21‰,成人死亡率由 172‰下降为 113‰,各年度指标均好于全世界的平均
水平。见表 12-1。

表 12-1　　　　　　　　　　中国与世界健康状况指标比较

指标	1990 年		2000 年		2008 年	
	中国	全球	中国	全球	中国	全球
出生期望寿命（岁）	68	64	71	66	74	68
婴儿死亡率（‰）	37	62	30	54	18	45
五岁以下儿童死亡率（‰）	46	90	36	78	21	65
成人死亡率（‰）	172	210	135	200	113	180

资料来源:2010 年世界卫生统计。

在基本医疗保障制度实现一体化整合的基础上,构建惠及全民的健康保障系
统,是第二步战略目标。新的健康保障系统以提高全体人民"健康水平"为主
要目标,努力改善筹资、卫生服务利用和健康公平性,同时将与保护健康有关的
其他体系纳入健康保障系统中来。构建惠及全民的健康保障系统可用 5~10 年
完成。

惠及全民的健康保障系统的主要制度特征是:以保障人民健康为目标,由生

物医学模式向生物—心理—社会医学模式转变,使全体人民由身体健康进而达到身心全面健康;预防为主,将防治疾病重心前移,强调"不生病,少生病,不生大病";按照成本效益原则,向全民提供公共卫生和基本医疗服务;健康保障体系主要由基本医疗卫生制度发展完善形成,同时要融合与健康密切相关的领域,形成一种系统的、综合性的健康保障系统。

第二节　指导思想与原则

一、公平性原则

公平就是公正、平等,是指一定社会中人们之间各种利益关系和权利关系的合理分配。公平是社会关系的一种特有属性,是对某种社会关系进行规范和评价的尺度。公平是人类永恒的追求目标,人类对公平社会的求索一刻也不曾停止过。一般来说,公平包括每个社会成员的人身平等、地位平等、权力平等、机会均等、分配公正等等。在卫生服务方面,公平意味着全体居民根据需要享有基本卫生服务。

目前多元化的医疗保障制度,既不符合公平理论的内涵特征,也不能体现社会主义市场经济体制的本质要求。国家在设计、安排制度时如果不能有效保障大多数人基本利益的公平,在理论上站不住脚,在实践上也会行不通。实现社会福利意义上的公平,基本医疗保障制度单纯地靠市场机制,不可能自发地、有效地进行,必须由国家(政府)强制地介入。因此,在卫生领域,实现公平性的首要任务就是实施一体化的基本医疗保障制度。医疗保障对社会成员来说,应不分城市和农村,不分部门和行业,也不分就业单位的所有制形式或有无职业,要体现一视同仁的原则。政府在设计、安排和完善医疗保障制度时,必须逐步缩小三种基本医疗保障制度的差距,使其融合统一,最后形成全体公民都能享有的一体化的基本医疗保障制度;第二,实现筹资的公平。政府应遵循公平性原则,根据每个公民收入状况,投入不同的医保费用,实现筹资的纵向公平。具体来说,对贫困和低收入人群,要有更多的卫生投入,确保广大群众不会因经济原因而影响就医。对居民来说,应根据其收入状况,采用累进性筹资方法,收取不同的保费。第三,实现卫生服务利用的公平。卫生服务利用公平,指具有相同卫生服务需求的社会成员可以得到并同样地利用基本医疗卫生服务,而不论其性别、财富、种族、地理、人文环境等方面的差异如何。通过制度设计保证所有参保者在利用卫生服务时均能得到相同的医疗照顾。目前由于城镇职工基本医疗保险、城镇居民基本医疗保险和新农合制度的筹资水平有所不同，其给付标准也不完全一样。但是，随着今后城镇居民医疗保险和新农合的政府补贴水平的提高和筹资标准的提高，三项保险制度的给付水平会越来越接近，最终使所有参保人员都能享有公平的社会医疗保障。

二、政府主导原则

国家和政府在医疗保障方面首先要承担法律、政策规定的义务。国家义务的履行不能单纯以国家资金的投入量作为衡量标准，而主要以国家是否建立了一套适合本国国情的医疗保障法律体系，并有效地保障该体系的实施为主要衡量标准。医疗保障的强制性必须通过国家立法才能得到有效的保证，世界上任何一个国家医疗保障制度的建立，无不以制定和实施医疗保障法律为起点，没有健全的包括医疗保障在内的社会保障法律体系，就不可能出现健全、完善和成熟的医疗保障制度。国家有义务设计医疗保障的总体规划和具体方案，组织制定相关法律法规，确定医疗保障规范框架。其次，国家和政府还要承担财政义务。政府在卫生方面的投入比例体现了政府对卫生的重视程度，更为重要的是，卫生在政府整体预算中的优先等级应随着国民收入的增加而提高。在全世界同样存在这种现象，虽然政府在卫生投入方面的承诺趋向于随着国民收入的增加而提高，但一些低收入国家卫生投入占政府总支出的比例甚至比某些高收入国家还要高。如2007 年，世界上 22 个低收入国家对卫生投入占政府总支出的比例大于 10%，而另一方面，11 个高收入国家卫生投入占政府总支出的比例小于 10%。我国在卫生投入方面属于后者。国家财政支持是医疗保障制度顺利实施的重要保证。世界卫生报告中的结果表明，让所有人群都可以获取一整套卫生服务的国家通常统筹资金的水平为国内生产总值（GDP）的 5% ~ 6%，这也是我国努力的目标。再次，国家与政府还要承担医疗保障制度管理的义务，主要包括行政管理、业务管理、基金管理和监督管理等几方面。最后，由于我国各地经济发展不平衡，在提高公平的基本医疗保障方面，必须依赖于国家强制性的收入再分配或政府间财政转移支付。

三、适宜性原则

阿玛蒂亚·森（Martha Sen）指出，GDP 的增长只表明了一个国家要改善大多数国民的福利所具有的潜力，而没有说明社会实现这种潜力的程度。近年来我国经济高速增长为社会福利事业的发展奠定了一定的基础。根据国际货币基金组织等国际组织数据，中国人均 GDP 在世界排在第 100 位左右。按照每人每天 1 美元收入的联合国贫困标准，中国仍有 1.5 亿贫困人口。北京大学国民经济核算研究中心研究员蔡志洲表示，我国人均 GDP 不到日本的十分之一，甚至不到世界平均水平的一半，中国仍然是一个发展中国家。2001 年，世界卫生组织宏观经济与卫生委员会估计，可实现基本服务的人均费用约为 34 美元，接近卢旺达目前的水平。2009 年，卫生系统创新国际筹资高级别专题小组的最新估计表明，49 个被调查的低收入国家需要的人均费用平均值仅仅不到 44 美元，到 2015 年提高至 60 多美元。2010 年世界卫生统计公布，我国 2007 年人均卫生总费用 108 美元，人均政府卫生支出 49 美元，全球的平均水平分别是 802 美元、478 美元。我国卫生总费用占国民生产总值仅为 4.3%，政府支出占 44.7%，私人支出占 55.3%，而同期全球的平均水平分别是 9.7%、59.6%、40.4%。我国在卫生方面的花费较少，政府投入占的比重较低，个人卫生支出较高，这一方面说明政府需要加大投入，另一方面说明在目前的水平下，政府主导的一体化医疗保障制度的保障水平必须和我国经济水平相适应，不能超越国情，一体化医疗保障制度从保障内容上来说，应该使城乡居民都可以享受到基本的医疗服务。而且，要通过基本医疗保障制度实施努力降低个人医疗费用支出。世界卫生组织指出，只有当患者直接支付占卫生总费用的比例低于 15% ~ 20% 的时候，也就是说对患者直接支付的依赖下降到这种程度时，由此导致的家庭灾难性卫生支出发生率在通常情况下才可以下降到可以忽略不计。国内专家研究指出，个人的共付率（医疗费用自负部分）只有低于 30%，才可以减轻个人疾病经济负担。

另外，随着人口老龄化加剧，服务于老年人口开发的新药、新疗法越来越多，我国还需要筹集额外资金，满足不断增长的卫生需求。

从现实依据来看，医疗保障是保障人类生存和发展的需要。众所周知，伴随着工业化社会经济的迅猛增长，在现代社会环境中，公民随时都面临着诸如伤残、疾病、老龄等多方面的生存风险，并会因这些风险的发生而丧失工作能力、失去作为生活来源的收入保障。而且，现代市场经济运行机制本身在实现社会进步的同时，也造成了许多社会问题，如失业、贫穷、贫富分化、分配不公等，而这些问题往往加剧患者的危机。为了使公民能够有尊严地生存下去并获得发展，国家有必要为公民提供一系列的基本生活保障包括医疗保障，对劳动者、没有生活来源者、贫困者、遭遇不幸者在患病后给予物质帮助或加强卫生环境建设，并由国家积极创造条件，提供社会福利设施，以确保社会稳定和社会可持续发展。

四、强制性原则

我国贫富差距巨大，城乡都有一定比例的人群因为经济困难而不能缴纳医疗保险费用，他们需要从统筹资金中得到补贴。城乡一体化基本医疗保障制度必须采用强制方式，要求全体社会成员参加，否则会由于逆选择存在（高收入人群和健康人可能会选择不参加），将筹集不到足够的经费来满足低收入人群和病人的需求。尽管采取自愿保险方案可以筹集到一些资金，同时也有助于使群众了解医疗保险的益处，但是筹集的资金有限，使得保障范围过小、补偿水平较低，目前城镇居民医保和新农合就属于这种情况。另外，还有其他人群没有被覆盖，他们也面临严重的疾病风险。非常极端的例子是最近一名53岁的农妇用菜刀剖开了自己的肚子，放出腹部积水自医，结果不治而亡。医疗改革的目的，应该是让每一个人不因经济原因看不起病，完善医疗保障制度将会对全体国民实现"病有所医"做出贡献。

强制性原则是社会医疗保险的主要特征。国家通过纳税以及强制性保险来使有支付能力的人缴纳参保费用。同时强制性整合统筹基金，使其成为一个基金，而不是存放在众多单独的基金账户内。通过减少分散的基金数量，在一定的预付费水平下，保险基金的经济保护潜力就能得到提高，也就更容易实现公平目标。此外，对一些人在获取卫生服务时面临的其他经济障碍，如就诊过程中产生的交通费和住宿餐饮费，政府应该实施多项措施，如有条件的现金转移支付，从而减少这些障碍。

五、效率原则

新医改的目标是建立健全覆盖城乡居民的基本医疗卫生制度，为群众提供安全、有效、方便、价廉的医疗卫生服务。其体现了以尽可能低的成本公平地维护健康的效率原则。

筹集足够的卫生经费是保障全体居民病有所医的基础，但是只有资金并不能保证实现全民覆盖，通过建立统筹基金来解决经济障碍也不能保证实现全民覆盖，最终需要确保卫生资源得到有效利用。

所有国家都有利用现有的卫生资源获得更高产出的可能性。但是许多原因也会导致卫生资源的浪费。从医疗服务提供方角度看，医务人员的积极性、医院工作效率、医疗服务质量、医疗过错以及浪费和腐败等引起效率低下；从购买机构和供应方看，其谈判能力也会影响服务价格；从消费者角度看，消费者过度利用以及不正确的治疗用药习惯对资源使用也有一定的影响。这三个方面引发的共性问题是药品的使用。目前的情况是，虽然有便宜的、效果相当的药物可供使用，但是患者却通常使用昂贵的药物。在一些机构，抗生素和注射剂过度使用，库存缺乏但浪费现象普遍，同时购买机构和供应方的谈判价格差别巨大。世界卫生组织指出，保守地说，用于卫生保健的资源中 20% ~ 40% 都被浪费了，减少药物方面不必要的开支，更合理利用资源，加强质量控制，可以为各国节省最高 5% 的卫生费用。如果这些被浪费的资源可以重新得到有效利用，将有助于实现全民覆盖，使居民获得更好的、更具成本效益的健康结果。

六、动态性原则

从国外医疗保障制度发展历程来看，医疗保障制度的完善是一个动态的过程，发达国家经历多年时间，形成制度各具特色的医疗保障模式，并已经具有典型意义。我国医疗保障制度从开始起步到现在，也在不断的变化和发展。医疗保障模式从公费医疗、劳保医疗和农村合作医疗发展到现在的城镇职工基本医疗保险制度、新农合和城镇居民基本医疗保险制度；制度覆盖范围从特定人群到全民覆盖，2011 年，全国城乡居民基本医保参保人数达到 12.7 亿人，覆盖人数占总人口的 95%；补偿范围、补偿水平和管理水平也在逐步扩大提高。到目前为止，超过 80% 的统筹地区开展了门诊统筹。新农合和城镇居民医保政策范围内住院费用报销比例，已经达到 60% 以上，部分统筹地区提高到 70%。超过 90% 的统筹地区实现了即时结算结报，群众就医结算便利性大大提高，就医感受明显改善。我国医疗保障制度变化的主要原因在于，社会经济的发展为医疗保障制度的发展和完善提供了经济基础；其次，政府服务理念不断变化也是重要的原因。时至今日，我国政府将改善民生作为主要工作内容之一，2011 年十一届全国人大四次会议上，国务院总理温家宝表示，努力让全体人民老有所养、病有所医、住有所居；第三是人自身的价值不断提升，对医疗服务的需求也随之上升。这些均是医疗保障制度改革的主要动因。

城乡一体化基本医疗保障制度概念和内涵也不是一成不变的，目前的概念和内涵以保障基本医疗为主，实现"病有所医"的目标。随着社会经济的发展，城乡一体化基本医疗保障制度以"病有所医"为基础，保证全体人民享有尽可能高的健康水平。

第三节 基本思路

一、完善、整合基本医疗保障体系

城镇职工基本医疗保险、城镇居民基本医疗保险和新型农村合作医疗三项制度组成的基本医疗保障体系是我国医疗保障体系的主体，经过十几年的探索、建立和改革，三种制度基本覆盖了全体居民。随着经济发展，保障水平逐步提高，各项保障制度的待遇标准逐步统一，并从住院向门诊、预防保健延伸。城乡医疗救助制度帮助困难人群享有基本医疗保障。补充医疗保障满足部分人群较高层次的医疗需求。

基本医疗保障体系建设的总体思路是，坚持以人为本的科学发展观，着眼于人人享有基本医疗保障，以群众受益为工作出发点，以扩大覆盖面为重点，逐步提高基本医疗保障水平，着力对三种基本医疗保障制度进行无缝隙衔接，提升管理服务能力，使基本医疗保障制度公平地惠及全体人民。

城镇职工基本医疗保险制度改革关键点是：第一，在费用收取方面，提高筹资的累进性，增强收入再分配的功能。借鉴国家征收个人所得税的方法，实现累进制的筹资方法。个人缴纳费用部分纳入统筹，适当调整个人账户与统筹账户的筹资比例，强化社会保险的收入再分配功能。第二，提高统筹层次，探索省级统筹的做法，总结经验，这样可以在更大的地域范围内分散风险，调节地区间收入差异。第三，在卫生服务购买方面，医保机构要充分发挥第三方购买者的功能，尤其在住院支付方面，可以采取世界各国广泛采用的疾病诊断相关组（DRGs）付费方法，达到控制医疗费用、提高服务质量的目的。

城镇居民基本医疗保险改革的关键点是：第一，在资金筹集方面，居民和政府各按一定比例共同分担缴费责任，随着政府财政筹资能力的增强，可适当增加政府的缴费比例。第二，在保障范围方面，负责住院以及门诊治疗。第三，强制参加，改变现有自愿参加的做法，要求所有城镇居民参加医疗保险，这样可以减少逆向选择问题。第四，鼓励在非正规部门就业、收入较低，但常年居住在城镇的农民工群体参加城镇居民基本医疗保险计划。如果城镇居民基本医疗保险制度成功建立并推广，将覆盖城镇原来无法纳入城镇职工基本医疗保险的所有人口。

新型农村合作医疗改革关键点是：提高政府补贴水平，扩大筹资规模，使其

451

与城镇居民接近；扩大补偿范围，将门诊纳入补偿范围，对重大疾病实施特别医疗照顾；提高统筹层次，将目前以县级统筹为主提高到市级统筹，增强互助共济功能和风险分担能力；实现"买办分离"，将新农合管理机构并入社保部门，减少管理机构，节约管理成本。

医疗救助制度改革关键点是：首先必须进一步完善社会医疗救助制度，扩大救助范围，提高救助水平；其次改革工作流程，减少报销者的等待时间；最后是设立定点医院，直接为困难群体提供基本医疗服务。

商业健康保险改革目的是充分发挥市场机制作用，通过灵活多样的商业健康保险方式，满足人群多层次以及较高的医疗保障需求。

基本医疗保障制度与医疗救助制度的整合。目前医疗保障制度的整合研究大多关注的是新农合制度、城镇居民医保制度与医疗救助制度的整合。医疗救助制度实际上是对新农合制度、城镇居民医保制度的补充，是解决参保者大病医疗费用和贫困者医疗费用问题。三种制度融合看似容易，实际上难度较大。因为，新农合制度筹资、管理属于卫生部门，城镇居民医保属于社保部门，医疗救助属于民政部门，由于三种制度分别属于不同的管理部门，其资金来源、补偿情况和管理方式等均不相同。

各国医疗保障实践证明，医疗救助与基本医疗保障并行的做法是缺乏效率的。如泰国在实现全民保障计划以前，有专门针对低收入群体的"低收入者健康卡"计划，但是由于人群甄别的困难以及针对穷人的医疗服务质量堪忧，使其难以发挥真正的作用。因此，医疗救助的发展方向是把其整合在基本医疗保障制度框架之内，整合的关键是基金和补偿，即将民政部门的医疗救助基金与新农合、城镇居民医疗保险基金整合在一起，由于筹集基金增多，可以提高对大病参保者和低收入参保者医疗费用补偿，这样可以提高工作效率，也有利于在各地区形成医疗服务的单一购买者。民政部门可以将精力放在其擅长的困难人群甄别和受益对象确定上，把基金支出管理和医疗服务购买的职责交给医疗保险机构，从而更有利于整个医疗保障体系的平稳运作。

城镇居民医疗保险制度与新农合制度的整合。主要是通过一种过渡性的制度安排，在目前完全割裂的城乡二元医疗保障之间构建一种衔接模式，以适应当前劳动力及资本、技术等要素加速流动的需要，为将来建立城乡一体化的卫生医疗保障制度创造条件。城镇居民医疗保险制度与新农合的筹资水平、补偿范围等较为接近，因此两种制度的融合更具可行性。这不仅有利于提高农村医疗保障的整体水平，提高统筹层次和风险分担的效率，而且有利于缩小与城镇职工医保的差距，为医疗保障进一步的整合减少障碍，也符合户籍制度改革的趋势。鼓励那些有稳定工作和收入的农民工群体参加城镇职工基本医疗保险，这样城镇职工基本医疗保险制度将覆盖所有正式部门就业人口、退休职工以及愿意参加职工医保的个体劳动者，成为筹资能力最强、保障范围最广的医疗保障制度。这将大大提高职工医保筹资的公平性，增强风险分担能力，有效地控制医疗费用攀升，同时也为基本医疗保障制度融合奠定基础。

二、建立城乡一体化基本医疗保障制度

以基本医疗保障制度完善作为基础，实现城乡基本医疗保障制度的一体化，将三种基本医疗保障制度整合成一种模式。城乡一体化基本医疗保障制度的核心内容是全体居民均能得到基本的医疗保障，实现居民卫生服务利用的水平公平和垂直公平，确保资源效率的发挥。

三、发展中国健康保障系统

以系统理论和社会医学理论为基础，在现代医学模式的指引下，以保障人群健康、提高健康水平为目标，从改变环境、保障食品安全、培养良好的生活方式和行为、保证基本医疗卫生服务提供以及提高其可及性等方面入手，逐步构建适合我国国情的健康保障系统，健康保障系统应该是一个融综合性和系统性为一体的制度安排。健康保障系统的特点是：以健康为中心、以预防为重点、以医疗为基础、以保障为条件、强调多部门健康责任、全面提高全体国民基于健康生活的幸福指数。

第四节 战略步骤

一、第一步（2011~2015 年）：完善、整合基本医疗保障体系

（一）制度目标

在基本医疗保障制度实现全民覆盖的基础上，对城镇职工基本医疗保险制度、城镇居民基本医疗保险制度和新型农村合作医疗制度进行整合和完善，目的

是医药费用能够合理分担，提高卫生服务可及性，实现"病有所医"目标。

（二）主要制度特征

1. 根据疾病谱和经济社会发展水平，合理确定基本医疗范围

基本医疗保障制度在完善的过程中，根据经济社会发展水平、疾病谱以及成本效益原则，在提高筹资水平的基础上，科学合理确定基本医疗范围，不仅要对住院病人的医疗费用进行补偿，同时增加对门诊慢性病的补偿，减轻患者的疾病经济负担。

2. 提高全体居民卫生服务可及性

基本医疗保障制度在提高居民卫生服务可及性方面发挥着重要的作用，提高医疗保障水平可以改善和提高居民卫生服务可及性。世界卫生组织指出，一个国家卫生筹资系统必须足够健全以便实现和维持更广的覆盖面。首先是要确保经济障碍不能阻止人们利用他们需要的服务——预防、促进、治疗和康复；其次是要确保不能因为人们为这些服务交费而遭受经济困难。目前，城镇职工基本医疗保险制度筹资水平和保障水平较好，患者住院时补偿医疗费用的比例达到70%左右，个人支付仅占30%左右，参保者住院费用负担较低，住院服务利用较好。城市居民医疗保障制度政策范围内基金支付比例为59%，大多数地区最高支付限额达到居民可支配收入的6倍。研究发现，新农合制度由于筹资水平较低，参保者卫生服务可及性较差。新医改中规定新农合政策范围内住院费用报销比例达到60%左右，最高支付限额提高到农民人均纯收入的6倍以上。随着政府对新农合的投入不断加大，新农合筹资标准、报销比例和最高支付限额也将提高，农民个人负担将进一步减轻。

3. 充分发挥购买者的作用，改变医疗费用支付方式，有效控制供方行为和医疗费用上涨

在医疗保险改革过程中，如何有效地控制医疗费用的增长是一个事关医改成败的关键问题。医疗市场的特点决定了医疗费用控制的重点在于加强对医疗消费供给方（医生及医院）的控制。作为费用控制责任主体的医疗保险机构要充分发挥购买者的作用。一方面通过完善制度设计加强对医疗服务提供方的约束，限制过度提供服务，降低医疗费用。另一方面，要强化对医疗服务质量的评审和鉴定，保险机构有权对医院服务质量、费用等进行监督，对不合理的医疗服务拒绝支付医药费，索取赔偿，甚至解除医疗保险合同。第三，改革支付制度，建立统一的支付制度及总定额预算办法，将医疗费用控制在合理范围。有效控制医疗费用，可逐步采用按病种诊断付费方法，以制约医院过度服务和分解收费。

（三）评价指标

1. 基本医疗保障制度覆盖

包括城镇职工基本医保参保率（%）、城镇居民医保参保率（%）、新农合参合率（%）、城镇人口医保参加率（%）、总覆盖率。

2. 资金筹集

（1）宏观指标：

人均卫生总费用，卫生总费用必须与人口需求挂钩；

卫生总费用占国内生产总值（GDP）的比例，该指标也反映出了资金的可用性，因为卫生总费用在 GDP 中所占比例一般会随着人均 GDP 的增长而增加；

政府卫生投入占政府总费用中的比例，该指标显示了政府对卫生的承诺；

政府卫生投入占国内生产总值的比例，该指标体现了政府为人民承担医疗费用的能力和决心。如果该指标在 GDP 中所占比例低于 4% ~5%，就很难接近全民覆盖目标。

（2）基本医疗保障制度基金筹集指标：

城镇职工医保、城镇居民医保、新农合基金筹资总额及人均筹资额；

城镇职工医保、城镇居民医保、新农合财政拨款、单位和个人缴纳基金构成。

3. 经济风险

卫生总费用中个人直接支付部分所占的比例，受影响最大人群的特点；

每年因个人直接支付而导致家庭陷入经济困境的百分比，哪些人群受影响最大；

每年因卫生付现支出使家庭陷入贫困百分比，哪些人群受影响最大。

经验证据表明，卫生总费用中个人直接支付部分所占的比例与灾难性医疗支出的发生率以及因病致贫发生率之间存在密切联系。如果卫生总费用中个人直接支付部分所占的比例低于 15% ~20%，灾难性医疗支出的发生率以及因病致贫发生率就非常小[1][2]。

4. 风险分担

城镇职工医保政策范围内住院报销比例（%）、城镇居民医保政策范围内住

---

① Xu K，Evans D B，Kawabata K，et al.：*Household catastrophic health expenditure：a multicountry analysis.* Lancet，Lancet，2003，362（9378）：pp. 111－117.

② Kawabata K，Xu K，Carrin G.：Preventing impoverishment through protection against catastrophic health expenditure. Bull World Health Organ，2002，80（8）：P.612.

院报销比例（％）、新农合政策范围内住院报销比例（％）、新农合实施门诊统筹比例（％）、城镇居民医保实行门诊统筹比例（％）、医疗救助率（％）。

居民门诊费用个人负担比例（％）、住院医疗费用个人负担比例（％）；人均个人总负担占社会平均工资比例（％）；人均医疗费用支出的增长率与人均收入增长率的比值。

5. 管理水平

城镇职工医药费用即时结算（结报）率（％）、新农合医药费用即时结算（结报）率（％）、城镇居民医药费用即时结算（结报）率（％）；

城镇职工医保、城镇居民医保、新农合基金使用率、沉淀率；

城镇职工医保、城镇居民医保、新农合参保者门诊、住院医疗费用情况以及增长情况。

6. 卫生服务可及性和公平性

采用两周就诊率、两周未就诊率、年住院率、年应住院未住院率、两周人均门诊医疗费用、两周次均门诊医疗费用、年人均住院医疗费用、年次均住院医疗费用、年人均医疗总费用等指标反应卫生服务利用情况。

采用候诊、入院等待时间作为卫生服务时间可及性分析指标。

采用距离医疗机构公里数及抵达所需时间等指标，反映卫生服务时间、空间（潜在的）可及性。

用集中指数、集中曲线、洛仑兹曲线与基尼系数等方法定量分析卫生服务可及性公平程度。

7. 健康公平性

利用两周患病率、慢性病患病率、疾病负担和生存质量测定量表等指标和工具反应健康状况，利用两周患病率、慢性病患病率、疾病负担在不同人群分布情况及集中指数、集中曲线、洛仑兹曲线与基尼系数等反映健康公平性。

二、第二步（2016～2020年）：建立惠及全民的健康保障系统

（一）制度目标

在基本医疗保障制度实现一体化整合的基础上，综合考虑影响健康的主要因素，构建惠及全民的健康保障系统。惠及全民的健康保障系统是以提高全体人民"健康水平"、改善健康公平性为主要目标，可用5～10年完成。

（二）制度特征

1. 惠及全民的健康保障体系主要由基本医疗卫生制度发展完善形成

《中共中央国务院关于深化医药卫生体制改革的意见》指出，健全覆盖城乡居民的基本医疗卫生制度，为群众提供安全、有效、方便、价廉的医疗卫生服务。到 2020 年，建立覆盖城乡居民的基本医疗卫生制度，形成多元办医格局，人人享有基本医疗卫生服务。

基本医疗卫生制度包括主要由覆盖城乡居民的公共卫生服务体系、医疗服务体系、医疗保障体系和药品供应保障体系共同构成。目前，我国已经确立城乡基本公共卫生服务逐步均等化的战略，向城乡居民统一提供疾病预防控制、妇幼保健、健康教育等基本公共卫生服务，同时实施国家重大公共卫生服务项目。

医疗服务体系也在不断变革与完善。首先，政府增加对基层医疗机构的财政投入，使基层医疗机构的工作条件、仪器设备情况得到改善，提高服务能力；其次，明确公立医院的公益性质，开展公立医院改革试点，其对于提高医疗服务质量、控制医疗费用有非常重要的作用。

在医疗保障体系发展中，医改方案提出"广覆盖、保基本、可持续"原则，加快建立和完善覆盖城乡居民的医疗保障体系。

药品供应保障体系以保障群众安全用药为指导，实施国家基本药物制度政策，降低药品费用，使群众得到实惠。

建设城乡一体化医疗保障体系是一个复杂的系统工程，要在基本医疗卫生制度发展的基础上，借鉴各个体系发展的经验，建立独具特色的保障模式。如将预防保健作为保障基本内容，一方面可以确保居民健康，另一方面居民少生病或不生病可以减少对医疗服务的利用，节约资源。利用公立医院改革和国家基本药物制度实施成果，实现对医疗费用的控制等等。惠及全民的健康保障体系充分利用社会经济发展的成果，在政府主导的综合筹资模式指导下，通过筹资以及对基金的合理利用，确保全体社会成员公平的享有基本公共卫生服务和基本医疗服务，最终实现健康公平。世界卫生报告观点表明，筹集足够的资金，集中使用这些资金以分摊经济风险并明智地控制开支，几乎每个国家，无论贫富，都可改进服务覆盖面或经济风险保护。

2. 基于影响健康主要问题，将环境保护与食品安全等纳入健康保障系统

生物遗传因素、环境因素、生活方式以及卫生服务是影响人类健康的主要因素。由此看来，医疗保健服务只是影响人群健康的主要因素之一，要保障人群的健康，其他因素也不能忽略。改变不良生活方式和行为，预防慢性非传染性疾病的发生已成为基本公共卫生服务的重要内容，在医疗保障制度的内容中也有所体现。而环境因素和食品安全因素对健康的影响越来越受到人们的重视。因此，构建健康保障系统时，要重视环境、食品安全与健康的关系，将环境保护体系和食品安全保障体系纳入健康保障系统。

3. 使全体人民由身体健康进而达到身心全面健康

1977 年，世界卫生组织将健康概念确定为"不仅仅是没有疾病和身体虚弱，而是身体、心理和社会适应的完满状态"，惠及全民的健康保障体系的主要制度特征是以保障人民健康为目标。因此，其保障范围包括公共卫生服务和基本医疗服务，更加注重预防为主，将防治疾病重心前移，强调"不生病，少生病，不生大病"。

（三）健康保障体系评价指标

1. 资金筹集

人均卫生总费用，卫生总费用必须与人口需求挂钩；

卫生总费用占国内生产总值（GDP）的比例，该指标也反映出了资金的可用性，因为卫生总费用在 GDP 中所占比例一般会随着人均 GDP 的增长而增加；

政府卫生投入占政府总费用中的比例，该指标显示了政府对卫生的承诺；

政府卫生投入占国内生产总值的比例，该指标体现了政府为人民承担医护费用的能力和决心。如果该指标在 GDP 中所占比例低于 4% ~ 5%，就很难接近全民覆盖目标。

2. 经济风险

卫生总费用中个人直接支付部分所占的比例，受影响最大人群特点；

每年因个人直接支付而导致家庭陷入经济困境的百分比，哪些人群受影响最大；

每年因卫生付现支出使家庭陷入贫困百分比，哪些人群受影响最大。

经验证据表明，卫生总费用中个人直接支付部分所占的比例与灾难性医疗支出的发生率以及因病致贫发生率之间存在密切联系。如果卫生总费用中个人直接支付部分所占的比例低于 15% ~ 20%，灾难性医疗支出的发生率以及因病致贫发生率就非常小。

3. 资源利用效率

固定成本占公共开支比例（%）；

工资占公共开支比例（%）；

药物占公共开支比例（%）；

基本药物使用率（%）。

458

4. 卫生服务可及性和公平性

采用两周就诊率、两周未就诊率、年住院率、年应住院未住院率、两周人均门诊医疗费用、两周次均门诊医疗费用、年人均住院医疗费用、年次均住院医疗费用、年人均医疗总费用等指标反映卫生服务利用情况。

采用候诊、入院等待时间等指标反映卫生服务时间可及性。

采用距离医疗机构公里数及抵达所需时间等指标，反映卫生服务时间、空间（潜在的）可及性。

用集中指数、集中曲线、洛仑兹曲线与基尼系数等方法定量分析卫生服务可及性公平程度。

5. 健康公平性

利用两周患病率、慢性病患病率、疾病负担和欧洲五维度健康量表（EQ-5D）等指标反应健康状况。利用两周患病率、慢性病患病率、疾病负担在不同人群的分布情况及集中指数、集中曲线、洛仑兹曲线与基尼系数等反映健康公平性。

第十三章

实现"病有所医"的途径

正如第二篇第 7 章所述,实现"病有所医"需要以全民覆盖作为制度保障。但实现"病有所医"的目标是一个系统工程,需要多方面的配合,也要有正确路径才能达成。首先,推进公共卫生服务均等化,做好城乡居民的预防保健工作,使居民少生病甚至不生病,是解决"病有所医"问题的前提条件。其次,

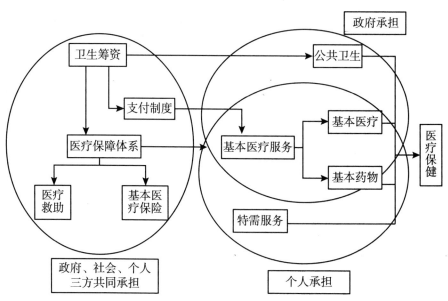

图 13-1 "病有所医"实现途径的关系

卫生筹资体系是否完善，筹资结构是否合理决定了人们在需要时是否能够获得卫生服务，同时也决定了卫生服务的需要能否满足。采用科学合理的支付制度，有利于控制医疗费用，减轻居民看病就医的负担。居民一旦生病，就要保证居民的基本医疗需求得到满足，基本药物得到供应。此外，完善医疗救助制度，对贫困人口实施救助，才能保证全体居民"病有所医"的实现。

实现"病有所医"的两个关键要素在于获得基本卫生服务的可及性和为使用卫生服务的居民提供经济风险保护的程度。其中，基本医疗保障和基本药物制度的完善可以直接提高卫生服务的可及性，完善的全民覆盖、合理的卫生筹资、科学的支付制度是提供经济风险保护的有效手段。

第一节 全民覆盖

全民覆盖是实现"病有所医"的制度保障。完善的健康保障制度可以均衡不同社会成员的疾病风险负担，有助于控制医疗费用的上涨，提高国民的健康福利水平，保障每个成员的社会权利和发展权利。详见第二篇第7章。

第二节 医疗救助

由于贫困作为社会问题长期和广泛存在，弱势人群的生存权和健康权受到极大地威胁，而疾病等健康问题的存在对贫困人口的生存无疑是雪上加霜。由于健康条件的缺失，贫困人口从生理层面上被剥夺了改善生活的机会与条件，而健康的剥夺又循环产生贫困的加剧，使得他们面对疾病时十分脆弱。可见，实现全体居民的"病有所医"，弱势人群的医疗问题不容忽视。

无论经济发展到何种程度，只要没有实行全民免费医疗，无论推行何种医疗保险模式，只要有共付制的存在，就必然会发生贫困家庭无力支付医药费用的现象，因而需要医疗救助制度来舒缓这一现象。从宏观层面来看，在整个医疗保障体系当中，医疗救助制度发挥着基础性作用和"兜底"的功能，是缓解居民因病致贫、因病返贫和贫病交加现象的基本制度保障。

医疗救助制度具有国民收入再分配性质，是为维护个人基本权益和价值而给予贫困人口最基本健康需求的满足，也是多层次医疗保障体系的最后一道安全屏障。详细请参阅第二篇第七章。

第三节 公共卫生服务均等化

2007年10月胡锦涛在十七大报告中提出要坚持医疗卫生的公益性质，并提出到2010年要建成比较完善的覆盖全国的基本公共卫生服务体系。2009年《中共中央国务院关于深化医药卫生体制改革的意见》明确提出"促进城乡居民逐步享有均等化的基本公共卫生服务"。《2009～2011年深化医药卫生体制改革实施方案》提出，2009～2011年这三年需要抓好五项重点改革，其中之一便是促进基本公共卫生服务逐步均等化。

近年来，中央政府越来越重视公共卫生，把实现基本公共卫生服务均等化列入政府工作任务。基本公共卫生服务均等化的目标在于，保障城乡居民获得最基本、最有效的基本公共卫生服务，缩小城乡居民基本公共卫生服务的差距，使大家都能享受到基本公共卫生服务，最终使老百姓不得病、少得病、晚得病、不得大病。这将有利于从根本上减少疾病的发生，从而有利于居民疾病经济负担的减轻，同时也从根本上保障居民的健康权，有利于实现人的全面发展，是保障与改善民生的重要任务。

一、公共卫生服务均等化的内涵

（一）基本公共服务的界定

所谓基本公共服务，是指直接与民生问题密切相关的公共服务。从经济角度讲，基本公共服务也可理解为是经济社会一定发展阶段中最低范围的公共服务。中共十六届六中全会《关于构建社会主义和谐社会若干重大问题的决定》中，把教育、卫生、文化、就业再就业服务、社会保障、生态环境、公共基础设施、社会治安等列为基本公共服务。

（二）"均等化"的涵义

"均等化"，就字面理解包含均等、平均的意思。均等的内容是，公民享受公共服务的机会和结果相等。

基本公共服务均等化是指政府要为社会成员提供基本的、与经济社会发展水平相适应的、能够体现公平正义原则的大致均等的公共产品和服务，是人们生存和发展最基本的条件的均等。基本公共服务均等化应当包括地区之间的均等、城乡之间的均等和不同经济社会地位人群之间的均等。

（三）公共卫生服务均等化

公共卫生服务的范围大小主要取决于政府财政的支持能力。我国基本公共卫生服务的范围主要包括计划免疫，妇幼保健，院前急救和采供血，传染病、慢性病、地方病的预防控制。我国现阶段的基本公共卫生服务均等化，主要由国家确定基本的公共卫生服务项目，免费向城乡居民提供。随着国民经济的发展和财政收入的增加，公共卫生服务的内容和范围也将逐步扩大。

公共卫生服务均等化的内涵可以从两个方面界定：①从保障公民健康权看，意味着人人享有服务的权利是相同的；②从服务的内容看，基本公共卫生服务是根据公民的健康需要和政府的财政承受能力确定的，既有面向人群的公共卫生服务，例如统一建立居民健康档案，也有面向个体的公共卫生服务，例如疫苗接种。即均等化在内容上是根据公民的健康需要提供，而不是每个人都必须得到完全相同的公共卫生服务。

二、促进基本公共卫生服务均等化取得的成就

9类国家基本公共卫生服务项目在城乡基层广泛开展。2010年监测数据显示，城镇、农村居民健康档案累计建档率分别为48.7%、38.1%，提前完成年度任务指标。65岁以上老年人健康检查人数为5 714.2万人，3 553.8万高血压病人、918.9万糖尿病人和170.6万重性精神疾病患者纳入慢性病规范管理。上海、杭州等地结合本地实际，扩大基本公共卫生服务范围。2010年，全国人均基本公共卫生服务经费补助标准达到17.4元。

重大公共卫生服务项目稳步推进。全国完成贫困白内障复明手术35.1万例，免费为15岁以下儿童接种乙肝疫苗2 962.9万人，提前完成全年任务。884.7万农村孕产妇享受住院分娩补助，农村住院分娩率为95.7%；为农村生育妇女补服叶酸830.7万人，完成年度任务的85.1%；农村妇女乳腺癌检查47.3万例，完成年度任务的118.2%；农村妇女宫颈癌检查489.2万例，完成年度任务的122.3%；在农村建设783.3万户无害化卫生厕所，燃煤型氟中毒改灶143.9万户，提前完成全年任务。各地区普遍开展了艾滋病母婴阻断等新的公共卫生专项。湖北、吉林、四川、河南、河北、重庆等地进一步完善绩效考核制度，规范

项目资金管理、工作程序、奖罚措施，提高服务质量和效率。

三、当前公共卫生服务均等化工作中的不足

（一）政府在公共卫生服务提供上的责任缺失

改革开放以来，除"八五"和"九五"计划前期以外，我国政府在提供公共产品方面的财政支出比例基本维持在 50% 以下，近年来甚至呈下降趋势，2000 年比 1996 年下降了 10% 以上。反观发达的市场经济国家，公共产品支出比重大都在 70% 以上。若扣除行政管理费的因素，我国 2004 年的公共产品支出在财政支出中的比重不到 20%。这说明，我国政府在提供公共产品方面存在缺位现象，公共财政建设的步伐应当进一步加快。

根据财政联邦制理论，支出责任应下放给那些不至于产生外溢、具有起码财政能力并且管理上能够胜任的规模最小的地理辖区。此外，成功的财政分权还需要地方政府具有很强的受托责任（accountability）。在这些基本要求尚未具备时的服务责任下放，称为过度下放（excess transfer to a lower level）。中国是个单一制的政府结构和具有集权传统的国家，但服务责任的下放比多数联邦制国家走得更远，甚至在其他国家通常由国家级政府负责的社会保障与福利，在中国也主要由地方政府承担。2005 年，我国 96% 的医疗卫生支出由地方政府负责，这个比例比美国和澳大利亚要高得多。支出责任的过度下放对财政均等目标产生不利影响，许多地方政府（尤其是基层政府）缺乏足够的财政能力筹集满足国家最低服务标准所需要的资金。虽然中央政府向地方政府提供大量转移支付资金，但在中国这样一个政府层次众多而管理能力匮乏的国家，这些资金很难"在适当的时间到达适当的地点"，支出绩效也难免差强人意。此外，信息不对称和中央政府缺乏足够的监督能力，也使许多资金流向地方政府偏好的支出项目。

（二）公共卫生资源在城乡之间的配置严重不平衡

据 2000 年《世界卫生报告》研究，在被统计的 191 个国家或地区中，按整体健康水平或人均公共卫生资源拥有量，中国排在 61 位，但按公共财政的公正适应性或公共卫生资源在城乡居民之间分配和使用的公平程度，中国却排在 188 位，这一评价是对中国城乡居民不平等地享用公共卫生服务这一基本公共品的一个标示。

另外，还有很多专家研究结果表明城乡公共服务不均等的存在。王雍君用城

乡人均享有的医疗卫生资源（包括医生、护士及医疗设施及设备等）之比、城乡居民人均可支配收入等的比较得出：城乡间公共服务的差距比城乡经济差距更大。解垩指出，城乡公共服务的巨大差异，既体现在农村基础教育的资金投入方面，也体现在现有卫生资源在城乡之间差距悬殊的分布方面，而社会保障的城乡差距最为明显。包兴荣认为，当前的城乡差距集中表现在城乡基础设施和公共服务上的差距，而城乡公共服务的差距又突出表现为农村公共教育、公共医疗和社会保障等社会性公共服务产品供给水平远落后于城镇。陈昌盛等通过比较发现，各地基本公共服务绩效得分与其第一产业比重（体现城市化水平）和农村/城镇恩格尔系数比大体呈反向关系，公共服务的城乡差距十分突出。张磊研究表明，我国东、中、西部的地方公共卫生支出规模和人均地方公共卫生支出规模均存在显著性差异。

四、促进基本公共卫生服务均等化的措施

（一）医改相关政策要求

为了促进基本公共卫生服务逐步均等化，国家做出了相关的政策规定：国家制定基本公共卫生服务项目；实施国家重大公共卫生服务项目，进一步提高突发重大公共卫生事件的处置能力；健全城乡公共卫生服务体系，完善公共卫生服务经费保障机制；加强绩效考核，提高服务效率和质量，达到逐步缩小城乡居民基本公共卫生服务差距，力争让群众少生病的目标。

国务院印发的《医药卫生体制改革近期重点实施方案（2009～2011年）》（以下简称"《方案》"）对如何推进基本公共卫生服务均等化的问题，明确了具体的政策措施。卫生部已确定近两年基本公共卫生服务的操作性项目为9类21项，主要包括：为1.1亿65岁以上老年人体检；到2011年，老年人、残疾人、慢性病人、儿童、孕产妇等重点人群的建档率城乡将分别达到90%和50%，一般人群建档率城乡均达到30%；为4 800万0～3岁的婴幼儿进行生长发育检查；为1 600万孕产妇做产前检查和产后访视；为1.6亿高血压患者、4 000万糖尿病患者、849万重性精神病患者、336万结核病患者、9万艾滋病毒感染者等提供防治指导服务。

（二）城乡基本公共卫生服务能力建设

鉴于我国公共卫生服务机构基础设施和服务能力的现状，要实现城乡居民获

得基本、有效的公共卫生服务的目标，必须提升我国的公共卫生服务能力。《医药卫生体制改革近期重点实施方案（2009～2011年）》要求：①重点改善精神卫生、妇幼卫生、卫生监督、计划生育等专业公共卫生机构的设施条件；②加强重大疾病以及突发公共卫生事件预测预警和处置能力；③积极推广和应用中医药预防保健方法和技术；④落实传染病医院、鼠防机构、血防机构和其他疾病预防控制机构从事高风险岗位工作人员的待遇政策。

（三）城乡基本公共卫生服务经费保障机制

基本公共卫生服务逐步均等化需要政府财政支持。公共卫生经费投入不足是影响公共卫生服务有效开展的一个重要原因。基本公共卫生服务内容是根据我国国情、居民健康需要和政府财政承受能力确定的。《方案》明确了基本公共卫生服务经费的保障机制：①由政府预算全额安排的经费，包括专业公共卫生机构人员经费、发展建设经费、公用经费和业务经费；②服务性收入上缴财政专户或纳入预算管理；③城乡居民的基本公共卫生服务按项目免费提供；④提高公共卫生服务经费标准，2009年人均基本公共卫生服务经费标准不低于15元，2011年不低于20元；⑤对困难地区中央财政通过转移支付给予补助。

第四节 卫 生 筹 资

卫生服务需要资金支持。医务人员的工资、基本建设、药品购置、医疗技术的研发和推广等都必须有资金的保障。近年来，世界各国的卫生保健费用随着人口老龄化的加剧、慢性病的增加、医疗技术的发展和人们期望水平的提高等因素而不断上升。尽管经济的发展，为卫生保健提供了更多可供利用的资金，但卫生部门的费用和需求增长更快，总体上看，卫生保健资金短缺。

适宜的卫生筹资能够为卫生系统提供充足而持续的资金，通过优化资源配置使每个人都能获得经济风险保护，减少因病致贫和因病返贫，提高卫生系统绩效，促进卫生系统可持续发展，进而对整个国家发展产生积极的影响。同时，筹资结构的合理与否也具有重要的影响。如果在获取卫生服务时过度依赖患者的自付费用，将会阻碍"病有所医"的实现。对于那些不得不进行治疗的人群来说，将可能因为自付费用而放弃治疗或者遭受经济困难，甚至贫穷。

对广大人民群众而言，是否拥有一个完善的卫生筹资体系，关系到能否及时获得卫生服务。卫生筹资不仅决定了卫生服务是否存在，同时也决定着居民能否在需要时获得卫生服务。早在 2005 年世界卫生组织的成员国就承诺，建立本国的卫生筹资体系，从而保证国民能够获取卫生服务，同时不会因为支付卫生服务费用而遭受经济困难。

一、卫生筹资的理解

"卫生筹资"（Health Financing）是指卫生领域中资金的筹集、分配和使用。也就是说，卫生筹资不仅是为卫生筹集资金，还涉及到向哪些人筹资、何时缴费以及如何使用筹集到的资金等问题。它包括四个方面的内涵：（1）如何为卫生服务筹集足够的资金；（2）如何合理分配资金及组织服务；（3）如何提高资金的利用效率；（4）如何控制卫生费用不合理增长。

卫生筹资坚持"公平、效率、持续性和质量"的原则。卫生筹资的公平指资源本身的公平和卫生服务利用的公平，卫生筹资的公平以人们的支付能力为基础。效率就是利用有限的卫生资源投入达到最大的卫生产出。卫生筹资持续性的评价主要有两个方面：财政的持续性和组织的持续性。卫生服务提供的全过程受到筹资系统的影响，因此卫生服务的质量是一个重要的标准。

对卫生筹资的评价，主要是指对各种不同筹资方式的评价。所谓筹资方式就是筹资系统内部结构间的排列与组合[①]。目前我国采取了多层次、多渠道、多形式筹集卫生资金的政策，不断拓宽筹资领域，主要有四种卫生资金筹集方式：政府卫生筹资、社会医疗保险、私人医疗保险和个人付费。

二、卫生筹资的现状

2009 年世界卫生组织（WHO）在"亚太地区卫生筹资战略（2010～2015）"中提出以下核心指标，用来监测和评价亚太地区和某个国家实施"全民覆盖"政策目标的实现程度，卫生总费用将成为监测卫生改革进程不可缺少的重要评价指标之一：卫生总费用相对于 GDP 比值至少在 4%～5%；个人现金卫生支出占卫生总费用比重不超过 30%～40%[②]。2009 年我国卫生筹资总额为 17 541.92 亿元，按可比价格计算比上一年增长 21.44%，增长速度远远超过当年 GDP 增长速度（9.11%），是 2000 年以来增幅最大的一年。卫生总费用占 GDP 比重为 5.15%，比上一年增加 0.52 个百分点，达到了 WHO 提出的实施"全民覆盖"

---

① 姚岚、傅卫：《卫生筹资的评价及其应用》，载于《中国卫生经济》1995 年第 14 期，第 53～55 页。
② WHO：*Health financing strategy for the Asia pacific region*（2010～2015）.2009.

的监测和评价标准。

近年来，我国政府对卫生投入力度不断加大，政府卫生支出在卫生总费用中的构成逐渐增大，2009 年达到 27.46%。个人现金卫生支出的比重在逐步减小，2008 年比 2007 年降低 3.63 个百分点，2009 年又在此基础上下降 2.96 个百分点，降至 37.46%，已符合世界卫生组织提出的监测指标。见图 13 - 2。

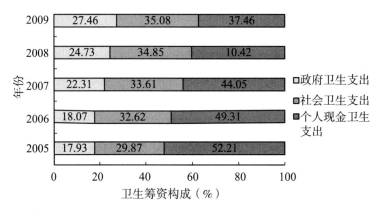

图 13 - 2　我国卫生筹资构成变化图

资料来源：2010 年中国卫生总费用研究报告。

三、我国卫生筹资中的问题

第一，我国卫生筹资水平总体偏低。虽然 2009 年我国卫生总费用占 GDP 的比重已经达到世界卫生组织的低标准水平。但这是在医改启动后加大对卫生投入的背景下发生的，这种快速增长趋势是否能够保持仍需观察和进一步分析。此外，我国与其他国家仍之间存在的较大差距。2007 年经合组织（OECD）国家中，美国卫生总费用相对于 GDP 比值已经达到 16.00%，法国 11.00%、德国 10.40%、加拿大 10.10%、澳大利亚 8.90%、英国 8.40%、韩国 6.30%。2007 年亚太地区的越南、东帝汶、马尔代夫等国家也已经高于 7%。

第二，我国筹资结构有待完善，政府卫生筹资不足，过度依赖居民自付费用。居民自付费用来自居民个人可支配的生活消费基金。自费医疗可能降低最需要卫生服务的人群对卫生服务的可得性。自费医疗是不公平的，不能实现风险共担，穷人支付卫生保健费用做出的经济牺牲要比富人大。预防和初级卫生保健服务也常受到忽视，卫生资源分配效率不能提高。据世界卫生组织调查，我国和越南是全球因病致贫的比例最高的国家。2001 年我国医疗费个人现金支付额（out of pocket，OOP）占卫生总费用比重高达 60%，由此产生一系列的社会后果，导致卫生服务利用和健康的不公平。随着公共筹资在卫生总费用中的作用逐渐增强，我国 OOP 占卫生总费用比重迅速下降，自 2002 年起，OOP 占卫生总费用比重以每年 2 个百分点的速度逐步下降，到 2009 年已降至 37.46%（详见上图 13-2）。

第三，卫生筹资地区不平衡。由于国家财政实行分级管理体制，卫生事业的管理体制实行"宏观指导、分级管理，地方为主、条块结合"的模式。国家对卫生事业的投入由各级政府负责，各地财政和卫生主管部门根据各地卫生改革实际情况和地方的特殊需要及困难程度，对下级政府给予适当补助。由于不同地区受不同经济条件和其他因素影响，各级政府筹集卫生资金总量和卫生资金分配方向不相同，形成地区之间的差异①。

第四，筹资监管和评价机制比较缺乏。目前，我国除部分专项资金有比较详细的考核机制外，其他常规卫生投入考核机制还比较欠缺，难以有效监测、考核资金的使用效果。一个筹资系统即使为卫生系统筹集了大量的资源，但没有合理的评价和监管机制，不利用任何有效的财政强制对消费者或提供者加以干涉，也可能对医疗质量产生不良影响，不利于资金的有效利用和降低居民的医疗经济负担②。

四、政策建议

第一，要增加政府卫生投资和公共支出。政府财政投入是卫生筹资的主体，要根据国民对健康需求的提高而增加公共支出，并使之在卫生总费用中的比例不断提高，以有效控制个人医药费用支出负担。

第二，转变筹资模式，由政府主导的混合型筹资模式逐步过渡到以税收为主的筹资模式。根据国际经验，只要国家政体稳定，有稳定的税收来源，就可以组织起可持续的卫生筹资体制。从保险学角度来讲，税收筹资模式的人口基数更大，更符合大数法则，相当于将疾病风险在全人群中进行分担。可以对那些有害健康的产品征收税款，如烟草税，来降低该产品的消费，同时筹集更多的资金，来用于卫生方面，卫生服务的可及性将会大大增加。

第三，合理配置卫生资源。筹集到足够的资金并不等于能保证卫生服务对全体居民具有平等可及性。平等的可及性要求卫生服务设施和卫生人力具有相当合理的区域分布。通过调整我国当前卫生资源分配格局，改变卫生资源倒三角的配

---

① 胡春平、陈迎春、卢祖洵：《我国现阶段卫生筹资政策分析》，载于《中国卫生经济》2002 年第 21 期，第 7~8 页。

② 张毓辉、翟铁民、赵郁馨：《我国卫生筹资系统的历史沿革与分析》，载于《中国卫生经济》2011 年第 30 期，第 10~13 页。

置模式，将更多的卫生资源置于广大贫困地区和基层，用于初级卫生保健，才会降低我国对直接现金卫生支出的依赖度，加大卫生服务可及，促进卫生筹资公平性，从而改变我国健康状况不公平的现象。

第四，努力加大农村卫生投入，减少城乡差别和地区差别，提高需方购买卫生服务的能力，提高筹资的公平性。

第五节 支付制度

支付制度影响医疗服务供方的行为，对医疗费用控制、医疗资源配置、医疗服务效率具有明显的引导或制约作用。世界各国都将改革卫生服务支付方式作为控制医疗费用的主要措施[1]。我国新医改方案中也提出，积极探索支付制度改革，建立激励与惩戒并重的有效约束机制，并将其与公立医院改革相结合，完善公立医院补偿机制。

一、支付制度的涵义

卫生领域的支付制度，主要是指供方支付制度，它既定义了向医疗服务提供者支付患者（或被保险人）医疗卫生服务费用的途径和方法，又定义了支付价格。相对医疗保障机构来讲，是对那些为患者（或参保人）提供服务的医疗机构进行经济补偿的财务制度和管理规范。相对医疗机构而言，是收取医疗卫生费用的依据，是经济来源和利益所在。由于利益机制的作用，支付制度成为医疗服务提供者的主要经济诱因。支付制度对医疗服务提供者提供不同的经济诱因，就会影响并引导他们不同的医疗行为，导致不同的经济后果。因此，支付制度是配置医疗卫生资源，控制医疗费用不合理增长的一个手段。

在卫生领域，支付的主体包括：政府、医疗保险基金和医疗服务的使用者。他们通过财政拨款、医疗服务费用支付和使用者付费的方式对医疗服务提供者进行补偿。对医疗服务的补偿，要依据政府、社会和个人的支付能力来进行，这是一种适度的、量入为出的补偿。

---

① 高静、于保荣：《供方支付制度对卫生费用控制的作用和影响因素》，载于《卫生经济研究》2010 年第 3 期，第 33~35 页。

二、支付方式

支付制度的核心是支付方式。长期以来形成的支付方式有按服务项目付费、按人头付费、总额预算、按病种付费、按床日付费等。

（一）按服务项目付费

按服务项目付费是最传统、运用最广泛的方法，也是我国目前主要的支付方式。它是指在医疗服务过程中事先对服务项目制定价格，病人在接受医疗服务时按服务项目价格计算费用，然后由医疗保险机构向医疗服务提供者（或病人）支付费用。通常所支付的费用取决于各服务项目的价格和实际服务量。

按服务项目付费方式的主要优点是操作简单、灵活，参保人可以获得充分的医疗服务，有利于新技术的推广。缺点是容易出现供给者诱导需求的现象，产生过度检查、过度用药和过度治疗，并导致高新技术过度配置现象。同样，按服务项目付费对参保者的需求也缺乏制约机制，容易导致病人的道德风险和过度使用医疗服务。这些因素都会造成医疗费用的过快增长。

（二）按人头付费

按人头付费是指医疗保险机构按合同规定时间（通常是一年），根据服务提供者服务的对象人数和每人偿付的定额标准，预先支付一笔固定费用，在此期间医院提供合同规定内的医疗服务均不再另行收费，结余留用，超支不补。

按人头付费是许多国家对初级卫生保健和基层卫生保健服务的支付方式。它是一种预付制形式，其特点是这种支付单元以个人为基层，因此，服务提供者的收入与服务人数成正比。按人头付费从经济上刺激供给方降低成本扩大效益，因此具有良好的费用控制效果，能较有效地控制供给者诱导需求，并起到鼓励开展预防服务作用，而且管理监督成本低。按人头付费缺点是：在一个支付周期内，参保人员不可以自由择优就医，不利于提供方之间有效的竞争；服务提供者按其覆盖的病人数获得补偿，即使一个支付周期内没有病人来利用任何卫生服务，也可以获得相应的报酬，因此易于产生"风险选择"，即提供者选择那些健康的、病情较轻或不复杂的患者；或者服务提供不足，影响医疗服务质量、影响医疗技术发展。

（三）总额预算

总额预算是指由保险机构或政府与医疗服务供给方根据历史基数和调整的因

素而确定其下一年度医疗费用总预算的方式，这是一种对提供方提供服务的补偿有一定限额的支付方式。它将一年内每个患者的每项服务加总成一个支付额，在此情况下，医疗服务提供者承担了所有经济风险，包括入院人次数、服务项目数、每项服务的成本、住院天数以及患者人数等，这将促使他们限制提供所有上述服务。

总额预算是一种预付制，其特点是根据某种标准确定总预算，收入不随服务量和病人住院日的延长而增加。优点是鼓励医疗机构有效利用卫生资源，医疗保险机构按总额预算额可以控制医疗费用，降低管理成本，减轻监督工作量。缺点是不能鼓励供给方缩短病人住院时间，提高床位周转次数和周转率；而且如果制定总额预算时考虑因素不周或选择的偿付标准不合理，仍会导致费用的不合理增长。

（四） 按病种付费 （DRGs）

按病种付费是将医院住院病人疾病按诊断、年龄等分为若干组，每组又根据疾病的轻重程度及有无合并症、并发症分为几级，对每一组不同级别都制定相应的标准偿付费用，按这种费用标准对该组某级疾病的治疗全过程一次性向服务供给方付清。

由于医院获得的费用偿付是按病例定额预付的，因此医院所得到的预付收入与每个病例及其诊断有关，而与医院治疗此病例实际成本无关。医院盈利与否和多少取决于 DRGs 标准费用与病人实际医疗费用的差额。这种支付方式的费用控制作用强。但它可能激励医院为获得利润主动降低成本，尽量缩短病人的住院时间，让病人提前出院。

三、支付制度的现状及问题

目前，我国是通过以下三种渠道对供方医疗服务进行补偿的：一是政府补偿医院职工工资和医院运行所需的费用（含医院发展所需经费）；二是对医院提供的医疗服务项目按技术及劳务的成本加上发展因素定价之后，按工作量予以补偿，这是一种建立在确保医疗服务成本可以收回并兼顾发展因素的、按医疗服务项目定价的全成本购买医疗服务形式的补偿；第三种是允许医院在提供医疗服务时对所销售的药品和耗材适当加价的补偿[①]。在不同的发展时期，三种渠道所占的比例也此消彼长。随着新一轮医改的深入，药品零差价政策逐步推行，第三种渠道也将逐步消除。

---

① 张振忠：《我国公立医院医疗服务支付制度改革与发展的思考》，载于《中华医院管理杂志》2010 年第 26 期，第 725～728 页。

当政府财政补助不足时，医疗服务提供者就会依赖第二种补偿渠道。又鉴于医疗服务中医患之间信息的不对称性，在现有的按医疗服务项目付费的方式下就会产生"诱导需求"的现象，医患选择医疗服务项目的过程就有可能在"暗箱"内进行，外部监督机构很难直接、具体地限制医生诱导患者对医疗服务项目和药品耗材的过度应用。

当我们把医疗服务项目的选择和提供过程视为在暗箱内进行时，暗箱的输入端是各种医疗服务项目；而输出端则是医疗效果即安全性和疗效（见图 13 – 3）。目前我们各级监管部门对医院的监管重心前移，把监管的重点放在了输入端的医疗服务项目、药品及医用耗材的选用和价格控制上。这种监管软弱无力，事倍功半。应该改变支付方式，采取按病种、按床日等多种付费方式，重点监控输出端的医疗安全和质量，并对输出端达不到要求的医院在经济上给予制裁。由此形成一种倒控机制，促使医生改变暗箱内操作的行为，将医疗服务的目标放在确保医疗安全和质量方面上，最终使支付制度走上正轨。

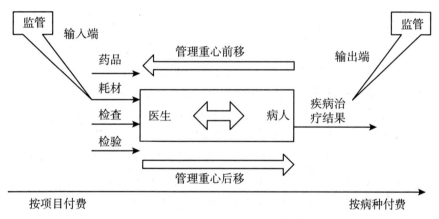

图 13 – 3　支付方式与医疗服务监管重心的关系

四、支付制度改革

根据国际经验，很少有国家会单独使用某项支付方式，而要根据本国卫生体制的特点，将两种甚至两种以上的形式结合在一起，适应医疗服务供给及筹资系统情况和要求。

按照新医改方案的要求，我国要积极探索实行按人头付费、按病种付费、总额预付等方式，建立激励与惩戒并重的有效约束机制。在支付制度改革中，现阶段继续实施以项目收费为主的支付制度，最终采取 DRGs 支付医疗费用。

在我国医疗费用支付方式的探索过程中，一些学者提出"以单病种定额付费为主，限额付费为辅，实行总额预算控制的混合支付方式”的模式，一些地区也进行了相应的探索，如陕西省的镇安县，山东省的济宁市、潍坊市等。这是我国变按项目收费为按病种或 DRGs 收费的过渡模式，是国外先进支付方式在我国农村医疗机构的粗犷形式，是基于我国医疗机构现况的大胆尝试与创新。对于农村卫生而言，能够为合作医疗和医疗机构管理者提供一套行之有效的方法，通过支付方式变革来控制不合理费用，矫正医务人员不恰当的行为，从经济上提高参合农民获得卫生服务的可及性，从制度上保证新型农村合作医疗顺利发展；对于我国支付方式改革而言，在国际上逐渐淘汰按项目付费的大势所趋，而城市医疗机构支付方式改革又举步维艰的情形下，提供了一条新的改革思路，为我国医疗机构支付方式的进一步发展提供借鉴。

第六节　基本医疗

基本医疗是保证人们生存的生理需要之一，是人的最基本的、最原始的需要之一。在科学技术不断发展的现代社会，人们不仅要维持生命，而且需要健康，健康既是生活质量的重要内容之一，也是生活质量的重要目标之一。我国政府也向世界承诺了人人享有初级卫生保健，正在积极地组织实施，取得了很大的成绩[1]。

基本医疗影响着基本医疗保障制度的改革能否成功，对它的界定清晰与否，是否具有可操作性关系着医疗保障制度的实施。

基本医疗直接影响着居民的健康。“病有所医”的目标要求保障全体国民的健康权，保证每个居民看病就医的权利，也就是要求实现基本医疗的均等化，即全体公民享受基本医疗服务的机会均等、结果大体相同，并将基本医疗服务的差距控制在社会可承受的范围内。

一、基本医疗的界定

医疗需求划分为基本医疗和非基本医疗，二者区别主要表现在医疗需求层次上的差别。当然，二者也不是截然区分的，随着生产力发展水平的提高，非基本医疗服务中某些项目有可能逐渐地转化为基本医疗。

基本医疗作为人的基本需要和基本权利，在获取医疗服务不能论贫富贵贱，但又不能不受社会和经济发展水平的限制。因此，界定基本医疗时需主要考虑满

---

① 朱耀志：《基本医疗涵义的初步探讨》，载于《医学与哲学》1997 年第 18 期，第 298～299 页。

足绝大多数人的医疗需要为目的、要与生产力发展水平和经济基础相适应为物质基础、应以较少的卫生资源消耗获取最佳医疗效果为管理核心。而那些只能被少数人选择的、需支付高昂医疗费用的服务项目则作为非基本医疗。

基本医疗的概念最早由世界银行提出，其确定也有明确的标准。近年来，世界银行基本卫生服务包的概念得到了国内一批学者的认可。详见第二篇第4章。

二、国外经验

英国在进行国家卫生服务改革时提出了要优先发展必需的卫生服务。例如急诊治疗创伤、阑尾炎、心肌梗塞等慢性重症疾病或身体、精神上有缺陷的残疾人如精神分裂症、类风湿性关节炎等需要紧急治疗的肿瘤病人。英国提出的必需的卫生服务既包括急性病和急救保健，也包括慢性病的康复医疗和家庭护理。这种考虑与英国人口老化有关。

1992年印度尼西亚颁布新的卫生法案，全国实行一种按人头预付性质的社区卫生保健保证规划。凡是参加该计划的人可在农村卫生中心接受一揽子卫生服务，其内容包括基本的门诊及住院服务、预防、计划生育和儿童生存，超出一揽子卫生服务的项目则按服务项目收费，由医疗市场自由提供。

1983年起泰国农村开始推行健康卡制度，它是一种志愿的、预付的健康保险计划，十余年来已数次改革。健康卡以户为单位，每卡为1 000株，政府补贴500株，为期一年，可供全家五口使用。家庭中小于12岁的儿童或大于60岁的老人可享有免费医疗制度，所以绝大部分家庭只要购买一张卡即可。80年代时全家一年可看病6~8次，每次最高限额为2 000株，1993年以来已取消限额就诊及限额报销的规定。泰国近年来经济发展较快，提供基本医疗卫生服务的范围还是相当广泛的，如心脏病、糖尿病、创伤、拔牙补牙、产前检查、产后访视、分娩、计划免疫等，住特殊病房者也可有10%折扣。

三、现阶段我国基本医疗存在的问题

（一）城乡不公平现象

长期存在的城乡二元格局，影响着城乡医疗卫生资源的分布，城乡医疗资源分布不均衡，配置不平等。另外，尽管我国早已建立了比较完善的三级卫生服务网络，但优质医疗资源主要集中在大城市、大医院，二级尤其是三级医疗机构发

475

展滞后，患者主要集中在大医院就诊，基层医疗机构却无人问津，形成恶性循环。如此，农村居民医疗资源缺乏，就医困难，城市居民也因为患者的过度集中，医疗资源的可及性也受到影响。

（二）医疗保障制度的不公平

完善的医疗保障制度能够分担疾病经济风险，减少居民因经济困难不就诊的比例。正如本书前文所述，我国目前的医疗保障制度按人群居住地域、户籍、职业和社会地位设计的基本医疗保险制度，设计不公平，保障水平也不同。城镇职工医疗保险保障水平较高，城镇居民疾病医疗保险和新型农村合作医疗的保障水平较低。低保障和无医疗保险的居民基本医疗的权利不能得到有效维护[1]。

四、政策建议

城乡基本医疗卫生服务不均等，是城乡区域经济发展不均衡、城乡二元医疗卫生制度和二元财政卫生支出制度的结果。要改变城乡基本医疗卫生服务的不均等状况，不是单一的卫生部门通过短期的公共政策能一蹴而就达成的，而是需要多个政府部门相互配合、进行长期的制度改革与政策协调[2]。

基本医疗实施要消耗大量资源，必须有物质基础作保证，必须有合理的补偿渠道，否则基本医疗就无法实施。政府应该加大财政投入，重视投入的针对性和有效性，明确政府对实施基本医疗的投入责任，包括对医疗机构合理补偿。中央政府和省级政府应给予农村基本医疗卫生服务更多的财政投入，尤其是要给予贫困农村地区更多的财政支持，并且将财政投入的重点放在村级卫生机构，同时探索有效的基层化的财政支付方式。同时，建立健全政府责任效率效益评价机制，完善并强化问责制，端正政府行为。

医疗机构是具体实施基本医疗的主体、责任者，是基本医疗服务的提供者。中央政府直接投资举办城市社区卫生服务中心、站和农村的乡镇卫生院、村卫生室，满足基层居民就近就医的需要。另外，在各级医疗机构中强化基本医疗观念是有很大现实意义的。通过加强管理，优化劳动组合，降低成本，提高效益；实行医药分开、医检分开，切断医院和医生药品及检查检验之间的利益关联。

---

① 汪志强：《论我国基本医疗卫生服务中存在的问题与对策》，载于《中南民族大学学报》（人文社会科学版）2010 年第 4 期，第 101～104 页。
② 张永梅、李放：《城乡基本医疗卫生服务均等化的综合评价——基于两次国家卫生服务调查数据》，载于《贵州社会科学》2010 年第 5 期，第 56～61 页。

最后，加强宣传，唤起社会民众的健康防病意识，规范民众的健康生活方式；消除城乡壁垒，减小地区差异，平衡资源配置。

第七节　基本药物制度

药物是用以预防、诊断、治疗疾病和计划生育的化学物质。在卫生领域，药物的使用发挥着举足轻重的作用，它可以预防疾病的发生，解除或者缓解患者的疾病痛苦。从某种程度上讲，药物的使用决定了一个国家抵御疾病的总体能力，在解决"病有所医"问题时发挥着重要的作用。

药物的合理使用能使许多疾病得到有效控制和治疗，大大降低患者的医院门诊、住院、紧急救护需要，减少卫生费用。但药品费用应该控制在合理的范围内，否则会加剧卫生费用的上涨。从图13-4中可以看出，我国药品费用一直呈现增长趋势，当然这与卫生总费用的增长趋势是一致的。但是我国药品费用占卫生总费用的比重很高。2004年我国药品费用占卫生总费用的45.55%，2009年达到40.35%，但据世界银行一份报告显示，这一比例在大多数国家仅为15%～40%。要遏制药品费用的不合理增长，促进药物的合理利用，建立健全国家基本药物制度是关键[①]。

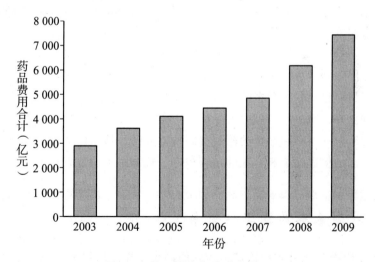

图 13-4　我国药品费用变化

资料来源：2010年中国卫生总费用研究报告。

---

① 石燕、龚勋：《制定国家基本药物政策的重要意义》，载于《卫生软科学》2008年第22期，第66页。

一、基本药物及基本药物制度的涵义

基本药物是适应基本医疗卫生需求，剂型适宜，价格合理，能够保障供应，公众可公平获得的药品。国家规定政府举办的基层医疗卫生机构全部配备和使用基本药物，其他各类医疗机构也都必须按规定使用基本药物。

国家基本药物制度是对基本药物的遴选、生产、流通、使用、定价、报销、监测评价等环节实施有效管理的制度，与公共卫生、医疗服务、医疗保障体系相衔接。

国家基本药物制度具有如下主要功能：一是保证基本药物的生产与供应，确保社会公众能够方便、及时地通过各种渠道获得应有的治疗药物，从而提高药品的可及性。二是确保基本药物价格的合理性、报销体系的完备性，从而提高药品的可负担性。三是确保研制、生产与供应的基本药物能针对所有常见疾病，实现安全、有效的治疗，从而提高药品使用的合理性[1]。

二、国外基本药物制度

目前，全球已有160多个国家制定了本国的基本药物目录，其中105个国家制定和颁布了国家基本药物政策[2]。

肯尼亚于20世纪80年代开始制定基本药物政策，并一直是该领域的先行者。政府定期公布药品已确定的批发价，并建立与其他国家交流价格信息机制；定期向医院、农村卫生所推广更新的诊疗标准指南，统一授权处方的水平，将基本药物概念渗透到所有与医疗有关的培训中；扩大国家医疗保险基金和其他保险覆盖面，使保险包括尽可能多的药品，从而减轻个人负担。

澳大利亚在2000年正式制定并全面实施了国家药物制度。在药品的价格管理方面，政府对一些临床必需的药品实施价格补贴，从而保证市场供应。在药品使用方面，制定促进安全和合理的用药战略，规范医生的处方行为。

三、我国基本药物工作进展

我国从1979年就开始国家基本药物的制定工作。1992年，为配合医疗保障

---

① 杨佳佳：《国家基本药物制度概览及思考》，载于《中国价格监督检查》2008年第12期，第47~49页。
② 苏琦霞、宋姝丹、潘雪等：《国家基本药物制度实施难点分析》，载于《中国药房》2010年第21期，第66页。

制度的改革，促进合理用药，我国开始制定并实施国家基本药物制度。1997年颁布的《中共中央、国务院关于卫生改革与发展的决定》中规定"国家建立并完善基本药物制度"。1998年，国家进行城镇医疗保障制度改革，以国家基本药物目录为指导，制定《国家基本医疗保险和工伤保险药品目录》，同时不断进行遴选和调整[①]。2006年1月11日，党的十六届六中全会明确提出："建立国家基本药物制度，整顿药品生产和流通秩序，保证群众基本用药。"2007年10月，党的"十七大"报告重点强调"建设覆盖城乡居民的药品供应保障体系，建立国家基本药物制度，保证群众基本用药"。2009年4月7日，《中共中央、国务院关于深化医药卫生体制改革的意见》再次提出："建立国家基本药物制度。"2009年8月18日，卫生部、国家发展和改革委员会等九部委联合发布了《关于建立国家基本药物制度的实施意见》，并配套下发了《国家基本药物目录管理办法（暂行）》和《国家基本药物目录（基层医疗卫生机构配备使用部分）》[②]。2010年3月底，每个省（区、市）都启动了"在30%的政府办城市社区卫生服务机构和县基层医疗卫生机构实施基本药物制度，实行省级集中网上公开招标采购、统一配送，全部配备使用基本药物并实现零差率销售，同时这些基本药物全部纳入基本医疗保障药品报销目录，报销比例明显高于非基本药物"的工作。《实施意见》要求到2011年，初步建立国家基本药物制度；到2020年，全面实施规范的、覆盖城乡的国家基本药物制度。

总体来说，我国基本药物制度要求配备和使用基本药物目录，实行药品"三统一"。药品"三统一"首先是统一采购，包括统一采购范围、统一采购目录、统一采购方式；其次是统一价格，包括统一作价方法、统一销售价格；第三是统一配送，包括统一配送企业、统一配送使用、统一配送指标。

四、我国基本药物工作存在的问题

第一，基本药物目录中的品种过多，不利于公众合理用药，也会增加国家的经济负担。《国家基本药物目录·基层医疗卫生机构配备使用部分》（2009年版）中虽仅有307种药物，但涉及的具体规则不计其数。这一数量远高于WHO建议的总数，给基本药物的推广与使用带来困难。

第二，基本药物的使用量和使用比例缺乏明确依据。国家基本药物制度要求

①　刘文彬、李跃平：《基本药物制度推行过程中存在的问题分析》，载于《医学与社会》2009年第8期，第14~15页。

②　黄宇锋、杨帅、田侃等：《我国基本药物制度立法必要性与可行性分析》，载于《中国医院》2011年第15期，第63~65页。

公立大医院必须把基本药物作为首选药物并达到一定比例，但具体比例无明确要求。从医院方面来讲，二级以上医疗机构主要承担疑难杂症的治疗，而基本药物目录大多针对常见病，因此基本药物难以成为大医院的主要用药。加之此次公布的基本药物多是价廉的老药，如何保证基本药物的使用比例缺乏科学的评价与考核体系。

第三，基本药物在基层医疗机构难以实行零差率销售。实施基本药物制度之后，基层医疗卫生机构将不能通过药品销售获得药品加价收入，损失的这部分加价利润由财政补贴，实行绩效考核。在当前补偿措施不到位的情况下，各药品终端使用单位只是消极应对基本药物的试点，在卫生院或社区服务中心难以推行"零差率"。

第四，基本药物的采购不能充分体现公开、公平、公正。主要表现在，一个省内所有公立医疗机构使用的基本药物，皆由该省级政府机构来招标采购，既可能产生更低廉的价格，也可能滋生巨大的寻租腐败空间；同时，药品集中招标采购强化了医疗机构的买方垄断地位，而医药企业的市场势力则更加弱化，企业间的激烈竞争助长了招标采购机构在招标过程中的"暗箱操作"以及受贿、索贿等不正之风的违法行为。

第五，药品"一招就死"怪状。药品生产企业为中标大打"价格战"，同时国家多次降低药品零售价格，令中标药品因价格太低没有利润空间，药企只好放弃生产。另外由于中标药品利润低，影响药厂、经销商、医生和医院的利益，受到抵制而使中标药品悄然退出药品市场①。

第六，分别由不同行政部门颁布和管理的"药品目录"众多，如《国家基本医疗保险、工伤保险和生育保险药品目录》、《新型农村合作医疗药品目录》、《城镇居民医疗保险目录》、《社区卫生服务基本药物目录》等，各部门只是依据自身需要制定目录，还没有统一到《国家基本药物目录》的指导地位之下，致使政府主管部门与药品研制、生产、经营、使用等领域无法形成合力。

五、政 策 建 议

第一，采用药物经济学方法遴选基本药物，以精简和优化基本药物目录，保证公众对基本药物的可获得性，这也是科学、客观、公正及有效地推行国家基本药物制度的前提。

---

① 覃正碧、邱健珉、李明等：《实施基本药物制度的热点问题分析》，载于《中国药房》2010 年第 32 期，第 35 页。

第二，为革除药品流通环节弊病、规范药品流通秩序，实行"药品集中招标采购"，同时加强监督管理。

第三，要加快完善财政补偿机制。政府补助政策能否落实到位，是决定基本药物制度能否顺利实施的关键。财政部门应加快推进制度建设，核定好财政需要负担的部分，落实政府投入，同时改革基层医疗卫生机构经济补偿机制，确保其正常运行。

第四，提高医疗服务的价格补偿。加快推进医疗服务价格调整的改革步伐，理顺医疗服务价格，使基层医疗卫生机构能够基本实现"以医养医"，如适当提高医疗技术服务价格，设立药事服务费，执行医疗服务分级定价政策等。

第五，基本药物制度要与"医保"报销政策相衔接。《关于建立国家基本药物制度的实施意见》规定，基本药物全部纳入"医保"目录，报销比例明显高于非基本药。这项政策对于顺利实施基本医药制度是非常有利的。

建立国家基本药物制度是一项系统工程，各项措施综合配套，整体推进，才能取得实效，群众才能受益。

第十四章

实现"病有所医"的外部环境

第一节 政治环境

政治环境主要是指党和国家在社会政治生活中形成的政治体制、政治原则、政治制度以及体现政治方向的一系列重大方针政策与其他社会组织形成的政治关系等。在实现"病有所医"的诸多外部环境中，政治环境的稳定与政府的全力支持是最为重要的因素。

为实现"病有所医"所进行的医疗卫生事业改革是一项重大民生工程，虽然取得一定进展，但要从根本上缓解群众的看病就医难题、实现"病有所医"，是一个长期、艰巨而复杂的过程。在这期间稳定的政治环境与政府的政治决心是医改成败的关键。

一、政府政治决心是实现"病有所医"的决定性因素

（一）行政人员政绩观的转变与政治决心

实现"病有所医"不可能靠一个部门单独完成，必然是中央开展的多部门

各层级的系统合作，将之上升到战略高度才可以实施和逐步完善的。因此政府的实施医改的决心是实现"病有所医"的首要推动力；政府统一协调，政策的持续稳定是医改得以顺利进行的首要保障，也是实现"病有所医"最重要的外部环境。

实现"病有所医"诸多政策实施的进度与成果如何，主要还是看行政人员的政绩观。在以经济建设为核心的宏观政策下，很多行政人员认为 GDP 的提高才是政绩衡量的唯一标准。其实，即使在经济比较落后的地区，抓经济和抓医改并不矛盾。现在中国正在推动经济转型升级，要刺激内需，但医疗负担不解决，是无法真正调动居民内需的，只有解决了医疗、教育这些后顾之忧，才能真正激活内需市场的潜力，而且实施医改，促进了社会的公平与和谐，也为确保 GDP 的增长创造了良好的经济环境。

新医改启动一年多，路障重重，其间一些长期存在的体制性、机制性和结构性矛盾，依然是影响群众看病就医的深层原因。2010 年 5 月，胡锦涛总书记主持中央政治局集体学习讨论医改问题，7 月中共时任中央政治局常委、国务院副总理、国务院深化医药卫生体制改革领导小组组长李克强专门主持召开医改工作专家座谈会。中央领导密集研讨医改问题，宣示了中央推进医改，实现"病有所医"目标的决心和力度。

然而各地医改政策的出台与落实关键要看各地政府"抓落实"的力度到底有多大。南方日报就曾以"治水有钱医改差钱？医改关键要看政府决心"为题讨论医改的落实与否并非财力问题而是地方行政人员的政绩观与政治决心问题。各地各级政府对于中央医改政策的认识与把握决定了医改政策的落实与实施。

"神木模式"是我们认为实现"病有所医"达到"全民覆盖"的最有效途径。陕西省神木县财政每年支付约 1.5 亿元，使人均医保补贴水平达到 400 元左右，这样农民和城镇居民住院费用可报销 90% 左右。这个标准，虽然远高于新医改方案中 2010 年人均补贴 120 元的标准，但温家宝总理已承诺，到 2013 年要让城乡医保每人年均筹资水平达到 300 元。这意味着医药费报销比例可达到 80%，报销封顶线达到 10 万元。这样的筹资水平，并非高不可攀。事实上，中国如长三角、珠三角等很多经济发达地区的地方政府是完全有经济能力承担的。但为何迟迟不动？关键还是政府的政策认识与政治决心问题。

以珠三角为例，初步估算一下，珠三角常住人口约有 4 500 万人，按照神木县人均 400 元医保补贴标准，总共投入也就是 180 亿元。而广州治水就花了 400 多亿元，平均一天一个亿。为什么治水有钱，搞医改就没钱呢？与此同时，广东省医保基金累计结余超过 400 亿元，平均每年结余 35 亿。一边是老百姓"看病难，看病贵"，另一边却是大量医保基金"花不出去"。这样不合理的现象持续存在，导致了实现"病有所医"举步维艰。

案例8：

神木县位于陕西省北部，地广人稀，76 人/平方米，与上海比起来可以说是地广人稀，地下资源丰富，但区域分布不平衡。资源开发前，老百姓很贫困很艰苦，温饱问题都解决不了。改革开放以后，国家几届领导人对神木开发都很关注，开采了煤矿，抓住了天时地利人和，经济得到了超速发展，财政状况有所改善。2008 年全国百强县我们是 92 名，2009 年是 59 名，财政状况比较好，发展比较快，县上是富了，但是少数人的富裕掩盖了大多数人的贫穷，富财政穷百姓，百姓是"三三制"：三分之一的人确实很富裕，在北京都有豪宅，有豪华车；三分之一的人生活达到小康；三分之一的老百姓在衣食住行、子女上学、医疗保障方面都有局限性。富裕了，我们的钱该往哪儿投？如果用在修路、建桥、建汽车站等基础设施上两三年就能见效，GDP 会增长很快，但我们为什么要搞免费教育、全民免费医疗呢？这个是隐性的东西，见效很慢，就像免费教育，从上小学到十八九岁上大学，再到工作，到为社会做贡献，不知道要有多少年。但党中央提出要"以人为本"，学习科学发展观，我们当地政府的执政理念就是这个，看是要搞 GDP 突飞猛进入百强县还是关注民生。人在发展过程中起的是决定性的因素，我们的领导要是认识不到这个问题，整天搞 GDP，我们的老百姓就是"东亚病夫"了。

——访谈神木县政府主管卫生副县长双亚萍

（二）保障人人享有基本医疗卫生服务是政府对公民应尽的义务

医疗卫生事业是人们基本生存权与健康权的重要保障。对全社会而言，医疗可以促进公共安全，并为经济的发展提供良好的外部环境，增强国家或区域中政府的竞争力。保障人人享有基本医疗卫生服务是政府的基本责任，也是政府执政能力，保持政府竞争力的重要指标。

政府竞争力是指在全球化背景下，一个国家或行政辖区政府领导本国或本区域经济和社会发展，并参与国际或地区竞争，创造增加值和国民财富持续增长的能力。具体包括四个方面：政府宏观调控能力、政府市场监管能力、政府公共服务能力和政府理性自律能力。实施医改，实现"病有所医"是政府竞争力的四个方面的综合体现。

政府是人民的政府，政府应该致力于提高人民的身体健康，使人们看得起病，人们能方便、及时得到基本医疗服务。政府应该对每个公民负责，也就是说政府有义务和责任保证每个公民的社会的权利和健康的权利。通过提高医疗服务的公平性和可及性，才能使人民的健康有保障，使人们安居乐业。只有这样才能增强国家或区域中政府的竞争力，才能使政府成为社会公民拥戴信任的政府。

政府应该清楚地认识医疗卫生服务是一项重要的工作，医疗卫生服务应该立足于"公平"和"权利"。卫生部部长陈竺指出，"十二五"期间，我国将突出解决好卫生发展中的不平衡、不协调、不可持续问题。通过深化体制机制改革和转变卫生发展方式，改善基本医疗卫生服务的公平性和可及性，实现卫生事业的健康和可持续发展，确保实现人人享有基本医疗卫生服务的目标。以惠民、为民为导向减轻百姓看病负担，扩大服务覆盖人群是医改的主要目标之一，树立全局观念，更加注重全面协调发展。必须科学界定政府、社会和个人在基本医疗服务中的权利和义务，统筹兼顾各方面的利益关系，维护人民群众的健康权益。同时，高度重视农村、基层和中西部地区卫生事业的发展，不断缩小不同地区、人群之间卫生服务和健康水平的差异。

二、政府的认识是医改政策落实的关键

（一）正确认识医疗卫生事业的发展规律

如何认识实现"病有所医"对于政府执政能力以及社会稳定的影响是政府决策层特别是地方政府应当首要明确的问题。

我国当年的医疗体制改革，政府的出发点也是为了提高资源的效率，通过促使医疗机构的竞争来向人们提供更优质低价的医疗服务。但结果却事与愿违，原因是政府没有对医疗服务的社会政策本质有深刻的认识，对医疗服务的公共产品和准公共产品属性没有深入的分析。原卫生部高强部长在 2005 年 7 月 1 日中的讲话中谈到："卫生部门对卫生事业发展的内在规律研究不深、把握不准，对在市场经济条件下如何发展卫生事业探索不够，缺乏从国民经济发展、社会全面进步和维护人民健康的全局高度推动卫生事业改革与发展的勇气和力量。对工作中存在的一些问题反应不够敏感，决策不够果断，处理不够坚决，甚至有畏难情绪和等、靠、要的思想"。

我国二十年医改积累了宝贵的经验，新医改从中央的强势推行与大力投入可以看出，政府下决心要改善现阶段存在于医疗卫生事业中的旧病与顽疾，努力实现人人享有基本医疗的目标，实现"病有所医"。

485

（二） 正确认识医改面临的困难与存在的问题

现阶段我国面临的健康形势十分严峻。一些长期存在的体制性、机制性和结构性矛盾，依然是影响群众看病就医的深层原因。

1. 医药卫生事业发展滞后，不能有效地满足群众日益增长的医药卫生需求。随着居民生活水平不断提高，公众对医疗卫生服务需求的质量和数量有了更高的要求，对医疗保健的需求更加多样化。但是，长期以来，我国医药卫生事业发展滞后，医疗卫生体系不能适应群众日益提高的服务需求，难以有效地提供不同社会阶层所需要的多样化、多层次服务。

2. 医药卫生资源总量不足，基层卫生服务体系薄弱。我国虽然已经基本建立了遍及城乡的医疗卫生服务体系，总体上解决了卫生资源绝对匮乏的问题，但医药卫生资源总量仍然不足，同时配置也不够合理。80％的卫生资源集中在城市的大医院，农村和城市社区卫生服务能力十分薄弱。

3. 医疗保障制度不够完善，尚未消除"因病致贫"现象。当前，我国城镇居民医疗保险和新农合的筹资水平和报销水平仍然偏低，个人自付比例仍占医药费用的一半左右，不能有效地解决"因病致贫"和"因病返贫"的问题。加上我国城乡医疗救助制度和商业医疗保险起步较晚，覆盖人口和保障力度也不大，医疗保障体系还不健全，造成许多病人有病不敢就医，该住院不敢住院。

4. 疾病模式转变引发了医疗费用增长。随着工业化、城市化、人口老龄化进程不断加速，我国居民面临着传染性疾病和非传染性疾病带来的双重负担，慢性病出现"井喷"式增长。这必然意味着长期治疗、终身服药、费用高昂。同时，医学技术进步、物价指数上升等客观因素，也必然带来医疗费用的增长。

只有充分认识到上述客观存在的困难与挑战，才能明确医改实施的方向与目标，才能制定相应合理的政策实现"病有所医"。

（三） 正确认识政府的角色转变与职能划分

我国医疗体制改革的实质是在市场经济条件下，按照公共医疗的规律，构建相应的体制和政策体系。通过对我国政府在医疗领域改革中的职能归位进行分析，寻求政府与市场的均衡机制。

政府与市场是两种基本的制度安排，也是参与医疗体制改革的两个基本的主体。随着我国医疗体制改革的不断深化，势必会导致医疗体制改革中政府与市场作用的不断调整，政府与市场的组合关系如何，会直接影响到医疗制度运行的公平和效率。

由于医疗特殊的社会功能，各国政府都不同程度地进入到医疗领域。对全社会而言，医疗可以促进公共安全，并为经济的发展提供良好的外部环境。但是，公共选择学派以市场经济条件下政府行为的限度或局限以及政府失败问题为研究重点，运用经济学分析工具证明了市场的缺陷并不是把问题交给政府处理的充分理由，从而证实政府在医疗领域的职能不是无度的。追求完善的政府干预或是完善的市场机制，只能是在两者都不可能尽善尽美的环境之间建构一种有效的协调机制，在不断试错的选择中，寻求政府与市场的有效结合点，以保证公共医疗有条不紊地向前发展。

随着医疗体制的动态调整，动态地适应性地划分中央与地方政府在医疗领域的责任是非常必要的。在医疗保障责任分工问题上，中央与地方的关系问题最需要调整的是中央与地方的财权与事权的关系。实行分税制后，从财权来看，地方政府的财政收入占整个财政收入的比重逐年下降，中央政府的财政收入占整个财政收入的比重却明显上升，而地方政府的财政支出占整个财政支出的比重却没有相应的变化。这说明分税制在明显提高中央政府财政收入的同时，给地方政府带来了一定的事权与财权不统一、收支不平衡等问题。由于地方政府财源紧张或缺乏，势必会削弱地方政府对医疗保障的责任意识，形成对中央政府的依赖。

改革政府管理体制的还有一个内容是合理划分不同级别政府卫生行政部门的权限。划分权限必须根据不同权力的特点、地域范围、医疗机构功能的辐射和影响范围、医疗服务要素资源的流动范围，同时，考虑执行的技术要求和规模效应来统筹确定。

在我国，医疗资源的优化配置责任在卫生行政部门，但是重要的权力和手段都不在卫生行政部门，使得有责任的没有权力，而有权力的没有责任，严重影响了政府作用的发挥。为此，必须做到如下两点：第一，明确由卫生部门负责医疗卫生资源的宏观调控，实行全行业管理；第二，加强部门协调，解决职能与手段分离问题。在明确由卫生部门负责医疗卫生资源的优化配置的前提下，建议成立医疗卫生资源配置委员会，协调影响医疗卫生资源配置的各项政策。

三、稳定的政治环境与实现"病有所医"相互促进

政治环境是指一个国家或地区在一定时期内的政治大背景，是各种不同因素的综合反映，是政治体系存在和从事政治活动、进行政治决策的背景条件的总和。

稳定的政治环境主要是指国家政治生活中的秩序性和继承性，包括国家根本制度的稳固，国家大政方针上的相对连续性、一贯性；利益群体之间无根本性冲突和明显对抗，社会生活、社会治安正常有序；政治体系在运转过程中能保证政

令畅通，政治信息的反馈比较及时、准确，绝大多数社会成员的政治认同程度较高。

实现"病有所医"必然需要政府的主导与推动，那么政治环境的稳定就是其必不可少的外部环境之一。如果国家政治动荡，社会不稳定，又何谈居民的"病有所医"呢？同时实现"病有所医"可以增强政府的政权凝聚力，其政权得到更多居民的拥护，这样政治环境也必然更加稳固。

（一）政府的支持是实现"病有所医"的有力保障

政府的政策导向与决心是医改实行的关键，没有政府政策的支持，没有政府的大力投入，是无法实现"病有所医"这一社会理想的。

在2011年出台的"十二五"规划中，明确提出我国将加快推进医药卫生体制改革，重点解决体制机制性问题。加强医疗卫生机构能力建设，特别是基层的能力建设，提高医疗卫生服务水平，不断缩小城乡、地区医疗卫生资源的差距；我国将加大政府投入力度，提高基本医疗保障制度覆盖面和保障水平，健全医疗保障制度，提高疾病经济风险分担能力，大大降低群众看病就医的自付金额；到"十二五"末，个人卫生支出比例降至30%以下，初步建立起覆盖城乡居民的基本医疗卫生制度，不仅要让人民群众不得病、少得病、晚得病，而且要让人民群众看得上病、看得起病、看得好病，实现"病有所医"。

"十二五"规划意味着在今后的五年中，中央将继续加大力度保障"病有所医"的实现。

政府的支持在以下几方面保障或实现"病有所医"：

1. 减轻老百姓的看病就医负担。政府对新农合、城镇居民医保的补助标准从每人每年120元提高到200元；城镇居民医保和新农合政策范围内住院费用支付比例提高到70%左右；最高支付限额提高到当地居民可支配收入和全国农民人均纯收入的6倍左右且不低于5万元；扩大门诊统筹实施范围，门诊统筹扩展到所有基层医疗卫生机构，同时继续推广即时结算。

2. 国家基本药物制度在基层全覆盖，老百姓能用上价格合理、质量可靠的基本药物。同时推进基层医疗卫生机构综合改革，建立长效投入机制，保证医务人员工资水平，医疗机构逐步告别以药养医机制，回归公益性。

3. 健全基层医疗卫生服务体系。确保每个县至少有1所县医院基本达到二级甲等水平，有1~3所达标的中心乡镇卫生院，每个行政村都有卫生室，每个街道都有社区卫生服务机构。同时，培养基层全科医生队伍，出台全科医生制度文件，从体制机制上解决基层医疗机构"空心化"的问题。

4. 扩大基本公共卫生服务覆盖人群，增加服务内容。人均基本公共卫生服务经费标准从 15 元提高到 25 元，城乡居民健康档案规范化电子建档率达到 50％ 左右。社区医生不再坐等上门，而是上门服务，做百姓的"健康守门人"。

5. 集中力量加快公立医院改革。鼓励指导试点城市在"管办分开、政事分开、医药分开、营利性和非营利性分开"等改革上先行探索，形成经验，逐步推广。

以上五个方面都需要政府长期的投入与各部门协作支持来完成，因此"病有所医"只有依靠政府的推动与主导才能得以实现。

（二）实施医改有利于促进政治稳定与社会和谐

从另一方面讲，实施医改、实现"病有所医"对政治稳固，社会和谐起到重要的作用。改善基本医疗卫生服务的公平性和可及性、实现卫生事业的健康和可持续发展、确保实现人人享有基本医疗卫生服务的目标，是政府实现自身竞争优势的有效途径，是社会稳定和谐的重要保障，是发展经济建设的基本前提。

医疗卫生服务不仅直接关系广大人民群众的切身利益，还与经济社会发展密切相关，因为人才资源是国家第一资源，良好的国民健康素质是国民经济和社会发展的基本条件之一。

2010 年 1 月，卫生部等五部门联合发布了《关于公立医院改革试点的指导意见》（以下简称《指导意见》）。《指导意见》强调坚持公立医院的公益性质，把维护人民健康权益放在第一位。联系到近年来关于医改的政策接二连三地出台，我们可以看到中央对医改问题的高度重视。医疗改革不仅关乎经济增长，关乎社会民生，并且与贪污腐败以及物价问题一样，是一个可以危及社会稳定关乎政权巩固的政治问题。

实行医改对政权巩固的重要影响，主要是通过其作用于经济增长与社会民生，进而作用于政治合法性而体现出来的。

首先，医改通过推动经济增长，增强政权凝聚力。医改通过刺激投资需求和消费需求，增加实物资本与社会投资，拉动经济增长；通过作用于人力资本，提高人力资本的数量与质量，推动经济增长；通过降低劳动力成本，提高企业的活力与竞争力，促进经济增长。在这几方面的作用下，医改帮助政府巩固社会的和谐与稳定，为维护政局的稳定贡献力量。

其次，医改通过协助解决民生问题，巩固政府的公信性，提高政府的公信力。著名政治学家亨廷顿提出"政绩困局"的概念，这里的"政绩"指的是经济增长方面的政绩。亨廷顿认为，如果一个国家单纯地把政府的竞争优势建立在经济增长的基础上，那么如果经济增长率低，毫无疑问，政府的合法性将受到质疑，政治稳定将受到威胁，政府与执政党就要下台。但是，如果经济增长率高，民众很可能就会关注其他问题，比如公平、民主、自由等等，而这些是那种把经济增长作为惟一合法性来源的政府所根本无力解决或提供的。所以，单纯关注经济增长的政府与执政党迟早也会丧失其政治合法性。比如，一个国家经济增长很快，但是存在严重的贫富分化现象，基尼系数远远地超过了警戒线，这样的社会是不稳定的社会，政府与执政党的竞争优势也存在问题，尽管它的经济增长率很高。

在这种情况下，通过医改实施确保人民群众的基本医疗，就是通过民生途径，作用于政治合法性，维护政治稳定。成功的医改通过完善医疗制度，能够缓解"看病难、看病贵"，阻止城镇贫困居民与大部分农村居民因病返贫、因病致贫的势头，减少医患纠纷，缓解医患矛盾，杜绝假药的泛滥，防止医疗机构的趋利现象，树立良好的社会风气。这一切都能缓和社会矛盾，营造和谐社会的氛围，增强执政党的合法性，稳定政治体制。

第二节 经济环境

一、经济的稳定发展是实现"病有所医"的重要保障

从 2008 年全球经济遭遇大危机以来，2009 年世界经济出现了自第二次世界大战后首次负增长，与此同时，我国经济也正面临着严峻的考验。虽然从 2008 年起我国在艰难的环境中仍保持了 8% ～ 9% 的高增长，但是因自身经济发展的内生动力不足，国内就业形势依然严峻。物价的飞涨与就业率的下滑使得中国经济面临着前所未有的考验。与此同时，国内扩大内需与改善民生的政策效果逐渐显现，在全球经济快速下滑的环境中，我国依靠扩大内需与改善民生的政策使得国内经济很快抑制了下滑，保持了稳定增长。新医改作为政府一项重要的改善民生的政策，在 2008 年适时地提了出来，为落实医改方案中的五项重点改革，各级政府计划需要投入 8 500 亿元，其中中央投入 3 318 亿元，约占总投入的 39%。

医改与经济发展相互促进，政府的投入需要靠稳定的经济发展来保障，只有经济的稳定增长才能保障居民的就业率，才能使国家有实力进行各种公共事业的投入与建设。医疗卫生事业的发展主要依赖于政府的大力投入，只有国家经济稳定发展，医疗卫生事业才能得以长足的发展，才能保障医疗服务的社会公平与居

民生活质量。

然而面对着复杂的世界经济环境，恶劣的出口环境，如何优化经济结构，转变经济增长模式是目前中国经济发展所遭遇到的瓶颈问题。经济发展是社会福利发展的保障，只有改善经济结构，调整产业模式，改变经济增长模式才能使中国经济获得可持续发展，才能有效地解决居民的住房、就业与医疗问题。

二、经济增长模式的转变与实施医改的必要性

（一）经济发展与模式转变

改革开放三十多年来，中国经济取得了年均增长 9.9% 的发展奇迹。2009 年中国出口规模达到 12 017 亿美元，超过德国成为世界第一出口大国。消费、投资和出口是拉动经济增长的三大需求和动力源泉。判断一国的经济增长模式，一般看两个重要基准：一是看三大需求对一国总需求的贡献；二是看三大需求拉动的国内增加值（GDP）对一国总 GDP 的贡献。

从 20 世纪 90 年代中期以来，中国经济增长的动力结构由内需驱动为主向内外需"双轮驱动"过渡。中国完善的基础设施，大量熟练的制造业工人和技术人员，有效的汇率改革和加入世贸组织等政策措施，使得物美价廉的中国制造的产品走向世界，经济的外向型程度快速提高。中国在 1994 年之后外需贡献快速上升。2002~2007 年的 6 年间我国外需贡献率年均达到 40%，2004~2005 年甚至接近 50%。从外需占总需求的比重来看，1994 年之前基本在 10% 左右，1994 年前后开始接近 20%，2002 年超过 20%，2005~2008 年接近 30%。1994 年汇率改革和 2001 年中国加入世贸组织，对扩大中国经济的外向型程度起到了关键作用。中国外贸数据表明，2000~2008 年，年均消费、投资和出口对总需求增长的贡献率分别为 29%、32% 和 39%。然而这一时期中国的出口主要以资源密集型与劳动力密集型的简单加工业为主，粗放型的规模经济使得中国付出了资源、环境、健康等多方面的代价。

经过多年的探索，中国的经济增长模式既不能成为过度依赖外需的小国出口导向型模式，也不能成为完全以内需为主的大国封闭经济体模式，而应建立具有混合型特征的内外需"双轮驱动"模式。

2000~2008 年，我国年均消费、投资和出口占总需求的比重分别为 43%、32% 和 25%。同时，外需对总需求增长的贡献度较高。2000~2008 年，年均消费、投资和出口对总需求增长的贡献率分别为 29%、32% 和 39%。

2009 年，受世界金融危机的影响，中国消费、投资和出口占总需求的比重

491

分别为 48.6%、47.5% 和 3.8%。但内需对总需求增长的贡献度明显提高。2009 年，年均消费、投资和出口对总需求增长的贡献率分别为 53.1%、94.6% 和 -47.7%，2009 年投资已成为推动 GDP 增长的主要因素，最终消费对总需求增长的贡献也有所提高。中国靠稳定的内需市场保持了国民生产总值 9.1% 的增长。

面对世界经济危机的影响与人民币汇率的压力，中国转变出口产业结构尚需一定时间，因此在未来几年中出口对 GDP 的推动作用将会越来越微弱。经济增长将逐渐调整到以扩大内需为主要动力的增长模式。扩大内需不但要规范与建立成熟的投资环境，更要刺激居民最终消费。中国拥有 13 亿人口的广阔市场，城市化率为 46.6%，处在城市化快速推进时期，农民工市民化的愿望迫切，城市居民消费升级加快，内在需求的潜力十分旺盛。然而刺激消费的前提是解决居民的主要经济负担，使他们没有后顾之忧。

2009 年成功拉动中国经济走出低谷的力量主要来自两方面：一方面来自政府的大规模基建投资；另一方面则主要来自居民的购房消费。中国房地产行业是与国民经济高度关联的产业，占 GDP 的 6.6% 和 1/4 的投资，与房地产直接相关的产业达到 60 个。由于房价增长过快不可避免的导致经济泡沫，而政府以保增长为目标的政策导向使得各级地方政府以卖地推动 GDP 为首要政绩。这更使得本已泡沫化严重的中国经济的现状更加恶劣。

（二）解决居民的医疗负担有助于经济的稳定发展

抑制房地产泡沫、引导居民的消费与投资观念，创造良好的经济发展氛围首先要解决居民的经济负担，其中包括医疗、住房、养老、教育等，而其中以医疗问题最为突出。

与"居者有其屋"的需求相比，居民对"病有所医"的需求更加迫切，因为健康是人类生存的最低底线，是其他生活条件的基础。医疗卫生事业特别是基本医疗卫生事业其需求缺乏弹性，并且关乎人民群众的生命健康，因此也成为居民最为关心的民生问题。据国家第四次卫生服务调查的结果显示，2008 年，调查地区居民两周患病率为 18.9%。按 2008 年人口总数 13.3 亿推算，当年全国两周患病累计总人次数达 65.4 亿。过去十年，平均每年新增 1.5 亿人次。调查地区居民慢性病患病率（按病例数计算）为 20.0%。以此推算，全国有医生明确诊断的慢性病病例数达到 2.6 亿。调查地区居民年住院率为 6.8%（其中：城市 7.1%、农村 6.8%），比 2003 年增加了近一倍。住院人次中，疾病和损伤占 79.4%，住院分娩占 16.5%。以 2008 年住院率推算，当年全国住院人次数近 1 亿人次。见表 14-1。

表 14 - 1　　　　　　居民门诊、住院次均费用及变化情况

	次均就诊费用			次均住院费用		
	合计	城市	农村	合计	城市	农村
1998 年实际费用（元）	65	123	46	2 515	4 489	1 526
2003 年可比价（元）	122	222	93	4 203	7 715	2 708
2008 年可比价（元）	151	282	112	4 531	8 085	3 238
1998 ~ 2003 年均增长（%）	12.9	12.2	14.8	10.8	11.4	12.2
2003 ~ 2008 年均增长（%）	4.4	4.9	3.9	1.5	0.9	3.6

资料来源：国家卫生服务调查。

从居民就诊费用看，与 1998 年相比，2008 年增长 80%，达到 4 531 元。其中农村次均住院费用为 3 238 元，2007 年农村居民纯收入为 4 140 元，农村新型合作医疗次均报销额仅为 857 元（3 238 元×参合率 89.7%×报销人数比率 85.3%×平均报销费用比率 34.6% = 857 元），这意味着农村居民年村收入的 57% 仅够维持一次住院的费用。中国各种医疗保险的覆盖率仅达到 71.9%，参保居民有 79% ~ 94% 获得了住院费用的保销，且各种保险的住院费用报销比例为 34% ~ 66%。这样低水平的保险覆盖率与保险赔付比例使得疾病成为中国居民的主要经济负担。（以上数据来自国家第四次卫生服务调查）

加大卫生投入，扩大社会医疗保险的覆盖成为解决居民疾病负担的主要途径。只有解决了居民生活的主要经济负担，才能为发展健康的内需经济创造良好的环境。

如果中国能够尽快建立一套保证所有居民都能享受到基本医疗服务的医疗卫生保障体制，一是可以促进社会公平和社会稳定，社会环境的改善必然有利于经济增长；二是对国民基本健康的有效保护必然会降低疾病负担，减少疾病带来的经济损失，同时也有利于提高人口素质，强化国家竞争力；三是可以大幅度提高居民的生活预期，刺激消费并带动宏观经济的增长。

第三节　社会监督环境

一、健全医疗保障的法律体系与管理体制

没有健全的医疗保障法律体系，就不可能建立完善的医疗保障制度。只有加

大政府的法律协调力和管理制度建设，才能为实现"病有所医"打造良好的社会监督环境。具体应该包括以下几个方面。

（一）建立完善的医疗保障法律体系

目前，我国制定的关于全民基本医疗保障的法规文件很少，只有国务院于1998年发布的《关于建立城镇职工基本医疗保险制度的决定》，因此亟待制定《中华人民共和国全民基本医疗保障法》（以下简称《全民基本医疗保障法》）。我国的《全民基本医疗保障法》应实现几个目的：首先，使我国公民能够获得广泛的医疗服务，这里的公民不仅限于城镇职工，还应包括广大的农村人口。其次，我国的公民无论其收入、民族、年龄、以前的健康状况如何，都能够平等地享有医疗保障。最后，使流动人口能够获得相应的医疗服务。

（二）以法律明确界定政府的医疗保障责任

国家在医疗保障可持续发展中负有不可推卸的责任，医疗保障不等同于国家保障，但国家在经济社会发展过程中负有维系市场失灵的社会保障责任，国家责任不明确，医疗保障制度就无从建立，无法实现医疗保障的可持续发展。国家责任要明晰，但不是承担无限责任，国家是医疗保险的最后出资人，但需要以医疗保险的设计与制度承载为首要前提，并需要国家之外的社会组织与个人来共同承担医疗保障的发展重任。

（三）国家对医疗保障的依法管理

从目前的实际情况看，完善医疗保障法规体系一方面是尽快制定《全民基本医疗保障法》，以确定基本的制度框架，另一方面是从具体做起，把在实践中已经成熟的做法通过政策、标准和规章等固定下来，然后再逐步完善，形成比较完整的医疗保障法律法规体系。

（四）完善医疗保障体制机制，保障医疗卫生体系有效规范运转

制定合理的医疗保障筹资和管理制度。医疗保障法应建立合理的筹资方式和筹资比例，根据被保险对象的不同类别、所处的不同地区确定不同的保险费分担比例。建立基本医疗费用的控制和医疗服务的监督约束机制。医疗保障法可以建立医疗费用总额的年度预算制度，合理控制医疗保障费用的总额，控制重点应该放在医疗服务的提供者身上。

二、加强医疗服务信息的公开化，促进社会舆论监督

信息职能是政府有关部门的基本社会经济职能。由于基本医疗卫生服务的高度专业性和特殊性，卫生行政机构不仅可以、也非常有必要采取许多办法和制度创新，实现其应有的信息职能。医疗机构应该重视信息的作用和信息职能，以保证高效益、高效率和负责任地完成保护人类生命健康这一最重要的社会使命。

目前，我国医疗服务信息的公开主要开始集中在对医疗价格和费用的公示上，关于医疗服务质量方面的公示，如医疗纠纷、医疗技术准入等信息公示还很弱。主要体现在：第一，医疗纠纷数据空白，缺乏系统的数据统计及分析资料，只有局部地区或个别医院某一时期的数据分析。第二，医疗纠纷信息的公布缺乏权威性和宏观性。公布的站点极少为学术组织的网页，更少有卫生行政机构公布的信息。第三，临床技术准入管理方面"法律空白"现象普遍，为媒体虚假宣传医疗机构应用所谓"高"、"新"技术突破治疗某些疾病的行为创造了市场。第四，由于公开的广度和深度不够，导致个别医疗机构发生医疗事故的情况被新闻媒体披露并炒作，致使患者及家属到各级政府卫生行政部门申诉，一方面加重了病人负担，另一方面也严重牵扯了政府卫生行政部门的精力。

而造成上述信息公开问题的主要原因是由于我国医院信息化建设起步较晚，技术力量薄弱，资金投入不足，与其他行业和卫生事业的实际需求相比，还处于初级阶段。与发达国家相比，更有着相当的差距。种种数据表明，我国公益医疗卫生信息公开的平台建设不足导致信息公开的渠道不畅，尚有待于进一步加强。

加强我国医疗卫生服务信息公开，需要做到以下四点：

（一）转变卫生行政机构及医疗服务机构的信息公开态度

意识是行动的先导，转变卫生行政机构及医疗服务机构的信息公开态度，增强其信息公开的意识，从被动地公开卫生服务信息向主动地公开公布这一态度的转变仍是卫生行政机构实现和加强卫生服务信息公开的关键。一方面，卫生行政机构应转变对待公众的传统心态，相信民众有足够成熟的辨别能力和应变能力，加强对服务信息的采集发布和传播，建立健全信息网络，提高市场透明度，把医院的基本情况、规章制度、医疗质量、服务质量、医疗费用等病人和社会都比较关心的信息定期公布，努力为医疗服务机构营造"公开信息、健康竞争"的环境。另一方面，要加强医疗卫生服务提供者对信息公开的认识，改变医疗服务机构以往的"谁先公开信息，谁就处于竞争的劣势地位"的旧观念，创造条件使他们体验到医疗卫生服务信息公开对医院服务意识转变、医院素质提高的重要性。

（二）深化医疗服务信息的公示制度建设

深化医疗服务信息的公示制度建设是真正实现卫生服务信息公开的核心内容。只有建立集中的信息公开机制才能避免社会资源的浪费，减少信息垄断，使价格弹性发挥导医作用，促进医疗供应主体间的竞争，促使医疗供应主体降低服务成本提高自身的竞争力；而且可以使供给者的诱导需求行为在一定程度上因为医疗信息公开增加精神成本从而得到抑制。

深化医疗服务信息的公示制度包含三项核心内容，即深入落实医疗服务价格公开制度、完善医疗纠纷公示制度及完善医疗技术准入信息公示制度。

1. 深化落实医疗服务价格公示制度改革。各级各类医疗机构通过增加医疗与药品收费的透明度，使各医疗机构重复收费、分解收费、自立名目收费的行为得到有效的遏制，提高群众的满意程度。

2. 完善医疗纠纷公示制度。首先，卫生行政部门可以依托互联网建立卫生行政决策部门指导下的全国医疗纠纷数据信息体系，同时在网站开展医学专家和法律专家在线咨询、在线服务、在线讲座等，正确引导公众对医疗事故与医患纠纷的认识，纠正部分新闻媒体对医疗纠纷失实夸大报道，将医疗纠纷的处理引上健康发展、正常处置的轨道。

3. 完善医疗技术准入信息公示制度。对于各医疗机构拟开展的新技术进行专家论证，认定临床安全性、有效性后由卫生厅批复，允许开展该项技术。各地卫生行政机构定期在新闻媒体上对技术准入情况进行公示。

（三）构建科学全面的医疗评价指标体系

卫生行政部门和医疗服务机构进行医疗信息公示的许多数据均来自于医疗综合评价结果。全方位的医疗评价带来了全方位的医疗服务信息，增强了医院工作的透明度，促进了医院间竞争环境的形成。做好医院评价工作，其核心在于构建科学全面的评价指标体系。在制定评价指标体系时，应注重将机构和人员准入标准执行情况、医疗质量、工作效率、医疗费用、医疗技术和医德医风作为主要的考核内容和指标。

构建科学全面的医疗评价指标体系应包括依法执业、执行医院工作制度和医疗技术规范、医疗业务、优质服务、医学科研和经济运营等6个方面，只有设立全面科学的指标体系，其公示的信息才能全面准确地反映医院的情况，才能使相关部门与社会进行有效的监督。

（四）加强医院信息化建设

医院信息化建设是实现卫生服务信息公开的重要平台。卫生系统信息化的一个重要方面就是要搭建面向民众、面向医疗机构、面向相关企业的信息平台，建立一整套向卫生服务对象提供信息的系统。完善的卫生信息系统，将给予患者与广大民众自主选择就医和了解卫生服务市场情况的权利。及时公布行政审批信息，使行政行为公开透明，并增大信息服务的作用，以求重大信息的对称和信息信号的正确导向功能，避免或减弱因信息不对称带来的混乱。

附录1

健康公平性

一、概述

健康公平性（equity in health）不只是描述健康结果的分布，更不能简单地理解为医疗卫生保健资源的分布。健康公平性具有更广泛的含义，它涉及一组与卫生健康领域公平问题的概念。一般认为，健康公平性问题包含有卫生筹资公平性（equity in health financing）、卫生服务利用公平性（equity in health care）和健康结果公平性（equity of health status）三个方面的内容。健康公平性可以描述为每一个社会成员（不论其收入、社会地位、种族、年龄、性别）均应该有同等的机会在上述各方面达到最佳状况。

健康公平性可以理解为创造相等的获得健康的机会，并使不同人群健康的差别降低到最低水平；也可理解为对生存机会的分配应以需要为导向，而不是取决于社会特权或者收入差异；要求努力降低社会各类人群之间在健康和卫生服务利用上的不公正和不应有的社会差距，力求使每个社会成员能够达到最佳健康状态。在卫生系统中，健康公平性要求所有社会成员均有公平的机会获得尽可能高的健康水平，这是人类的基本权利。健康公平性的最终目的是为了实现人人健康。

发展历史　1977 年英国政府成立了健康不公平研究小组，并于 1980 年 8 月向国会提交了《Black Report》，报告指出了社会健康差异现象。该报告将不同社会阶层的健康水平差异归因于社会经济环境的差异。这份报告引起世人的普遍关注和对健康公平研究的广泛兴趣，也成为世界各国制定卫生政策的伦理价值目标依据。

此后，世界卫生组织（WHO）的许多政策声明和研究结果都强烈呼吁缩小国家之间和国家内部不同社会经济人群之间的健康差异。在研究早期，"健康差异"普遍强调的是社会经济层次不同人群之间的健康状态不同，而对在不同性别、种族或民族间存在的健康差异关注较少。

许多研究者在测量和评价健康差异的程度、变化及其原因方面，探索出了许多分析方法，对健康差异研究做出了重要贡献。尽管在实证和方法论方面取得很大进展，但是，有关健康差异的定义和概念内涵还没有达成一致性看法。

1990 年，玛格丽特、怀特海德（Margaret Whitehead）提出健康公平的概念，她指出"公平意味着创造平等的健康机会，以便将健康差异降到尽可能低的水平。也就是在人口健康方面能够体现出社会的公正目标。"怀特海德（1992）指出，不同国家间或同一国家不同社会人群间的健康状况和卫生服务利用确实存在着明显差异，这些差异可进行统计学测量，但并非所有的差异均代表不公平，只有那些可避免的和不应有的差异才被认为是不公平。

在 20 世纪 90 年代后期，对于如何定义健康差距以及如何对其测量在国际社会引起了很大争议。1995 年世界卫生组织在日内瓦，就各国及各国国内不同收入水平人群间存在的严重健康不平等情况，展开了关于"健康公平性"、"健康差异"、"健康不平等"的国际讨论。世界卫生组织侧重于推动低收入国家的健康公平性。1995～1998 年，世界卫生组织卫生公平项目组将健康差异定义为"尽量缩小不同社会地位人群健康以及健康影响因素的可以避免的差距"。

1999 年，世界卫生组织再次重申"健康公平性"及"健康不平等"问题的严重性，并强调对健康公平性的探讨转移到有关健康公平性新的测量方法层面。随后一系列有关健康公平性的内涵及测量研究成为全球学术研究热点。瓦格斯塔夫和范多斯拉尔（2000）从方法论的角度提出了两种健康不平等概念，即纯粹健康不平等和社会经济健康不平等，并对两种概念进行对比分析。纯粹健康不平等是指一个国家或地区一定时期人群的健康状况分布差异，常用人群期望寿命、婴儿死亡率和人群的患病率等指标来评价。纯粹健康不平等多采用罗伦兹曲线（Lorenz curve）和基尼系数（Gini Coefficient）等收入不平等的测度方法来度量。社会经济健康不平等是指不同社会经济特征人群的健康差异。社会经济健康不平等从社会经济维度研究健康不平等，这些因素包括社会阶层、社会等级、收入、教育水平、职业、文化、性别等，是健康不平等重要的度量指标。瓦格斯塔夫等人在 1991 年、布拉韦曼等人（Braverman et al.）在 2000 年等通过实证研究，分析了工业化国家不同社会经济人群的健康分布差异，并开发了新的分析方法，如集中曲线和集中指数等。健康不平等的分析方法包括单维度分析和多维度分析方法，通过这些分析方法来剖析健康不平等的深层次社会经济原因。瓦格斯塔夫等人对于卫生筹资公平性的测量方法也有深入研究。

目前，健康公平性的内涵及测量研究仍然是全球学术研究热点，健康公平性也是各国制定卫生政策的价值目标。

健康（health）健康是一个多维概念。在健康的众多定义中，普遍认可的是世界卫生组织对健康的定义：健康不仅仅是没有疾病，而是在生理上、心理上和社会适应上均处于完好状态。一个人在躯体健康、心理健康、社会适应良好和道德健康四方面都健全，才是完全健康的人。健康是一项基本人权，达到尽可能高的健康水平是世界范围的一项最重要的社会性目标。

公平（equity）　公平概念表述很多，涉及价值判断，与伦理道德观念有密切联系。公平蕴涵在社会生活价值目标中，反映了社会正义的基本要求。公平可以定义为"机会平等"。如对全体人民按需要配置社会资源，也可认为公平得到了实现。

目前学术界关于公平的观点有以下几种：（1）公平作为一种核心社会价值观，用于规范和调整社会关系。（2）公平是对人们之间社会关系的度量。社会关系的公平表现为三种形式：起点、过程和结果的公平。任何权利与义务、社会价值的分配都包含在三种基本形式之中。（3）公平是对人与人、人与自然关系的一种认识和价值判断。一个人的收入状况，交往状况，政治地位和权利等等，本身不存在是否公平的问题。只有当我们按照特定价值观，对这些状况进行评价时，才会得出是否公平的结论。（4）公平主要指经济领域的公平，它是指国家通过赋税制度和社会保障制度对社会财富的调节和二次分配的公平。（5）从经济意义来把握公平的本质，只对公平进行效率判断。认为公平的本质是促进效率提高。

社会的事物可以按照不同的分类标准（如收入、年龄）分为若干组，水平维度是指其分类标准相同的一组；垂直维度是指人群按照分类标准分成连续的层（图1）。因此，评估社会事务要从水平和垂直两个层面展开讨论。社会事物的测量维度，分水平维度和垂直维度。

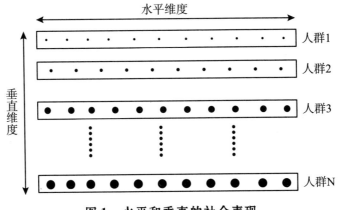

图1　水平和垂直的社会表现

根据公平的定义，公平包括两个维度的公平：水平公平和垂直公平。

水平公平（horizontal equity）　也称"横向公平"，指对处于相同状况的个人或群体给予同等对待。这一概念常被用来考察税收和收入方面的问题。拥有相等大小和相同收入的家庭应支付相同数量的税收，即若收入相同的个人承担了相同的税收，则可以认为是体现了水平的公平。这一概念还可以用于考察健康相关的其他方面的问题，相同状况可以指相同的贡献（支出，如支付的卫生服务费用），也可以指相同的受益（收益，如享有的医疗服务补偿）。

垂直公平（vertical equity）　也称"纵向公平"，指对处于不同状况的个人或群体不同对待。垂直公平强调的是差别待遇，对于不同等的人区别对待。这一概念通常被用来考察税收问题，也可以应用于健康领域的考察。从贡献方面看，如果缴费（如税收）是根据人们的支付能力设定的，就是垂直公平；从受益方面看，如果收益随着人们的要求水平而增加，也是垂直公平。

平等（equality）　平等是一个含义丰富的概念，有"不偏不倚"，"相等"，"平均"的含义；从经济学角度理解，是指资源按对象平均分配。目前对平等的观点包括以下几种：（1）本质平等：坚信人类生而平等的思想，强调人类生命在价值上是相等的。（2）形式平等：社会成员在人格和权利方面相等，主要包括法律平等和政治平等。（3）机会平等：指每个人起点相同，生活机会相同。它区分了两种不平等的结果：由于社会的区别对待而产生的不平等和由于个人在价值、才能和工作志向方面的不同而产生的不平等。（4）结果平等：指收益的平均分配，通常被认为属于社会平等的范畴，即收入、财富和其他社会利益的平均分配。

健康差异（disparity in health）　指不同人群在卫生筹资、卫生服务利用及健康结果上存在的不平等性，又称健康不平等（health inequality）。健康公平性理论下的健康差异不仅仅是健康结果存在差异，还包括卫生筹资以及卫生服务上存在的差异。健康差异包含有可以避免的和不可避免的两种差异。可避免的健康差异就是健康不公平（图2）。

由于时间和地域差异，如何确定不可避免的健康差异存在不同的答案。通常认为以下七种因素影响健康差异：（1）自然的、生物学的变异；（2）损害健康的行为，如参加娱乐活动和体育活动不当；（3）有利于改善健康状况的健康促进行为；（4）经济社会原因导致的不良生活方式或行为；（5）暴露于非健康的居住和工作环境；（6）利用基本卫生和其他公共服务不足或过度；（7）自然选择或健康相关的社会疾病，包含易患病的群体转为贫困人群。上述健康差异的影响因素第（1）、（2）、（3）通常认为是不可避免的因素。第（4）、（5）、（6）因素被认为是可以避免的，并且可导致健康不公平。因素（7），包括因病致贫。

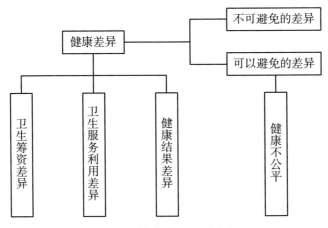

图 2　健康差异示意图

由于自然变异的原因，人类存在个体差异性。因此，每一个体不可能具有同等的健康水平。例如，70 岁的男性冠心病的患病率高于 20 岁的男性，这是由于人类自然老化过程导致的差异，而不能认为是健康不公平。男女性之间的某些健康结果差异是由于遗传原因导致，同样也不能认为是健康不公平。例如，宫颈癌及卵巢癌只发生在女性患者，而前列腺癌及睾丸癌的患病只在男性中发生。

健康公平的目的不是要消除所有健康的差异，而是减少或消除可以避免的及不公正的因素导致的健康差异。因此，健康公平是关注获得健康的平等机会，并使健康差异下降到尽可能低的水平。

由于受到时间和空间限制，健康公平的定义，应该只强调到目前为止可以避免的健康差异，如果存在可以避免的健康差异则意味着健康不公正或不公平。然而，一个不公平的健康差异在何种程度上是可以避免的，以实现更大程度的公平。清楚辨别哪些是可以避免的健康差异具有重要的现实意义。尤其是识别那些能以较低成本和最少投入、达到降低健康差异的因素十分重要。

研究内容　健康公平性研究内容包括有卫生筹资、卫生服务利用和健康结果三个方面的公平性。见卫生筹资公平性、卫生服务利用公平性、健康结果公平性。

影响因素　影响健康公平性的因素可从影响卫生筹资、卫生服务利用和健康结果公平方面展开讨论。见卫生服务利用公平性、健康结果公平性。

测量方法　健康公平性涉及的概念以及指标众多，其测量方法也较多，同时也包含健康差异的测量方法。通过测量健康不公平性的程度可以对卫生政策实施效果进行重要的评价。见健康差异测量、卫生筹资公平性测量、卫生服务利用公平性测量、健康结果公平性。

意义与应用　21 世纪以来，健康公平性受到极大挑战，健康不公平现象遍及全世界，无论是在各国之间，还是在各国内部，无论是穷国还是富国，无论其总体的健康水平是高还是低，获得健康的机会都存在着严重的不公平。世界银行出版的《2006 年世界发展报告》中指出，国家之间的机会不平等十分惊人的。不仅是生存机会（包括婴儿死亡率、婴儿营养状况等）存在不平等，还有教育和健康方面，以及使用基础设施和其他公共服务方面均存在着巨大不公平。

近年来，对健康公平性的研究和探讨是卫生领域理论界研究热点之一。目前，健康公平性已成为国际组织和各国政府追求的政策目标，各国把消除健康不公平作为卫生改革与发展的主要目标。改革开放以来，我国卫生事业发展迅速，但城乡发展不协调、卫生资源配置不合理等问题仍然比较突出，健康公平性问题日渐凸显出来。中央和各级政府均明确指出把提高健康公平性作为重要的卫生发展战略。

理想状况下，一个好的卫生系统应该在卫生筹资和卫生服务利用方面同时具有水平公平和纵向公平。但在实践中，做到这一点很难。一般认为，一个好的卫生系统应该在卫生筹资方面具有纵向公平，同时，在卫生服务利用方面具有水平公平。

二、健康公平性测量

较简单的测量健康差异的方法是将不同人群的健康水平进行比较，比如测量不同收入人群健康差异所采用的收入五分法。较为复杂的健康差异测量方法包括利用/需要比法、极差法、罗伦兹曲线法、基尼系数、差异指数（又称不相似指数）、不平等斜率指数及相对指数、集中曲线和集中指数等。

健康差异的测量方法因其简单、易于掌握而被国外学者所推崇。我国学术界于 20 世纪 90 年代中期开始关注健康差异的测量，并逐步引入健康差异的测量方法。目前这些方法已被广泛用于评估健康结果以及卫生服务相关变量的差异。近年来，集中曲线和集中指数被采用的频率越来越高，逐渐被国内外学者认可为测量健康差异的标准方法。

1. 收入五分法（method of income quartile）将人群按照收入从低到高排序后进行五等分，然后比较不同组别人群的健康水平。收入五分法用来测量与收入相关的健康差异。分析步骤：首先将居民按照个人收入从低到高进行排序，然后将所有排序后的居民进行五等分组，最后采用方差分析（反映健康水平的指标为连续性变量时）和卡方检验（反映健康水平的指标为分类变量时）等统计学方法比较各组人群的健康水平的差异。如果健康是平等的，那么五组人群的健康水平的差异就应该无统计学意义，否则认为健康水平是不平等的。除了健康水平外，收入五分法还可以用于测量不同收入人群卫生服务利用和卫生筹资的差异。

真实的收入水平对健康差异的测量结果非常重要，目前国际上一致认为准确收集居民的收入数据非常困难。在发达国家，尽管能够较准确的收集到政府部门或大型公司雇员的收入数据，但对于个体户或从事不稳定工作的人员很难收集到其准确的收入数据；在发展中国家，由于在正规企事业单位工作的人很少，大部分人从事收入不稳定的工作，因此，也难收集到准确的收入数据。在中国，超过50%的居民生活在农村，同时城市中也有大量居民没有固定的工作，因此需要采用入户调查的方式收集居民收入的相关数据，然而，居民自报的收入水平往往会低于真实的收入水平。已有研究往往采用易于准确收集的个人消费性支出或家庭耐用品价值等作为收入的替代。

收入五分法的优点是它在测量健康差异时不仅考虑了最低和最高收入组人群的健康水平，而且考虑了介于最低和最高收入组之间的人群的健康水平。缺点是它仅可以显示不同收入人群的健康是否有差异而无法量化差异的程度。

由图3可见，可以采用收入五分法分析我国城市和农村居民的健康差异。如使用慢性病患病率反映卫生服务需要。结果显示，无论城市还是农村，高收入组居民的慢性病患病率均高于低收入组居民。卡方检验表明，城市和农村不同收入组居民的慢性病患病率差异均有统计学意义（$p < 0.05$）。由于收入五分法自身的缺点，我们无法得出不同收入人群卫生服务需要差异的程度。

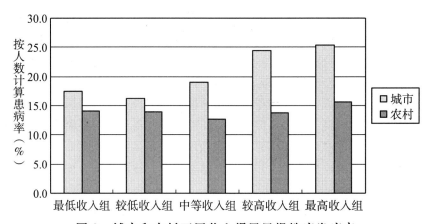

图3　城市和农村不同收入组居民慢性病患病率

资料来源：第四次国家卫生服务调查。

2. 集中曲线法（concentration curve）集中曲线横坐标为按收入水平排序人口累计百分比、纵坐标为健康累计百分比的一条曲线。见图4。集中曲线用于衡量与社会经济水平相联系的健康差异程度。如果各收入水平人群的健康状况是绝对平等的，集中曲线和45度对角线重合；如果低收入人群的健康水平较差，集中曲线位于对角线下方，反之，位于对角线上方，曲线与对角线的距离越远表示健康越不公平。绘制集中曲线的最关键的两个变量是健康水平和经济收入，采用的数据既可以是入户调查的个人水平数据，也可以是按经济收入分组的数据。除了健康水平外，集中曲线还可以用于测量不同经济水平人群卫生服务利用和卫生筹资的差异。

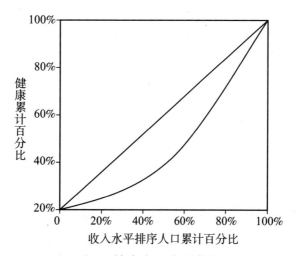

图 4　健康水平集中曲线

集中曲线图形简单明了，可以直接看出健康在不同收入人群分布是否均匀，同时还考虑了分层变量，能够衡量健康差异在多大程度上与经济收入或社会阶层相关。集中曲线的缺点是不能用一个量值表示健康差异的程度。

采用居民慢性病患病率为指标反映居民的卫生服务需要，利用集中曲线分析城市和农村居民的卫生服务需要差异。由（图 5）可知，城市和农村居民的慢性病患病率集中曲线均位于 45 度对角线的下方，说明城市和农村居民的卫生服务需要存在差异，高收入人群卫生服务需要高于低收入人群。然而，由于集中曲线存在的缺点，我们无法将居民卫生服务需要的差异量化。

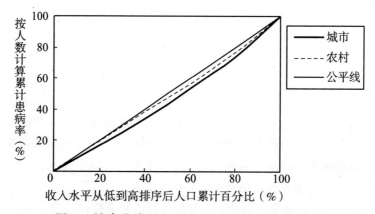

图 5　城市和农村居民慢性病患病率集中曲线

资料来源：陕西省第四次国家卫生服务调查。

505

3. 集中指数法（concentration index）集中曲线和 45 度对角线之间面积的 2 倍，取值范围为 -1 ~ +1。集中指数是在集中曲线的基础上计算得到的，用于衡量与经济水平相关的健康差异。与集中曲线不同的是，集中指数可以量化健康差异的程度。如果与经济水平相关的健康水平是平等的，集中指数为 0；当集中曲线位于 45 度对角线上方时集中指数为负值，表明穷人拥有较高的健康水平；当集中曲线位于 45 度对角线下方时集中指数为正值，表明富人拥有较高的健康水平。

根据集中指数的定义，集中指数的计算公式如下：

$$C = 1 - 2\int_0^1 L_h(p)\,dp \tag{1}$$

式中 C 为集中指数；L 为集中曲线。如果反映健康状况的变量为离散变量，集中指数计算公式为：

$$C = \frac{2}{N\mu}\sum_{i=1}^n h_i r_i - 1 - \frac{1}{N} \tag{2}$$

式中 h_i 为反映健康水平的变量；μ 为其均数；r_i 为将个体按经济水平排序后，第 i 个体在总人数中的比例，$r_i = i/N$，$i = 1$ 为最穷个体，$i = N$ 为最富个体。

为了方便计算，更简单的计算集中指数的公式为：

$$C = \frac{2}{\mu}\text{cov}(h, r) \tag{3}$$

式中 cov（h，r）是相关秩 r 和健康水平 h 的协方差；h，r，μ 与公式 2 含义相同；公式 3 表明，集中指数仅仅与健康水平变量和经济水平排序之间的关系密切相关。

卡克瓦尼等利用非线性公式微观数据估计了集中指数的标准误，具体为：

$$\text{var}(\hat{C}) = \frac{1}{n}\left[\frac{1}{n}\sum_{i=1}^n a_i^2 - (1 + C)^2\right] \tag{4}$$

式中 $a_i = \frac{h_i}{\mu}(2r_i - 1 - C) + 2 - q_{i-1} - q_i$，$q_i = \frac{1}{\mu n}\sum_{j=1}^i h_j$，为集中曲线的纵坐标。

利用上述集中指数及其标准误的计算公式，将个体按经济水平排序后第 i 个体在总人数中的比例改为将个体按健康状况排序后第 i 个体在总人数中的比例，即可计算得到健康水平的基尼系数。除了健康水平外，集中指数还可以用于测量不同经济水平人群卫生服务利用和卫生筹资的差异。

集中指数能够反映全部人口状况，且按人群的社会阶层排序，并给予相对秩 x，确保了把健康不平等的社会因素（如经济水平）考虑在内，但是它仅以某一项健康指标作为观察指标，没有综合考虑其他指标的作用，属于单因素分析方法。

采用居民两周患病率和慢性病患病率为指标反映居民的卫生服务需要，利用集中指数分析城市和农村居民的卫生服务需要差异。由表1所示，城市和农村居民两周患病率和慢性病患病率的集中指数均为正值，说明无论是城市还是农村，低收入居民的卫生服务需要均高于高收入居民。由于集中指数的值反映了卫生服务需要的差异程度，因此，对于由两周患病率反映的卫生服务需要差异来说，农村居民高于城市居民；对于由慢性病患病率反映的卫生服务需要差异来说，城市居民高于农村居民。

表1   居民两周患病率和慢性病患病率的集中指数及其标准误

地区	两周患病率		慢性病患病率	
	集中指数	标准误	集中指数	标准误
城市	0.0312	0.0208	0.0865	0.0170
农村	0.0436	0.0144	0.0320	0.0155

注：两周患病率和慢性病患病率均为按人数计算的患病率。

资料来源：陕西省第四次国家卫生服务调查。

4. 罗伦兹曲线（Lorenz curve）将收入或财产按不同人群或地区分为若干等级，横轴表示每一等级的人口数占总人口的累计百分比，纵轴表示每一等级拥有的财富的累计百分比，连接各点，即得到罗伦兹曲线。为了研究国民收入在国民之间的分配问题，美国统计学家罗伦兹1905年提出了著名的罗伦兹曲线，该曲线用以比较和分析一个国家在不同时代或者不同国家在同一时代的财富不平等。

列·格兰（Le Grand）于1986年将罗伦兹曲线引用到健康差异的测量中。由（图6）可以看出，罗伦兹曲线的横轴是人群健康状况排序累计百分比，纵轴是健康累计百分比。如果健康是平等分布的，罗伦兹曲线会和45度对角线重合，否则会位于对角线下方，罗伦兹曲线与对角线的距离越远说明健康差异的程度越大。除了健康水平外，罗伦兹曲线还可以用于测量不同经济水平人群卫生服务利用和卫生筹资的差异。

罗伦兹曲线的优点是它反映了所有人群的情况，不仅仅是极端值的情况，而且图形简单明了，可以直接看出健康分布是否均匀。同时，由于它并没有将人群进行经济分组，因此它避免了将人群按经济分组后的一系列问题，包括每组规模大小的问题。缺点是由于缺少分层变量，不能衡量健康差异在多大程度上与社会阶层相关。也就是说，它无法了解当健康分布不均匀时，社会经济状况分布在其中所起的作用。

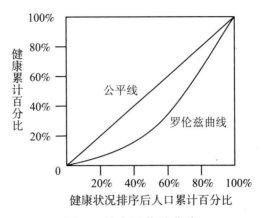

图 6　健康罗伦兹曲线

采用健康状况自评分为指标反映居民健康水平，健康状况自评分为居民对自己在被调查当天的健康状况的打分，健康状况最差为 0 分，最好为 100 分。由罗伦兹曲线（图 7）可知，城市和农村居民健康状况自评分的罗伦兹曲线均在 45 度对角线下方，说明城市和农村居民的健康水平均存在差异，然后，由于没有对人群进行经济分组，因而无法判断哪些经济收入组人群的健康水平较好（或较差）。

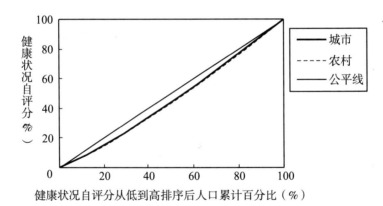

图 7　城市和农村居民健康状况自评分罗伦兹曲线

资料来源：陕西省第四次国家卫生服务调查。

5. 基尼系数（Gini coefficient）基尼系数的数值等于罗伦兹曲线与对角线之间面积的两倍，取值在 0 ~ 1 之间，比值越大，表示差异越大。基尼系数为 0，表示健康分布均匀，即罗伦兹曲线与对角线重合；基尼系数为 1，表示所有人群健康集中于某一阶层，即健康分布绝对不均匀。1922 年意大利经济学家基尼，根据罗伦兹曲线的定义提出了判断收入分配平等程度的指标基尼系数，之后该指标被引入用于测量健康水平的差异，此外，基尼系数还可用于测量不同经济水平人群卫生服务利用和卫生筹资的差异。计算方法见集中指数。

基尼系数的优点是用一个量值表示出了健康差异情况，可以直接进行比较，使用简便，效果直观，且反映了人群的总体情况。缺点是它不能测量与经济水平相关的健康差异，同时，它不能反映每一层次健康的改变对总人群健康分布的影响，例如当经济水平最高组人群的健康状况上升，而经济水平最低组人群的健康状况下降时，由于是对混合人群测量健康状况，故可能出现正负相抵而不能客观反映各层次健康改变和需求的现象。

采用健康状况自评分为指标反映居民健康水平，健康状况自评分为居民对自己在被调查当天的健康状况的打分，健康状况最差为 0 分，最好为 100 分。由表 2 可知，城市和农村居民健康状况自评分的基尼系数均大于 0，说明城市和农村居民的健康状况均存在一定差异，由基尼系数的数值可知，农村居民的健康差异略大于城市居民。然而，由于计算基尼系数的过程中没有对人群进行经济分组，因此，无法判断哪些经济收入组人群的健康水平较好（或较差）。

表 2   居民健康状况自评分的基尼系数及其标准误

地区	基尼系数	标准误
城市	0.0919	0.0024
农村	0.0921	0.0018

资料来源：陕西省第四次国家卫生服务调查。

三、卫生筹资公平性

居民卫生支出应该与其可支付能力相对应，即支付能力高的居民的筹资水平应该高于支付能力低的居民。卫生筹资公平性分为水平公平和垂直公平，水平公平指支付能力相同的家庭为医疗保健筹资做出同等的贡献；垂直公平指支付能力越大的家庭为医疗保健筹资所支付的金额占其收入的比例应越高。就垂直公平而言，当收入越高的家庭的医疗保健支出占其收入的比例越大时，该系统被认为是累进的，反之，当收入增加，其医疗保健支出占收入的比例反而下降时，我们则认为该系统是累退的。当各收入水平的人群所支付的金额占其收入的比例都相同，则该系统为成比例的系统。一般认为，先进的卫生筹资机制应该是累进制。

卫生筹资有广义与狭义定义之分。广义定义：卫生筹资涉及三个主要方面：第一，卫生服务资金的筹集；第二，卫生服务资金在各地区、不同人群和各类卫生服务之间的分配；第三，卫生服务的支付机制。狭义定义：卫生筹资只涉及到卫生服务资金的筹集。

无论是高收入国家还是低收入国家，卫生筹资渠道都采用以下五种可能来源的组合：税收、社会保险、商业保险、社区筹资和直接现金支付（如病人直接支付给医疗机构的费用）。大多数卫生筹资机制都有两个目的：确保卫生服务的平等可及，保障病人不会因为疾病而遭到灾难性的损失（筹资保障），从而避免因病致贫。

卫生筹资公平性应包括以下原则：①相同支付能力的居民支付的费用相同；②支付能力高的居民应该支付更多的卫生服务费用，而且所支付卫生费用占其收入的比例应该高于支付能力低的居民；③支付结束后，支付能力高的居民在扣除卫生支出后所剩余的收入金额应该高于支付能力低的居民。

保证卫生筹资的公平性是世界卫生组织在《2000年世界卫生报告》中提出的卫生系统的三个目标之一。这种筹资负担的公平性也是卫生系统绩效测量的一个重点。卫生筹资公平性是卫生系统的主要目标之一，卫生筹资机制的公平程度将对人群的健康水平和健康公平产生很大影响。卫生筹资机制不同，使不同人群的经济负担各不相同，从而对社会财富的再分配产生一定影响。卫生筹资公平性对卫生资源的合理配置、人群健康的公平性、卫生费用控制以及卫生服务的可及性等有直接影响，在对中国宏观卫生筹资系统进行绩效评价时，具有很高的价值。根据卫生筹资累进性的测算结果，分析不同卫生筹资渠道中不同人群筹资的累进或累退程度，对相应的卫生政策的实施情况和效果进行监测和评价，针对不同经济状况的人群制定和调整卫生筹资政策，降低卫生不公平程度，实现人人健康的全球性目标。

1. 卫生筹资公平性测量（measurement of equity in health financing） 卫生筹资公平性主要通过计算家庭卫生筹资贡献率（households' financial contribution，HFC）、筹资贡献公平性指数（fairness of financial contribution，FFC）和卡克瓦尼指数（Kakwani index）等方法测量。

（1）家庭卫生筹资贡献率（households' financial contribution，HFC） 家庭卫生筹资贡献率是指家庭用于医疗卫生方面的支出占家庭可支付能力的比重。不管家庭的收入、健康状况和对于卫生系统的利用如何，如果每个家庭卫生筹资负担比例相同，就可以认为整个社会的卫生筹资负担具有公平性。

以家庭为单位，通过各种方式测算家庭所消耗卫生资源，而后计算实际消耗卫生资源占家庭可支付能力的比例，得到家庭卫生服务筹资贡献率。计算公式如下：

$$\text{家庭卫生筹资贡献率} = \frac{\text{家庭医疗卫生支出}}{\text{家庭可支付能力}} \tag{5}$$

式中家庭医疗卫生支出指的是家庭在卫生方面的总支出，囊括了通过卫生系统筹资的各种支付方式，包括家庭通过税收负担的卫生支出、社会保障卫生支出和商业性健康保险支出，以及家庭利用卫生服务时的直接现金支付。因为中国的商业性医疗保险费占卫生总费用的比重极低，依据 WHO 技术专家意见，测算中国家庭卫生总支出时，这一筹资渠道可以忽略不计。

（2）筹资贡献公平性指数（fairness of financing contribution，FFC）。卫生筹资贡献公平性指数主要反映家庭卫生筹资贡献率在每个家庭中的分布情况。计算公式如下：

$$FFC = 1 - 4 \frac{\sum_{h=1}^{H} |HFC_h - \overline{HFC}|^3}{0.125H} \qquad (6)$$

式中 FFC 为筹资贡献公平性指数；h 代表家庭；H 为样本中家庭数；HFC_h 为每户家庭的卫生筹资贡献率；$\overline{HFC}$ 为所有家庭卫生筹资贡献率的均值。FFC 的最大值为 1，当所有家庭的卫生支出占其支付能力的比例相同时 FFC 为 1；当各家庭的卫生支出占其支付能力的比例不等时 FFC 小于 1。

卫生筹资贡献公平性指数有三个显著的特点。首先，卫生筹资贡献公平性指数综合反映了卫生筹资的垂直不公平性和水平不公平性，其值小于 1 时有两种可能：一是相同支付能力的家庭卫生支出占支付能力的比例不同；二是不同支付能力的家庭卫生支出占支付能力的比例不同。当卫生筹资贡献公平性指数小于 1 时，卫生筹资系统既有可能存在水平不公平，也有可能存在垂直不公平，或二者兼有。其次，从卫生筹资贡献公平性指数无法看出卫生筹资是累进的还是累退的。不管是高收入家庭卫生支出占支付能力的比例高于低收入家庭（累进筹资）还是低于低收入家庭（累退筹资），卫生筹资贡献公平性指数都会小于 1。最后，除了所有家庭卫生支出占支付能力的比例相同这种特殊情况外，卫生筹资贡献公平性指数对所有家庭卫生支出占支付能力比例的均值也非常敏感，因此该指数不仅反映了垂直和水平不公平性，同时也反映了卫生支出占支付能力的总体比例情况。

（3）卡克瓦尼指数（Kakwani index）卡克瓦尼指数用来反映卫生筹资的累进性或累退性，数值等于卫生支出的集中指数与家庭可支付能力（用收入代替）的基尼系数之差，也就是集中曲线与罗伦兹曲线之间面积的两倍。取值范围从 −2（累退程度最大）到 0（支付与收入成比例），再到 1（累进程度最大）。如果筹资来源中，某种卫生支出的税率是累进的，则集中曲线位于罗伦兹曲线的下方；反之，如果某种卫生支出的税率是累退的，则卡克瓦尼指数为负值，集中曲线位于罗伦兹曲线的上方。如果某种卫生支出水平恰恰与收入成比例，则卡克瓦尼指

511

数等于 0，且筹资来源是均衡的。

集中指数和基尼系数的计算方法分别见集中指数、基尼系数。全部卫生筹资的卡克瓦尼指数为各种渠道卫生筹资卡克瓦尼指数的加权平均和，计算公式如下：

$$K = \sum_{j=1}^{j} \omega_j k_j \tag{7}$$

式中 K 为全部卫生筹资的卡克瓦尼指数；K_j 为各种渠道卫生筹资的卡克瓦尼指数，ω_j 为其对应权重，所有筹资渠道的权重之和为 1。权重来自本地区卫生总费用数据，为通过该种渠道筹资的卫生费用占卫生总费用的比重。

与集中指数比较，卡克瓦尼指数的优点在于对收入分布进行了控制，而收入是界定筹资机制累退性的主要变量。例如，如果收入的集中程度比某种卫生支出更为集中，那么卡克瓦尼指数会将这种结果考虑在内，从而揭示某种卫生支出表面上看似累进，实际上累退的真实情况。在实际分析中，可能会出现一些特殊情况，例如某种卫生支出在低收入人群为累进的，在高收入人群为累退的，如果仅计算卡克瓦尼指数来反映卫生筹资的累进性，将会掩盖很多真实情况。因此，还需绘制卫生支出的集中曲线和罗伦兹曲线来直观清晰地反映各收入组人群卫生支出的累进性。

2. 累进筹资（progressive financing）在不同收入人群中，随着支付能力增加，卫生支出占可支付能力比例相应增加的卫生筹资类型。卫生筹资累进性是指，在人群中，随着可支付能力的增加，卫生支出占可支付能力的比例增加或减少的程度。

根据支付能力的原则，应从水平公平和垂直公平两方面进行公平性的测量：水平公平，要求支付能力相同的家庭做出同等的贡献；垂直公平，要求支付能力越大的家庭为卫生服务筹资所支付的金额占其收入的比例应越高。就垂直公平而言，当收入越高的家庭卫生服务支出占其可支付能力的比例越大时，该系统被认为是累进的，反之，当收入增加，其卫生服务支出占可支付能力的比例反而下降时，则认为该系统是累退的。当各收入水平的人群所支付的金额占其可支付能力的比例都相同，则该系统为等比例的系统。一般认为，先进的卫生筹资机制应该是累进制，但是一个国家的卫生筹资系统应该累进到什么程度，不同社会的决策者和公众均有其自己的期望值，典型的经验性研究都避免对此做出明确的价值判断。

通常采用卡克瓦尼指数（Kakwani index）进行累进筹资评价。卡克瓦尼指数测量的是各收入组（此处用收入代替可支付能力）所承受卫生费用负担的程度如何。这个指数能通过画图予以说明（图 8）。"收入"曲线（罗伦兹曲线）

描绘了人群的数量累计比例（根据税前收入进行排序）随收入的累计比例变化关系。"支出"曲线（集中曲线）描述了人群的数量累计比例（根据税前收入进行排序）随卫生服务支出的累计比例变化关系。如果是按收入比例收取卫生服务费用，那么这两条曲线就是重合的。

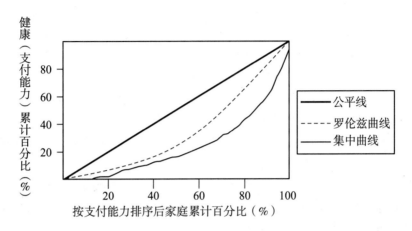

图 8　Kakwani 指数

　　如果筹资体系是累进的，也就是说，支付比例增长速度大于收入的增长，则集中曲线位于罗伦兹曲线的外侧。如果卫生服务支出比例是累退的（也就是说，支付比例随着收入的增加而下降），则集中曲线位于罗伦兹曲线的内侧。我们根据两条曲线之间的面积大小来判定累进程度。卡可瓦尼指数的取值范围从 - 2（累退程度最大）到 0（支付与收入成比例），再到 1（累进程度最大）。卡克瓦尼指数定义准确界定是基尼系数与卫生支出集中指数的差，也就是罗伦兹曲线与集中曲线之间面积的两倍。如果集中曲线位于罗伦兹曲线外侧，卡克瓦尼指数为正值，则筹资机制是累进筹资；如果集中曲线位于罗伦兹曲线内侧，卡克瓦尼指数为负值，则筹资机制是累退筹资；如果集中曲线与罗伦兹曲线重合，卡克瓦尼指数为零，则筹资机制是等比例筹资。

　　3. 累退筹资（regressive financing）是指在人群中，随着可支付能力的增加，卫生支出占可支付能力比例相应减少的卫生筹资类型。累退筹资意味着低收入人群承担的医疗卫生负担较高收入人群高。

　　患者直接支付是最不公平的卫生系统筹资形式，它允许富人支付与穷人同样的金额获得同样的服务，是一种典型的累退卫生筹资形式。目前，世界各国最常见的支付形式之一就是直接购买需要的药品和卫生服务。特别是在较贫困的国家，大都还依赖于直接支付的形式。根据世界卫生组织的数据、医疗系统类型调查和关键知情人访谈情况，对五十个中低收入国家进行的研究表明，只有六个国家的公立卫生机构不需要患者直接支付。患者直接支付不仅限于低收入国家或不成熟的卫生筹资系统，在人们需要卫生服务时，向使用者收费是三十三个国家的主要筹资机制。

患者直接支付有多种形式，包括医生诊疗费、处置费、药品费、其他物品费以及实验室化验费。患者直接支付方式限制了卫生服务的可及性。这一点在较贫穷的人们身上表现得尤为明显，因为穷人必须选择把有限的钱用于看病还是购买其他必需品，如食品和房租。对于那些因为疾病必需接受治疗的人来说，他们面临着变得贫困或更加贫困的风险。布隆迪2002年推出"向使用者收费"的机制，两年后，80%的患者要么靠负债，要么靠出售自己的财产来治病。许多国家的人们都被迫借钱或出售资产来筹集卫生服务费用。

一个国家或地区卫生筹资机制属于累退筹资，表示这一个国家或地区的卫生筹资机制落后，卫生筹资的公平性差。卫生系统筹资应该是一个能够支付得起，可以保证公平，且具有可持续性的系统。当居民通过各种类型的税收以及保险来参与卫生系统筹资时，评估卫生筹资的公平性就变得非常复杂。卫生筹资可能不以收入为依据，而是通过累进税系统达到平衡，在该系统中，富人缴费金额占其收入的比例要高于穷人。但是，所有缴费都是以支付能力为依据的。

4. 等比例筹资（proportional financing）在人群中，随着可支付能力的增加，卫生支出占可支付能力比例不变的卫生筹资类型。

在等比例筹资方式中，穷人和富人筹资占其可支付能力的比例不变。举例来说，穷人的可支付能力为1 000元/月，富人的可支付能力为10 000元/月，那么按照等比例筹资方式，假设，筹资比例为可支付能力的10%，则穷人的卫生筹资金额为：100元，富人的卫生筹资金额为1 000元。如果穷人和富人收入均增加1 000元/月（假设纯粹为可支付能力的增加），那么收入增加部分（即支付能力增加）的部分穷人和富人的卫生筹资比例依然为10%。这种情况下，收入的增长，并不会引起卫生筹资比例的增长，因此，等比例筹资方式根据支付能力大小进行筹资，相比较而言，富人的支付能力强，但是并没有贡献较大的卫生筹资比例，因此，其卫生筹资公平性较差。

相对于累退筹资的典型方式直接支付而言，等比例筹资的典型方式如医疗保险，不分穷人和富人，均承担同样比例的医疗费用。这种穷人和富人承担同样比例的医疗费用情况下，穷人更容易因病致贫，因为穷人常常必须选择将钱花在如食品、住房等生活必需消费上，则更不容易享受医疗卫生资源；而富人会因为所需支付的医疗费用不足以影响其生活，则更容易享受医疗卫生资源。

等比例筹资的卫生筹资公平性差，这种筹资方式并没有考虑到筹资需按照支付能力进行，但是相比较累退筹资而言，等比例筹资的筹资公平性好于前者。

5. 灾难性卫生支出（catastrophic expenditure）医疗卫生支出占家庭消费性支出的比例超过一定比例，即认为该家庭发生了灾难性卫生支出。目前，卫生支出占家庭消费性支出比例为多少时发生灾难性卫生支出尚无统一的标准。多数研究都将这一标准界定在20%～50%。有学者建议当一个家庭的整个卫生支出占家庭非食品支出的比重达40%时，就可以认为该家庭发生了灾难性卫生支出。

灾难性卫生支出不同于大病卫生支出，后者一般指在诊断和治疗上被确定为重症疾病所支付的巨额医疗费。巨额医疗费对不同家庭产生的影响有很大差异性，对于富裕家庭来说，一定数量的高额医疗费在整个家庭消费中可能只占小部分份额，不会由此影响家庭的正常生活。但是，同样数额的医疗费支出对于贫困家庭来说，有可能面临巨大的经济风险，甚至倾家荡产。因此，只有对家庭生活构成灾难性影响的卫生支出才能定义为灾难性卫生支出。

家庭可支付能力（household ability to pay）指的是家庭的非生存性有效收入。家庭的非生存性有效收入等于家庭消费性支出，减去家庭的基本生存性支出，加上家庭社会保障卫生支出和不含在家庭消费性支出中的税收卫生支出。其中，家庭的消费性支出，指通过现金/实物支付的各种商品和服务的价值以及家庭消费自产产品的货币价值两部分。

家庭卫生支出（household health expenditure）指家庭在卫生服务方面支付的总的卫生费用。它包括两方面的内容：一方面，是实际直接支出的卫生服务费用，这主要是指利用医疗机构接受医疗服务后所自付的医药费，包括自付门诊费、自付住院费、自购药品费、自购预防保健服务费用等，这部分费用一般属于后付费用；另一方面，是卫生服务投资费用，主要是指为了自己或家人的健康而支付的费用，具体包括参加各种医疗保险而交纳的医疗保险费总和、国家财政支出中分配给个人的卫生补贴，这部分一般属于预付费用。

灾难性卫生支出测量指标主要有以下五个指标。

（1）灾难性卫生支出发生率（the incidence rate of catastrophic health expenditure）。指被界定为灾难性卫生支出的家庭占全部样本家庭的百分比。该指标反映灾难性家庭的密度，即有多少家庭发生了灾难性卫生支出，卫生支出对多少家庭的生活质量产生了影响。

（2）灾难性卫生支出的平均差距（the mean gap of catastrophic health expenditure）。指发生灾难性卫生支出家庭的自付费用占家庭收入的百分比，与界定标准的差距之和，除以全部样本家庭数。该指标反映灾难性卫生支出的深度，即卫生支出对家庭生活水平的影响程度。

（3）灾难性卫生支出的相对差距（the relative gap of catastrophic health expenditure）。指发生灾难性卫生支出家庭的自付费用占家庭收入的百分比，与界定标准的差距之和，除以灾难性卫生支出家庭数。

（4）灾难性卫生支出发生率的集中指数（the concentration index of the incidence rate of catastrophic health expenditure）。该指标反映研究对象的分布状况，若灾难性卫生支出发生率的集中指数为负值，表示灾难性卫生支出较多发生在贫困家庭；反之，则集中在富裕家庭。

（5）灾难性卫生支出差距的集中指数（the concentration index of the catastrophic health expenditure gap）。该指标反映灾难性卫生支出的差距，更倾向于发生在贫困家庭还是富裕家庭。若灾难性卫生支出差距的集中指数为负值，表示贫困家庭的灾难性卫生支出差距相对较大；若为正值，表示富裕家庭的灾难性卫生支出差距相对较大。

四、卫生服务利用公平性

有相同卫生服务需要的人群无论其社会地位、收入水平、种族和地理等方面存在的差异，应该得到相同数量和质量的卫生服务；有不同卫生服务需要的人群，应该得到不同的卫生服务。

卫生服务可及性公平（equity in access to health care），指任何家庭或个人，无论其经济地位的高低，也无论其种族、性别、所处环境（包括地理及人文环境）等方面有何差异，其接受基本卫生服务的机会和条件是均等的。它包括地理方面的可及性公平、服务技术方面的可及性公平、社会心理方面的可及性公平、经济方面的可及性公平等。

卫生服务质量公平（equity in quality of health care），指任何个人和家庭，无论其社会经济地位的高低，也无论其经济收入如何，为其所提供的服务及服务质量，包括服务者的态度、服务提供者所提供的服务技术、服务提供者向服务对象所提供的信息等应是相同的，即所有的社会成员所接受的卫生服务质量应该相同。

基本内涵　卫生服务利用公平性包括水平公平（又称横向公平）和垂直公平（又称纵向公平）两个方面。多数实行医疗保障的国家和地区，在卫生服务利用上倾向或强调水平公平。

卫生服务利用水平公平（horizontal equity in health care utilization）又称卫生服务利用横向公平。指有相同卫生服务需要的人群应该得到相同的卫生服务，而不论贫富、年龄、种族等。它包括两方面的内容：（1）有相同卫生服务需要的人群得到相同数量和质量的卫生服务。（2）有相同的卫生服务需要的人群卫生服务的可及性相同。

516

例如，有 A、B 两个五岁女童，两人均患有中度缺铁性贫血，A 家庭富裕，B 家庭贫穷，B 和 A 一样得到及时治疗而痊愈。这种现象称为卫生服务利用水平公平。

卫生服务利用垂直公平（vertical equity in health care utilization）又称卫生服务利用纵向公平。指不同卫生服务需要的人群应该得到不同的卫生服务或者对于不同健康状况的个体需要提供不同的卫生服务。也就是说，卫生服务需要多的人比卫生服务需要少的人应该获得更多的卫生服务。即需要越多，利用越多。

例如，有 C、D 两个人群，C 为健康人群，D 为患有慢性病的人群，基于垂直公平性的理念，D 人群卫生服务利用应较高。同样地，有 E、F 两个患者，E 患有感冒和心脏病，F 患有感冒，基于垂直公平性的理念，E 人群卫生服务利用应较高。

影响因素主要有：（1）卫生资源配置不合理。不同地区卫生服务人力、设备与房屋等设置不合理等直接影响卫生服务利用公平性的实现。（2）社会医疗保障体系不完善。不同社会医疗保障人群的卫生服务利用存在不公平性。（3）社会经济因素。收入公平是保证卫生服务利用公平性的前提，经济收入对卫生服务利用有显著影响。（4）其他因素。生物学因素、教育程度、地理位置、自然灾害以及医疗费用增长等因素影响卫生服务利用公平性。

测量方法见 Le Grand 方法、集中曲线法、直接标准化法、间接标准化法、集中指数分解法。

意义与应用卫生服务利用公平是健康公平性的重要组成内容之一。在健康公平性研究领域中，保证卫生服务利用公平性已经成为世界各国普遍关注的问题。2000 年以来，卫生服务水平公平性测量方法得到了广泛应用，对于评估和改善中国卫生服务利用公平性产生了积极作用。

卫生服务利用公平性理论为制定卫生政策提供了理论依据。如世界卫生组织1977 年提出的"人人享有卫生保健"的战略目标、2009 年中国"新医改"方案中基本公共卫生服务均等化目标以及建立基本医疗卫生制度等政策目标，均以该理论为政策制定的重要依据。

1. 卫生服务利用差异（disparity in health care utilization）不同地区或同一地区不同人群在门诊服务利用、住院服务利用、预防保健服务利用等方面的不相等，又称卫生服务利用不平等。

卫生服务利用差异包括两大类，一类是客观存在、不可避免的差异。由不可避免、不可控制的生物学因素（年龄、性别、遗传等）、自然因素（气候、季节等）等所造成；相反，另一类是可以减少和消除的差异。由可避免、可控制的人口学社会学因素（收入、文化程度等）、卫生政策因素（医疗保障制度等）、

517

环境因素（地理位置等）等所造成。后者属于卫生服务利用不公平性研究范畴。

基于卫生服务利用公平性理念，卫生服务利用的多少取决于卫生服务需要的多少，只与影响卫生服务需要的因素（年龄、性别、遗传等生物学因素）有关，与非需要影响因素（社会阶层、种族、收入水平等社会经济、文化和环境因素）无关。相反，当卫生服务利用与非需要影响因素有关时，则可认为发生了卫生服务利用不公平。

卫生服务利用不公平包括水平不公平和垂直不公平。前者意味着相同卫生服务需要未得到相同的卫生服务利用。例如，有 A、B 两个五岁女童，两人均患有缺铁性贫血，A 儿童由于家庭富裕，得到及时治疗而痊愈，而 B 儿童由于家庭贫穷，未能够得到及时治疗。这种现象则称为卫生服务利用水平不公平。

卫生服务利用是指卫生服务需求者直接利用卫生服务的数量，包括门诊服务利用、住院服务利用、预防保健服务利用等。

测量指标：①门诊服务利用指标。包括两周就诊率、两周患者就诊率、两周患者未就诊率等，可以用来反映人群对门诊服务的需求水平；②住院服务利用指标。包括住院率、住院天数及未住院率，可用于了解居民对住院服务的利用程度，还可以进一步分析住院原因、医疗机构、科别、辅助诊断利用、需住院而未住院的原因等，从而作为确定医疗卫生机构布局、制定相应的病床发展及卫生人力规划的依据；③预防保健服务利用指标。包括计划免疫、妇幼保健、康复、健康体检、传染病和慢性疾病防治等各项预防保健服务利用的指标。一般通过健全的资料登记和信息系统收集相关的数据资料，计算相应的统计分析指标，反映预防保健服务的利用情况。也可以采取入户调查等抽样方法收集资料，反映居民实际利用和接受医疗和预防保健的服务量。

影响因素大量研究显示，不同社会经济状况的人群卫生服务利用有着明显差异，卫生服务利用程度不高的主要集中在经济收入较低组，特别是住院服务的利用；不同医疗保障制度的人群卫生服务利用不公平性存在明显差别；流动人口的卫生服务利用水平低。

影响卫生服务利用差异的主要因素有以下 6 类。

①人口生物学因素。例如，性别、年龄等。不同性别、不同年龄组间均存在一定的卫生服务利用差异。2008 年中国《第四次国家卫生服务调查》结果显示，男性两周就诊率为 13.1%，女性为 16.0%；15~24 岁、25~34 岁、35~44 岁各年龄组两周就诊率依次为 4.7%、6.1%、11.4%；

②人口社会学因素。例如，职业、文化程度、收入等，不同职业间、不同文化程度组间、不同收入间均存在一定的卫生服务利用差异。2008 年中国《第四次国家卫生服务调查》结果显示，没上过学、小学、初中各文化程度组两周就

诊率依次为 18.4%、10.7%、9.2%；城市地区最低收入组、较低收入组、中等收入组、较高收入组、最高收入组两周就诊率依次为 9.9%、11.0%、12.3%、12.9%、17.7%；

③自然环境因素。例如，地理位置、季节等，不同地区存在卫生服务利用差异。2008 年中国《第四次国家卫生服务调查》结果显示，东部农村、中部农村、西部农村调查人群两周就诊率依次为 15.9%、13.9%、15.5%；

④政策环境因素。例如，医疗保障制度等，不同医保参保人群间存在明显的卫生服务利用差异。2008 年中国《第四次国家卫生服务调查》结果显示，城镇职工医保参保者年住院率 9.2%，城镇居民医保参保者年住院率 5.1%，新农合参保者年住院率 6.9%；

⑤其他因素。包括医疗卫生机构设置、技术水平、医疗质量、服务态度等。

测量方法见收入五分法、集中曲线、集中指数、基尼系数、罗伦兹曲线。

意义及应用　通过对卫生服务利用差异的测量，可以分解出可控制的差异，进一步分析可控制差异产生的原因，提出相应的干预措施和策略，为卫生政策制订和决策者提供决策依据和政策建议。卫生服务利用差异通常应用于卫生服务公平性研究领域，是进行卫生服务利用公平性分析的基础步骤，见卫生服务利用公平性。

2. 卫生服务利用公平性测量（measurement of equity in health care utilization）卫生服务利用公平性分为水平公平和垂直公平，然而水平公平和垂直公平测量方法的发展并不平衡，比较成熟的卫生服务利用公平性测量方法均为水平公平性方法。然而，也有一些学者，比如 Sutton，认为垂直公平性的测量也非常重要，他们主张将水平不公平和垂直不公平测量结果相加，用于综合测量卫生服务利用的公平性。

卫生服务利用水平公平性测量方法最初由列·格兰提出（见 Le Grand 法），此后 Wagstaff 等人对其进一步发展，先后提出了集中曲线法、直接标准化法、间接标准化法、广义线性模型间接标化法以及集中指数分解法等测量卫生服务公平性的方法。

20 世纪 90 年代初，公平性方法开始被用于分析卫生服务利用公平性，经过瓦格斯塔夫、范多斯拉尔和萨顿等人（Wagstaff、van Doorslaer and Sutton et al.）的不断努力，卫生服务利用公平性分析方法得以逐渐完善，被国外学者在研究中广泛应用。在我国，赵郁馨等首次采用间接标准化方法分析了甘肃省门诊和住院服务利用的公平性。此后，越来越多的国内学者将卫生服务利用公平性的分析方法应用于研究中，极大地促进了这些方法在我国的推广，缩短了国内学者与国外学者在卫生服务公平性研究方面的差距。

519

（1）列·格兰法（Le Grand approach）列·格兰在分析英国国民医疗服务制度中的卫生服务公平性时，提出了两种测量公平性的方法。第一种是计算每个社会经济组中患病人群的人均医疗支出；第二种是计算每组医疗支出占全部医疗支出的比例，并将其与每组中患病人口占全部患病人口的比例进行比较，如图9所示。假设患病人群的卫生服务需要相同，同时假设只有患病的人才去就医，如果卫生服务达到水平公平，那么相同卫生服务需要的人一定会支付相同的医疗费用（即对所有社会经济组来说患病人群的平均医疗支出应该相等），同时，在每组中医疗卫生支出所占比例与患病人口所占比例相同；如果低收入组患病人群人均医疗费用支出低于高收入组，或者低收入组医疗支出所占比例低于患病人口所占比例，那么医疗服务存在有利于富人的不公平（即富人获得更多的医疗服务）。

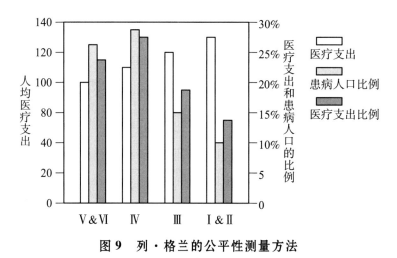

图9 列·格兰的公平性测量方法

列·格兰提出的测量水平不公平的方法遭到了许多学者的质疑，存在的主要缺点有以下几个方面：①列·格兰在测量卫生服务不公平性时，仅仅关注低收入组和高收入组人群卫生服务的公平性而没有考虑中间人群，同时没有考虑每组人群的相对人口规模。②列·格兰在分析公平性的过程中，假设是只有患病的人才会得到治疗。这种假设的合理性受到质疑，因为即使没有患病的人也可能会利用卫生服务（例如体检）。瓦格斯塔夫认为，当患病和未患病人群均为医疗服务对象时，列·格兰的方法会产生偏倚，从而得出错误结论。③列·格兰的方法的第二个假设是所有自报患病的人都被认为拥有相同的卫生服务需要。帕弗（Puffer）则认为这样假设不合理，因为患慢性病和患急性病的人对卫生服务的需要是不同的。④为了控制人口学因素的混杂作用，列·格兰将卫生服务公平性的年龄－性别标准化结果和非标准化结果同时进行了公布。然而，即使是对年龄－性别的结构差异进行了标准化，由于没有对健康状况进行标准化，同样不可能得出非偏倚的结果。⑤列·格兰的方法无法回答卫生服务不公平的程度。

（2）集中曲线法（the concentration curve approach）瓦格斯塔夫在列·格兰的方法的基础上提出用集中曲线法来测量卫生服务公平性，这种方法可以对不公平性的程度进行量化。首先将个体按经济水平从低到高排序，然后在同一个图中做居民患病情况（反映卫生服务需要）及医疗费用支出的集中曲线（见图10），将两者进行比较。如果在各收入组人群中医疗费用支出所占的比例与患病人群所占的比例相同（即卫生服务公平），那么两条集中曲线应该重合；如果低收入人群患病后得到的医疗服务低于高收入组人群，医疗费用集中曲线就会位于患病情况集中曲线的下方，反之，医疗费用集中曲线位于患病情况集中曲线的上方。卫生服务不公平的程度用两条集中曲线之间的面积决定，大小为两条曲线之间面积的两倍。假设 C_{ill} 为患病情况的集中指数，C_{exp} 为医疗费用的集中指数，那么两条集中曲线之间面积的两倍为：

$$HI_{LG} = C_{exp} - C_{ill}$$

式中 HI_{LG} 为水平不公平指数，当不公平性有利于富人时为正、有利于穷人时为负。

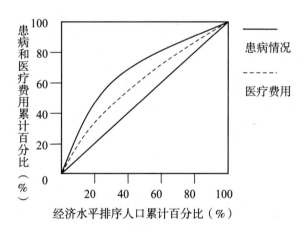

图 10　患病情况和医疗费用集中曲线

集中曲线法利用各经济收入水平人群测量了卫生服务公平性的程度，但也存在一定缺点：由于该方法采用的居民患病情况并不等同于卫生服务需要，同时在测量过程中并没有控制人口学因素的混杂作用，因此，利用该方法测量卫生服务公平性难以得出非偏倚的结果。

（3）直接标准化法（direct standardization-based index）卫生服务公平性直接标准化法由瓦格斯塔夫等提出，它是通过对不同经济组人群卫生服务需要进行标准化，进而利用集中指数测算卫生服务利用水平公平性的一种方法。假设 m_i 和

x_i 分别为反映个体 i 在一定时期内卫生服务利用的变量和卫生服务需要的变量（卫生服务需要变量指反映居民健康状况的变量，包括年龄、性别、患病情况等变量），在每个经济组内以 m_i 为因变量、x_i 为自变量做回归模型，然后用所有人群的卫生服务需要变量均值代入每个回归方程式，得出当卫生服务需要相同时每组人群的卫生服务利用。水平公平性的程度可以通过标准化集中曲线和45度对角线之间的面积，即标准化集中指数来衡量。标准化集中指数表明在卫生服务需要相同时各经济组人群卫生服务利用的差别，反映了水平不公平程度，即水平不公平指数（Hlwv）。此外，瓦格斯塔夫和范多斯拉尔基于卡克瓦尼的研究结果提出了水平不公平指数的标准误估计方法（Kakwani 对集中指数与 0 的差异以及不同集中指数之间的差异的统计学检验方法进行了研究）。

利用直接标准化法测量卫生服务利用公平性时控制了居民的卫生服务需要，测算出了居民在相同卫生服务需要时卫生服务利用的差异。然而，直接标准化法在测量卫生服务利用公平性时需要将人群按经济水平分组，分组数量的不同会导致测算出的水平不公平指数有所不同，正因如此，直接标准化法并没有被广泛应用。

（4）间接标准化法（indirect standardization-based index）卫生服务利用间接标准化法是指利用线性回归模型对个体卫生服务需要的差异进行标准化（消除需要本身对服务利用的影响），计算间接标准化卫生服务利用，进而利用集中指数测算与经济水平相关的卫生服务利用公平性的一种方法。在标准化过程中，用到的变量主要有 3 类：第 1 类是卫生服务利用变量，指门诊费用、住院费用、住院天数等；第 2 类是需要变量，指反映居民健康状况的变量，包括年龄、性别、患病情况等变量；第 3 类是非需要变量，指除需要变量外其他影响卫生服务利用的社会经济变量。

利用线性回归模型计算标准化卫生服务利用的步骤如下。

① 使用最小二乘法建立回归方程：

$$y_i = \alpha + \sum_j \beta_j x_{ji} + \sum_k \gamma_k z_{ki} + \varepsilon_i \tag{8}$$

式中，y_i 为卫生服务利用变量；x_j 为卫生服务需要变量；z_k 为非需要变量。

② 控制回归模型中非需要变量，预测需要变量决定的个体卫生服务利用量：

$$\hat{y}_i^x = \hat{\alpha} + \sum_j \hat{\beta}_j x_{ji} + \sum_k \hat{\gamma}_k \bar{z}_k \tag{9}$$

将模型中的非需要变量替换为样本均值，从而消除这些变量的影响，突出需要变量的作用。所得到的 $\hat{y}_i^x$ 为需要变量决定的卫生服务利用量，即需要预期利用。

③ 间接标准化得到卫生服务利用量：

$$\hat{y}_i^{IS} = y_i - \hat{y}_i^x + \bar{y} \tag{10}$$

式中 $\bar{y}$ 为样本人群卫生服务利用的均值；$\hat{y}_i^{IS}$ 为标准化后的卫生服务利用量。

计算标准化卫生服务利用的集中指数，其值便为卫生服务利用水平不公平指数（Hlwv），用于衡量卫生服务利用的水平公平性程度。

利用间接标准化法测算卫生服务利用水平公平性时消除了需要变量对卫生服务利用的影响，且充分利用了个人信息（不需要对人群按经济水平进行分组），因此测算结果准确可靠。然而，由于在标准化过程中采用了线性回归模型，因此该方法仅适用于卫生服务利用为连续性变量的情况。赵郁馨等学者首次将此方法引入中国，并采用间接标准化方法分析了甘肃省门诊和住院服务利用的公平性。

（5）广义线性模型间接标准化法（indirect standardization with nonlinear models）由于反映卫生服务利用的变量大多为非连续性变量，例如门诊就诊概率和住院概率（门诊或住院的人数占总人数的比例）为 0/1 变量，门诊就诊次数和住院次数为非负整数，因此，对于这些卫生服务利用变量而言应该采用广义线性模型对其进行标准化（消除需要变量本身对卫生服务利用的影响），进而利用集中指数测算与经济水平相关的卫生服务利用水平公平性。模型中的自变量有两类，分别是需要变量和非需要变量（见间接标准化方法），广义线性模型如下：

$$y_i = G\left(\alpha + \sum_j \beta_j x_{ji} + \sum_k \gamma_k z_{ki}\right) + \varepsilon_i \tag{11}$$

式中 y_i 为卫生服务利用变量；x_j 为卫生服务需要变量；z_k 为非需要变量；G 指广义线性模型，如 probit 模型、logit 模型、poisson 模型、负二项模型等。

标准化卫生服务利用被定义为实际利用减去需要预期利用，同时，为了保证标准化利用的均值等于实际利用的均值，还需要加上卫生服务利用预测值的均值。标准化利用的计算公式如下：

$$\hat{y}_i^{IS} = y_i - G\left(\hat{\alpha} + \sum_j \hat{\beta}_j x_{ji} + \sum_k \hat{\gamma}_k \bar{z}_k\right) + \frac{1}{n}\sum_{i=1}^n G\left(\hat{\alpha} + \sum_j \hat{\beta}_j x_{ji} + \sum_k \hat{\gamma}_k \bar{z}_k\right)$$

$$\tag{12}$$

式中 $\hat{y}_i^{IS}$ 为标准化卫生服务利用；n 为样本量；$\bar{z}_k$ 为 z 的均值；方程右边第二项为需要预期利用；第三项为卫生服务利用预测值的均值。

标准化卫生服务利用得出后，计算其集中指数，便得到卫生服务利用水平不公平指数（Hlwv），用于衡量卫生服务利用的水平公平性程度。

利用广义线性模型间接标准化法可以对非连续性卫生服务利用变量进行标准化，进而测算卫生服务利用的水平公平性，由于反映卫生服务利用的大部分变量为非连续性变量，该方法也因此被国内外学者广泛应用。然而，利用广义线性模型间接标准化法仅能测量卫生服务利用水平公平性的程度，而无法分析影响因素对其贡献程度。

523

（6）集中指数分解法（decomposition of the Concentration Index）利用集中指数分解方法可以将卫生服务利用不平等性分解为各影响因素对其贡献，利用该方法不仅能够测量与经济水平相关的卫生服务利用的水平不公平性，而且能够对不公平性的原因进行合理解释。集中指数的分解一般适应于线性模型，如果是广义线性模型，需要用到广义线性模型的线性估计来分解集中指数，最常用的线性估计的方法是估计自变量为均值时的偏效应。线性估计的公式如下：

$$y_i = \alpha^m + \sum_j \beta_j^m x_{ji} + \sum_k \gamma_k^m z_{ki} + \mu_i \qquad (13)$$

式中 y_i 为卫生服务利用，x_j 为卫生服务需要变量，z_k 为非需要变量。β_j^m 和 γ_j^m 分别为需要变量和非需要变量的偏效应，即 dy/dx_j 和 dy/dz_k，μ_i 为误差项，包括估计误差。由于公式为线性形式，所以卫生服务利用的集中指数可以分解为：

$$C = \sum_j (\beta_j^m \bar{x}_j / \mu) C_j + \sum_k (\gamma_k^m \bar{z}_k / \mu) C_k + GC_u / \mu \qquad (14)$$

式中 C 是卫生服务利用的集中指数；C_j 和 C_k 分别是 x_j 和 γ_k 的集中指数；GC_ε 是误差项的集中指数；$\bar{x}_j$ 和 $\bar{z}_k$ 分别是 x_j 和 γ_k 的均数。

公式表明卫生服务利用集中指数等于需要变量和非需要变量集中指数的加权和（未考虑误差项），而每个需要变量和非需要变量的集中指数与其加权的乘积即为其对卫生服务利用不平等性的贡献。在卫生服务利用集中指数中减去需要变量对卫生服务利用的贡献后便得到卫生服务利用的水平不公平指数，公式为：

$$HI_{wv} = C - \sum_j (\beta_j^m \bar{x}_j / \mu) C_j \qquad (15)$$

利用集中指数分解法不但可以测量与经济水平相关的卫生服务利用的水平公平性，而且能够计算各因素对卫生服务利用不平等性的贡献，该方法在探索卫生服务利用公平性的影响因素方面得到了广泛的应用。缺点是当卫生服务利用为非连续变量时，需要估计广义线性模型中自变量为均值时的偏效应，这种线性估计方法是否合理，目前还存在一定争议。

五、健康公平性

健康公平性（equity of health status）是指减少或消除可以避免的健康状况差异后的最佳健康状况，又称健康产出公平。如果健康状况差异是由不可避免的因素导致的，那么健康结果是公平的；反之，如果健康状况差异是由可避免的因素导致的，那么健康结果是不公平的。可避免的和不可避免的影响的健康因素见健康公平性。

影响健康结果公平性的因素主要为影响健康状况差异的可避免的因素，包括经济水平、社会地位、教育水平、职业、生活方式、社会背景和社会政策。

①经济。在影响健康结果公平性的因素中，经济因素至关重要。经济变量通过影响人群的营养水平、教育程度和卫生服务可及性等，直接或者间接地影响健康状况和卫生服务利用。不同国家的调查均表明经济因素是影响社会成员健康状况的主要因素，贫穷是造成健康结果不公平的最深层次的原因。贫穷会导致营养不良以及无法获得维持健康的其他必须条件，如较好的住房、卫生设备和洁净的饮用水等。研究表明，相对贫困或社会不公正所产生的心理社会影响也会造成健康不良。例如，收入差距大与社会疾病指标有关，而且还会造成更具威胁性的生活环境压力。不断加剧的收入差距不只影响着最贫困的人群，而且对整个人群健康状况都会产生负面影响；

②社会地位。通常而言，社会地位的提高与健康状况的改善是平行的。社会地位较优越的人健康状况更好，社会地位较低的人健康状况较差。健康状况的社会梯度在全球所有国家都普遍存在，而不仅仅富有国家才存在的现象。由于社会地位较低的个体通常暴露于很多种不同的危险因素，而且这些因素之间可能会发生相互作用，所以他们对某个特定危险因素健康影响的易感性比社会地位较高的个体要高。例如，大量关于污染物的研究发现，低社会地位人群的职业和居住条件使得他们暴露于毒物的危险更大，这又会导致中毒和失能；

③教育水平。教育对健康的决定性作用已经得到充分的证明。总体来说，受教育程度最高的阶层，其生存几率最大。中国和南非的研究发现，母亲的受教育程度较高，与低婴儿死亡率之间存在着强的正相关。在智利和俄罗斯，教育充当了经济转型所带来的负面健康效应的缓冲剂。俄罗斯的教育程度较高的人，尤其是妇女，所受到的死亡危机的影响要比那些教育程度较低的人小。较高的教育程度可以降低很多病因导致的不健康或死亡的危险。教育的健康效益不局限于某个年龄——可以跨越整个生命期，并可以延续到后代；

④职业。职业与健康之间的联系在于人们能否获得足够的收入来维持良好的健康状态。研究表明在俄罗斯，成人失业者的死亡率最高。职业稳定性对期望寿命有影响，在俄罗斯，高职业更换率与低期望寿命之间存在着强的正相关。同时，不同职业人群的健康状况差异明显，1977年英国政府成立了健康不公平研究小组，研究报告指出，无技能职业组未到退休年龄死亡的概率比最高等职业组高2.5倍。职业性的健康分级为研究健康的社会决定因素提供了重要依据；

⑤生活方式。个人的生活方式和行为包括吸烟、酗酒、性行为和体育活动等。不同社会成员的社会生活方式存在明显差别，许多研究表明较低社会阶层的人群吸烟、酗酒、缺乏体育锻炼、不良饮食习惯等健康不良行为发生的比例较高，因此他们的健康状况也较差。相对于社会经济地位最高组人群，社会经济地位最低组人群的吸烟率是前者的两倍；

⑥社会背景和社会政策。社会背景和社会政策包括了许多重要的健康决定因素，其中包括政治的、文化的、社会的以及经济的因素。在缺少民主的体系中，普遍腐败、暴力、地方种族主义和性别歧视为健康不公平提供了土壤。此外，对交通运输的管理、对烟草和酒精一类物品给予规制、政府治理暴力的措施都属于对健康有影响的政策。卫生或医疗保健体系也是社会政策的重要组成部分，各国在进行卫生体制改革时要兼顾效率和公平。

健康状况差异（disparity in health status）是指不同地区或同一地区不同人群健康状况间存在的差别，又称健康状况不平等。健康状况差异包括两大类，一类是客观存在、不可避免的差异。由不可避免、不可控制的生物学因素（年龄、性别、遗传等）、自然因素（气候、季节等）等所造成；相反，另一类是可以减少和消除的差异。由可避免、可控制的人口学社会学因素（收入、文化程度等）、卫生政策因素（医疗保障制度等）、环境因素（地理位置等）等所造成。后者属于健康结果不公平性研究范畴。

如果健康状况差异是由不可避免的因素导致的，那么健康结果是公平的；反之，如果健康状况差异是由可避免的因素导致的，那么健康结果是不公平的。

常用的健康状况差异测量方法包括比例差异法（rate difference）和比例比率法（rate ratio）。比例差异用来测量两组人群健康状况的绝对差距，是指一组人群中拥有某种健康指标的人数占总人数的比例与另一组人群中相同比例差值，计算公式如下：

$$RD = r_1 - r_2 \qquad (16)$$

式中 r_1 和 r_2 为两组人群反映健康状况的指标；r_2 为对照组人群；RD 的单位和 r_1、r_2 相同；极差法是比例差异方法的一个特例，它是指最高收入组和最低收入组健康指标的差值。

比例比率用来测量两组人群健康状况的相对差距，是指一组人群中拥有某种健康指标的人数占总人数的比例与另一组人群中相同比例比值，计算公式如下：

$$RR = r_1 / r_2 \qquad (17)$$

式中 r_1、r_2 为两组人群反映健康状况的指标；r_2 为对照组人群。

比例差异反映了健康差异的实际值，对于评估政策目标非常重要。当采用比例差异和比例比率在同一时间点对同一指标测量时得出的结果一致，但当时间点不同且评估指标不同时，采用二者测量的结果不一致。

改革开放以来，中国社会结构和经济体制的变化，取得巨大经济成就的同时，贫富差距和健康水平的差距也不断扩大。从婴儿死亡率、孕产妇死亡率和期望寿命来看，中国的健康差距主要体现在地区之间（东、中、西部）、城乡之间和不同经济收入人群之间，具体表现为东、中、西部居民的健康水平逐次降低，农村居民的健康水平低于城市居民，低收入者的健康水平低于高收入者，不仅如此，健康水平较低人群的疾病经济风险远远高于健康水平较高人群。由此可以看出，减少中国不同人群之间的健康差距已刻不容缓。健康差距的定义告诉我们，除了重视健康本身的差距外，更应该重视影响健康的重要因素的差距。健康差距的定义为中国利用政策干预提高居民健康水平指明了方向，必然会对中国居民健康水平的整体提高产生深远的影响。

附录 2

"病有所医"与中国健康保障系统研究课题发表文章汇总

［1］Zhongliang Zhou，Jianmin Gao，Qinxiang Xue，Yiaowei Yang，Ju'e Yan. Effects of Rural Mutual Health Care on Outpatient Service Utilization in Chinese Village Medical Institutions：Evidence from Panel Data. Health Economics，2009，18：s129 – s136.

［2］Zhongliang Zhou，Jianmin Gao，Ashley Fox，Keqin Rao，Ku Xu，Ling Xu，Yaoguang Zhang. Measuring the equity of inpatient utilization in Chinese rural areas. BMC Health Services Research，2011，11：201.

［3］Jianmin Gao，Xianjiao Zhang，Rui Chen，et al. Participating Farmers' Equity of Hospitalization benefit under the New Rural Cooperative Medical System：Evidence from Shaanxi Province. HealthMED，2011，5（5）：1145 – 1155.

［4］Zhongliang Zhou，Jianmin Gao. Study of Catastrophic Health Expenditure in China's Basic Health Insurance. HealthMED，2011，5（6）：1498 – 1507.

［5］Zhongliang Zhou，Jianmin Gao，Zhiying Zhou，Xiaowei Yang. Measuring the Benefit Equity in China's Basic Health Insurance Schemes. HealthMED，2012，6（1）：47 – 52.

［6］汪潇，薛秦香，高建民，等. 互助医疗项目降低家庭灾难性卫生支出发生率的纵向研究［J］. 中国卫生经济，2010，29（06）：25 – 27.

［7］高建民，周忠良，闫菊娥，等. 我国基本医疗保障制度卫生服务可及性实证研究［J］. 中国卫生经济，2010，29（07）：5 – 8.

［8］周忠良，高建民，杨晓玮. 西部农村居民卫生服务利用公平性研究［J］. 中国卫生经济，2010，29（09）：88 – 90.

［9］王小合，李寒菁，黄仙红，等. 基于 ARIMA 组合模型的不同经济类型区域卫技人员预测研究［J］. 中国卫生经济，2010，29（12）：49 – 53.

[10] 高建民，嵇丽红，闫菊娥，等．三种医疗保障制度下居民卫生服务可及性分析 [J]．中国卫生经济，2011，30（02）：19－21.

[11] 高建民，田雯．EQ－5D在农村医疗保障模式评价中的应用研究 [J]．中国卫生经济，2011，30（02）：22－25.

[12] 高建民，张文，杨进．陕西省卫生总费用筹资水平及结构研究 [J]．中国卫生经济，2011，30（05）：19－21.

[13] 闫菊娥，焦莎莎，高建民．财富指数构建下居民卫生服务利用研究 [J]．中国卫生经济，2011，30（11）：30－32.

[14] 闫菊娥，闫永亮，郝妮娜，等．三种基本医疗保障制度改善灾难性卫生支出效果实证研究 [J]．中国卫生经济，2012，31（1）：26－28.

[15] 闫永亮，闫菊娥，赖莎，等．三种医疗保障制度参保者疾病经济风险及负担研究 [J]．中国卫生经济，2012，31（2）：30－32.

[16] 闫菊娥，闫永亮，王亚茹，等．三种医疗保障制度参保者健康状况及影响因素研究 [J]．中国卫生经济，2012，31（3）：22－24.

[17] 高建民，裴瑶琳，雷瑞杰，等．不同收入人群的卫生公平性研究：来自陕西眉县的证据 [J]．中国卫生经济，2012，31（3）：51－54.

[18] 薛秦香，胡安霞．新型农村合作医疗住院费用损失分布拟合 [J]．中国卫生经济，2012，31（6）：35－36.

[19] 王小合，黄仙红，李瑞，等．基于社会治理视角的公立医院社会评价策略及研究框架构建 [J]．中华医院管理杂志，2011，27（4）：241－245.

[20] 赵红，王小合，高建民，等．基本公共卫生服务均等化研究综述 [J]．中国卫生事业管理，2010，27（11）：780－783.

[21] 高建民，嵇丽红，王明奇．陕西省卫生系统反应性及居民满意度分析 [J]．中国卫生事业管理，2011，28（01）：46－47.

[22] 薛秦香，贾利利，张先娇．城镇贫困居民医疗救助住院报销比例测算研究 [J]．中国卫生事业管理，2011，28（09）：644－646.

[23] 王明奇，高建民，闫菊娥，等．基本医疗保障制度参保者对参保制度的评价研究 [J]．中国卫生事业管理，2011，28（12）：909－911.

[24] 杨晓玮，高建民，闫菊娥．不同社会医疗保险参保人群卫生服务需要与利用比较 [J]．中国卫生事业管理，2012（6）：428－430.

[25] 刘艳，高建民，闫苏．陕西省神木县"全民免费医疗"效果评价 [J]．医学与哲学（人文社会医学版），2010，31（12）：43－45.

[26] 薛秦香，卫小林，胡安霞，等．不同收入水平的城镇居民卫生服务利用公平性研究 [J]．医学与哲学．2012，33（4A）：49－51.

［27］嵇丽红，高建民，王明奇，等．基本医疗保障制度下老年参保人群卫生服务利用［J］．中国老年学杂志，2011，31（17）：3345－3347.

［28］王小合，张亮，曾国经，等．新型农村合作医疗制度政策构建与运行管理模式实证分析［J］．中国医学伦理学，2010，23（03）：55－59.

［29］刘艳，高建民．中国西部地区农民健康生命质量研究［J］．中国医学伦理学，2010，23（04）：100－101.

［30］王明奇，高建民，闫菊娥，等．西部地区新型农村合作医疗居民卫生服务需要及利用状况分析［J］．中国医学伦理学，2010，23（05）：72－74.

［31］薛秦香，王玮，卫小林，等．城镇居民基本医疗保险与城镇贫困人群医疗救助制度衔接刍议［J］．中国医学伦理学，2010，23（06）：50－53.

［32］高建民，陈星，裴瑶琳，等．三种基本医疗保障制度下居民卫生服务需要和利用比较分析［J］．中国卫生政策研究，2011，4（04）：48－54.

［33］高建民，陈蕊，张先娇，等．陕西省新型农村合作医疗参合农民住院受益公平性分析［J］．中国卫生政策研究，2011，4（04）：55－59.

［34］赵红，王小合，应心，等．基本医疗卫生服务均等化研究进展与路径选择［J］．中国卫生政策研究，2011，4（11）：29－36.

［35］高建民，闫苏．盈亏平衡分析在医院经营管理中的应用——以陕西省子长县人民医院为例［J］．中国医院管理，2011，31（03）：25－27.

［36］闫永亮，闫菊娥，赖莎，等．县级及以上医疗机构医务人员执业环境与其期望状况分析［J］．中国医院管理，2011，31（04）：23－25.

［37］周忠良，高建民，张军胜．我国基本医疗保障制度受益公平性分析［J］．中国卫生经济，2013，32（7）.

参考文献

［1］邹平．"看病贵，看病难"问题的思考［J］．企业家天地，2010（4）：152－153．

［2］买买提·牙森．从卫生经济学的角度对"看病难，看病贵"的理性思考与分析［J］．新疆医科大学学报，2007，30（7）：769－773．

［3］胡鞍钢，胡琳琳．中国的健康安全问题［OL］．http：//www.cngdsz.net/paper/ sociology/003/6062 html，2011，9（22）．

［4］中华人民共和国中央人民政府．国务院关于建立城镇职工基本医疗保险制度的决定［EB/OL］．http：//210.44.80.14/jiaowu/jwxs/Xsxk/default.asp？Datetime＝2011－10－27．

［5］卫生部，财政部，农业部．关于建立新型农村合作医疗制度的意见［EB/OL］．（2003－01－16）［2011－10－27］．http：//www.moh.gov.cn/publicfiles/business/htmlfiles/mohncwsgls/s6476/200804/19403.htm.

［6］高建民，陈星，裴瑶琳，等．三种基本医疗保障制度下居民卫生服务需要和利用比较分析［J］．中国卫生政策研究，2011，4（4）：48－54．

［7］刘婉．我国城乡二元社会保障体系现状研究［J］．山西师大学报，2006（33）：43－45．

［8］郭黎明．从二元分割到一体化：中国医疗保障制度改革的路径依赖分析［D］．苏州：苏州大学，2009．

［9］朱佳．中国医疗保障制度变迁：路径依赖及超越［D］．北京：首都经济贸易大学，2010．

［10］陈文．公平性关注与弱势群体医疗保障［J］．中国卫生政策研究，2011，4（3）：4－5．

［11］姜丽美．灵活就业人员医疗保障政策难点分析［J］．卫生软科，2007（21），1：27－28．

［12］杨洁．灵活就业人员及其社会保障对策研究［D］．武汉：武汉大学，

2005.

[13] 周静峰. 浅议灵活就业人员的基本医疗保险问题 [J]. 宁波经济（三江论坛），2008（3）：31 – 33.

[14] 世界卫生组织. 卫生系统筹资——实现全民覆盖的道路 [M]. 世界卫生组织，2010.

[15] 邹萃，孙保华. 紧抓提统这个"牛鼻子" [J]. 中国社会保障，2010（8）：70 – 72.

[16] 于广军. 上海医保支付制度改革总体思路研究 [J]. 卫生经济研究，2002（2）：65 – 66.

[17] 陈建胜，王小章. 由"城乡统筹"迈向"城乡一体化"——基于德清县基本医疗保障制度的研究 [J]. 浙江社会科学，2011（1）：141 – 147.

[18] 武永生. 统筹城乡医疗保障制度试点城市的比较——以昆山、成都和重庆市为例 [J]. 南京人口管理干部学院学报，2011（1）：60 – 63.

[19] 黄冠. 城乡居民医疗保险制度统筹问题研究 [J]. 理论界，2011（4）：200 – 201.

[20] 李耀宗. 三类欧洲国家医保筹资及其改革研究 [D]. 上海：复旦大学，2008.

[21] 徐志坚. 不同医疗服务模式的经济学特征及我国医疗改革模式探讨 [J]. 中国肿瘤，2007（11）：872 – 875.

[22] 谢丽平. 我国社会医疗保险中的政府责任探究 [D]. 天津师范大学，2010.

[23] 肖冉. 城镇基本医疗保险筹资与保障水平研究 [D]. 西南财经大学，2010.

[24] 毛瑛，杨昌国，党静萍，等. 陕西省神木县"全民免费医疗"医改运行机制评价 [J]. 中国卫生政策研究，2010（9）：25 – 30.

[25] 李小龙. 陕西省神木县全民免费医疗考察与评价 [J]. 医学与社会，2011（1）：35 – 37.

[26] 卢驰文. 中国社会保险统筹层次研究 [D]. 中共中央党校，2007.

[27] 张晓，高璇，丁婷婷. 提高统筹层次的现实路径 分制度分阶段分区域推进 [J]. 中国医疗保险，2010（4）：11 – 13.

[28] 王志. 新医改背景下统筹城乡医疗保障制度研究——基于大连地区的数据 [J]. 商业时代，2011（15）：82 – 84.

[29] 徐立柱. 新型合作医疗制度下参合农民受益公平性研究 [D]. 山东大学，2007.

"病有所医"——目标、路径与战略选择

[30] 王海荣，周绿林，曹蓉，等. 基于大部制的我国医疗保障管理体制改革构想 [J]. 中国卫生事业管理，2009（6）：365 – 367.

[31] 郭文秀. 医疗保险信息系统 [D]. 华中师范大学，2004.

[32] 丁鹏. HIS 与医保系统的接口实现 [J]. 医疗设备信息，2006（7）：27 – 28.

[33] 刘鹏涛，芦巧玲，魏佳. 基于医、保、患博弈关系的医疗保险费用控制策略研究 [J]. 西部财会，2010（1）：56 – 59.

[34] 黄勇. 社会医疗保险费用控制方式探讨 [D]. 山东师范大学，2008.

[35] 谢春艳，胡善联，孙国桢，等. 我国医疗保险费用支付方式改革的探索与经验 [J]. 中国卫生经济，2010（5）：27 – 29.

[36] 李晓晖，刘启明. 社会医疗保险中混合式医疗费用支付方式的探索 [J]. 河南大学学报（社会科学版），2011（3）：81 – 86.

[37] 贾洪波，王玥. 改革基本医疗保障费用支付方式的路径选择——基于新医改背景下的研究 [J]. 价格理论与实践，2009（5）：34 – 35.

[38] 丁淑娟. 基本医疗服务的界定与政府责任. 广西经济管理干部学院学报，2009，21（4）：62 – 65.

[39] 刘继同. 为什么中国必须建立全民医疗保险制度？ [J]. 中国医院，2007（1）：21 – 25.

[40] 陈家应，龚幼龙，亚非. 卫生服务体制改革中的公平与效率 [J]. 中华医院管理杂志，2001（12）：42 – 44.

[41] 江泽智. 论新农村医疗保障制度中的政府主导责任 [D]. 中南大学，2007.

[42] 方豪，赵郁馨，王建生，等. 卫生筹资公平性研究——家庭灾难性卫生支出分析 [J]. 中国卫生经济，2003（6）：5 – 7.

[43] 姜新旺，黄劲松. 社会医疗保险中医方道德风险的防范与控制 [J]. 软科学，2005（1）：60 – 63.

[44] 庄琦. 新型农村合作医疗制度的路径选择——在城乡基本医疗保障体系统筹发展的背景下 [J]. 卫生经济研究，2010（3）：46 – 48.

[45] 赵志军. 医疗保险供需双方费用控制机制研究 [D]. 山东师范大学，2009.

[46] 刘永华，傅卫，毛正中，等. 我国台湾地区全民健康保险制度的启示 [J]. 中国卫生经济，2006（9）：38 – 40.

[47] 杨功焕. 健康模式转变与中国慢性病控制策略 [J]. 中国慢性病预防与控制，2001（4）：145 – 148.

[48] 任泽平. 中国经济增长模式：内外需双轮驱动 [J]. 发展研究，2010，(12) 37：34.

[49] 程宇. 应急管理视域下地方政府竞争力的提升战略 [C]. "构建和谐社会与深化行政管理体制改革" 研讨会暨中国行政管理学会 2007 年年会论文集，2007：1040.

[50] 姜海龙. 政府竞争理论述评 [J]. 求索，2004 (9)：106.

[51] 余瑶，胡春. 浅谈公益医疗卫生事业服务信息的公开 [J]. 中国卫生事业管理，2006，(8) 455：45.

[52] 应晓华，陈文，黄丽君，等. 卫生领域中的公平性和筹资公平性 [J]. 中国卫生经济，2004 (1)：52 - 54.

[53] 胡善联. 基本医疗卫生服务的界定研究 [J]. 卫生经济研究，1996 (2)：07 - 10.

[54] 袁长海. 基本医疗界定的模式和层次 [J]. 中国卫生经济，1997 (7)：1 - 2.

[55] 梁鸿. 我国现行基本医疗服务界定的弊端及其重新界定的方法与政策 [J]. 中国卫生经济，2005 (12)：7 - 9.

[56] 周寿祺. 基本医疗服务均等化之辨 [J]. 中国医院院长，2010 (17)：50 - 52.

[57] 孙刚，董军. 基本医疗服务的竞争诱因及其公共治理 [J]. 医院管理论坛，2007，131 (9)：9 - 16.

[58] 陈肖鸣，魏晋才，林雷. 构建多层次医疗服务体系的思考 [J]. 卫生经济研究，2009 (2)：34 - 35.

[59] 郝模，丁晓沧，罗力. 农村居民疾病经济风险测定方法及意义 [J]. 中国初级卫生保健，1997，11 (10)：17 - 18.

[60] 张亮，张新平，吴丽萍，等. 合作医疗抗疾病经济风险能力的初步研究——研究目的内容及方法 [J]. 中国农村卫生事业管理，1998，18 (2)：3 - 5.

[61] 张亮，贾红英，张新平. 疾病家庭相对经济风险分析 [J]. 中国农村卫生事业管理，1998，18 (2) 8 - 9.

[62] 张亮，张文斌，吴丽萍，等. 合作医疗抗疾病经济风险能力的分析与评价 [J]. 中国农村卫生事业管理，1998，18 (2)：10 - 13.

[63] 王志锋，尹爱田，郝模，等. 农村居民乡镇卫生院住院经济风险的测定 [J]. 中国初级卫生保健，1997，11 (10)：23 - 25.

[64] 张锐，张亮. 提高合作医疗抗风险能力的对策研究 [J]. 医学与社会，2001，14 (5)：62 - 64.

［65］韩颖，郑建中，覃凯，等．农民疾病经济风险及其影响因素研究［J］. 山西医药杂志，2003，32（3）：233－234.

［66］彭芳，陈迎春，徐锡武，等．湖北省新型农村合作医疗试点县农民疾病经济风险分析［J］．中国卫生经济，2004，7（7）：34－36.

［67］王莉杨，陈迎春．疾病经济风险与疾病经济负担分析［J］．中国社会医学杂志，2006，23（4）：215－217.

［68］万崇华，周尚成，董留华，等．会泽县参加新型农村合作医疗农民的疾病经济风险分析［J］．中国卫生经济，2003，25（3）：46－47.

［69］刘尧．农村知识贫困与农村高等教育［J］．清华大学教育研究，2002（5）：51－56.

［70］苏琦霞，宋姝丹，潘雪，等．国家基本药物制度实施难点分析［J］. 中国药房，2010（5）48：66.

［71］李顺平，孟庆跃．卫生服务公平性及其影响因素研究综述［J］．中国卫生事业管理，2005（3）：132－134.

［72］胡善联．卫生经济学．上海：复旦大学出版社，2003.

［73］世界卫生组织组织法．"基本文件"，第四十五版，补编，2006年10月.

［74］A J Culyer, Joseph P Newhouse. Handbook of Health Economics. New York: Elsevier, 2008.

［75］Adam Wagstaff. Measuring Equity in Health Care Financing: Reflections on and Alternatives to the World Health Organization's Fairness of Financing Index. Development Research Group and Human Development Network World Bank.

［76］Alexandra Bambas, Juan Antonio Casas. Assessing equity in health: Conceptual criteria. http//www. paho. org/english/dbi/Op08/OP08_02. pdf.

［77］Anthony J Culyer. Equity-some theory and its policy implications. Journal of Medical Ethics, 2001, 27: 275 - 283.

［78］Andersen, R. M.. "Revisiting the behavioral model and access to medical care: does it matter?" J Health Soc Behav, 1995, 36 (1): 1 - 10.

［79］Clark, D. W. "Dimensions of the concept of access to health care. " Bull N Y Acad Med, 1983, 59 (1): 5 - 8.

［80］Culyer A J and Newhouse Joseph P. Handbook of Health Economics. New York: Elsevier, 2008.

［81］Gwatkin, D. R. , A. Wagstaff, et al. "Reaching the Poor with Health, Nutrition, and Population Services: What Works, What Doesn't, and Why. ", 2005.

参考文献

［82］ Jenkins, S. Calculating Income Distribution Indices from Microdata. National Tax Journal 1988, 41 (1): 139 – 142.

［83］ Kei Kawabata, K. X. , Guy Carrin, et al. "Preventing impoverishment through protection against catastrophic health expenditure." Bulletin of the World Health Organization, 2002, 80 (8).

［84］ Ke Xu, D. B. E. , Guido Carrin. "Protecting Households From Catastrophic Health Spending." Health Affairs, 2007, 26 (4): 972 – 983.

［85］ Ke Xu, D. B. E. , Patrick Kadama, et al. "Understanding the impact of eliminating user fees: Utilization and catastrophic health expenditures in Uganda" Social Science & Medicine, 2006, 62 (4): 866 – 876.

［86］ Ke Xu, D. B. E. , MrsKei Kawabata MALD. "Household catastrophic health expenditure: a multicountry analysis" The Lancet, 2003, 362 (9378): 111 – 117.

［87］ Le Grand, J. and Rabin, M. Public and Priuare Health Services. 1986, Oxford, Blackwell. Illsley, R. and Le Grand, J. Health and Economics. 1987, London, Macmillan.

［88］ Lerman, R. I. and Yitzhaki, S. Improving the accuracy of estimates of Gini coefficients. Journal of Econometrics, 1989, 42 (1): 43 – 47.

［89］ Lu, J. F. , G. M. Leung, et al. "Horizontal equity in health care utilization evidence from three high-income Asian economies." Soc Sci Med, 2007, 64 (1): 199 – 212.

［90］ Martin, G. and M. Myfanwy. Access to Health Care. London, Poutledge. 1983.

［91］ Meyer BD, Sullivan JX. Measuring the Well-Being of the Poor Using Income and Consumption. Journal of Human Resources, 2003 (v38): 1180 – 1220.

［92］ Merzel, C. "Gender differences in health care access indicators in an urban, low-income community." Am J Public Health, 2000, 90 (6): 909 – 916.

［93］ M. Goddard, P. Smith. Equity of access to health care services: Theory and evidence from the UK. Social Science & Medicine, 2001 (53) 1149 – 1162.

［94］ Narayanan Devadasan, B. C. , Wim Van Damme. "Indian community health insurance schemes provide partial protection against catastrophic health expenditure." BMC Health Services Research, 2001, 7 (43): 1 – 11.

［95］ O'Donnell, O. , E. van Doorslaer, et al. , Eds. Analyzing Health Equity Using Household Data: A Guide to Techniques and Their Implementation Washington, D. C. , The World Bank. 2008.

［96］ Oppenheim, C. Poverty: the Facts ［M］. London: Child Poverty Action Group, 1993: 82 – 84.

［97］ Paula, B. Heath disparities and health equity: concepts and measurement. Annual Review of Public Health, 2006, （27）: 167 – 194.

［98］ Supon Limwattananon, V. T. , Phusit Prakongsai "Catastrophic and Poverty Impacts of Health Payments: Results from National Household Surveys in Thailand" Bulletin of the World Health Organization 85 （8）: http: //ssrn. com/abstract = 1070243. 2007.

［99］ Sutton, M. Vertical and horizontal aspects of socio-economic inequity in general practitioner contacts in Scotland. Health Econ, 2002, 11 （6）: 537 – 549.

［100］ Townsend, P. Poverty in the Kingdom: A Study of the Household Resource and Living Standard ［M］. London: Allen Lane and Penguin Books, 1979: 37 – 39.

［101］ Van Doorslaer E et al. Equity in the Finance and Delivery of Healthcare: An International Perspective. Commission of the European Communities Health Services Research Series 8, 1993.

［102］ Wagstaff, A. , van Doorslaer, E. et al. On decomposing the causes of health sector inequalities with an application to malnutrition inequalities in Vietnam. Journal of Econometrics, 2003, 112 （1）: 207 – 223.

［103］ Wagstaff, A. and van Doorslaer, E. Measuring and Testing for Inequity in the Delivery of Health Care. Journal of Human Resources, 2000, 35 （4）: 716 – 733.

［104］ Wagstaff A. and van Doorslaer E. Chapter 34 Equity in health care finance and delivery. Handbook of Health Economics. J. C. Anthony and P. N. Joseph, Elsevier. Volume 1, Part 2: 2000: 1863 – 1866.

［105］ Wagstaff, A. , Paci, P. et al. On the measurement of inequalities in health. Soc Sci Med, 1991, 33 （5）: 545 – 557.

［106］ Wagstaff, A. , E. van Doorslaer, et al. "On the measurement of horizontal inequity in the delivery of health care. " Journal of Health Economics, 1991, 10 （2）: 169 – 205.

［107］ Wagstaff, A. and van Doorslaer, E. "Equity in the finance of health care: Some international comparisons. " Journal of Health Economics, 1989, 11 （4）: 361 – 387.

［108］ Wagstaff, A. , Van Doorslaer, E. et al. Equity in the finance and delivery of health care: Some tentative cross-country comparisons. Oxf Rev Econ Policy, 1989,

5（1）：89－112.

[109] WHO. Constitution of World Health Organization In Basic documents, 38th edition including amendments adopted up to 31 October 1990 Geneva.

[110] WHO. 健康权. 实况报导 323 号，2007 年 8 月，http：//www. who. int/Mediacentre/ factsheets/fs323/zh/index. html.

[111] World Bank. World development report 2006：Equity and Development [M]. United Nations，Geneva，2006.

[112] Wang H，Zhang L，Hsiao W. Ill Health and Its Potential Influence on Household Consumptions in Rural China. Health Policy. 2006（78）：167－177.

[113] World Health Organization. The world health report-Health systems financing：the path to universal coverage [M]. WHO，2010.

[114] Whitehead，M. The concepts and principles of equity in health. Int. J. Health Serv J，1992（22）：429－445.

[115] Wilkinson，R. G. "'Variations' in health." BMJ 1995，311（7014）：1177－1178.

[116] Wyszewianski，L. "Families with catastrophic health care expenditures." Health Services Research，1989，21（5）：617－634.

[117] Wim Van Damme，Luc Van Leemput，Ir Por，et al. Out-of-pocket health expenditure and debt in poor households：evidence from Cambodia. Tropical Medicine & International Health，2004，9（2）：273－280.

后 记

医药卫生体制改革是世界性难题，其艰巨性、复杂性和长期性已为国际经验和国内实践所证明。要实现党的十七大报告提出的"努力使全体人民学有所教、劳有所得、病有所医、老有所养、住有所居，推动建设和谐社会"的任务，真正解决广大人民群众"看病难、看病贵"问题，我们还有很多需要克服的困难。

本书在教育部哲学社会科学研究重大课题《"病有所医"与中国健康保障系统研究》（项目批准号：08JZD0022）资助下完成。课题以卫生服务可及性理论为基础，研究"看病难、看病贵"的现状，分析"病有所医"与不同医疗保障制度的关系与特点，参照国际经验和世界医疗保障制度改革趋势，根据我国实际情况，探讨建立中国健康保障体系的目标、模式、实施途径和政策措施，实现全体城乡居民"病有所医"的目标。

本课题于2008年正式启动，经过了三年的不懈努力。本书的内容是基于课题的研究，对实现"病有所医"目标、路径及战略选择的研究总结，以向广大读者特别是各级政府卫生政策制定者和相关领域研究人员系统介绍"病有所医"的理论基础、研究过程和主要结论。

本书由高建民提出撰写大纲并负责审阅，其中第一章、第二章第一节至第四节、第十三章由高建民和雷瑞杰编写，第十章第四节由高建民、陈星编写，第十章第十节由高建民、刘旭编写，第十一章第二节由高建民和谭乐祥编写；第三章、第八章、第十二章由闫菊娥、廖胜敏编写，第十章第二节由闫菊娥和焦莎莎编写，第十章第五节由闫菊娥和徐燕编写；第四章、第九章、第十章第七节由周忠良编写，第十章第六节由周忠良、李艳丽编写；第五章、第十章第三节由薛秦香编写，第十章第八节由薛秦香和卫小林编写；第六章由杨晓玮编写；第七章由杨金娟编写；第十章第一节由周书美编写；第十章第九节由杜惠峰编写；第十一章第一节由王小合编写；第十一章第三节由刘艳编写；第十四章由徐俊秀编写。附录健康公平性：第一章由杨金娟编写，第二章由周忠良编写，第三章由杨金娟、张先娇编写，第四章由周忠良、刘艳编写，第五章由周忠良、张先娇编写。

539

许永建、闫苏、詹梅、廖胜敏、赖莎、王亚茹、胡安霞、闫永亮、李倩、郑古峥玥、王娅娟、李逸舒、石福妹、施超、卢丽等同学负责文字编辑和图表整理等技术性工作。

本书中图表未注明引用参考资料均为课题研究结果。

本书是课题组全体成员合作研究的成果，在成书之际，对样本地区的有关领导和同志付出的辛勤劳动及在本书完成过程中付出辛勤劳动的各位老师和同学致以真诚的感谢。

在本书的编撰中，参考和引用了卫生政策学、卫生管理学、卫生经济学、社会医学、预防医学等方面专家、学者们的成果，在此一并致谢。由于我们学识有限，论述不当或谬误之处在所难免，恳请各位专家和读者的批评指正。

教育部哲学社会科学研究重大课题攻关项目
成果出版列表

书　名	首席专家
《马克思主义基础理论若干重大问题研究》	陈先达
《马克思主义理论学科体系建构与建设研究》	张雷声
《马克思主义整体性研究》	逄锦聚
《改革开放以来马克思主义在中国的发展》	顾钰民
《新时期　新探索　新征程 ——当代资本主义国家共产党的理论与实践研究》	聂运麟
《当代中国人精神生活研究》	童世骏
《弘扬与培育民族精神研究》	杨叔子
《当代科学哲学的发展趋势》	郭贵春
《服务型政府建设规律研究》	朱光磊
《地方政府改革与深化行政管理体制改革研究》	沈荣华
《面向知识表示与推理的自然语言逻辑》	鞠实儿
《当代宗教冲突与对话研究》	张志刚
《马克思主义文艺理论中国化研究》	朱立元
《历史题材文学创作重大问题研究》	童庆炳
《现代中西高校公共艺术教育比较研究》	曾繁仁
《西方文论中国化与中国文论建设》	王一川
《楚地出土戰國簡册［十四種］》	陳　偉
《近代中国的知识与制度转型》	桑　兵
《中国抗战在世界反法西斯战争中的历史地位》	胡德坤
《京津冀都市圈的崛起与中国经济发展》	周立群
《金融市场全球化下的中国监管体系研究》	曹凤岐
《中国市场经济发展研究》	刘　伟
《全球经济调整中的中国经济增长与宏观调控体系研究》	黄　达
《中国特大都市圈与世界制造业中心研究》	李廉水
《中国产业竞争力研究》	赵彦云
《东北老工业基地资源型城市发展可持续产业问题研究》	宋冬林
《转型时期消费需求升级与产业发展研究》	臧旭恒
《中国金融国际化中的风险防范与金融安全研究》	刘锡良
《中国民营经济制度创新与发展》	李维安
《中国现代服务经济理论与发展战略研究》	陈　宪

书　名	首席专家
《中国转型期的社会风险及公共危机管理研究》	丁烈云
《人文社会科学研究成果评价体系研究》	刘大椿
《中国工业化、城镇化进程中的农村土地问题研究》	曲福田
《东北老工业基地改造与振兴研究》	程　伟
《全面建设小康社会进程中的我国就业发展战略研究》	曾湘泉
《自主创新战略与国际竞争力研究》	吴贵生
《转轨经济中的反行政性垄断与促进竞争政策研究》	于良春
《面向公共服务的电子政务管理体系研究》	孙宝文
《产权理论比较与中国产权制度变革》	黄少安
《中国企业集团成长与重组研究》	蓝海林
《我国资源、环境、人口与经济承载能力研究》	邱　东
《"病有所医"——目标、路径与战略选择》	高建民
《中国加入区域经济一体化研究》	黄卫平
《金融体制改革和货币问题研究》	王广谦
《人民币均衡汇率问题研究》	姜波克
《我国土地制度与社会经济协调发展研究》	黄祖辉
《南水北调工程与中部地区经济社会可持续发展研究》	杨云彦
《产业集聚与区域经济协调发展研究》	王　珺
《我国民法典体系问题研究》	王利明
《中国司法制度的基础理论问题研究》	陈光中
《多元化纠纷解决机制与和谐社会的构建》	范　愉
《中国和平发展的重大前沿国际法律问题研究》	曾令良
《中国法制现代化的理论与实践》	徐显明
《农村土地问题立法研究》	陈小君
《知识产权制度变革与发展研究》	吴汉东
《中国能源安全若干法律与政策问题研究》	黄　进
《城乡统筹视角下我国城乡双向商贸流通体系研究》	任保平
《产权强度、土地流转与农民权益保护》	罗必良
《生活质量的指标构建与现状评价》	周长城
《中国公民人文素质研究》	石亚军
《城市化进程中的重大社会问题及其对策研究》	李　强
《中国农村与农民问题前沿研究》	徐　勇
《西部开发中的人口流动与族际交往研究》	马　戎
《现代农业发展战略研究》	周应恒

书　名	首席专家
《综合交通运输体系研究——认知与建构》	荣朝和
《中国独生子女问题研究》	风笑天
《我国粮食安全保障体系研究》	胡小平
《中国边疆治理研究》	周　平
《边疆多民族地区构建社会主义和谐社会研究》	张先亮
《中国大众媒介的传播效果与公信力研究》	喻国明
《媒介素养：理念、认知、参与》	陆　晔
《创新型国家的知识信息服务体系研究》	胡昌平
《数字信息资源规划、管理与利用研究》	马费成
《新闻传媒发展与建构和谐社会关系研究》	罗以澄
《数字传播技术与媒体产业发展研究》	黄升民
《互联网等新媒体对社会舆论影响与利用研究》	谢新洲
《教育投入、资源配置与人力资本收益》	闵维方
《创新人才与教育创新研究》	林崇德
《中国农村教育发展指标体系研究》	袁桂林
《高校思想政治理论课程建设研究》	顾海良
《网络思想政治教育研究》	张再兴
《高校招生考试制度改革研究》	刘海峰
《基础教育改革与中国教育学理论重建研究》	叶　澜
《公共财政框架下公共教育财政制度研究》	王善迈
《农民工子女问题研究》	袁振国
《当代大学生诚信制度建设及加强大学生思想政治工作研究》	黄蓉生
《处境不利儿童的心理发展现状与教育对策研究》	申继亮
《学习过程与机制研究》	莫　雷
《青少年心理健康素质调查研究》	沈德立
《WTO 主要成员贸易政策体系与对策研究》	张汉林
《中国和平发展的国际环境分析》	叶自成
＊《中国政治文明与宪法建设》	谢庆奎
＊《非传统安全合作与中俄关系》	冯绍雷
＊《中国的中亚区域经济与能源合作战略研究》	安尼瓦尔·阿木提
＊《冷战时期美国重大外交政策研究》	沈志华

······

＊为即将出版图书